臨床への薬物動態学

神戸薬科大学教授　　　　　弘前大学名誉教授
岩 川 精 吾　　　　　菅 原 和 信

名城大学薬学部教授　　　　昭和薬科大学教授
灘 井 雅 行　　　　　渡 辺 善 照

編　集

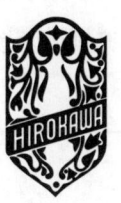

東京　廣 川 書 店　発行

執筆者一覧（五十音順）

猪爪 信夫	北海道薬科大学副学長
岩川 精吾	神戸薬科大学教授
上野 和行	新潟薬科大学教授
加藤 美紀	名城大学薬学部准教授
黒澤 菜穂子	北海道薬科大学教授
齊藤 嘉津彦	北海道薬科大学准教授
菅原 和信	弘前大学名誉教授
戸田 貴大	北海道薬科大学准教授
豊口 禎子	山形大学医学部附属病院准教授
灘井 雅行	名城大学薬学部教授
新岡 丈典	秋田大学医学部附属病院薬剤部副薬剤部長
長谷川 高明	愛知医科大学医学部教授・薬剤部長
平田 純生	熊本大学薬学部教授
福島 昭二	神戸学院大学薬学部教授
和田 育男	函館新都市病院医療次長 薬剤部統括
渡邊 真知子	帝京大学薬学部教授
渡辺 善照	昭和薬科大学教授

まえがき

　薬剤師は科学的な基盤に立脚して医薬品の適正使用を推進する役割を果たさなければならない．各種疾患の薬物治療で，薬物を患者に投与する必要がある場合，医師は医薬品を選択して，用法・用量を処方せんに記載する．そして，その処方せんにしたがって薬剤師は調剤し，調剤した薬剤を患者に交付し，その薬剤について服薬説明することになる．

　この一連の過程において，同じ医薬品においても用法・用量の相違で薬効が変化し，また患者の状況や併用される医薬品により，その治療効果や副作用の発現が個々の患者で異なることを薬剤師が把握して，対応している．その適切な対応には，薬剤師は薬物動態学を基盤として，患者の体内での薬物動態の変動を推定できるような科学的な知識，技能および態度を身につける必要がある．

　一方，新薬開発過程においても新規候補化合物の生物薬剤学的特性を把握した上で，目的とする疾患と併用される可能性の高い医薬品による薬物動態や薬効への影響を検討することが行われている．

　本書は，臨床での薬物動態学の具体的活用を目指して編集されており，基礎編と臨床編からなる．基礎編では臨床でどのように薬物動態学の考え方を患者の薬物治療に適応できるかについて記述している．そこではテーラーメイド医療を薬物治療面で展開するのに必要な薬物動態学の基礎が臨床例に結び付けて患者側の要因面から解説されており，年齢の影響，疾患の影響，遺伝的要因の影響などが記載されている．

　臨床編では投与計画の個別化に必要な薬物動態解析方法と治療薬物モニタリング（TDM）が行われている個々の代表的な薬物を使用する上での注意点が，最近の知見も取り入れて解説されている．投与計画の設定では臨床症例に基づく実際例をもとにステップ・バイ・ステップで記載されている．医療現場での長年の経験から培われた投与計画策定での具体的なキーポイントも記述されているので，実際に臨床で投与設計を行う場合に参考にできる点が多いものと考えている．

　これらの内容は「薬学教育モデル・コアカリキュラム」にも準拠している．各章ではその最初にその章の到達目標（SBO）を記載しているので，学習に役立てていただきたい．

　本書が薬学を学び，これから薬剤師を目指す学生のみならず，薬剤師や医師の方々，医薬品の研究・開発に携わる方々の臨床薬物動態学の理解とその実践的活用に役立てていただければ幸いである．

　本書の出版に当たり，労をとられた廣川書店社長廣川節男氏ならびに野呂嘉昭氏，島田俊二氏はじめ編集部の諸氏に感謝いたします．

平成 21 年 3 月

編　者

目　次

序　章　薬物動態の理解とその薬物治療個別化への展開のために ………………… 1

 1　処方せんと薬物動態学　*1*
 2　薬物動態パラメーターの見方・利用法　*1*
 3　テーラーメイド医療を指向した投与設計法　*2*

基礎編

第1章　薬物動態学理論の臨床への応用 ………………………………………………… 5

 1.1　医薬品添付文書や医薬品インタビューフォームの薬物動態パラメーターの活用　*5*
  1.1.1　薬物動態パラメーターの見方とその意味すること　*6*
  1.1.2　添付文書の「薬物動態」を読み解く　*14*
  1.1.3　添付文書の「薬物動態」とインタビューフォームの「薬物動態」の利用　*18*
  1.1.4　添付文書の「適用上の注意」と薬物動態について　*19*
 1.2　Therapeutic drug monitoring（TDM）とそれを進める上での薬物動態理論の活用法　*21*
  1.2.1　TDM について　*26*

第2章　年齢的要因による薬効，体内動態の変動と薬物治療の個別化 ………………39

 2.1　新生児，乳児，幼児および小児での薬物体内動態の特性と薬物治療　*39*
  2.1.1　新生児，乳児，幼児および小児での薬物体内動態の特性　*40*
  2.1.2　新生児，乳児，幼児および小児での薬物治療　*49*
 2.2　高齢者での薬物体内動態の特性と薬物治療　*50*
  2.2.1　高齢者における薬物動態　*50*
  2.2.2　高齢者での薬物治療の特性と注意すべき事項　*63*

第3章　生理的要因による薬効，体内動態の変動と薬物治療の個別化 …………………67

 3.1　性差や妊娠時における薬物体内動態の特性と薬物療法　*67*
  3.1.1　性差による薬物体内動態の特性と薬物療法　*67*
  3.1.2　妊娠時における薬物体内動態特性と薬物療法　*68*
 3.2　授乳婦における薬物体内動態の特性と薬物治療　*73*
  3.2.1　母乳栄養の利点　*73*
  3.2.2　母乳の産生機構　*73*
  3.2.3　薬物の母乳移行　*74*
  3.2.4　母体の薬物体内動態の影響　*75*
  3.2.5　乳児の薬物動態　*75*
  3.2.6　母乳中薬物による有害反応　*76*

3.2.7　授乳婦への薬物療法時の留意点　*76*
　3.3　肥満状態における薬物体内動態の特性と薬物治療　*78*
　　　3.3.1　肥満の定義　*78*
　　　3.3.2　肥満の薬物動態への影響　*78*
　　　3.3.3　肥満により影響を受ける薬物動態パラメーター　*79*
　　　3.3.4　投与設計時における体重調整の必要性　*80*
　　　3.3.5　使用する体重式　*80*
　　　3.3.6　薬物治療への肥満の影響　*81*
　3.4　栄養状態不良における薬物体内動態の特性と薬物治療　*82*
　　　3.4.1　栄養不良がもたらす生理的変化　*82*
　　　3.4.2　タンパク質・エネルギー栄養失調（PEM）の分類　*83*
　　　3.4.3　栄養障害の診断　*84*
　　　3.4.4　栄養評価の指標としての血漿タンパク質　*84*
　　　3.4.5　栄養不良の薬物動態への影響　*85*
　　　3.4.6　薬物治療において注意すべき薬剤　*85*

第4章　遺伝的要因による体内動態，薬効の変動と薬物治療の個別化　……………87

　4.1　遺伝的素因，特に遺伝子多型について理解するために必要な基本的な知識　*87*
　4.2　遺伝的素因による体内動態，薬効の変動　*89*
　　　4.2.1　イリノテカンの副作用と *UGT1A1* 遺伝子多型の例　*89*
　　　4.2.2　ワルファリン投与量と *CYP2C9* および *VKORC1* 遺伝子多型の例　*92*

第5章　疾患による薬効，体内動態の変動と薬物治療の個別化　……………………97

　5.1　慢性腎臓病（CKD）における薬物体内動態の特性と薬物治療　*97*
　　　5.1.1　薬物の腎排泄 ─ 一般的に水溶性薬物は腎排泄型 ─　*99*
　　　5.1.2　慢性腎臓病（CKD）患者の腎機能に応じた薬物投与設計の実際　*104*
　　　5.1.3　腎不全患者の薬物動態の特徴　*112*
　　　5.1.4　CKDの腎機能の進行を抑制する薬物療法　*117*
　5.2　肝臓疾患における薬物体内動態の特性と薬物治療　*123*
　　　5.2.1　肝臓の構造と機能　*123*
　　　5.2.2　肝疾患の病態　*124*
　　　5.2.3　肝疾患における薬物の体内動態特性　*124*
　　　5.2.4　肝疾患における肝薬物代謝酵素活性　*125*
　　　5.2.5　肝疾患における肝初回通過効果　*127*
　　　5.2.6　肝疾患時における肝クリアランス　*129*
　　　5.2.7　肝疾患におけるタンパク結合率　*131*
　　　5.2.8　肝疾患における胆汁排泄　*134*
　　　5.2.9　肝疾患の反映するバイオマーカーと薬物　*136*
　　　5.2.10　薬物による肝障害の誘発（薬物性肝障害）　*138*
　　　5.2.11　肝疾患時における薬物治療の個別化　*139*

5.3 循環器疾患における薬物体内動態の特性と薬物治療　*142*
 5.3.1 体内動態を考えるための循環器疾患の特徴　*142*
 5.3.2 不整脈疾患と薬物動態　*143*
 5.3.3 不整脈による薬物動態の変動　*144*
 5.3.4 心不全と薬物動態　*145*
 5.3.5 心不全重症度と薬物クリアランスの関係　*146*
 5.3.6 心臓疾患を伴った患者における薬物治療で注意すべき点　*146*

第6章　薬物相互作用による薬効，薬物体内動態の変動と薬物治療の個別化 …………*151*

6.1 薬物相互作用の分類　*151*
6.2 薬動学的相互作用に基づく薬効の変動　*153*
 6.2.1 薬物吸収過程での薬物相互作用　*153*
 6.2.2 薬物分布過程での薬物相互作用　*158*
 6.2.3 薬物代謝過程での薬物相互作用　*158*
 6.2.4 薬物排泄過程での薬物相互作用　*162*
6.3 薬力学的相互作用に基づく薬効の変動　*165*
6.4 飲食物と薬物との相互作用　*166*
6.5 主な疾患別薬物療法における薬物相互作用とその対応（臨床編）　*167*

臨床編

第1章　薬物投与計画の個別化 ……………………………………………………………*185*

1.1 ポピュレーションファーマコキネティクスの概念と応用　*185*
1.2 患者固有の薬動学的パラメーターを用いた投与設計　*189*
1.3 PK/PD パラメーターを用いた投与設計　*193*
 1.3.1 PK モデル　*193*
 1.3.2 PD モデル　*195*
 1.3.3 PK/PD パラメーターを用いた投与設計　*199*
1.4 薬物の薬効，体内動態の日内変動を考慮した投与設計　*199*
 1.4.1 降圧薬　*199*
 1.4.2 抗癌薬　*200*
 1.4.3 気管支喘息治療薬　*201*

第2章　症例検討による薬物投与設計の具体的対応 ……………………………………*203*

2.1 ジゴキシンの投与設計　*203*
 2.1.1 薬物動態の特徴　*204*
 2.1.2 濃度と薬効・副作用　*205*
 2.1.3 相互作用　*206*
 2.1.4 TDM のポイント　*207*
 2.1.5 ジゴキシンの TDM の実際　*208*

2.2 抗てんかん薬　*213*
　　2.2.1　フェニトイン　*214*
　　2.2.2　フェノバルビタール，プリミドン　*217*
　　2.2.3　カルバマゼピン　*219*
　　2.2.4　バルプロ酸　*221*
　　2.2.5　ゾニサミド　*223*
　　2.2.6　クロナゼパム　*223*
　　2.2.7　抗てんかん薬の薬物動態学（薬動学）的相互作用　*224*
　　2.2.8　抗てんかん薬の副作用と催奇形性　*225*
2.3 抗不整脈薬の投与設計　*227*
　　2.3.1　クラスI群薬　*228*
　　2.3.2　クラスIII群薬　*233*
　　2.3.3　ベプリジル　*235*
2.4 抗菌薬の投与計画　*238*
　　2.4.1　MRSA用抗菌薬　*238*
　　2.4.2　アミノグリコシド系抗生物質　*246*
　　2.4.3　他の抗菌薬（ニューキノロン系やβラクタム系など）　*250*
2.5 テオフィリンの投与設計　*253*
　　2.5.1　テオフィリンの体内動態　*254*
　　2.5.2　テオフィリンの体内動態を変動させる要因　*259*
　　2.5.3　テオフィリンの投与設計　*265*
2.6 免疫抑制薬の投与計画　*267*
　　2.6.1　タクロリムス（TAC）　*268*
　　2.6.2　シクロスポリン（CyA）　*274*
　　2.6.3　ミコフェノール酸モフェチル（MMF）　*278*
2.7 メトトレキサート・ロイコボリン（MTX・LV）救援療法の投与設計　*283*
　　2.7.1　薬の概要　*283*
　　2.7.2　治療量の幅が広いMTX　*283*
　　2.7.3　薬力学・薬物動態学的特徴を活かしたMTX・LV救援療法　*284*
　　2.7.4　単　位　*284*
　　2.7.5　症　例　*285*
　　2.7.6　LV rescueの指標　*286*
2.8 その他TDMが必要とされる薬物の投与設計　*289*
　　2.8.1　フルコナゾール　*289*
　　2.8.2　アセトアミノフェン，サリチル酸　*295*

索　引 ……………………………………………………………………*301*

序章

薬物動態の理解とその薬物治療個別化への展開のために

1　処方せんと薬物動態学

　処方せんに基づいて調剤を行う場合，薬剤師は患者個々の処方内容についての確認や点検を行う．そのようなときに，薬物動態学の知識を活用することで，血清クレアチニン濃度の高い患者に腎排泄型の薬物が処方されている場合や，併用薬により，他の処方薬の体内動態が変動する可能性がある場合，具体的な形で処方内容について処方医に照会することが可能となる．

　本書は薬物動態学を基盤とする臨床における薬物治療の個別化について基礎編と臨床編に分けた形で構成している．基礎編では薬物動態パラメータの意味やその臨床での活用法を学び，病態時や年齢，代謝酵素などの遺伝子多型による薬物動態の変動についても学習する．臨床編では血中濃度モニタリング（TDM）が必要とされる代表的な薬物の体内動態の特性とテーラーメイド医療を指向した投与設計法を学ぶ．

2　基礎編：薬物動態パラメータの見方・利用法

　基礎編ではまず，薬物動態パラメータの意味するところとその利用法を学び，薬物側と生体側の各種要因により薬物の体内動態がどのように変動するかについて理解する．

　第1章では医薬品添付文書や医薬品インタビューフォームに記載されている薬物動態パラメータの意味するところとその利用法を学ぶ．そしてTDMに基づく薬物投与設計に必要な薬物動態理論の具体的な活用法を学習する．第2章では遺伝的素因による体内動態の変動についてカンプトテシンやワルファリンを用いて具体的にその作用や副作用に及ぼす影響を解説している．第3章では年齢による体内動態の変動の特性を新生児，乳児，幼児，小児，高齢者と整理した形で学習することになる．第4章は生理的要因による体内動態の変動を性差や妊娠，授乳時，肥満状態，栄養不良状態に分けて，それぞれの状態での体内動態の特徴と薬物治療時の注意点を解説している．第5章では疾患による体内動態の変動と薬物治療の個別化について，腎疾患，肝疾患，循環器疾患を中心にそれぞれの疾患での体内動態変動の特性と薬物治療時の注意点を具体的に学ぶ．第6章は薬物相互作用による薬物体内

動態や薬効の変動を分類して解説し，相互作用回避のための方法も理解できるよう学習することになる．

3 臨床編：テーラーメイド医療を指向した投与設計法

　臨床編では，薬物動態パラメータを用いた症例検討による薬物投与設計の具体的対応を学ぶことで，臨床で遭遇する症例への薬物動態学を基本とする対応策が説明できるようになることが期待される．

　第1章は薬物投与計画の個別化の一般的なアプローチ方法が記述されており，ポピュレーションファーマコキネティックスの考え方とその臨床での応用を学ぶ．その際，薬効や体内動態の日内変動を考慮した投与設計などの先進的な内容も学習する．第2章は代表的なTDM対象薬物の投与設計方法を学ぶ．具体的にはジゴキシン，フェニトイン，フェノバルビタール，カルバマゼピン，バルプロ酸，ゾニサミド，リドカイン，プロカインアミド，ジソピラミド，シベンゾリン，アミノグリコシド系抗菌薬，MRSA用抗菌薬，テオフィリン，シクロスポリン，タクロリムス，ミコフェノール酸モフェチル，メトトレキサート，フルコナゾール，アセトアミノフェンなどTDMが必要とされる代表的な薬物を取り上げ，これら薬物個々の体内動態の特性と薬物動態パラメータの特徴を把握した後，高齢患者や腎機能低下患者等の症例個々の特性も考慮した具体的な投与設計へのアプローチ法を学習する．

　本書はこのように段階的に基礎的なところから薬物動態学の基盤を固めて，臨床現場での患者個々の特性に応じて投与設計の適正化への展開を図る構成としている．複雑な数式はできる限り少なくして，薬剤師として患者の薬物治療の中に薬物動態学の概念を導入し臨床現場で具体的に推進できるよう工夫して，症例データも豊富に組み込まれた内容とした．実践面を学びたい場合は，臨床編から該当する薬物の投与設計について学習することも可能な構成となっている．

基礎編

第1章

薬物動態学理論の臨床への応用

1.1 医薬品添付文書や医薬品インタビューフォームの薬物動態パラメーターの活用

はじめに

　処方せんを受け付けて調剤を行うとき，記載された医薬品については，用法・用量や相互作用などの面から処方内容を注意深く点検することになる．特に新薬が処方された場合，その新薬を紹介した雑誌やパンフレットなどに記載されている内容から薬理作用や臨床効果などを把握することが多い．しかし，新薬と既存の薬との相違や特徴を手近な資料から利用する場合は，医薬品添付文書を利用することになる．最近の医薬品添付文書では「薬物動態」，「薬物相互作用」の項目が表形式により記載され，また血中濃度推移などはグラフによる記載も増加している．そこで，医薬品添付文書の「薬物動態」から薬物の体内動態特性を把握するときに必要な事項について検討する．

　添付文書の「薬物動態」では，ヒトでの吸収・分布・代謝・排泄に関する情報が記載され，ヒトでの情報がない場合は動物のデータが記載されている場合もある．医薬品によっては，服用量などの設定に重要な情報となる腎障害患者，肝障害患者，高齢者のデータも記載されることが最近多くなっている．そこで，まず医薬品添付文書記載の薬物動態データの活用により，薬物の体内動態の特徴をどのように把握するかについて考えてみたい．さらにアンギオテンシンⅡ受容体拮抗薬を例として，医薬品インタビューフォームも利用して，薬物間の体内動態の相違について比較することで，同じ薬効を示す薬物においてもその体内挙動が異なることを理解する．

到達目標

1) 薬物動態に関する代表的なパラメーターを列挙し，概説できる．
2) 全身クリアランスについて説明，計算できる．
3) 薬物の肝クリアランスおよび腎クリアランスの計算ができる．
4) 点滴静注時の血中濃度計算ができる．
5) 連続投与における血中濃度計算ができる．

1.1.1 薬物動態パラメーターの見方とその意味すること

1 薬物動態パラメーターについて

　医薬品添付文書に記載されている主な薬物動態パラメーターを表 1.1 に示す．ただし，注意しなければならないのは，薬物動態の血中濃度推移の項目に記載されているパラメーターは，通常は健康成人男子を対象として得られたデータが表記されていることである．肝機能障害のある患者や腎機能障害のある患者あるいは高齢者の情報や食事の影響などは，それぞれが別に追加記載されている．例えばテルミサルタンの添付文書では，健常人でのデータに続き，高血圧症患者でのデータ，食事の影響，性別の影響，腎機能障害者への投与，肝障害者への投与などが別項目として記載されている．なお，血中濃度といっても血清中濃度 serum concentration，血漿中濃度 plasma concentration，血球も含めた全血中濃度 concentration in whole blood の 3 種類がある．血清中濃度と血漿中濃度は同じと考えてよいが，全血中薬物濃度を測定する必要がある場合は，そのことに注意すべきである．例えばシクロスポリンでは，温度により血球への分配性が異なるため，全血中濃度が測定されている．

1）全身クリアランス

　薬物の体内からの消失速度は血中濃度に比例して変化すると考え，その比例定数を全身クリアランス（CL_{tot}）としている．しかし，通常ある時間における薬物の体内からの消失速度を求めることは困難であるため，静脈内に薬物が投与された場合は，体内に入った薬物は，いずれ体内から消失すると考える．すなわち，投与量が消失量と同じであるとして，投与量を血中濃度-時間曲線下面積（AUC）で割ることにより算出する．

$$-\frac{dX_b}{dt} = CL_{tot} \times C \quad (1)$$

（体内からの薬物消失速度　　全身クリアランス　　血中濃度）

　（1）式は，薬物の体内からの消失速度は血中濃度に比例していることを表したもので，この式を時間に対して積分する（ある時間間隔における消失薬物量を加えて累積していく）と，左辺を積分したものは体内からの消失量になり，体内からの消失量は体内の循環血液中に入った量となる．すなわち，静脈内投与の場合は，投与量 D_{iv} となる．そして右辺を積分すると CL は定数であるため，血中濃度の時間に対して積分したものが AUC（血中濃度-時間曲線下面積）となる．すなわち，

$$X_b = CL_{tot} \times AUC \quad (2)$$

（体内からの薬物消失量　　全身クリアランス　　血中濃度-時間曲線下面積）

$$\parallel$$
静脈内投与では投与量　D_{iv}

という式になる．したがって静脈内に薬物が投与された場合，全身クリアランス（CL_{tot}）は（2）式から，投与量を AUC で割ることにより算出できる．

$$CL_{tot} = \frac{D_{iv}}{AUC} \quad (3)$$

表 1.1 添付文書に記載されている主な薬物動態パラメーター

略号	用語	説明
t_{max}	最高血中濃度到達時間 (単位には時間 (h) が多い)	どれだけ速く薬物が吸収されるかの指標. 徐放性製剤では大きな値を示すことになる. 例えば, バルプロ酸ナトリウム 600 mg 空腹時投与後の t_{max} はフィルムコーティング錠で 0.92 h であるが, 徐放錠では 10.3 h と延長する.
C_{max}	最高血中濃度 (単位には μg/mL や ng/mL が多く用いられる)	バイオアベイラビリティが同じ場合, 速く吸収されると, この値は大きくなる.
$t_{1/2}$ $t_{1/2\alpha}$ $t_{1/2\beta}$	血中濃度半減期 (単位には時間 (h) が多い)	薬物の血中濃度が半分の値になるために必要な時間. 静脈内に薬物を投与し, 2-コンパートメントモデルで解析したとき, 投与後初期の血中濃度の傾きの急な相を α 相, ゆっくりとした相を β 相としている.
AUC	血(清)中濃度-時間曲線下面積 (単位には mg·h/L, μg·h/mL などが用いられる)	横軸を時間, 縦軸を血中濃度として血中濃度の推移を示すグラフを描いたときの, 時間と血中濃度の間の面積の値. 体内循環血液に入った薬物量に比例して AUC は大きくなるため, バイオアベイラビリティを求める場合に利用する.
CL_{tot}	全身クリアランス 血漿クリアランス (単位には L/h や mL/min などが用いられる)	体が薬物を処理する能力を表す. 静脈内投与の場合は投与量 D_{iv} を AUC で割ることで求める. 経口投与量を AUC で割った値を経口クリアランスということがある. その場合, 経口クリアランスは CL/F と示されることが一般的である.
CL_R	腎クリアランス (単位には L/h や mL/min などが用いられる)	尿中へ薬物を排泄する能力を表す. 健康な成人男子のクレアチニンクリアランス (糸球体ろ過速度の指標) は 100〜120 mL/min であり, この値より大きなクリアランスを示せば, 尿細管分泌があることを示す.
F	生物学的利用能 (単位には % が多く用いられる)	投与された量のどれくらいの割合が全身循環血液中に移行したかを表す.
V_d	分布容積 (単位には L が多く用いられる)	体内にある薬物量を血中濃度から推定する指標. あくまでも血中濃度から計算上得られる数値で実際に分布している容積を測って得られた値を示しているのではないため「みかけの分布容積」となる. 例えば, 水溶性高分子で細胞膜を透過しにくいヘパリンは血漿容積に近い分布容積 0.06 L/kg を示し, 組織結合性の高いアミオダロンでは 66 L/kg と非常に大きな値を示す.
k	消失速度定数 (単位には h^{-1} が多く用いられる)	血中濃度の対数を縦軸に, 横軸を時間としてグラフを描いたときの右下がりの傾きから得られる定数. 半減期と同じく分布容積が変化しても消失速度定数が変動するため, 消失過程だけを表すパラメータとはいえないことがある.
f	未変化体尿中排泄率	投与量のどれくらいの割合が未変化体として尿中に排泄されたかを示す. この値が大きい薬物では, 多くの場合, 腎機能低下患者の投与量あるいは投与間隔の調整が必要となる.
$1-f_u$	タンパク結合率 (f_u: タンパク非結合率)	血漿タンパク結合率で, 主にアルブミンとの結合を示すが, 塩基性薬物は α_1-酸性糖タンパク質と結合する.

> **例1** リネゾリド注射液の添付文書[1]によると，健康成人への 600 mg 単回静脈内投与後の AUC が 80.2 mg・h/L と記載されているため，リネゾリドの全身クリアランスは
>
> $$CL_{tot} = \frac{600}{80.2} = 7.48 \ (L/h) \ = 125 \ (mL/min)$$
>
> と計算できる．

2）腎クリアランスと肝クリアランス

腎クリアランス（CL_R）は，薬物がどれぐらい尿中に排泄されやすいかの指標となるパラメーターで，尿中排泄速度をその測定時の血中濃度で割ることにより算出される．しかし多くの場合は，尿を集めて，その採取した尿中薬物量を測定し，血中濃度-時間曲線下面積（AUC）で割ることにより算出されることが多い．また静脈内に薬物が投与された場合は，尿中への薬物排泄率（f）と全身クリアランス（CL_{tot}）の積で求めることもある．

$$\underset{\text{尿中薬物排泄速度}}{\frac{dX_u}{dt}} = \underset{\text{腎クリアランス}}{CL_R} \times \underset{\text{血中濃度}}{C} \tag{4}$$

この式を積分すると，左辺は尿中排泄量（X_u）となり，右辺は先ほどの（2）式と同様に考えて，腎クリアランスと AUC の積となる．

$$\underset{\text{尿中排泄量}}{X_u} = \underset{\text{腎クリアランス}}{CL_R} \times \underset{\text{血中濃度-時間曲線下面積}}{AUC} \tag{5}$$

したがって静脈内に薬物が投与された場合，腎クリアランス（CL_R）は，尿中排泄量（X_u）を AUC で割ることにより算出できる．

$$CL_R = \frac{X_u}{AUC} \tag{6}$$

また右辺の分母，分子に D_{iv} を掛けると

$$CL_R = \underset{}{\frac{X_u}{D_{iv}}} \times \frac{D_{iv}}{AUC} = \underset{\text{尿中排泄率}}{f} \times CL_{tot} \tag{7}$$

となり，腎クリアランスは尿中排泄率と全身クリアランスの積となる．

> **例2** 全身クリアランスの場合と同じように，リネゾリド注射液の添付文書[1]を用いて腎クリアランスを求めるとき，投与量の 30% がリネゾリドとして尿中に排泄されたことが記載されているため，先に求めた全身クリアランス 125 mL/min を利用すると，腎クリアランスは
>
> $$CL_R = f \times CL_{tot} = 0.30 \times 125 = 38 \ (mL/min)$$
>
> と算出できる．

腎クリアランスに比べ，肝クリアランスを実際に測定することは困難である．通常，薬物の消失経路は尿中排泄と肝代謝で行われているため，全身クリアランスは腎クリアランスと肝クリアランスの和で構成されていると見なしている．そして，全身クリアランスから腎クリアランスを引いた値が腎外クリアランスであるが，それは肝クリアランスに相当すると考えていることが多い．

$$\text{全身クリアランス} \quad \text{肝クリアランス} \quad \text{腎クリアランス}$$
$$CL_{\text{tot}} = CL_H + CL_R \tag{8}$$

（8）式から
$$CL_H = CL_{\text{tot}} - CL_R \tag{9}$$

となり，この（9）式を使用して肝クリアランスを算出することがある．

例えば，リネゾリド注射液の場合，腎外クリアランスが肝クリアランスに相当すると仮定して，リネゾリドの肝クリアランスを求めると

$$CL_H = CL_{\text{tot}} - CL_R = 125 - 38 = 87 \; (\text{mL/min})$$

となる．

3）消失半減期

$t_{1/2}$ は，血中濃度が半分に減少する時間であり，線形モデルでは濃度によらず一定の値となる．また，消失速度定数 k とは以下の重要な関係式が成り立つ．

$$k \times t_{1/2} = \ln 2 = 0.693 \tag{10}$$

なお，$a\%$ まで消失する時間を t_a とすれば，消失速度定数とは一般に以下の式が成り立つ．

$$k \times t_a = \ln(100/a)$$

実際の値を計算すれば，

90% まで消失　　$k \times t_{90} = \ln 100/90 = 0.105$
50% まで消失　　$k \times t_{1/2} = \ln 100/50 = \ln 2 = 0.693$
10% まで消失　　$k \times t_{10} = \ln 100/10 = 2.303$

血中濃度の計算式は，消失速度定数を使った指数式あるいは対数式で書かれることが多いが，消失半減期 $t_{1/2}$ を用いれば以下の式になる．半減期から計算するほうが便利なこともあり，いずれの式も理解しておきたい．

$$C = C_0 e^{-k \cdot t} = C_0 \frac{1}{2^{\frac{t}{t_{1/2}}}} \tag{11}$$

例えば，血中濃度 20 μg/mL で，半減期が 3.6 時間の薬物の 12 時間後の血中濃度は，半減期の 3～4 倍の時間が経過しているので，$20 \times \frac{1}{2^3} \sim 20 \times \frac{1}{2^4}$ として，2.5～1.25 の範囲であると，電卓なしでも推定可能である．

参考までに，対数式では次のように半減期で書き換えられる．

$$\ln C = \ln C_0 - k \cdot t = \ln C_0 - \frac{\ln 2}{t_{1/2}} \times t \tag{12}$$

$$\log C = \log C_0 - \frac{1}{2.303} k \cdot t = \log C_0 - \frac{\log 2}{t_{1/2}} \times t \tag{13}$$

クリアランスと消失半減期についても考えてみる．薬物の全身クリアランス（CL_{tot}）は，1-コンパートメントモデルでは分布容積 V_d と消失速度定数 k の積で示される．

$$\text{消失速度定数} \quad \text{分布容積}$$
$$CL_{\text{tot}} = k \times V_d \tag{14}$$

また，単回投与後の AUC，あるいは定常状態での 1 回投与間隔内での AUC と CL_{tot} では $AUC \times CL_{\text{tot}} =$ 吸収量 $= F \times D$ であり，消失半減期と消失速度定数の関係は次式で表せる．

$$t_{1/2} = \frac{\ln 2}{k} = \frac{0.693}{k} \tag{15}$$

以上の式を利用すれば医薬品添付文書で消失半減期と全身クリアランスあるいは AUC が記載されていれば，分布容積を計算できる．

> **例3** ビアペネムの添付文書[2]にはビアペネムの分布容積は記載されていないが，300 mg 単回点滴静注後の半減期が 1.03 時間，AUC が 29.2 mg·h/L と記載されていることから，全身クリアランスと消失速度定数を計算すると
>
> $$CL_{tot} = 300/29.2 = 10.3 \text{ (L/h)}$$
> $$k = 0.693/1.03 = 0.67 \text{ (h}^{-1}\text{)}$$
>
> となり，分布容積は
>
> $$V = CL_{tot}/k = 10.3/0.67 = 15.3 \text{ (L)}$$
>
> と算出することができる．

4）定常状態に到達する時間

投与を開始して，血中濃度が定常状態に到達する時間は，どのような投与経路においても半減期の4～5倍と考えてよい（酵素誘導や酵素阻害などが起こらない場合）．このことを点滴投与で説明してみる．

点滴投与では，以下の式で血中濃度が計算できる．〔$t = n \times t_{1/2}$ とする〕

$$C = \frac{k_0}{k \cdot V_d}(1 - e^{-k \cdot t}) = \frac{k_0}{CL_{tot}}(1 - e^{-k \cdot t}) = C_{ss}(1 - e^{-k \cdot t}) = C_{ss} \times \frac{2^n - 1}{2^n} \tag{16}$$

この時，半減期経過ごとの濃度と定常状態の濃度を比較してみると，半減期時間が経過するごとに，定常状態の濃度に半分ずつ近づいていくことがわかる．

$$t = t_{1/2} \text{ の時} \quad C_{ss}(1 - e^{-k \cdot t_{1/2}}) = C_{ss} \times \frac{2^1 - 1}{2^1} = C_{ss} \times \frac{1}{2}$$

$$t = 2 \times t_{1/2} \text{ の時} \quad C_{ss}(1 - e^{-k \cdot 2t_{1/2}}) = C_{ss} \times \frac{2^2 - 1}{2^2} = C_{ss} \times \frac{3}{4}$$

$$t = 3 \times t_{1/2} \text{ の時} \quad C_{ss}(1 - e^{-k \cdot 3t_{1/2}}) = C_{ss} \times \frac{2^3 - 1}{2^3} = C_{ss} \times \frac{7}{8}$$

$$t = 4 \times t_{1/2} \text{ の時} \quad C_{ss}(1 - e^{-k \cdot 4t_{1/2}}) = C_{ss} \times \frac{2^4 - 1}{2^4} = C_{ss} \times \frac{15}{16}$$

$$t = 5 \times t_{1/2} \text{ の時} \quad C_{ss}(1 - e^{-k \cdot 5t_{1/2}}) = C_{ss} \times \frac{2^5 - 1}{2^5} = C_{ss} \times \frac{31}{32}$$

したがって，半減期の4倍の時間が経過すれば定常状態の $\frac{15}{16}$ の値，5倍の時間が経過すれば $\frac{31}{32}$ の値となり，ほぼ定常状態と考えてよい．

他の経路の投与においても，点滴投与の曲線上を血中濃度が上下しながら推移するので，いずれの投与経路においても，半減期の4～5倍の時間が経過すれば，血中濃度は定常状態になったと考えてよい（図1.1）．

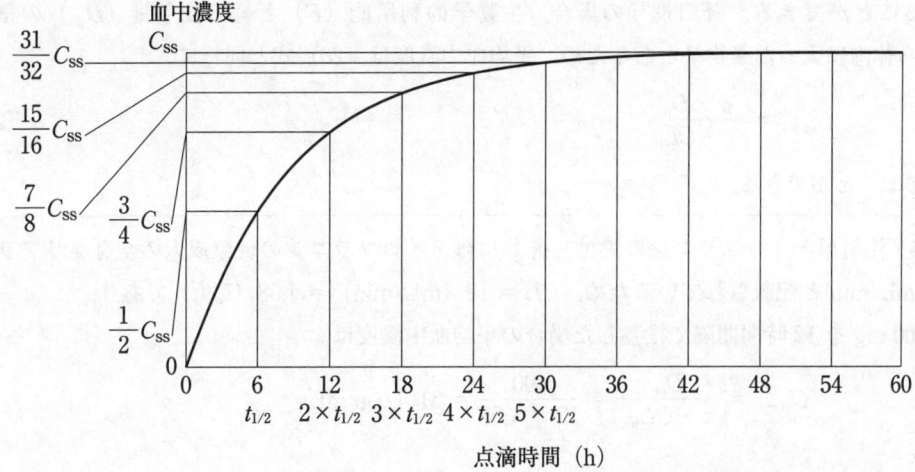

図1.1　半減期6 h，定常状態での濃度10 μg/mLでの点滴投与時の血中濃度推移

5）定常状態での血中濃度

　持続的に静脈内投与する場合，定常状態 steady state での血中濃度（C_{ss}）は，CL_{tot} と注入速度 k_0 からなる式で表すことができる．

　これは，定常状態では注入速度と体内から消失する速度が等しくなるからである．

　すなわち，定常状態では

　　　注入速度　　　体内からの消失速度
$$k_0 = CL_{tot} \times C_{ss} \tag{17}$$

となり，定常状態の血中濃度は

$$C_{ss} = \frac{k_0}{CL_{tot}} \tag{18}$$

で求めることができる．

例4　ドブタミンの添付文書[3]によると，ドブタミンを2 μg/kg/min で点滴投与したとき，定常状態の血中濃度が25 ng/mL（μg/L）であるため，ドブタミンの全身クリアランスは

$$CL_{tot} = \frac{k_0}{C_{ss}} = \frac{2}{25} = 80 \text{（mL/kg/min）}$$

と計算できる．

　また薬物を定期的に連続投与する場合も，繰り返し投与の回数が多くなると，やはり定常状態に到達する．投与間隔を τ，1回の静脈内投与量を D_{iv} とした場合，平均血中濃度（$C_{ss\,ave}$）と全身クリアランスの関係から，定常状態では，

　　　薬物が体内に入る速度　　体内から消失する速度
$$\frac{D_{iv}}{\tau} = CL_{tot} \times C_{ss\,ave} \tag{19}$$

となり，平均血中濃度は

$$C_{ss\,ave} = \frac{D_{iv}}{\tau \cdot CL_{tot}} \tag{20}$$

で求めることができる．経口投与の場合，生物学的利用能（F）と経口投与量（D_{po}）の積（$F \times D_{po}$）から体内に入った薬物量となるため，平均血中濃度は（20）式と同様に

$$C_{ss\,ave} = \frac{F \cdot D_{po}}{\tau \cdot CL_{tot}} \qquad (21)$$

で算出することができる．

> **例5** 注射用テイコプラニンの添付文書[4]にはテイコプラニンの健康成人の全身クリアランスが 18 mL/min と記載されているため，CL = 18（mL/min）= 1.08（L/h）であり，1回 400 mg を 12 時間間隔で投与した場合の平均血中濃度は
>
> $$C_{ss\,ave} = \frac{D_{iv}}{\tau \cdot CL_{tot}} = \frac{400}{12 \times 1.08} = 31\ (\mu g/mL)$$
>
> となる．
>
> また，テリスロマイシン 600 mg を 1 日 1 回繰り返し経口投与した場合を考えると，テリスロマイシンの添付文書[5]にはテリスロマイシンンの生物学的利用能が 57%，全身クリアランスが 61.3 L/h と記載されているため，平均血中濃度は
>
> $$C_{ss\,ave} = \frac{F \cdot D_{po}}{\tau \cdot CL_{tot}} = \frac{0.57 \times 600}{24 \times 61.3} = 0.23\ (\mu g/mL)$$
>
> となる．

6）蓄積率

投与間隔 τ と薬物の消失半減期 $t_{1/2}$ の関係から，繰り返し投与時の蓄積率を予想することができる．ある薬物の体内動態が 1- コンパートメントモデルで解析できるとする．静脈内投与の場合，定常状態の血中濃度（C_{ss}）と単回投与の血中濃度（C_1）の比を蓄積率（R）とすると，蓄積率は

$$R = \frac{C_{ss}}{C_1} = \frac{1}{(1 - e^{-k \cdot \tau})} = \frac{2^n}{2^n - 1} \quad （ただし\ \tau = n \times t_{1/2}\ とする） \qquad (22)$$

で表される．したがって，医薬品添付文書に消失半減期が記載されていれば，ある薬物の繰り返し投与時における血中濃度のおおよその上昇度が予測可能となる．

半減期と関連させて蓄積率を計算すると，次のようになる．

$\tau = \dfrac{1}{3} \times t_{1/2}$ の時 　 $R = \dfrac{\sqrt[3]{2}}{\sqrt[3]{2} - 1} = 4.9$

$\tau = \dfrac{1}{2} \times t_{1/2}$ の時 　 $R = \dfrac{\sqrt{2}}{\sqrt{2} - 1} = 3.4$

$\tau = t_{1/2}$ の時 　　　　 $R = 2$

$\tau = 2 \times t_{1/2}$ の時 　 $R = \dfrac{2^2}{2^2 - 1} = \dfrac{4}{3} = 1.33$

$\tau = 3 \times t_{1/2}$ の時 　 $R = \dfrac{2^3}{2^3 - 1} = \dfrac{8}{7} = 1.14$

$\tau = 4 \times t_{1/2}$ の時 　 $R = \dfrac{2^4}{2^4 - 1} = \dfrac{16}{15} = 1.07$

すなわち，投与間隔が半減期と同程度であれば，蓄積率は 2 倍であり，初回投与に比べ定常状態での

血中濃度は2倍程度になる．投与間隔が半減期より短ければ，蓄積率はさらに大きくなる．投与間隔が半減期の3倍以上であれば，血中濃度に関しては，繰り返し投与での蓄積は無視できるといえる．

> **例6** ネビラピンの添付文書[6)]では，ネビラピンの半減期は日本人健康成人男性では約40 hとされ，200 mg 単回投与後の最高血中濃度が 2.3 μg/mL であったため，1日1回 200 mg を繰り返し投与し，蓄積率と定常状態の最高血中濃度を求める場合，
>
> 消失速度定数は $k = 0.693/40 = 0.017$（h^{-1}）となり，
>
> $$R = \frac{C_{ss}}{C_1} = \frac{1}{(1 - e^{-k \cdot \tau})} = \frac{1}{(1 - e^{-0.017 \cdot 24})}$$
>
> $$= \frac{1}{(1 - 0.66)} = 2.9$$
>
> $$C_{ss\,max} = R \times C_{1\,max} = 2.9 \times 2.3 = 6.8 \,(\mu g/mL)$$
>
> となる．

7）吸収の速さを $t_{1/2}$ と t_{max} から推定する

吸収過程も含めて血中濃度が1次の線形1-コンパートメントモデルに当てはまるとすると，次式が成り立つ（$k_a = n \times k$ とする）．

$$t_{max} = \frac{\ln k_a - \ln k}{k_a - k} = \frac{\ln n}{(n-1)\ln 2} \times t_{1/2} \tag{23}$$

この式を利用すると，$t_{1/2}$ と t_{max} の値から吸収の速さを推定できる．キリの良いところで計算してみると次の表のようになる．ここで吸収半減期とは，消化管内の薬物が吸収されて半分になる時間とする．

$t_{max} = 2 \times t_{1/2}$	$k_a = \frac{1}{2} \times k$	吸収が消失より2倍遅い	吸収半減期 = $t_{1/2} \times 2$
$t_{max} = 1.44 \times t_{1/2}$	$k_a = k$	吸収と消失の半減期が等しい	吸収半減期 = $t_{1/2}$
$t_{max} = t_{1/2}$	$k_a = 2 \times k$	吸収が消失より2倍速い	吸収半減期 = $t_{1/2} \times \frac{1}{2}$
$t_{max} = 0.517 \times t_{1/2}$	$k_a = 6 \times k$	吸収が消失より6倍速い	吸収半減期 = $t_{1/2} \times \frac{1}{6}$
$t_{max} = 0.369 \times t_{1/2}$	$k_a = 10 \times k$	吸収が消失より10倍速い	吸収半減期 = $t_{1/2} \times \frac{1}{10}$
$t_{max} = 0.25 \times t_{1/2}$	$k_a = 18 \times k$	吸収が消失より18倍速い	吸収半減期 = $t_{1/2} \times \frac{1}{18}$

すなわち，t_{max} が $t_{1/2}$ と等しい場合は，吸収速度定数は消失速度定数の2倍であり，言い換えれば，吸収は消失に比べ，2倍速いことを意味する（吸収半減期は消失半減期の $\frac{1}{2}$）．t_{max} が $t_{1/2}$ より長い場合は，吸収速度は遅くなり，t_{max} が1.44倍（約1.5倍）の時，吸収速度定数と消失速度定数は等しい（吸収半減期と消失半減期が等しい）．t_{max} が $t_{1/2}$ の2倍の値になると，吸収速度定数は消失速度定数の半分となる（吸収が消失より2倍遅い．吸収半減期は消失半減期の2倍．この場合はフリップ・フロップ現象 flip flop phenomenon が起こっていることになる）．

逆に，t_{max} が $t_{1/2}$ より短いと，吸収速度は速くなり，t_{max} が $t_{1/2}$ の約半分の時，吸収は消失に比べ6倍速い（吸収半減期は消失半減期の $\frac{1}{2}$）．t_{max} が $t_{1/2}$ の約 $\frac{1}{3}$ の時，吸収は消失に比べ10倍速い（吸

収半減期は消失半減期の $\frac{1}{10}$ ）．t_{max} が $t_{1/2}$ の $\frac{1}{4}$ の時，吸収は消失に比べ18倍速い（吸収半減期は消失半減期の $\frac{1}{18}$ ）．ただし，これらの計算は，吸収を1次速度と仮定した場合であり，概算値である．

例7 アンギオテンシンⅡ受容体拮抗薬の吸収速度の推定

	ロサルタン	テルミサルタン	オルメサルタン
t_{max}	1 h	6.9 h	2.2 h
$t_{1/2}$	2 h	24 h	6.5 h

添付文書によれば，ロサルタン，テルミサルタン，オルメサルタンの t_{max} と $t_{1/2}$ は上表のようである．ロサルタンでは，t_{max} は $t_{1/2}$ の半分であり，吸収半減期は消失半減期の約 $\frac{1}{6}$（20分程度）であることから，吸収が非常に速いことがわかる．テルミサルタンでは，t_{max} は $t_{1/2}$ の $\frac{1}{3} \sim \frac{1}{4}$ であり，吸収が消失に比べ速いことがわかるが，吸収半減期は 2.4～1.3 h 程度（消失半減期の $\frac{1}{10} \sim \frac{1}{18}$）である．オルメサルタンでは，$t_{max}$ は $t_{1/2}$ の約 $\frac{1}{3}$ であり，吸収半減期は40分程度と概算できる．

2 薬物側からの体内動態の把握

薬物動態の例としては，アンギオテンシンⅡ受容体拮抗薬のテルミサルタン錠 20 mg・40 mg の添付文書を用いて検討する．表1.2には，本態性高血圧症患者にテルミサルタンの錠剤を食後単回経口投与した時の血漿中濃度に基づく薬物動態パラメーターを示す．これをみると，40 mg と 80 mg の間で，投与量が2倍になった時に，C_{max} は4.6倍に増え，服用してから24時間までの AUC である $AUC_{0\sim24}$ は2.9倍に増加しており，投与量とこれらパラメーターに比例関係が成立していないことが認められる．このように，比例関係にない動態が臨床投与量の範囲で認められることを「臨床用量における非線形性」という．投与量の増加により急に血中濃度が予期する以上に上昇するため，それによる副作用の出現に注意を払わなければならないことになる．テルミサルタンの場合，その非線形性を示す機序としては，小腸粘膜でのグルクロン酸抱合の飽和および肝臓への分布の飽和の関与が考えられている．検討した投与量の範囲内で消失過程の半減期は20～24時間と半減期に変化がないため，消失過程ではなく，主に吸収過程において飽和現象の存在することが，表1.2に示すパラメーターからも考えられる．

表1.2 テルミサルタン食後単回投与後の薬物動態パラメーター

投与量 (mg)	C_{max} (ng/mL)	t_{max} (h)	$AUC_{0\sim24}$ (ng·h/mL)	$t_{1/2}$ (h)
20	33.8 ± 17.4	6.9 ± 6.2	424 ± 232	24.0 ± 11.0
40	78.5 ± 32.7	4.6 ± 1.7	807 ± 335	20.3 ± 12.1
80	365.8 ± 253.1	3.6 ± 1.2	2305 ± 1523	20.9 ± 10.6

（ミカルディス錠添付文書：アステラス製薬株式会社，日本ベーリンガーインゲルハイム株式会社（2007年11月作成）（第6版）より）

1.1.2 添付文書の「薬物動態」を読み解く

5種類のアンギオテンシンⅡ受容体拮抗薬の添付文書に記載されている薬物動態パラメータと薬物動態面の特徴を表1.3で比較する．

表 1.3 アンギオテンシンⅡ受容体拮抗薬の主な薬物動態パラメーター（平均値）と特徴

	ロサルタンカリウム		カンデサルタンシレキセチル	バルサルタン		テルミサルタン		オルメサルタンメドキソミル	
分配係数 P（1-オクタノール/pH 7）	8.7		＞1000	0.46		＞1000 （log P = 3.2, pH 7.4）		10	
投与量	25 (mg)		4 (mg)	20 (mg)	160 (mg)	20 (mg)	80 (mg)	10 (mg)	20 (mg)
測定薬物	ロサルタン	カルボン酸体 (E3174)	カンデサルタン	バルサルタン		テルミサルタン		オルメサルタン	
t_{max}	1 (h)	3 (h)	5.0 (h)	2 (h)	3 (h)	6.9 (h)	3.6 (h)	2.2 (h)	2.5 (h)
C_{max}	85 (μg/L)	189 (μg/L)	55.1 (μg/L)	0.86 (mg/L)	5.26 (mg/L)	33.8 (μg/L)	365 (μg/L)	294 (μg/L)	517 (μg/L)
$t_{1/2}$ $t_{1/2\alpha}$ $t_{1/2\beta}$	2 (h)	4 (h)	2.2 (h) 9.5 (h)	3.7 (h)	5.7 (h)	24.0 (h)	20.9 (h)	6.5 (h)	6.3 (h)
AUC	ロサルタン＜E3174 7倍		428 (μg·h/L)	5.2 (mg·h/L)	33.9 (mg·h/L)	424 (μg·h/L)	2304 (μg·h/L)	2033 (μg·h/L)	3394 (μg·h/L)
尿中排泄率	3.6%	7.9%	11～12%（代謝物含む）	10%		ほとんどない		11.6～14.6%	
アンギオテンシンⅡ受容体阻害活性	ロサルタン＜＜E3174　10～40倍		カンデサルタン	バルサルタン		テルミサルタン		オルメサルタン	
動態面での特徴	透析で除去されない 高齢者でカルボン酸体の C_{max}, AUC が軽度上昇		カルボキシルエステラーゼでカンデサルタンに代謝 カンデサルタン代謝にはCYP2C9が関与 カンデサルタン CL が肝障害患者で低下	CYP2C9が関与 高齢者で C_{max}, AUC, $t_{1/2}$ が上昇		臨床用量での非線形性 グルクロン酸抱合 肝障害患者では C_{max}, AUC 上昇 食後投与で C_{max} 57% 低下, AUC 32% 低下 女性より男性の CL が大きい		腸管，肝臓あるいは血漿で加水分解されオルメサルタン生成	

（ニューロタン錠添付文書：萬有製薬株式会社（2007年8月改訂）（第15版），プロプレス錠添付文書：武田薬品工業株式会社（2007年11月改訂）（第15版），ディオバン錠添付文書：ノバルティスファーマ株式会社（2007年6月改訂）（第10版），ミカルディス錠添付文書：アステラス製薬株式会社，日本ベーリンガーインゲルハイム株式会社（2007年11月作成）（第6版），オルメテック錠添付文書：第一三共株式会社，興和株式会社（2007年7月改訂）（第7版）より）

　これら5種の薬物の薬理活性体の血中濃度半減期は2～24時間と幅広い値を示しているが，いずれも通常1日1回服用で処方されている．薬物の体内動態の特性を把握するために評価する主なチェックポイントについて，アンギオテンシンⅡ受容体拮抗薬を例にして，それぞれの体内動態の特徴を比較する（表1.4～1.7）．

表1.4 ロサルタンカリウム空腹時単回投与後の薬物動態パラメーター

投与量 (mg)	ロサルタン				カルボン酸体（E3174）			
	C_{max} (ng/mL)	t_{max} (h)	AUC (ng·h/mL)	$t_{1/2}$ (h)	C_{max} (ng/mL)	t_{max} (h)	AUC (ng·h/mL)	$t_{1/2}$ (h)
25	85 ± 41	0.8 ± 0.3	201 ± 80	2.5 ± 1.5	189 ± 47	3.7 ± 0.5	1349 ± 201	3.8 ± 0.5
50	198 ± 109	1.3 ± 0.9	354 ± 129	1.7 ± 0.8	463 ± 161	3.8 ± 0.7	2653 ± 656	3.8 ± 0.7
100	801 ± 331	0.7 ± 0.3	1069 ± 393	1.5 ± 0.4	1211 ± 271	4.2 ± 0.5	5958 ± 1192	4.2 ± 0.5
200	1395 ± 513	1.3 ± 0.5	2231 ± 1065	2.8 ± 0.2	2219 ± 485	2.5 ± 0.5	10861 ± 3317	4.4 ± 0.4

（平均値±標準偏差）
（ニューロタン錠添付文書：萬有製薬株式会社（2007年8月改訂）（第15版）より）

表1.5 カンデサルタンシレキセチル空腹時単回投与後の薬物動態パラメーター

投与量 (mg)	カンデサルタン	
	C_{max} (ng/mL)	$AUC_{0\sim30}$ (ng·h/mL)
4	43 ± 17	412 ± 138
8	81 ± 37	758 ± 275
12	118 ± 38	1107 ± 300

（平均値±標準偏差）
（ブロプレス錠添付文書：武田薬品工業株式会社（2007年11月改訂）（第15版）より）

表1.6 バルサルタン空腹時単回投与後の薬物動態パラメーター

投与量 (mg)	バルサルタン			
	C_{max} (μg/mL)	t_{max} (h)	AUC (μg·h/mL)	$t_{1/2}$ (h)
20	0.86 ± 0.53	2	5.2 ± 3.1	3.7 ± 0.8
40	1.37 ± 0.53	3	8.9 ± 4.0	4.0 ± 1.3
80	2.83 ± 0.92	3	18.0 ± 5.8	3.9 ± 0.6
100	5.26 ± 2.30	3	33.9 ± 18.9	5.7 ± 1.8

（平均値±標準偏差）
（ディオバン錠添付文書：ノバルティスファーマ株式会社（2007年6月改訂）（第10版）より）

表1.7 オルメサルタンメドキソミル反復経口投与後の薬物動態パラメーター

投与量 (mg)	オルメサルタン			
	C_{max} (μg/mL)	t_{max} (h)	AUC (μg·h/mL)	$t_{1/2}$ (h)
10	294 ± 79	2.2 ± 0.8	2034 ± 479	6.5 ± 0.9
20	517 ± 151	2.5 ± 1.1	3395 ± 917	6.3 ± 0.8
40	1039 ± 251	2.6 ± 1.0	8612 ± 2345	6.0 ± 1.0

（平均値±標準偏差）
（オルメテック錠添付文書：第一三共株式会社，興和株式会社（2007年7月改訂）（第7版）より）

a. 吸収過程や消失過程が線形性を示すかどうか．光学異性体が存在し，ラセミ体で投与されている場合，その異性体間で体内動態に相違がないかどうか．

ロサルタンカリウム投与後でのカルボン酸体（E3174）の AUC は投与量に比例して増大し，$t_{1/2}$ は投与量を増加しても変動しないことから，その動態は線形性を示す（表 1.4）．バルサルタン，カンデサルタンやオルメサルタンの体内動態も線形性を示すが，テルミサルタンは吸収過程で非線形性を示し，投与量の増大以上に AUC などが大きく増大する（表 1.2）．カンデサルタンシレキセチルはラセミ体として投与されているが，加水分解されて生成したカンデサルタンそのものには不斉炭素はない．ロサルタン，テルミサルタン，オルメサルタンは不斉炭素をもたず，バルサルタンは（−）体として開発されている．

> b. 体内からの薬物の消失が尿中への排泄が主なのか，それとも代謝によって体内から消失するかどうか．

アンギオテンシンⅡ受容体拮抗薬の体内からの消失は主に代謝によるもので，尿中への活性体の消失量は服用量の 15% 以下となっている（表 1.2，表 1.4〜1.7）．そのため，肝障害患者と腎障害患者を比較すると，アンギオテンシンⅡ受容体拮抗薬の体内動態の変動が起こりやすいのは肝障害の患者と考えられる．

> c. 代謝される薬物の場合，その代謝酵素はどのような酵素か，相互作用を起こしやすい酵素かどうか．生体膜の透過過程においてトランスポーターが関与しているかどうか．そして関与する酵素やトランスポーターに遺伝子多型が認められているかどうか．

ロサルタン，カンデサルタン，バルサルタンの代謝には CYP2C9 が関与しているとされ，この酵素には遺伝子多型の存在が認められているため，$CYP2C9*3$ のような変異をもつ患者では体内動態に変動が予測される（表 1.3）．フェニトインやワルファリンの代謝にも CYP2C9 が関与しており，相互作用面での注意も必要と考えられる．一方，テルミサルタンはグルクロン酸抱合体として排泄される薬物で，小腸壁での抱合能の飽和が体内動態の非線形性の要因とされている．オルメサルタンもグルクロン酸抱合体が主な代謝物とされる．

> d. 代謝される薬物の場合は，活性代謝物があるかどうか．その活性は強いか．

ロサルタンの活性のほとんどはカルボン酸体（E3174）によると考えられる．カンデサルタンの代謝物（M-Ⅱ）の体内動態データが添付文書には記載されているが，これには活性がないとされている．バルサルタンの代謝物やテルミサルタンのグルクロン酸抱合体には，活性はほとんどないとされている．

> e. 生物学的利用能（F）がどの程度か．吸収が速いかどうか．食事の影響で吸収が変動するか．プロドラッグか徐放性製剤であるかどうか．

経口投与時の t_{max} は 1〜6 時間で，食事によりロサルタンカリウムでは吸収速度は低下するが，吸収量の低下がわずかであるとされている．テルミサルタンでは，食後服用で t_{max} は延長し，C_{max} が 57% 低下，AUC は 32% 低下する（表 1.3）．

ロサルタンとそのカルボン酸代謝物（E3174）は活性をもっているが，アンギオテンシンⅡ受容体阻害作用はカルボン酸体がロサルタンよりも 10〜40 倍強いことが認められており，AUC もカルボン酸体（E3174）がロサルタンより 7 倍大きいため，ロサルタンはプロドラッグ的な薬物と考えることができる．また，カンデサルタンやオルメサルタンそのものは生物学的利用能が低いため，プロド

ラッグ化したカンデサルタンシレキセチルやオルメサルタンメドキソミルとなっている．

1.1.3 添付文書の「薬物動態」とインタビューフォームの「薬物動態」の利用

添付文書には，生物学的利用能や分布容積，全身クリアランスのデータが記載されていないことがあるが，インタビューフォームは日本病院薬剤師会のインタビューフォーム記載要領に準拠して作成されている．インタビューフォームの薬物速度論的パラメーターの項目には，吸収速度定数，生物学的利用能，消失速度定数，クリアランス，分布容積，血漿タンパク結合率が記載され，また透析等による除去率などのデータも記載することになっている．

例えば，インタビューフォームによるとロサルタンの生物学的利用能（F）は33%とされ，カンデサルタンのFは42%，バルサルタンのFは39%，テルミサルタン40 mg投与時のFは43%，オルメ

1）テルミサルタン服用

2）カンデサルタンシレキセチル服用

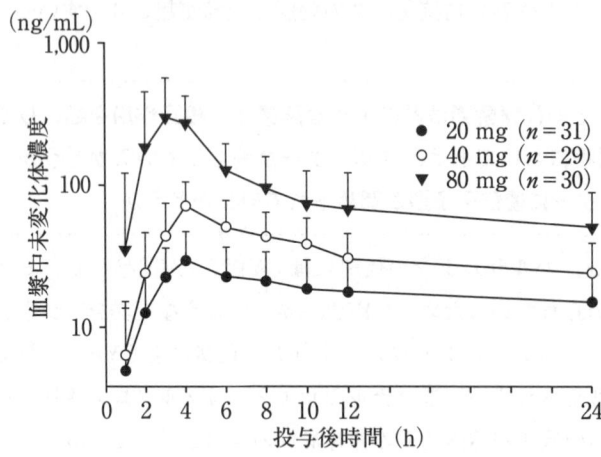

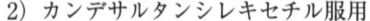

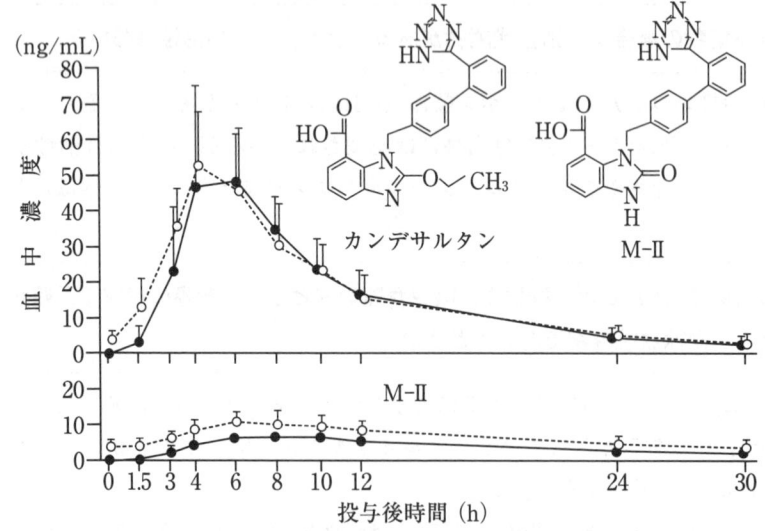

図1.2　テルミサルタン服用後の血中濃度推移（片対数目盛）とカンデサルタンシレキセチル服用後のカンデサルタンと代謝物（M-II）の血中濃度推移（1日目●；9日目○）（普通目盛）

（ミカルディス錠添付文書：アステラス製薬株式会社，日本ベーリンガーインゲルハイム株式会社（2007年11月作成）（第6版），ブロプレス錠添付文書：武田薬品工業株式会社（2007年11月改訂）（第15版）より）

サルタンメドキソミルの F は 26% とされている．したがって，これら 5 種の薬物間では生物学的利用能には大きな差がないと考えられる．

ところで，薬物動態データの表し方では，平均値と標準偏差を用いて表すことが，多くの添付文書やインタビューフォームで行われている．そのとき平均値が，算術平均値，幾何平均値と二つの平均値で表されていることがある．算術平均値とは通常の平均値で，個々のデータを加算して，それを例数で割ることで得られる平均値である．一方，幾何平均値は，個々のデータを対数変換した後に加算して，それを例数で割ることで得られる対数の数値を元に戻して得られる平均値で，サンプル集団が対数正規分布を示すような場合に使用される．また，血中濃度推移のグラフの縦軸が普通目盛のグラフと対数目盛のグラフの 2 種類があるため，グラフ表示についても注意が必要である（図 1.2）．

1.1.4 添付文書の「適用上の注意」と薬物動態について

これまで例として用いていたアンギオテンシン II 受容体拮抗薬のうち，テルミサルタンでは服用時の注意事項で「本剤を食後に服用している患者には，毎日食後に服用するよう注意を与えること．（本剤の薬物動態は食事の影響を受け，空腹時投与した場合は，食後投与よりも血中濃度が高くなることが報告されており，副作用が発現するおそれがある（「薬物動態」の項参照））」と記載されている．「薬物動態」の項には，空腹時服用に比べ食後服用では最高血中濃度（C_{max}）が 57% 低下し，AUC も 32% 低下することが認められている．したがって，空腹時と食後の服用時間の相違により，最高血中濃度で 2 倍近い変動が生じる可能性があるため，血圧などに対する効果にも変化の起こることが推定される．このように，医薬品添付文書に記載されているいくつかの事項が薬物動態に関連しているため，臨床では，個々の薬物の体内動態の特性を添付文書の記載内容と関連付けて理解し，それらを結び付け把握した薬物治療への関与が必要となる．

参考資料

1) ザイボックス注射液 600 mg 添付文書：ファイザー株式会社（2007 年 6 月改訂）（第 11 版）
2) オメガシン点滴用 0.3 g 添付文書：明治製菓株式会社，ワイス株式会社（2008 年 4 月改訂）（第 9 版）
3) ドブトレックスキット点滴静注用添付文書：塩野義製薬株式会社（2007 年 3 月改訂）（第 8 版）
4) 注射用タゴシッド 200 mg 添付文書：アステラス製薬株式会社，サノフィ・アベンティス株式会社（2006 年 12 月改訂）（第 13 版）
5) ケテック錠 300 mg 添付文書：サノフィ・アベンティス株式会社（2007 年 8 月改訂）（第 10 版）
6) ビラミューン錠 200 mg 添付文書：日本ベーリンガーインゲルハイム株式会社（2007 年 10 月作成）（第 10 版）
7) ミカルディス錠添付文書：アステラス製薬株式会社，日本ベーリンガーインゲルハイム株式会社（2007 年 11 月作成）（第 6 版）
8) ニューロタン錠添付文書：萬有製薬株式会社（2007 年 8 月改訂）（第 15 版）
9) ブロプレス錠添付文書：武田薬品工業株式会社（2007 年 11 月改訂）（第 15 版）
10) ディオバン錠添付文書：ノバルティスファーマ株式会社（2007 年 6 月改訂）（第 10 版）
11) オルメテック錠添付文書：第一三共株式会社，興和株式会社（2007 年 7 月改訂）（第 7 版）
12) ニューロタン錠インタビューフォーム：萬有製薬株式会社（2007 年 8 月作成）（第 7 版）
13) ブロプレス錠インタビューフォーム：武田薬品工業株式会社（2006 年 8 月作成）（第 3 版）
14) ディオバン錠インタビューフォーム：ノバルティスファーマ株式会社（2007 年 2 月）（第 7 版）

15) ミカルディス錠インタビューフォーム：アステラス製薬株式会社，日本ベーリンガーインゲルハイム株式会社（2007年11月作成）（第7版）
16) オルメテックインタビューフォーム：第一三共株式会社，興和株式会社（2008年2月改訂）（第6版）
17) 望月真弓（2001）添付文書の読み方：医薬品を正しく理解するために，じほう
18) 中原保裕，福神株式会社医薬情報グループ（2003）スキルアップのための添付文書自由自在，南山堂

1.2 Therapeutic drug monitoring（TDM）とそれを進める上での薬物動態理論の活用法

はじめに

薬が治療に使われはじめた昔から今日に至るまで，「その患者に，どの位の量を，どのような投与間隔で，どのように投与するのが最適か？」という問題は，処方・調剤する上で大きな問題であり続けている．医薬品には，「その患者」に最適な投与量・投与間隔・投与方法がある．「その患者」が副作用を経験することなく，最大の効果を得るためには，「その患者」のための処方を立案することが必要な場合も多く，このような処方は，古くは医師の経験による「さじ加減」によってなされてきた．

しかし，微量分析技術の進歩に伴い体液中の薬物濃度の測定が可能になり，薬物体液中濃度と効果・副作用の関係などが明らかにされ，薬物体液中濃度を指標に科学的な「さじ加減」を行う，治療薬物モニタリング therapeutic drug monitoring（TDM）が臨床で急速に普及した．わが国では1980年，血清中リチウム濃度の測定に診療報酬が適用され，1981年には抗てんかん薬とジギタリス製剤について，薬物血中濃度を測定して計画的な治療管理を行うことに対して，「特定薬剤治療管理料」が新設され，また，ホモジニアス酵素免疫測定，蛍光偏光免疫測定法 fluorescence polarization immunoassay（FPIA法）などの簡便な薬物体液中濃度測定法が臨床に提供され，急速に医療現場に定着した．当初は，測定値が治療域にあるか否かが問題とされていたが，今日ではポピュレーションファーマコキネティクスの手法を用い，そのために必要な日本人の母集団パラメーターが報告された薬物も増加した結果，可能な限り少ない採血点で，「その患者」の薬物動態を推定することが可能となり，「その患者」の薬物動態を考慮した処方設計や薬物療法の管理が薬剤師業務として定着しつつある．病態の変動に伴う薬物動態の変化などの理解が深まるにつれ，薬物動態パラメーターは処方計画立案に使用されるだけでなく，その他の臨床検査データなどと合わせ考えることで，患者の病態を推測し薬物療法を最適化することも必要となっている．

「薬剤師は，処方せん中に疑わしい点があるときは，その処方せんを交付した医師，歯科医師又は獣医師に問い合わせて，その疑わしい点を確かめた後でなければ，これによって調剤してはならない．」（薬剤師法第24条）と定められている．調剤に従事する薬剤師が薬物動態を理解することで「その患者」の処方の理解は深まり，より充実した薬剤師業務が可能となる．最適な剤形の選択など医薬品の薬剤学的特性を深く理解し，患者の病態を把握した上で処方設計や薬物療法のモニタリングを行い，薬物療法の適正化に貢献するのが薬剤師のTDM業務である．

到達目標

1) 薬物体液中濃度測定法を列挙し，代表的な測定方法の原理を説明できる．
2) 測定試料の取扱いに必要な注意を説明できる．
3) 治療的薬物モニタリング（TDM）の意義を説明できる．
4) 至適血中濃度を維持するための投与計画について，薬物動態学的パラメーターを用いて説明できる．

1 薬物体液中濃度測定法

　TDMにおける薬物体液中濃度の測定では，患者の病態変化にできる限り素早く対応し測定結果を得る必要があるため，迅速で正確であることが求められる．臨床では迅速性と簡便性に優れた免疫学的測定法が用いられる場合が多いが，精度や特異性に優れた分離分析法が使用される場合もある（表1.8）．臨床でTDMのために用いられる検体は，静脈血が一般的である．全血，血漿，血清が用いられるが，採血から測定に至るまで，対象薬物の分解，採血管や血液分離材への吸着（シクロスポリン，タクロリムス，カルバマゼピンなど）など，血漿では血液凝固阻止薬による影響（ヘパリンとアミノグリコシド系抗菌薬など）に注意が必要である．特異性の低い免疫学的測定法では，交叉反応により対象薬物と構造がよく似た薬物，代謝物や分解物（ジゴキシン，バンコマイシン，シクロスポリンなど）が抗体と反応し，実際の薬物濃度より高値を示すことがある．対象薬物の投与経路であるTPN（total parenteral nutrition）カテーテルや点滴ルートからの採血は避けることが望ましい．血球に移行する薬物では溶血が問題となる場合がある．また，測定者はヒト由来の検体を取扱うため，感染防御に配慮が必要である．

1）免疫学的測定法（表1.8）

　抗原が対応する抗体と特異的に結合する反応を利用するもので，免疫反応のみを利用した免疫測定法 immunoassay（IA法）と免疫反応の後に酵素反応を利用する酵素免疫測定法 enzyme immunoassay（EIA法）に大別される．IA法は，放射性同位元素を用いる放射性免疫測定法 radio immunoassay（RIA法）と非放射性免疫測定法に大別される．臨床では一般的に放射性物質を用いるRIA法より，非放射性免疫測定法が利用されている．測定キットが提供されているものにFPIA法，ラテックス凝集比濁法 latex agglutination immunoassay などがある．
　EIA法は，均一酵素免疫測定法と不均一酵素免疫測定法に大別され，均一酵素免疫測定法には，エミット法 enzyme multiplied immunoassay technique（EMIT法），セディア法 cloned enzyme

表1.8　TDM対象薬物の主な体液中濃度測定法

1. 免疫学的測定法
    免疫測定法（IA法）
        放射性免疫測定法（RIA法）
        非放射性免疫測定法
            蛍光偏光免疫測定法（FPIA法）
            ラテックス凝集比濁法（LA法）
    酵素免疫測定法（EIA法）
        均一酵素免疫測定法
            エミット法（EMIT法）
            セディア法（CEDIA法）
        不均一酵素免疫測定法
            酵素標識免疫測定法（ELISA法）
            微粒子固相酵素免疫法（MEIA法）
2. 分離分析法
    ガスクロマトグラフ法（GC）
    高速液体クロマトグラフ法（HPLC法）
3. その他
    原子吸光光度法（リチウム，白金製剤などで使用される）

donor immunoassay（CEDIA 法），不均一酵素免疫測定法には酵素標識免疫測定法 enzyme-linked immunosorbent assay（ELISA 法），微粒子固相酵素免疫法 microparticle enzyme immunoassay（MEIA 法）などがある．

　病院薬局などで日常業務として測定を行っている場合には，TDxFLx© アナライザーと TDx© 試薬を用いる全自動薬物血中濃度測定システム（FPIA 法）が利用されている場合が多い．検体と測定試薬を装置にセットしてボタンを押すだけで結果を得ることが可能であるが，測定機器の販売が近く停止され，試薬の供給が停止される可能性が高く問題となっている．薬物体液中濃度測定業務は，一度に測定する検体数は少ないにもかかわらず，測定項目が多種にわたるため効率が悪く，高コストになるため外部委託となりがちである．しかし，迅速な TDM が患者の利益を守るために有用な臓器移植時の免疫抑制薬，多剤耐性菌による感染症治療薬，薬物中毒時やメトトレキサート超大量療法などの TDM を行う施設では，測定結果を迅速に利用する必要があるため自施設で測定を行っている場合が多い．時間という因子が重要な臨床における TDM を遂行するには，柔軟な対応ができる測定法や，測定体制が望ましい．1 週間分をまとめて測定するなどの単純な業務の合理化を考えると，必要な時点の測定結果という患者の最大の利益が失われるため，病棟薬剤師が，最大の情報が得られる測定点を，測定日や測定時間に合わせるなどの工夫をして合理化をはかる必要があり，そのためには他職種の TDM への理解と密な連携が極めて重要である．また，測定を臨床検査技師にゆだねる，あるいは外部委託するなど組織的な TDM 体制を構築する場合，薬剤師は業務の合理化という単純なメリットで，必要な時点での迅速な測定結果という患者の最大の利益が損なわれないよう関係者に TDM を十分啓発し，理解を求める努力が不可欠となる．

　FPIA 法の原理（図 1.3）：測定薬物に特異的な抗体と蛍光物質を標識した薬物（抗原）をトレーサーとして用いる．トレーサーは分子量が小さいため溶液中で活発に回転運動を行っており，偏光励起光を当てても生じる蛍光は偏光性を持たないが，トレーサーが大きな抗体と結合すると動きが鈍くなるため偏光性を示し，抗体との結合量に比例した偏光度が測定できる．検体に抗体およびトレーサーを加えると，検体中の薬物は抗体に対し競合的に結合する．この反応において検体中の薬物濃度が高

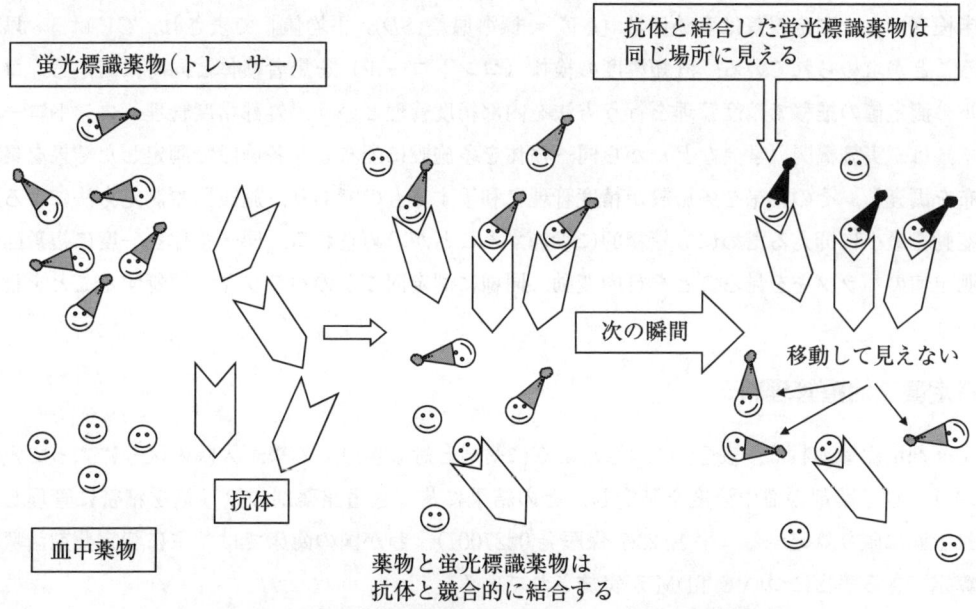

図 1.3　蛍光偏光免疫測定法（FPIA 法）の測定原理

いほど遊離型のトレーサー濃度が上昇し，蛍光偏光度は小さくなる．したがって，あらかじめ既知の薬物濃度の検体を用いて濃度−蛍光偏光度の標準曲線を作成しておくことで，検体の蛍光偏光度から薬物濃度を求めることができる[1]．

2）分離分析法

主にガスクロマトグラフ法 gas chromatography（GC）と高速液体クロマトグラフ法 high-performance liquid chromatography（HPLC）が用いられている．GC は熱に不安定な薬物には不向きであり，HPLC のほうが応用範囲が広い．分離分析法は多くの場合，体液検体の前処理が必要となるため迅速で簡便とはいいがたいが，検出器の種類も多いため応用範囲が広く，特に併用薬や活性代謝物などとの同時測定で有用である．

2 検体の取扱い

ヒトからの検体は感染性をもつと見なし，取扱いに際しては細心の注意を払うとともに，廃棄に至るまで責任を持って対応する必要がある．測定者は手袋等，感染防止のための装備をする．検体が机・床等にこぼれた場合，ティッシュ等で吸い取った後，洗剤で拭き取る．その後，0.5% 次亜塩素酸ナトリウム等の消毒薬で清拭する．ガラス製の試験管等に入れた検体を落下破損した場合には，ガラス片によるケガに十分注意し対処する．手袋を使用した場合には，測定者自身が検体との接触に気付きにくくなり，測定機器や環境を汚染し，それに気付かず他の者が接触し感染リスクを負う場合があるので特に注意する．施設内で取り決めがある場合には，それにしたがって取扱うことが必要である．また，測定後の検体は医療廃棄物として廃棄する．個人が特定できるような検体については，個人情報保護の観点からも取扱いには注意が必要である．

3 精度管理

薬物体液中濃度の測定結果は，有効域・中毒域の判定に使用されるだけでなく，個々の患者の速度論パラメータを算出し処方設計に利用されるため，測定値の信頼性がきわめて重要である．一般に他の臨床検査でも，測定誤差は変動係数［CV ＝ 標準偏差(SD)／平均値］で表され，CV は 5% 以内に抑えることが求められている．既知濃度の検体（コントロール）を患者検体と同時に測定し，コントロールの測定値の推移で精度管理を行う方法を内部精度管理という．外部精度管理（コントロールサーベイ）は，実施機関（学会など）から同一検体を多施設に配布し，各施設で測定した結果を集計して分布を調査し，その結果を各施設が精度管理に利用するものであり，施設間や測定方法による測定値の変動を最小に抑えるためにも積極的に参加することが求められる．同一検体を一度に複数回測定し，測定値のバラツキを見ることを日内変動，同様に測定回ごとのバラツキを評価することを日差変動という．

4 特定薬剤治療管理料

特定薬剤治療管理料は，表 1.9 に示したように薬剤と対象疾患，外来，入院の区分によって定められており，投与薬剤の血中濃度を測定し，その結果に基づき当該薬剤の投与量を精密に管理した場合，月 1 回に限り算定する（平 16.2.27 保医発 0227001）．わが国の臨床では，主に特定薬剤治療管理料を算定できる薬物について TDM が実施されている．

第1章 薬物動態学理論の臨床への応用

表 1.9 特定薬剤治療管理料（平成 20 年 4 月現在）

特定薬剤治療管理料は，下記の場合において投与薬剤の血中濃度を測定し，その結果に基づき当該薬剤の投与量を精密に管理した場合，同一暦月に 1 回に限り算定する．

薬　剤	対象疾患	対象患者 外来	対象患者 入院	点数（点／月）初回月	2,3か月	4か月以降	備　考
ジギタリス製剤	心疾患	○	○	750	470	235	急速飽和した場合 740
テオフィリン製剤	気管支喘息，喘息性（様）気管支炎，慢性気管支炎，肺気腫，未熟児無呼吸発作	○	○	750	470	235	
不整脈用剤	不整脈	○	○	750	470	235	算定できる不整脈薬とは，プロカインアミド，N-アセチルプロカインアミド，ジソピラミド，キニジン，アプリンジン，リドカイン，ピルジカイニド塩酸塩，プロパフェノン，メキシレチン，フレカイニド，シベンゾリンコハク酸塩，ピルメノール塩酸塩，アミオダロン塩酸塩である．
バルプロ酸ナトリウム，カルバマゼピン	躁うつ病，躁病	○	○	750	470	470	
抗てんかん剤	てんかん	○	○	750 940	470 940	470	同一暦月に複数の抗てんかん剤の濃度を測定した場合
		○	○		740		全身けいれん発作重積状態で，注射剤等の血中濃度を測定し管理した場合
ハロペリドール製剤，ブロムペリドール製剤	統合失調症	○	○	750	470	235	
リチウム製剤	躁うつ病	○	○	750	470	235	
アミノグリコシド系抗生物質等		○		750	470	235	アミノグリコシド系抗生物質
グリコペプチド系抗生物質		○		750	470	470	バンコマイシン，テイコプラニン
トリアゾール系抗真菌剤	重症または難治性真菌感染症（入院患者に数日間以上投与）		○	750	470	235	ボリコナゾール
免疫抑制剤	臓器移植	○	○	470+2740	470+2740	470	シクロスポリン，タクロリムス水和物
シクロスポリン	重症の再生不良性貧血，赤芽球癆，ベーチェット病（活動性・難治性眼症状），尋常性乾癬，膿疱性乾癬，乾癬性紅皮症，関節症性乾癬，ネフローゼ症候群，全身型重症筋無力症	○	○	750	470	470	
タクロリムス水和物	全身型重症筋無力症，関節リウマチ，ループス腎炎	○	○	750	470	470	
サリチル酸系製剤	若年性関節リウマチ，リウマチ熱，慢性関節リウマチ	○	○	750	470	235	
メトトレキサート	悪性腫瘍	○	○	750	470	235	

1.2.1 TDM について

1 TDM で求められる知識

　薬力学 pharmacodynamics（PD）は，主に薬物の作用部位における薬物体液中濃度と薬理効果の関係を扱い，薬物動態学 pharmacokinetics（PK）は投与した薬物の吸収 absorption，分布 distribution，代謝 metabolism，排泄 excretion，総称して ADME の速度過程，すなわち投与してから何時間後に，その標的となる組織や受容体で，どのような濃度になるかを考える学問領域であり，経時的に変化するデータを適切に表現するための数式モデルを構築するのが薬物速度論である．

　抗菌薬などの使用に際して，薬効が菌との接触時間に依存する薬物（β-ラクタム系，マクロライド系抗菌薬など）は治療域にある時間を長くすることにより有効性を高める，また濃度に依存して薬効を発揮する薬物（アミノグリコシド系，ニューキノロン系抗菌薬など）は，有効濃度以上の濃度に到達する投与量と投与速度に配慮することで有効性と安全性を確保するというように，薬力学と薬物動態を合わせて考える PK/PD の考え方が定着しつつある．臨床における TDM では，抗菌薬に限らず PK/PD のような考え方が必要となり，その他にも薬理学，薬剤学など薬物療法を担う薬剤師としての総合的な問題解決能力が要求される．一方，これまでの薬学的知識に薬物動態学の考え方を加えることで，より安全で適切な薬物療法が可能となる．

　一般的に投与計画は，患者状態に変化がないことを前提に立案するが，当然，患者の病態の変動に伴うクリアランスの変化などにより薬物体液中濃度は変化する．腎排泄型の薬物では，腎機能の変化が薬物動態に大きな影響を与えることは容易に想像できる．薬剤師は予想した薬物体液中濃度と異なる場合に，日常，検査している血清クレアチニン値，尿素窒素，尿量などを評価し患者に何が起こったのかを考え，スタッフに必要な情報を提供する．あるいは日常，患者を観察し，他の臨床検査値などから薬物の ADME の変化を推測しつつ，その効果・副作用をモニタリングすることで投与計画の評価を行い，必要に応じて見直しを提案する．

　投与計画を立案する上で，薬物動態の知識と ADME にかかわる臓器の機能の評価はきわめて重要であり，医師の処方決定に大きな影響を与える．一方で薬物療法実施中に効果・副作用を評価し，その変化を薬物動態の変化としてとらえ，迅速に投与計画に反映させるためには薬物療法をモニタリングしている薬剤師の関与が有用である．例えばアミノグリコシド系抗生物質を投与している患者の発熱が急激に治まったときに，「薬物血中濃度が上昇したために有効性が増した？　では，腎機能の低下はないか？　尿量や血清クレアチン値などの変化は？　検査していないようなら医師に相談する．」，このような視点が広義の TDM であり，薬物血中濃度が測定されている薬物に限らず，臨床薬剤師が日常業務として患者を観察する際に必要な視点である．「その患者」の処方や投与計画を，あらゆる薬学的知識で評価する処方鑑査業務のためにも薬物動態学の知識は重要である．

2 1-コンパートメント線形モデルに用いられる式の4つの要素

　薬物動態学の初学者にとって，薬物速度論で解説される数式は取り付きにくいものかも知れないが，濃度と時間の関係を現している近似式にすぎない．ここでは，1-コンパートメント線形モデルにしたがう薬物について考えてみる．頻繁に使用する式は，投与形態によりいくつかのグループに分類される．急速静脈内投与の繰り返しの場合，持続点滴静脈内投与，点滴静脈内投与の繰り返しなど

が臨床で最も使用される．いくつかの式は複雑にみえるが，ほとんどの式が，4つの要素（表1.10）の単純な組合せになっていることに気付いていただきたい．薬物速度論の計算をする際には，単位に注意をする必要がある．通常，薬物濃度が $\mu g/mL$（mg/L）で表現される薬物の場合には，容積はL，投与量はmg，時間はhである．詳細については別項を参照されたい．

1）要素1：投与量と濃度の関係（表1.10 ① 式）

薬物を D（mg）投与したときに，どれだけ濃度が上昇するのかを求める式が，表1.10の ① 式である．薬物が瞬時に溶解し分布すると仮定する．図1.4に示すように，分布容積（V_d）は投与量と濃度の関係を取り持つ．投与量 D（mg）を分布容積 V_d（L）で割るため，単位も濃度（mg/L = $\mu g/mL$）となる．薬物を初めて使用する場合には，初濃度は 0 $\mu g/mL$ であるから，血中濃度は投与量 D（mg）/ 分布容積 V_d（L）で計算された濃度に上昇する．初濃度が 0 $\mu g/mL$ でない場合には，その時の濃度 + D/V_d（mg/L = $\mu g/mL$）だけ上昇することになる．血中濃度と時間の関係を示すグラフを考えると，図1.5のようにコップに用意した水をバケツに入れたときの水位を考えるのに似ている．薬物を急速に静脈内に投与した際の薬物濃度を示すのが ① 式である．

2）要素2：定常状態に到達した時点の平均血中濃度（表1.10 ② 式）

薬物を一定速度（mg/h）で投与すると，次第に血中濃度は上昇し，薬物が排泄される速度とつり合う．この状態を定常状態という．定常状態に到達した時点における平均血中濃度を求める式が ② 式である．図1.6に示すように，蛇口から一定の速度で穴の開いたバケツに給水する．徐々に水位は上昇し，給水する速度と穴から出ていく速度がつり合うと，水位は一定となる．持続点滴静脈内投与の場合がイメージしやすいが，② 式は1日3回8hごとなどの投与の場合でも定常状態における平均血中濃度を求める式である．1日投与量を1回で急速静脈内投与した場合，血中濃度は急激に上昇し消失していく．1日量を二分割して，12hごとに投与した場合，1日1回の場合より，上下動は小さくなる．つまり1日投与量は同じでも，投与間隔を短くすると上下動は小さくなり，平均血中濃度に近づいていく．結果として持続点滴静脈内投与では，上下動はなくなり一定の濃度（平均血中濃度）を維持する．② 式はクリアランスと投与速度の関係式であるということに注意が必要である．8hごとに800 mgを投与する場合の投与速度は100 mg/hであり，投与速度をクリアランスで割ったものが平均血中濃度である．

3）要素3：t 時間経過した時点での濃度を求める残存率（表1.10 ③ 式）

消失相において t 時間経過したときの残存率が ③ 式である．初濃度に ③ 式をかけることで t 時間後の濃度を推定することができる．$e^{-k \cdot t}$ の値を求めるには，マクローリン展開が利用できる場合がある．表1.11に示すように，$-k \cdot t$ の値に "1" を足すことで，$e^{-k \cdot t}$ の値となる．

表1.10 線形モデルで用いられる式の基本的な4つの要素

① = $\dfrac{D}{V}$	D	：投与量（mg）
	V_d	：分布容積（L）
② = $\dfrac{D/\tau}{CL_{tot}}$	τ	：投与間隔（h）
	CL_{tot}	：全身クリアランス（L/h）
③ = $e^{-k \cdot t}$	k	：消失速度定数（h^{-1}）
④ = $1 - e^{-k \cdot t}$	t	：薬物投与後の経過時間（h）

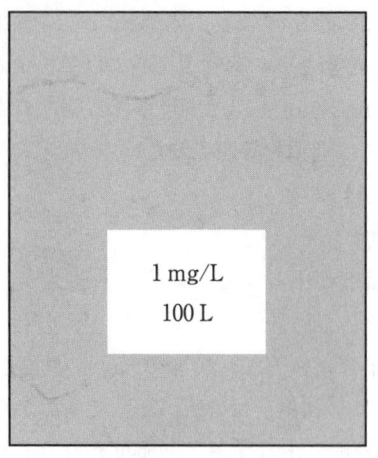

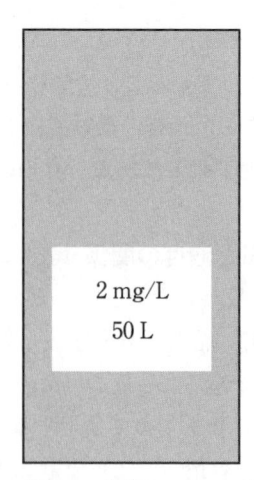

100 mg / 100 L = 1 mg/L   100 mg / 50 L = 2 mg/L

それぞれの容器に薬物 100 mg を溶かした．

図1.4　分布容積と濃度の関係

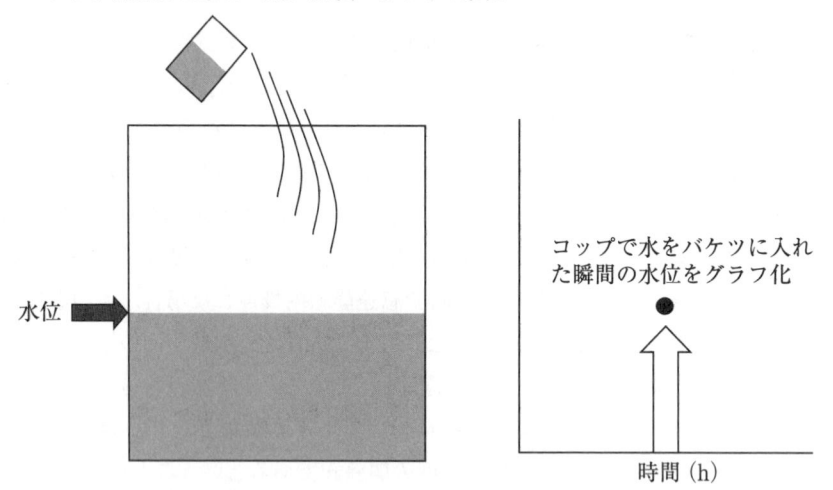

コップに用意した水を一気に給水，その時の水位

水位

コップで水をバケツに入れた瞬間の水位をグラフ化

時間（h）

図1.5　バケツにコップの水を入れる

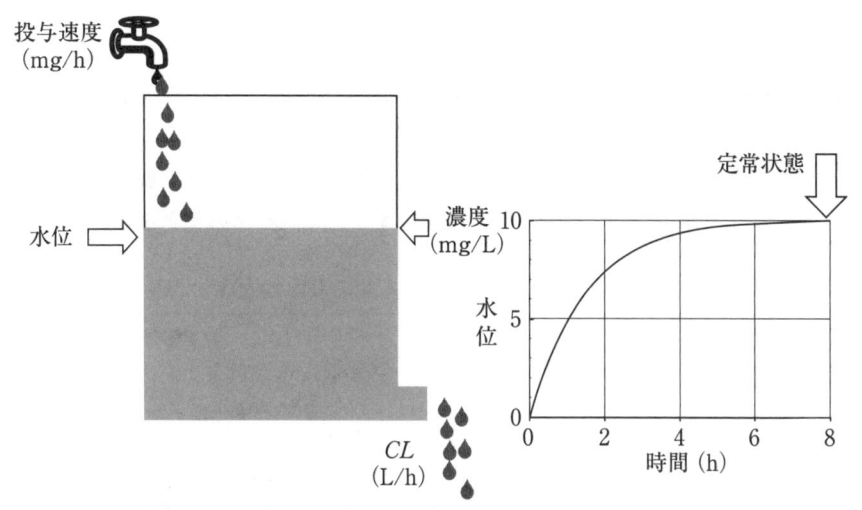

投与速度（mg/h）

水位

濃度（mg/L）

CL（L/h）

定常状態

図1.6　一定のスピードで穴あきバケツに水を入れる

表 1.11 e^x の値（近似）

指数 (x)	e^x	$1+x$	$t_{1/2}$
-0.01	0.990	0.990	69.3
-0.02	0.980	0.980	34.7
-0.03	0.970	0.970	23.1
-0.04	0.961	0.960	17.3
≈	≈	≈	
-0.10	0.905	0.900	6.9
-1.00	0.368	0.000	0.7

（マクローリン展開）

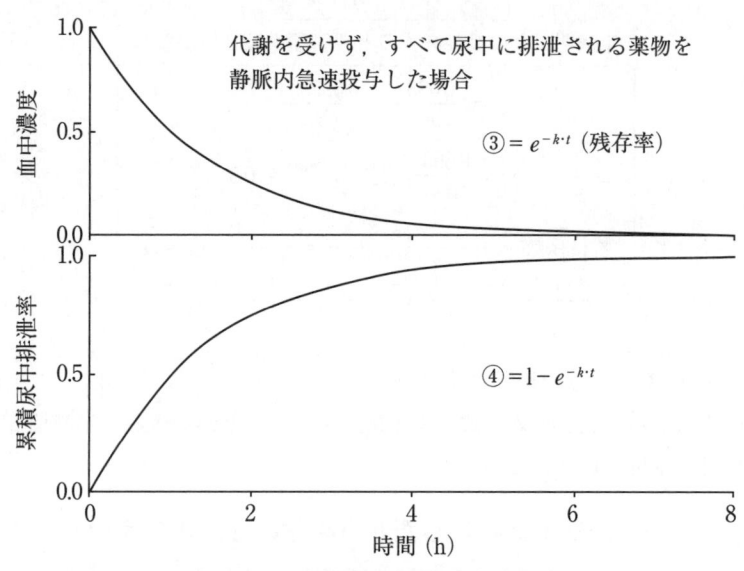

図 1.7 血中濃度と累積尿中排泄率

③ $= e^{-k \cdot t}$（残存率）

④ $= 1 - e^{-k \cdot t}$

4）要素4：t 時間経過した時点での定常状態到達率（表1.10 ④式）

持続点滴静脈内投与を開始してから t 時間経過した時点の定常状態到達率を求めるのが④式である．1 − ③式であるから，t 時間後にどれだけ減少するかの割合（減少率）を示す式でもある．代謝を受けず，すべて腎臓から排泄する薬物を急速静脈内投与した際の，消失相における経時的な累積尿中排泄率を示す式である．すべて腎排泄される薬物を考えると，血中から消失した薬物は尿中に排泄されるので，「1 − t 時間後の血中残存率」が累積尿中排泄率になる（図1.7）．

3 蓄積係数 accumulation factor（R）

4要素の他に重要な式を表1.12に示す．蓄積係数（R）は，表1.10 ④式から誘導される式である．初回投与時の血中濃度（例：最高血中濃度など）が定常状態に到達した場合に何倍になるかを示す式であり，半減期の長い薬物は，定常状態に到達するのに時間を要するが，初回の投与時から定常状態の血中濃度に到達させたい場合，負荷投与量として維持投与量の何倍投与するかを示す式でもある．

急速静脈内投与を τ 時間ごとに繰り返す場合に④式の t を投与間隔（τ）と置き換える．④式は定常状態到達率を示す式であるから，1回目の投与に対して，n 回目の投与では何倍になるかを求め

表 1.12　薬物速度論で重要な式

$t_{1/2} = 0.693/k$
$CL_{tot} = k \cdot V_d$
$R = \dfrac{1}{1 - e^{-k \cdot \tau}}$

k：消失速度定数（h^{-1}）
$t_{1/2}$：半減期（h）
CL_{tot}：全身クリアランス（L/h）
V_d：分布容積（L）
R：蓄積係数
τ：投与間隔（h）

1-コンパートメント線形モデルにしたがう薬物

表 1.13　定常状態の到達率

$$\text{投与 } n \text{ 回目の蓄積係数} = \dfrac{1 - e^{-k \cdot n \cdot \tau}}{1 - e^{-k \cdot \tau}}$$

n：投与回数
τ：投与間隔

表 1.14　蓄積係数

$$\text{蓄積係数} = \dfrac{1}{1 - e^{-k \cdot \tau}}$$

半減期ごとに投与をすると，蓄積率は2倍になる

$$t_{1/2} = \dfrac{0.693}{k} = \dfrac{0.693 \cdot V}{CL_{tot}}$$

$$k = \dfrac{0.693}{t_{1/2}} \qquad e^{-0.693} = 0.5$$

$$\text{蓄積係数} = \dfrac{1}{1 - e^{-0.693/t_{1/2} \cdot t_{1/2}}} = \dfrac{1}{1 - e^{-0.693}} = 2$$

ることができる（表1.13）．投与を繰り返すと分子「$1 - e^{-k \cdot n \cdot \tau}$」の $e^{-k \cdot n \cdot \tau}$ は $e^{-\infty} = 0$ となり，定常状態に到達した時点の蓄積係数を求める式（表1.14）を導くことができる．半減期ごとに繰り返し投与を行った場合には，蓄積係数は2になる．

4　1-コンパートメント線形モデルにしたがう薬物の TDM で用いられる式

　1-コンパートメント線形モデルにしたがう薬物を等間隔で繰り返し急速静脈内投与した場合を図1.8に示す．図のA～Gまでの濃度を推定する式（表1.15）がよく使用される．日常のTDMでは，採血などの時間的ズレを考慮し，正確な濃度が得られる時点の測定が行われる．定常状態における最低血中濃度は，採血時間のズレが多少生じても濃度の変化は少ないため，よく使用される．

　持続点滴静脈内投与の場合には，図1.9に示すように，H，Iの濃度を求める式（表1.16）が使用される．

　日常のTDMでは，定常状態に達した時点（I）の採血が行われる．持続点滴静脈内投与の場合には，定常状態の濃度の1/2の濃度に到達するのに要する時間が生物学的半減期である．表1.16のH式は，表1.10の②式と④式の組合せであることに注目して欲しい．④式は定常状態到達率を求める式である．$k = 0.693/t_{1/2}$ であるから，表1.16に示すように生物学的半減期に相当する時間（t），持続点滴静脈内投与を続けた時点の定常状態到達率は1/2となる．

　薬物速度論で解説される数式は，ほとんどがこの4つの要素（表1.10）の単純な組合せになっていることを再確認してみよう．持続点滴静脈内投与を開始し t_1 時間経過後，定常状態に達する前に投与を中止し，投与中止してから t_2 時間経過したときの濃度（C_2）は表1.17に示す式で表される．表1.10の②式，④式，③式の組合せである．もし，定常状態に達している時点で投与を中止し，t_2 時間経過したときの濃度を求めたいのであれば，定常状態到達率を計算する必要がなくなるため，算出

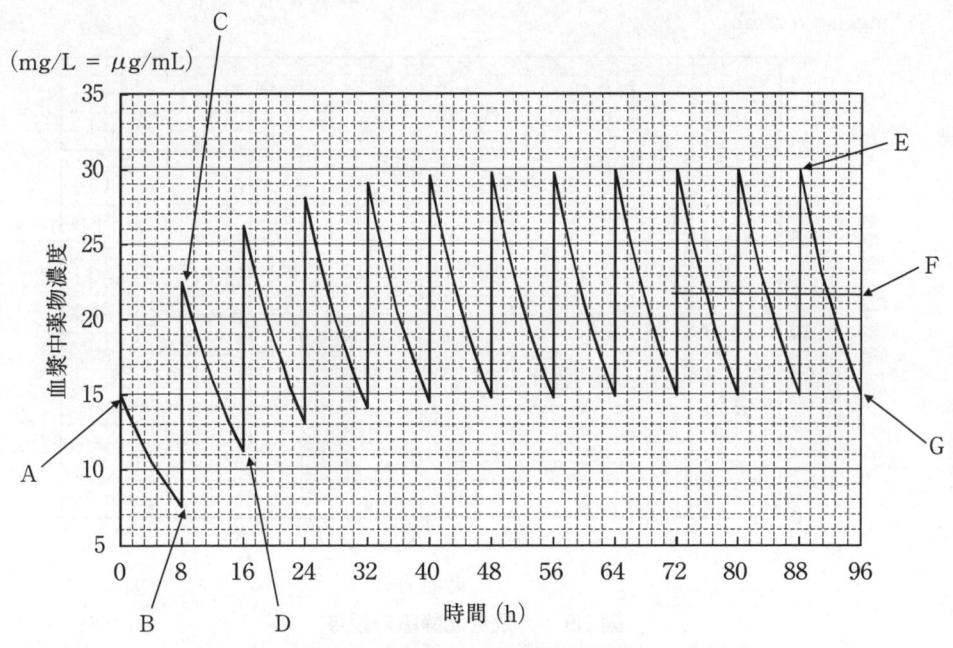

図 1.8 繰り返し急速静脈内投与

表 1.15 繰り返し急速静脈内投与で用いられる式

A $C_{1,\text{max}} = \dfrac{D}{V_d}$

B $C_{1,\text{min}} = \dfrac{D}{V_d} \cdot e^{-k\cdot\tau}$

C $C_{2,\text{max}} = \dfrac{D}{V_d} \cdot \dfrac{1-e^{-k\cdot 2\cdot\tau}}{1-e^{-k\cdot\tau}}$

D $C_{2,\text{min}} = \dfrac{D}{V_d} \cdot \dfrac{1-e^{-k\cdot 2\cdot\tau}}{1-e^{-k\cdot\tau}} \cdot e^{-k\cdot\tau}$

E $C_{ss,\text{max}} = \dfrac{D}{V_d} \cdot \dfrac{1}{1-e^{-k\cdot\tau}}$

F $C_{ss,\text{av}} = \dfrac{D/\tau}{CL_{tot}}$

G $C_{ss,\text{min}} = \dfrac{D}{V_d} \cdot e^{-k\cdot\tau} \cdot \dfrac{1}{1-e^{-k\cdot\tau}}$

$C_{1,\text{max}}$：初回投与時の最高濃度（mg/L）
$C_{1,\text{min}}$：初回投与時の最低濃度（mg/L）
$C_{2,\text{max}}$：2 回目投与時の最高濃度（mg/L）
$C_{2,\text{min}}$：2 回目投与時の最低濃度（mg/L）
$C_{ss,\text{max}}$：定常状態到達時の最高濃度（mg/L）
$C_{ss,\text{av}}$：定常状態到達時の平均濃度（mg/L）
$C_{ss,\text{min}}$：定常状態到達時の最低濃度（mg/L）
D：投与量（mg）
V_d：分布容積（L）
k：消失速度定数（h^{-1}）
τ：投与間隔（h）
CL_{tot}：全身クリアランス（L/h）

式は少し単純になり，表 1.17 ※ で示した式で算出できる．

5 4つの式の使い方

ここで，4つの式の使い方をまとめておく．

1. 薬物 A 100 mg を 2 h ごとに繰り返し急速静脈内投与する．薬物 A の分布容積（V_d）は 10 L，生物学的半減期は 2 h である．薬物 A の薬物動態は線形で 1-コンパートメントモデルにしたがう．初回投与時と定常状態に達した時点の最高血中濃度を求めなさい（表 1.18, 1.19）．

　①式（表 1.10）を使用する．初回投与時の最高血中濃度（$C_{1,\text{max}}$）は，10 μg/mL，定常状態に到達した時点の最高血中濃度（$C_{ss,\text{max}}$）は $C_{1,\text{max}}$ に蓄積係数（表 1.14）をかけた値，20

(mg/L = μg/mL)

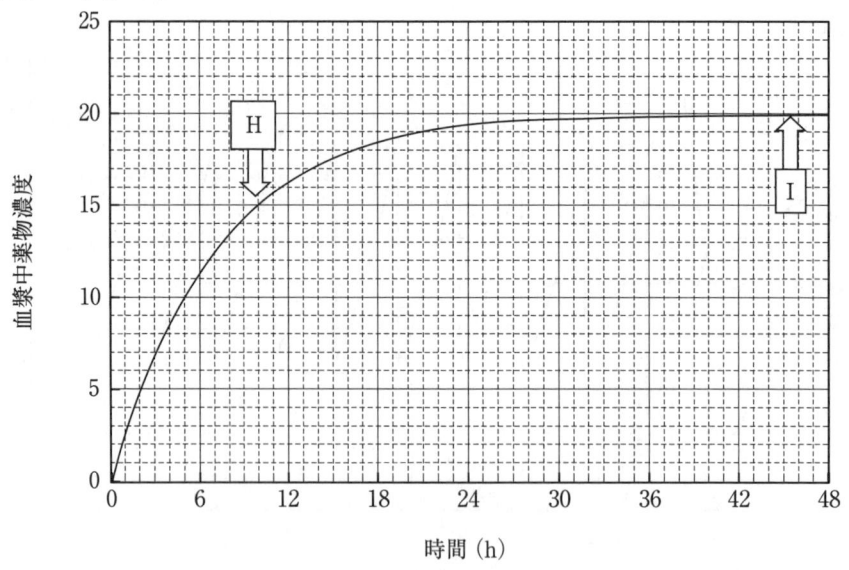

血漿中薬物濃度

時間 (h)

図 1.9　持続点滴静脈内投与

表 1.16　持続点滴静脈内投与で用いられる式

$$H = \frac{D/\tau}{CL_{tot}} \cdot (1 - e^{-k \cdot t})$$

$$I = \frac{D/\tau}{CL_{tot}} = \frac{D/\tau}{k \cdot V_d}$$

D ：投与量（mg）
τ ：投与間隔（h）
t ：薬物投与開始後の経過時間（h）
k ：消失速度定数（h^{-1}）
CL_{tot}：全身クリアランス（L/h）
V_d ：分布容積（L）

生物学的半減期に相当する時間，持続点滴静脈内投与すると，定常状態の平均血中濃度の $\frac{1}{2}$ の濃度になる

$$1 - e^{-0.693/t_{1/2} \cdot t_{1/2}} = 1 - e^{-0.693} = 1 - 0.5 = 0.5$$

表 1.17　定常状態に達する前に投与を中止

$$C_2 = \frac{D/\tau}{CL_{tot}} \cdot (1 - e^{-k \cdot t_1}) \cdot e^{-k \cdot t_2}$$

C_2 ＝投与中止後の血中濃度
t_1 ＝投与開始から投与中止までの時間
t_2 ＝投与中止から採血までの経過時間

定常状態の平均血中濃度×静注開始 t_1 時間後の定常状態到達率
　×t_2 時間後の残存率

※定常状態に達した状態で投与を中止した場合　$C_2 = \frac{D/\tau}{CL_{tot}} \cdot e^{-k \cdot t_2}$

表 1.18　4 つの式の使い方（例）

1. 薬物 A 100 mg を 2 h ごとに繰り返し急速静脈内投与する．薬物 A の分布容積は 10 L，生物学的半減期は 2 h である．薬物 A の薬物動態は線形で 1-コンパートメントモデルにしたがう．初回投与時と定常状態に達した時点の最高血中濃度を求めなさい．

$$C = \frac{D}{V_d}$$ ← この式を使えば，良さそうだ！

C：薬物投与による血中濃度の変化
V_d：分布容積

表 1.19　4 つの式の使い方（例）

$$C_{1,\max} = \boxed{\frac{D}{V_d}} = \frac{100\ (\mathrm{mg})}{10\ (\mathrm{L})} = 10\ (\mathrm{mg/L}) = 10\ (\mu\mathrm{g/mL})$$

$$k = \boxed{\frac{0.693}{2(\mathrm{h})}} = 0.3465\ (\mathrm{h}^{-1}) \qquad 蓄積係数 = \frac{1}{1 - e^{-0.3465 \times 2}} = 2$$

$$C_{\mathrm{ss,max}} = \boxed{\frac{D}{V_d}} \cdot \boxed{\frac{1}{1 - e^{-k\cdot\tau}}} = \boxed{C_{1,\max}} \cdot \boxed{\frac{1}{1 - e^{-k\cdot\tau}}} = 10 \times 2 = 20\ (\mu\mathrm{g/mL})$$

μg/mL となる．

2. 薬物 A 100 mg を 2 h ごとに繰り返し急速静脈内投与する．初回投与時の最低血中濃度（$C_{1,\min}$）と定常状態に達した時点の最低血中濃度（$C_{\mathrm{ss,min}}$）を求めなさい（表 1.20）．

　既に $C_{1,\max}$ は 10 μg/mL，$C_{\mathrm{ss,max}}$ は 20 μg/mL であると求めている．それぞれの値から，2 h 経過したときに，どの程度薬物が残っているかであるから，表 1.20 に示すように ③ 式をかければよい．この薬物の生物学的半減期は 2 h である．2 h ごとに投与するため，最低血中濃度は最高血中濃度の $\frac{1}{2}$ になる．$C_{\mathrm{ss,min}}$ は，$C_{1,\min}$ に蓄積係数をかけることで求めることもできる．

既に，持続点滴静脈内投与の場合は説明済みである．では，表 1.21 の $C_{\mathrm{ss,max}}$，$C_{\mathrm{ss,min}}$ を求める式は，どのような投与方法の場合であろうか．t_{in} は点滴静脈内投与時間である．

3. 表 1.21 の $C_{\mathrm{ss,max}}$，$C_{\mathrm{ss,min}}$ を求める式は，かなり複雑な式に見えるが，4 つの要素である式の組合せであることに気づくであろう．この式は，臨床でよく利用される投与法を説明する式である．$C_{\mathrm{ss,max}}$ を求める式は，持続点滴静脈内投与時の定常状態に到達していない状態の濃度を算出したものに蓄積係数をかけたものである．この式は，例えば薬物 A を 1 h で点滴静脈内投与し，それを 8 h ごとに繰り返すような場合の最高血中濃度（$C_{\mathrm{ss,max}}$）を求める際に用いられる．蓄積係数をかけなければ，初回投与時の最高血中濃度（$C_{1,\max}$）を求める式である．$C_{\mathrm{ss,min}}$ を求める式では $C_{\mathrm{ss,max}}$ を求め，次回の投与までの時間経過した際の残存率（③ 式）をかけている．1 h で点滴静脈内投与し，それを 8 h ごとに繰り返すので，薬物を投与していない時間は 7 h（$\tau - t_{\mathrm{in}}$）となる．

表1.20 4つの式の使い方（例）

> 2. 薬物 A 100 mg を 2 h ごとに繰り返し急速静脈内投与する．初回投与時の最低血中濃度（トラフ）と定常状態に達した時点の最低血中濃度（トラフ）を求めなさい．

$$C_{1,\,max} = \frac{D}{V_d} = 10\ (\mu g/mL)$$

$$e^{-k \cdot t} = e^{-0.3465 \times 2} = 0.5$$

$$C_{1,\,min} = C_{1,\,max} \cdot e^{-k \cdot \tau} = 10 \cdot e^{-0.3465 \times 2} = 10 \times 0.5 = 5\ (\mu g/mL)$$

$$C_{ss,\,max} = C_{1,\,max} \cdot \frac{1}{1 - e^{-k \cdot \tau}} = 10 \times 2 = 20\ (\mu g/mL)$$

$$C_{ss,\,min} = C_{ss,\,max} \cdot e^{-k \cdot \tau} = 20 \cdot e^{-0.3465 \times 2} = 20 \times 0.5 = 10\ (\mu g/mL)$$

$$= C_{1,\,min} \cdot \frac{1}{1 - e^{-k \cdot \tau}} = 5 \times 2 = 10\ (\mu g/mL)$$

表1.21 この式は？

$$C_{ss,\,max} = \frac{D/t_{in}}{CL_{tot}} \cdot (1 - e^{-k \cdot t_{in}}) \cdot \frac{1}{1 - e^{-k \cdot \tau}}$$

$$C_{ss,\,min} = \frac{D/t_{in}}{CL_{tot}} \cdot (1 - e^{-k \cdot t_{in}}) \cdot \frac{1}{1 - e^{-k \cdot \tau}} \cdot e^{-k \cdot (\tau - t_{in})}$$

$$= C_{ss,\,max} \cdot e^{-k \cdot (\tau - t_{in})}$$

t_{in}：点滴静脈内投与時間

6 臨床応用を考える

　薬物 B は 1 -コンパートメント線形モデルにしたがう薬物であり，添付文書には，分布容積（V_d）0.45 L/kg，生物学的半減期 6～10 h，有効血漿中濃度 10～20 μg/mL と記載されていた．

　薬物 B を患者（体重 70 kg）に 45 mg/h の投与速度で持続静脈内投与した．投与開始後 3 h 後の血漿中濃度は 3.4 μg/mL であった．この測定結果が報告されたのは投与開始から 5 h 後であった．この結果から 6 h 後の血漿中濃度を推測すると，7.0 μg/mL 程度までしか上昇しないと予想された．患者状態の改善が不十分だったので，投与開始 6 h 後に 300 mg を負荷投与した後に 45 mg/h の投与速度で連続静脈内投与することを医師にすすめた．6 h 後の負荷投与直前の血漿中濃度は，6.0 μg/mL，負荷投与直後の血漿中濃度は，15.0 μg/mL であり，12 h 後の血漿中濃度は 15.0 μg/mL であった．この薬剤師が，どう考えたか説明しなさい．

1）薬剤師の考え

　この患者の分布容積（V_d）は，0.45 L/kg × 70.0 kg = 31.5 L，生物学的半減期を 8 h と仮定すると消失速度定数（k）は，0.693/8 = 0.087 h^{-1}，クリアランス（CL_{tot}）は，0.087 h^{-1} × 31.5 L = 2.74 L/h．45 mg/h で持続静脈内投与開始から 3，6 h 後の推定値は，それぞれ 3.8，6.7 μg/mL である（表1.22）．3 h 後の実測値が 3.4 μg/mL であるので，CL の推測は大きく外れていないと考えられる．6 h 後に薬物 B を 300 mg 負荷投与すると，9.5 μg/mL まで濃度が上昇する．6 h 後の予想値は 6.7 μg/mL であるから，16.2 μg/mL 程度まで濃度は上昇する．45 mg/h で持続静脈内投与した場合，定常状態に達した時点の濃度は 16.4 μg/mL と予想され，有効濃度に維持されるだろうと考え

表 1.22　臨床応用を考える

$$3\,\text{h 後} = \frac{D/\tau}{CL_{tot}} \cdot (1 - e^{-k \cdot t}) = \frac{45\,(\text{mg/h})}{2.74\,(\text{L/h})} \cdot (1 - e^{-0.087 \cdot 3}) = 3.8\,(\mu\text{g/mL})$$

$$6\,\text{h 後} = \frac{45\,(\text{mg/h})}{2.74\,(\text{L/h})} \cdot (1 - e^{-0.087 \cdot 6}) = 6.7\,(\mu\text{g/mL})$$

$$300\,\text{mg 負荷} = \frac{D}{V_d} = \frac{300\,(\text{mg})}{31.5\,(\text{L})} = 9.5\,(\mu\text{g/mL})$$

$$= \frac{45\,(\text{mg/h})}{2.74\,(\text{L/h})} \cdot (1 - e^{-0.087 \cdot 6}) + 9.5\,(\mu\text{g/mL}) = 16.2\,(\mu\text{g/mL})$$

$$\text{定常状態} = \frac{D/\tau}{CL_{tot}} = \frac{45\,(\text{mg/h})}{2.74\,(\text{L/h})} = 16.4\,(\mu\text{g/mL})$$

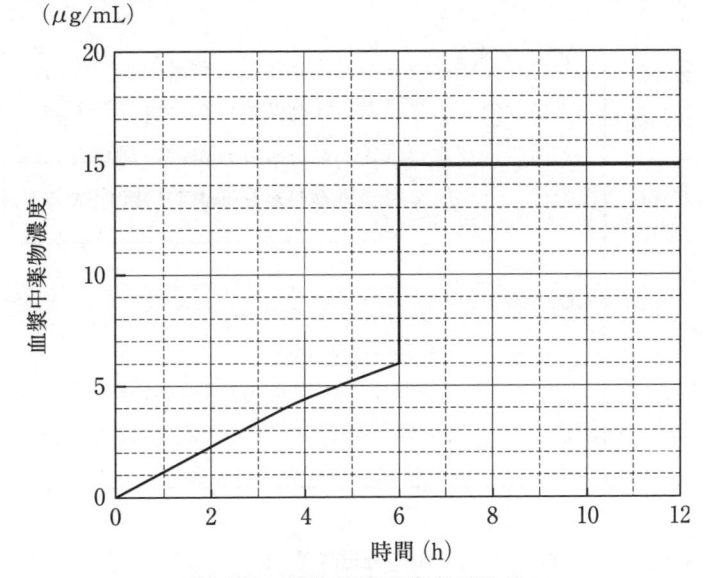

図 1.10　臨床応用を考えてみる

た．

　この患者の経時的血漿中濃度の推移を図 1.10 に示す．実際には，300 mg の負荷投与で血漿中濃度は，6.0 μg/mL から 15.0 μg/mL に上昇しているから，この患者の分布容積（V_d）は，300 mg/9 mg/L = 33.3 L，負荷投与後，45 mg/h で持続静脈内投与 6 h 経過した時点の血漿中濃度は既に定常状態の濃度と推定できるため，この患者のクリアランス（CL_{tot}）は

$$CL_{tot} = \frac{45\,\text{mg}}{15.0\,\text{mg/L}} = 3.0\,\text{L/h}$$

$$k = \frac{CL_{tot}}{V_d} = \frac{3.0\,\text{L/h}}{33.3\,\text{L}} = 0.09\,\text{h}^{-1}$$

$$t_{1/2} = \frac{0.693}{k} = 7.7\,\text{h}$$

と算出できる．この患者の場合，薬物動態パラメーターは推定値と患者で大きく異なることはなかった．測定値と推定値が異なる場合には，薬物動態パラメーターが異なっている可能性があるため，CL_{tot}，V_d，k などを求めることが可能な時点で濃度を測定し補正することが必要である．

7 自殺目的で抗てんかん薬を大量服薬した患者への対応[2]

19歳男性．身長172.0 cm，体重70.0 kg．てんかん，肺炎．

早朝（0～5時の間），他院にて治療目的で処方されていた抗てんかん薬（AED）を大量に服薬．朝，目覚めてこないので，家族が不審に思い，部屋で意識不明の患者を発見し，救急車にてICUに搬入した．この患者には，バルプロ酸ナトリウム（VPA）1,600 mg，カルバマゼピン（CBZ）800 mg，クロナゼパム（CZP）2 mgが1日量として処方されていた．家族に確認したが，服用量は不明であった．ICU搬入後，活性炭，輸液，下剤投与などの救命処置が行われた．担当医より，当直の薬剤師に相談があり，薬剤師は朝7時の採血を提案した．この施設で迅速に測定可能な薬物はVPAとCBZであり，朝7時のAED血中濃度は，図1.11に示すようにVPA 104.6 μg/mL，CBZ 29.7 μg/mLであった．

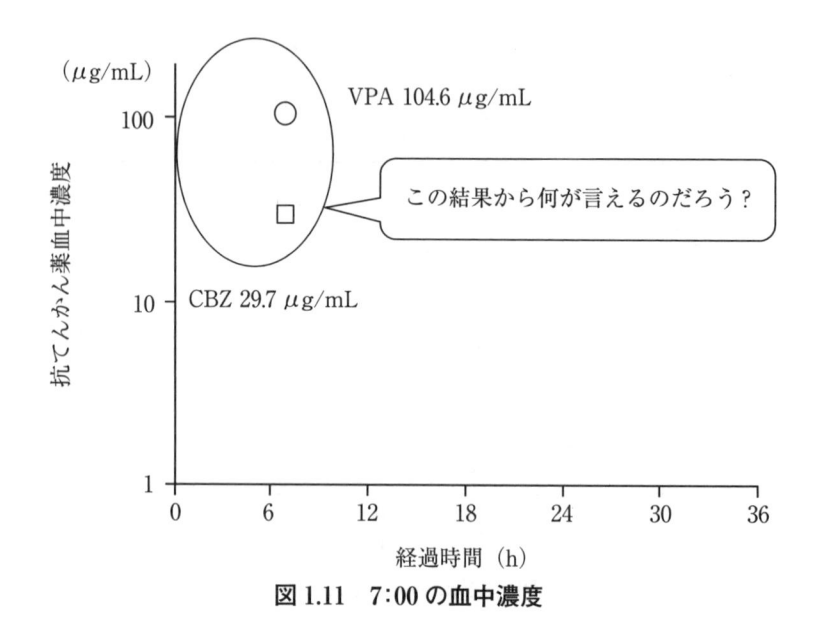

図1.11　7:00の血中濃度

1）この測定結果に対するアセスメントは？

1. 服薬時間は，正確にはわかっていない．測定時点から2～7時間前である．
2. VPAは104.6 μg/mLで有効濃度域に入ってきている．てんかん患者であるから再投与を開始する必要があるだろうか？　高濃度のVPA濃度であった可能性があるため，肝機能障害に備える必要があることを担当医に伝える．
3. CBZは，29.7 μg/mLと高値である．VPAとの併用群においてCBZ 9 μg/mL以上で多数の患者にふらつき，めまい，動作緩慢などが出現する[3]．これは患者の状態と一致する．

2）薬剤師は翌日朝6時に再度，血中濃度を測定することを提案

翌日朝6時のVPAは22.1 μg/mL，CBZは8.0 μg/mLであった（図1.12）．VPAは有効濃度以下まで低下し，CBZも有効濃度域に入ってきている．この評価だけでは薬物動態学を活用したことにはならない．図1.12のように，この患者のAED濃度の経時的変化をグラフにすると理解しやすいが，測定点が1点しかなかった場合と比較すると臨床上有益な多くの情報が得られる．

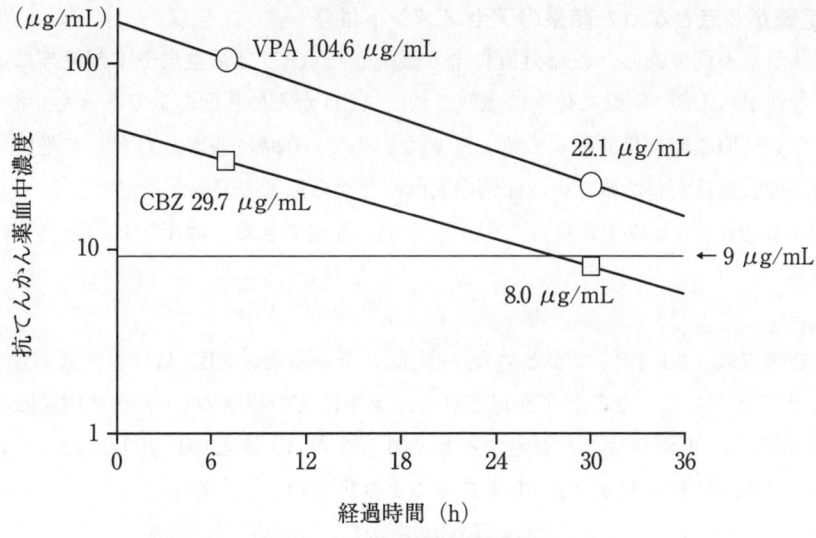

図1.12 抗てんかん薬濃度の経時変化

(グラフ：縦軸 抗てんかん薬血中濃度 (μg/mL)、横軸 経過時間 (h))
- VPA 104.6 μg/mL → 22.1 μg/mL
- CBZ 29.7 μg/mL → 8.0 μg/mL
- ← 9 μg/mL

表1.23 測定値が2点あることの意味

消失速度を求めることが可能になる

CBZ
$$k = \frac{\ln(29.7) - \ln(8.0)}{23} = 0.057 \text{ h}^{-1}$$
$$t_{1/2} = \frac{0.693}{0.057} = 12.2 \text{ h}$$

消失速度が求まることで
CBZ 9 μg/mL以下になったのはいつか？
吸収された量が，どの程度なのか？
推定が可能になる

表1.24 CBZが9 μg/mL以下になった時刻

最初の測定時点を C_0 とする．翌日の朝の3〜4時には9 μg/mLになっていただろう．臨床症状と一致するか？
服薬したのが0時だったとして，7時間前に遡って吸収された量を推定してみる．

$$C = C_0 \cdot e^{-k \cdot t}$$
$$9 = 29.7 \cdot e^{-0.057 \cdot t}$$
$$t = 21 \text{ h}$$
$$C_0 = 29.7 \cdot e^{(-0.057) \cdot (-7)} = 44.3 \text{ μg/mL}$$

CBZの分布容積は，1.0〜1.5 L/kg．この患者の V_d は，70〜105 L
44.3 × 70 〜 44.3 × 105 = 3,101〜4,652 mg吸収された．
CBZ 200 mg錠として15〜24錠と推定される．

3）測定値が2点となった結果のアセスメントは？

1. 服薬量は不明であり，救命処置により服薬した AED は活性炭や下剤投与により除かれている可能性があるが，実際に体内に吸収された AED がどの程度の量であったか推定が可能となる．ただし，服薬時間は正確にわかっていないので，0時に服薬したとして推定する．その結果，過去の服薬量がわかっている症例の文献などから患者の予後が推定できる．
2. CBZ が $9\mu g/mL$ 以下になったのがいつかを推定できる．臨床症状の改善との比較が可能になる．

CBZ を例に表 1.23, 1.24 でまとめた．図 1.12 をみると，CBZ は，2日目の朝 3〜4 時には $9.0\mu g/mL$ まで低下していたことが推定される．実際にどの程度の CBZ が体内に吸収されたのかを推測する．服薬したのが0時だと仮定すると，図 1.12 から，あるいは表 1.24 のように計算してもよいが，0時の CBZ 濃度は $44.3\ \mu g/mL$ であったと推定される．文献などのデータから CBZ の分布容積は $1.0 \sim 1.5\ L/kg$，この患者の体重は $70.0\ kg$ だから，分布容積は $70 \sim 105\ L$．濃度と分布容積から，吸収された CBZ の量は，CBZ 200 mg 錠として 15〜24 錠であると推定される．

実際には，もう少し少ない服薬量であった可能性が高い．この患者は服薬した翌日には全快し退院した．このように TDM を行う場合，測定のタイミングを逃さないことが極めて重要である．薬物体内動態を考える際に，薬物濃度と比較すると時間という重要な因子の精度が低くなることがある．血中濃度の経時的推移を数式で近似するのが薬物速度論である．臨床では患者，採血スタッフ，与薬担当者など多くの人が関与するため，時間の精度維持が極めて重要である．

参考文献

1) TDxFLx マニュアル，ダイナボット
2) 和田育男（1992）自殺目的で抗てんかん薬を大量服薬した例，臨床に役立つ TDM 実例集，第2集，p.109〜114，薬事日報社
3) 堀岡正義ら監訳（1985）薬剤投与情報 USP-DI Fifth edition，同朋舎

第2章 年齢的要因による薬効，体内動態の変動と薬物治療の個別化

はじめに

薬物の体内動態は誕生から小児，成人を経て老人（高齢者）へと年齢を重ねるとともに変化する．これは加齢に伴う生理機能の変化に起因するものである．特に体内の水分量や脂肪量などの身体組成，肝における薬物代謝能や腎での薬物排泄能の経年的変化など，薬物の体内動態に直接影響を及ぼす要因を把握することは有効かつ安全な薬物治療を行う上で重要である．本章では新生児期から小児期までの成長過程における薬物体内動態の変化，高齢者における加齢に伴った薬物体内動態の変化について述べる．

到達目標

1) 新生児，乳児に対する薬物治療で注意すべき点を説明できる．
2) 幼児，小児に対する薬物治療で注意すべき点を説明できる．
3) 高齢者に対する薬物治療で注意すべき点を説明できる．

2.1 新生児，乳児，幼児および小児での薬物体内動態の特性と薬物治療

ヒトの身体組成および生理学的機能は，胎児期から新生児期，乳児期，幼児期，小児期，青年期への成長の過程において著しく変化する．したがって，薬物体内動態を考えるにあたっては，それぞれの時期での身体組成，生理学的相違点を理解することが不可欠である．特に新生児期，乳児期では水分量，脂肪量をはじめとする身体組成の差異が大きく，また生理機能が短期間に変化する．このため，薬物体内動態も新生児から小児，成人へと成長する過程の中で急速に変化する．また，新生児，乳児に対しては薬物の投与量，投与間隔のみならず，投与剤形にも考慮が必要となる場合も多い．さらに，薬物治療の成果を十分に得るためには，服薬コンプライアンスの確保および副作用の早期発見につながる保護者への服薬指導も重要である．

ここでは新生児期から小児期への成長過程における生理機能の成熟と薬物体内動態の変化について概説する．

2.1.1 新生児，乳児，幼児および小児での薬物体内動態の特性

1 薬物の吸収

1）薬物の消化管からの吸収

　新生児，小児に対する薬物の投与方法は経口投与が最も一般的である．したがって，出生後からの成長に伴う胃および小腸の生理機能の変化は，薬物の体内動態を変動させる重要な因子である．

　新生児において把握すべき消化管の生理機能の特徴は，胃内 pH と胃内容排出速度 gastric emptying rate（GER）である．胃内 pH の変動は薬物の溶解性，イオン型薬物と分子型薬物の存在比率に影響を及ぼす．また，胃内容排出速度は薬物の主な吸収部位である小腸への移行速度に影響を及ぼし，薬物経口投与後の最高血中濃度および最高血中濃度到達時間を変動させる．さらに，胆汁や膵液の分泌能の変化も薬物の吸収に影響を及ぼす．

　新生児，特に未熟児の胃内 pH は成人に比べて高く，相対的無酸症あるいは低酸症状態と考えられる．胃内 pH を規定する胃酸の分泌は，出生後，二相性の分泌パターンを示すと考えられている．胎児は子宮内で恒常的に羊水を飲んでいるため，出生直後の胃内 pH は羊水の残存により中性であるが，出産後直ちに胃酸分泌が始まり，数時間以内に pH 1.5〜3 に低下する．しかし，その後 7〜10 日にわたって胃酸の酸度が徐々に低下することから，胃内 pH は再び上昇し，およそ 1 か月程度は pH の高い状態が持続する．胃酸の酸度はその後再び増加し，2〜3 歳までに成人の最大胃酸分泌量に達するといわれている．

　この新生児における胃内 pH の変動は，胃内での薬物の溶解性ならびにイオン形／分子形存在比率を変化させる．一般に酸性薬物は pH の高い条件下において溶解性が高く，逆に pH が低い場合には溶解性が低い．したがって，胃内 pH が高い新生児に酸性薬物を経口投与した場合，薬物の溶解性は成人に投与した場合よりも高いと考えられ，特に水に難溶性の薬物では，溶解性の増加に伴って吸収量が増大する可能性がある．逆に塩基性薬物では，溶解性の低下による吸収量の減少が考えられる．その一方で，新生児における高い胃内 pH 下では，酸性薬物の分子形での存在比率が低下（イオン形での存在比率が増加）することから，胃粘膜から吸収される薬物量が低下し，逆に塩基性薬物では増加する．しかし，薬物の主な吸収部位が小腸であることから，胃内での薬物のイオン形／分子形存在比率が変化しても消化管全体からの吸収量には大きな変化は生じないと考えられる．

　さらに，新生児における胃内 pH の変化は胃内での薬物の安定性にも影響を及ぼす．例えば，胃内 pH が高い新生児では，酸性条件下で化学的に不安定なアンピシリンやエリスロマイシンの胃酸による分解が抑制され，吸収量が増大する．

　経口投与された薬物は主に小腸から吸収されることから，胃内から小腸への薬物の移行速度は吸収速度，すなわち最高血中濃度および最高血中濃度到達時間を変動させる．新生児および乳児では胃内容排出速度が成人に比べて遅く（6〜8 時間），生後 6〜8 か月で成人と同等となる．したがって，新生児，乳児では薬物の吸収が遅延し，最高血中濃度が低下，最高血中濃度到達時間が延長する．また，胃内容排出速度は未熟児，先天性心疾患などの病態，長鎖脂肪酸の摂取によって低下し，逆に母乳の摂取では上昇することが知られている．したがって，新生児および乳児では，授乳や食事の摂取によって胃内容排出速度が変化するため，薬物の吸収速度はその影響を受けて変動する．一方，下痢の症状を示す場合には，薬物の小腸通過時間が短縮し，その結果，薬物の吸収量が大きく減少するこ

とがある．さらに，新生児，乳児では腸粘膜の構造が不完全なため薬物の透過性が成人に比べて高く，薬物の吸収が亢進している可能性があることにも注意が必要である．

小腸において胆汁は，その界面活性剤様作用により薬物の溶解性の向上に重要な役割を果たしているが，未熟児や新生児では胆汁分泌能が未発達なため，脂溶性の高い薬物やビタミンD，ビタミンEなどの脂溶性ビタミンの吸収が低下する可能性がある．また，新生児では腸内細菌叢の形成が成人と異なるため β-グルクロニダーゼの活性が高い．このため新生児ではグルクロン酸抱合代謝物の加水分解能が高く，腸肝循環を受ける薬物の体内動態が異なる．

新生児，小児に対する薬物投与方法として坐剤がしばしば用いられる．坐剤として肛門より投与された薬物は直腸粘膜から吸収されるが，その吸収は成人と比較して特に異なる点はない．一般に坐剤として投与された薬物の吸収は経口投与の場合よりも速やかで，最高血中濃度も経口投与時と同等もしくは高い．特に解熱薬としてのアセトアミノフェンや痙攣発作に対するジアゼパムなどは新生児，乳児，幼児に対して坐剤で投与されることが多く，その有用性が高い．

2) 薬物の消化管以外からの吸収

薬物は静脈内投与などで血管内に直接投与される場合を除いて，筋肉内や皮下に注射剤として投与しても，投与部位の組織からの吸収過程が存在することから，新生児，小児での吸収挙動の差異を把握する必要がある．

筋肉内もしくは皮下に投与された薬物は，投与部位から血管壁を介して全身循環血中へ移行することから，投与部位における血流量および薬物と接する組織量が薬物吸収に影響を及ぼす．しかし，新生児では血流量，ならびに筋肉量や皮下組織量が少なく，筋肉の活動量も少ない．したがって，新生児では投与部位からの薬物の吸収速度，吸収量ともに小さく，かつ変動が大きい．また，心不全や呼吸窮迫症候群などの症状を伴う場合には，筋活動量の減少や，心拍出量の低下が生じ，薬物の吸収はさらに変動すると考えられる．

筋肉内注射は，新生児や小児では筋肉量が少ないことから大腿部内側に行われるが，頻回の投与は不可能であるとともに，筋短縮症を生じる可能性もあることから一般的な投与方法としては用いられない．

近年，薬物を皮膚に適用することによって全身作用を期待する経皮吸収型製剤が開発され，新生児，小児に対しても，気管支拡張薬ツロブテロールなどが臨床の場で用いられている．しかし，新生児や乳児では，成人と比較して薬物の経皮吸収を左右する重要な因子である皮膚の角質層が薄く，また水分含量が多いことから薬物の吸収能が高い．新生児の皮膚は生後4か月にわたって成熟する．また，小児，乳児では成人に比べて体重当たりの皮膚表面積が大きい．したがって，皮膚に適用する薬物が外用薬であっても，吸収される量が過剰となり，副作用が発現する危険性に注意が必要である．さらに，胎児齢34週間以前では皮膚はほとんど存在しないことから，未熟児では経皮的に適用した薬物の吸収量が著しく多い．

2 薬物の分布

体内における薬物の分布は，その薬物の分子量，脂溶性，pK_a などの物理化学的性質と，体内の細胞内液量，細胞外液量などの水分量，脂肪組織の量，血中タンパク質量などさまざまな生理学的因子によって決定される．新生児，乳児，小児における薬物の分布を考える上で生理学的に最も重要な点は，成人と比較して身体組成ならびに臓器サイズが異なること，血中のタンパク質濃度が低いことで

ある．

1）身体組成

　新生児期から小児期における薬物の分布に影響を及ぼす生理学的因子として，成人との身体組成の違いを理解することが必要である．新生児では体重に占める水分量（細胞内液および細胞外液）の割合が成人と比べて高い．正期出産の新生児では体重に占める水分量は75%であるが，生後3～5か月では成長とともに急速に減少し（60%），その後12歳で成人の値（55%）となる．また，水分の内訳をみると，新生児では細胞外液量が多く総水分量に占める割合が高いが，およそ1歳で成人と同等の値まで低下する．一方，細胞内液量は出生後，生涯をとおしてほぼ一定である．

　この新生児，乳児における身体組成の違い，すなわち高い総水分量と細胞外液量は，薬物の分布容積に大きな影響を及ぼす．一般に新生児，乳児では，水溶性の高い薬物の分布容積が大きく，血中濃度は低下するのに対し，脂溶性の高い薬物では分布容積が小さく，高い血中濃度を示す．例えば，アミノグリコシド系抗生物質は生体内で主に細胞外液に分布すると考えられているが，細胞外液量の多い新生児や乳児において点滴投与終了時の血中濃度を成人と同等のピーク濃度とするためには，体重当たりの投与量を成人よりも多く設定する必要がある．

　一方，体重に占める脂肪量の割合は，男女とも5歳から10歳まで徐々に増加する傾向にある．その後，男児では17歳ぐらいまで減少するのに対し，女児では13歳以後急速に増加し，男児のおよそ2倍となる．したがって，この時期では脂溶性薬物の分布容積も成長とともに変化する可能性があることに注意を要する．

2）タンパク結合

　血清中における薬物のタンパク結合は薬物の分布容積を規定する重要な因子である．新生児では血清中タンパク質濃度やビリルビンなどの生体内因性物質の濃度が成人と異なる（表2.1）ことから，薬物のタンパク結合に差異が認められる．アルブミンは酸性薬物の主要結合タンパク質であるが，新生児におけるアルブミンの血清中濃度は成人の約80%程度である．また，新生児では薬物との結合能が低い胎児性アルブミンが存在する．さらに，新生児では塩基性薬物の結合タンパク質であるα_1-酸性糖タンパク質や，その他のリポタンパク質，グロブリンなどの血清中濃度も低い．したがって，

表2.1　乳幼児，小児における薬物のタンパク結合に影響する因子

生物的変動因子	成人値からの変化		
	新生児	幼児	小児
総血漿タンパク質	減少	減少	等しい
血漿アルブミン	減少	等しい	等しい
α_1-酸性糖タンパク質	減少	データなし	等しい
胎児アルブミン	存在する	存在しない	存在しない
血漿グロブリン	減少	減少	等しい
非抱合型ビリルビン	増加	等しい	等しい
遊離脂肪酸	増加	等しい	等しい
血液 pH	低値	等しい	等しい

(Radde, I.C. (1985) Drugs and protein binding. *In* MacLeod, S.M., Radde, I.C. (eds)；Textbook of Pediatric Clinical Pharmacology. PSG Publishing Co., p.34 より引用改変)

新生児では多くの薬物のタンパク結合率が成人と比較して低く，見かけの分布容積が増大することから血清中濃度が低下する．一方，新生児における血清中薬物濃度が成人と同等である場合，タンパク結合率の低い新生児では，薬効や副作用に直接関係する非結合型薬物濃度が上昇していることに注意を要する．また新生児では血清中の遊離脂肪酸やビリルビンの濃度が高いことが知られているが，通常，これらの内因性物質は血清中においてアルブミンに結合して存在する．したがって，血清中のアルブミン濃度が低い新生児では，薬物とアルブミンとの結合に対する遊離脂肪酸やビリルビンの競合的な阻害作用がより強く現れ，薬物のタンパク結合率が大きく低下する可能性がある．逆に新生児に対してアルブミンとの結合が強く，かつ血清中において高濃度で存在する薬物を投与する場合には，薬物が遊離脂肪酸やビリルビンとアルブミンとの結合を阻害する可能性がある．特にビリルビン濃度が高い新生児において，投与した薬物により血清中でのアルブミンとビリルビンの結合が阻害された場合には，非結合型のビリルビンが血液脳関門を透過して核黄疸を発現する危険性があることから，サルファ剤などアルブミンとの結合能が特に高い薬物は新生児への投与を避けるべきである．

アルブミンをはじめとする血清中のタンパク質濃度は成長とともに増加し，生後約1年で成人値を示すといわれており，これに伴って薬物のタンパク結合率も成人値に近づく．

3 薬物の代謝

薬物の体内動態を考える上で，代謝は極めて重要である．一般に脂溶性の高い薬物は主に肝臓での代謝を受け，より極性が高い（水溶性が高い）代謝物へと変換され，尿や胆汁を経て体外に排泄される．また，多くの薬物は代謝によってより極性が高い化合物へと変換され，薬理効果を失う．このため，新生児期から小児期での成長に伴う代謝能の変化は，薬理効果や副作用の強度と持続時間に影響を及ぼす．新生児では肝血流量，肝機能ともに低く，また薬物の肝細胞内への取り込みと肝内輸送能も低いと考えられており，肝での薬物代謝能は低いと判断される．一方，薬物代謝能は生後6〜12か月で急速に発達し，4歳程度でピークとなった後，成人での薬物代謝能へと低下する．また幼児期から学童期にかけては体重に対する肝重量が成人に比べて大きい．このような原因から，薬物の体重当たりの肝クリアランスは乳児期から幼児期，学童期において成人よりも高い値を示す場合があることが知られている．

また，生体内での薬物の代謝反応は第Ⅰ相反応（酸化，還元，加水分解）と第Ⅱ相反応（グルクロン酸抱合，硫酸抱合，グリシン抱合などの抱合反応）に分けられるが，これらの成熟の過程は異なることにも注意を要する．

1) 第Ⅰ相反応

薬物代謝の第Ⅰ相反応ではシトクロムP450 cytochrome P450（CYP）が重要な役割を担っている．正期産児ではCYP活性およびNADPH-cytochrome C還元酵素活性は成人値の約1/2といわれており，第Ⅰ相反応による代謝能は成人と比較して著しく低い．しかし，これらの活性は成長とともに急速に成熟する．

CYPの分子種の中でもCYP3A亜群に属する分子種は，ヒトの薬物代謝において最も多種の薬物の代謝に関与する．CYP3A亜群の主要な分子種はCYP3A4，CYP3A5，CYP3A7であるが，肝組織当たりの総CYP3A含量は妊娠初期の胎児の肝において最も高く，生後1年で最低となるが，その後は徐々に増加し，成人の値まで成熟する（図2.1）．また，総CYP3A含量に占めるこれらCYP分子種の割合は成長過程において大きく変動する．胎児期から生後6か月まではCYP3A7の占める割合

が最も高いが、生後1年までの間に急速に減少する。一方、成人肝において最も含量が多く、また最も多種の薬物の代謝に関与するCYP3A4の割合は、胎児期から生後しばらくの間はごくわずかである。しかし、生後1年を越えるあたりから徐々に増加し、成人ではCYP3A亜群のほとんどを占める。したがって、胎児期から新生児期では、CYP3A亜群の中でCYP3A7が内因性基質や薬物の代謝に最も重要な役割を果たすが、その役割は成長に伴ってCYP3A4に移行すると考えられる。

CYP3A亜群以外のCYP分子種についても胎児期からの成長に伴う発現量の変動について研究が行われている。CYP2D6やCYP2E1などの分子種は胎児期にはほとんど発現していないが、出生から数時間の間に発現が増加する。一方、CYP1A2、CYP2CはCYP3A4と同様に、出生からやや遅れて発現が増加することが報告されている（図2.2, 2.3）。特に、肝に高い選択性を持って発現するCYP1A2は、胎児では検出することができず、生後1か月の時点でもその発現量はわずかである（図2.2）。その後、CYP1A2発現量は徐々に増加するが、生後1年においても成人発現量の約50%程度であり、主要なCYP分子種の中で最も成熟が遅い。その一方で、CYP1A2で主に代謝されるテオフ

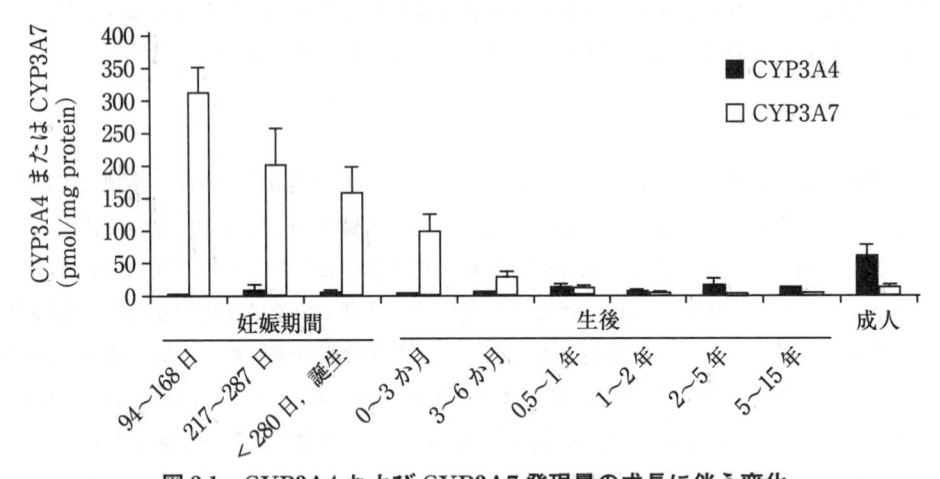

図2.1　CYP3A4およびCYP3A7発現量の成長に伴う変化

(Stevens, J. C. et al. (2003) *J. Pharmacol. Exp. Ther.*, 307：573-582 より引用改変)

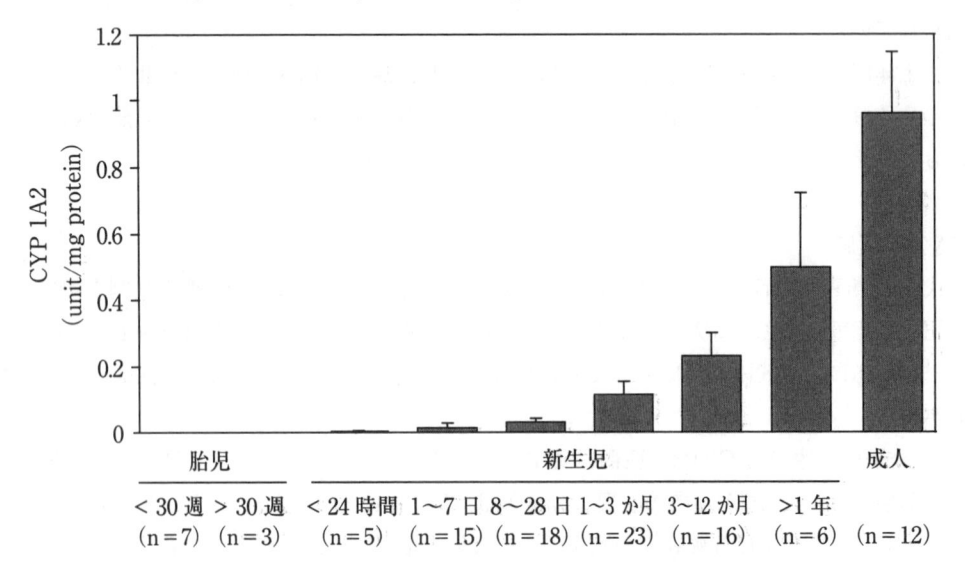

図2.2　ヒト肝ミクロソームにおけるCYP1A2の成長に伴う変化

(Sonnier, M. and Cresteil, T. (1998) *Eur. J. Biochem.*, 251：893-898 より引用改変)

ィリンの体重当たりのクリアランスは生後急激に増加し，乳児期には成人値の約2倍となり，その後は成長に伴って成人値まで徐々に減少する（図2.4）．したがって，一般的なテオフィリンの体重当たりの投与量は成人に比べて小児のほうが多い．この出生から幼児期におけるCYP1A2発現量の緩徐な増加とテオフィリンのクリアランスの急激な上昇のずれは，乳児期から幼児期において体重に占める肝臓の割合が成人の数倍大きく，この時期でのCYP発現量の増加とが相乗的に働いた結果として説明される．また，アンチピリンは肝臓でほぼ完全に代謝され，そのクリアランスが肝での薬物代謝能の指標とされているが，アンチピリンの体重当たりのクリアランスも幼児期に最も大きく，その後加齢に伴って減少する（図2.5）．その他，幼児，小児に対する体重当たりの投与量が成人よりも多い薬物として，フェニトインやフェノバルビタール，カルバマゼピン，ジアゼパム，クロルプロマジンなどがある．

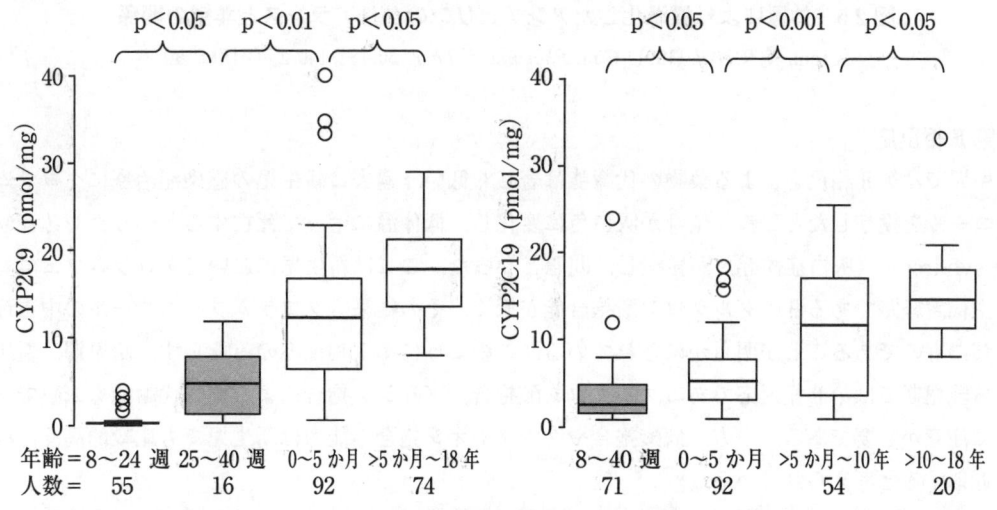

図2.3　CYP2C9およびCYP2C19の成長過程における発現の各年齢層での個人間変動

各ボックスは25〜75%区間，中央線は中央値を表し，垂線は5〜95%区間を表す．
(Koukouritaki, S.B. *et al.* (2004) *J. Pharmacol. Exp. Ther.*, 308, 965-974 より引用改変)

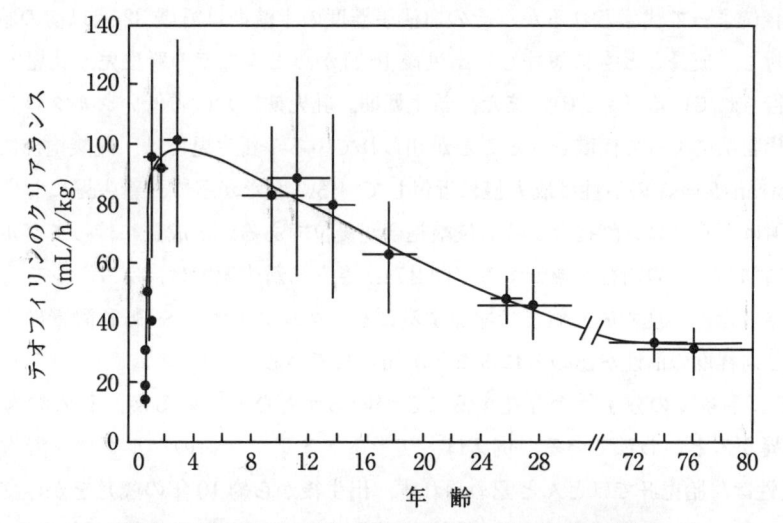

図2.4　テオフィリンのクリアランスと年齢の関係

(千葉 寛 (1991) 日本小児科学会雑誌, 95, 1938 より引用改変)

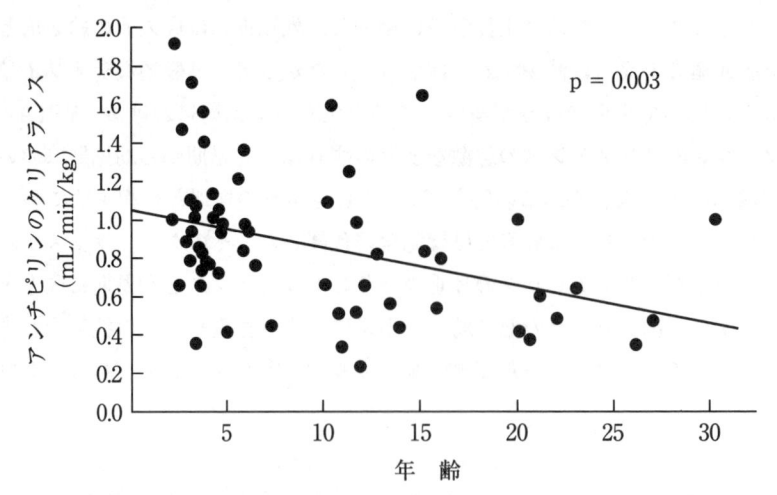

図2.5 体重により標準化したアンチピリンのクリアランスと年齢の関係
（Crom, W. R. et al.（1991）Clin. Pharmacol. Ther., 50, 132-140 より引用改変）

2）第Ⅱ相反応

　新生児では第Ⅱ相反応による薬物の代謝能は著しく低い．過去に新生児の感染症治療にクロラムフェニコールを投与したところ，全身が灰白色に変化し，低体温に至って死亡するというグレイ症候群 gray syndrome（灰白症候群）が発症し，問題となった．これは新生児においてクロラムフェニコールの主代謝経路である肝のグルクロン酸抱合能が低く，その結果，クロラムフェニコールの中毒症状が現れたものであることが明らかにされている．このように第Ⅰ相反応のみならず，胎児期，新生児期から乳児期では第Ⅱ相反応であるグルクロン酸抱合，グリシン抱合による薬物代謝能も未熟であることに注意が必要である．一方，硫酸抱合やグルタチオン抱合の能力は新生児でも比較的高く，成人値に近似すると考えられている．

　新生児では，肝におけるグルクロン酸抱合に関与する UDP-グルクロン酸転移酵素 UDP-glucronosyltransferase（UGT）の活性は成人の1%程度であり，生後3年以内に成人値に達するといわれている．小児科領域でよく利用される抗炎症薬アセトアミノフェンは肝においてグルクロン酸抱合と硫酸抱合によって代謝されるが，その血清中濃度の半減期は妊娠32週以前の胎児では約290分であるのに対し，成長とともに短縮し，出生後10日から1年までの新生児，乳児では約125分となることが報告されている（図2.6）．また，新生児期，乳児期における低いグルクロン酸抱合能は，より成熟した代謝系によって代償されることが知られている．新生児では，硫酸抱合にかかわる硫酸転移酵素 sulfotransferase の活性は成人値に近似している．したがって，新生児におけるアセトアミノフェンの代謝はグルクロン酸抱合よりも硫酸抱合が優位であるが，成長に伴ってグルクロン酸抱合による代謝が増加し，その割合が逆転する（図2.7）．さらに新生児では，グリシン抱合の能力も著しく低いが，生後8週間程度で成人値まで増加すること，グルタチオン S-転移酵素は，胎児期においてすでに成人と同程度の活性が認められることが知られている．

　近年，UGT にも多くの分子種が存在することが明らかとなっているが，その酵素活性の発達は分子種ごとに異なるといわれている．例えば，アセトアミノフェンのグルクロン酸抱合にかかわる UGT1A6 の活性は，胎児肝でほとんど認められず，出生後から約10年の歳月をかけて成人レベルまで成熟する．一方，モルヒネのグルクロン酸抱合に関与する UGT2B7 では，妊娠から15週程度経過した胎児ですでに活性が認められる．出生時における UGT2B7 の活性は成人の約10%であり，その

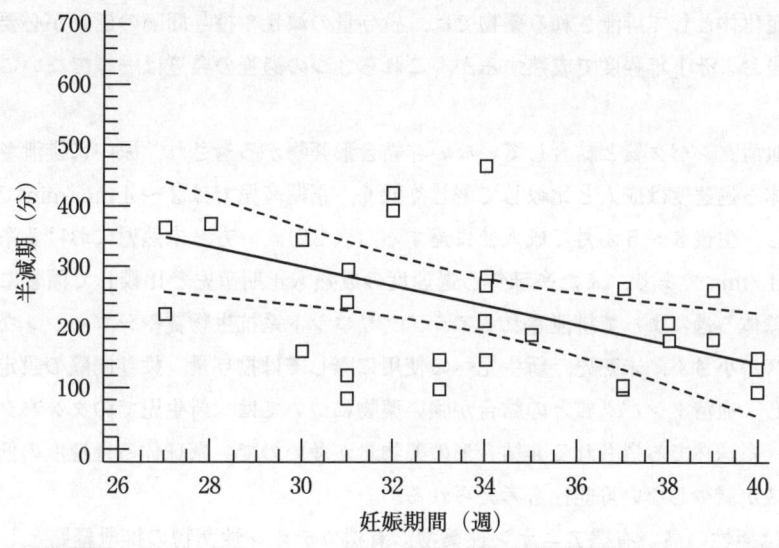

図 2.6 妊娠期間とアセトアミノフェンの血清半減期の線形回帰分析（95% 信頼区間）
（Allegaert, K. *et al.* (2004) *Arch Dis Child Fetal Neonatal Ed.*, 89：F25-28 より引用改変）

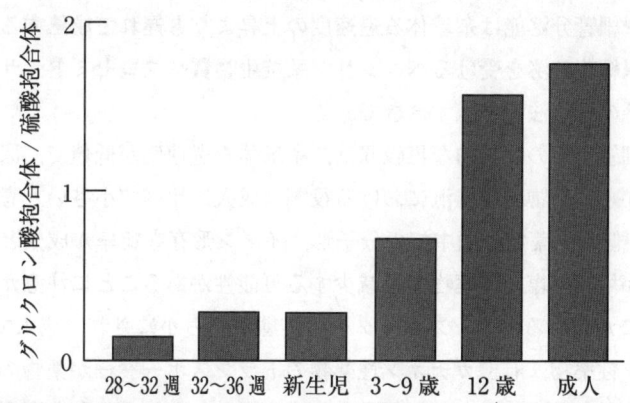

図 2.7 未熟児，満期新生児，小児および成人におけるアセトアミノフェンのグルクロン酸抱合体と硫酸抱合体の生成比率（グルクロン酸抱合体 / 硫酸抱合体）
（van Lingen, R. A. *et al.* (1999) *Arch Dis Child Fetal Neonatal Ed.*, 80：F59-63 より引用改変）

後およそ 3 年程度で成人レベルに到達することが報告されている．今後の研究で，それぞれの UGT 分子種について成長に伴う活性の変化が明らかにされるものと期待される．

4 薬物の排泄

体内からの薬物の主な排泄経路は，腎排泄（尿中排泄）と胆汁中排泄である．薬物の排泄能は，胎児期から誕生以降の腎機能，肝機能の成熟とともに変化することから，これら臓器の生理機能の発達過程を理解する必要がある．ここでは薬物の腎排泄について述べる．

1）腎排泄

薬物の腎からの排泄は，糸球体におけるろ過および尿細管での分泌と再吸収の 3 つの過程で決定される．未熟児や新生児ではすべての排泄過程の能力が成人に比べて低い．特に糸球体ろ過と尿細管分泌は薬物やその代謝物の排泄に対して最も重要であるが，未熟児や新生児ではこれらの機能が低く，

主に尿中へ未変化体として排泄される薬物では，投与量の減量や投与間隔の延長が必要である．また腎機能は誕生後およそ1年程度で成熟するが，これら3つの過程の発達は一様でないことに注意が必要である．

糸球体では血清タンパク質と結合していない非結合形薬物がろ過され，尿中に排泄される．出生時における糸球体ろ過速度は成人と比較して著しく低く，正期産児では2〜4 mL/min であるが，その後急速に増加し，生後3〜5か月で成人値に達する（表2.2）．一方，未熟児における糸球体ろ過速度は0.7〜0.8 mL/min であり，また糸球体ろ過速度の成熟も正期産児と比較して顕著に遅い．したがって，主に糸球体ろ過によって排泄されるアミノグリコシド系抗生物質やジゴキシンなどの薬物では腎クリアランスが小さく，未熟児，新生児への使用に際しては投与量，投与間隔の設定を考慮すべきである．しかし，血清タンパク質との結合が強い薬物については，新生児でのタンパク結合率が成人に比べて低く，糸球体でろ過される非結合形の薬物量が多いので，糸球体ろ過速度の低下ほど薬物の腎クリアランスが減少しない可能性も考えられる．

尿細管分泌は極性の高い有機アニオン性薬物，有機カチオン性薬物の排泄経路として重要であるが，出生時における尿細管分泌能は成人の20〜30%程度である．尿細管における薬物分泌機能の指標としてパラアミノ馬尿酸の最大分泌能が用いられるが，その値は生後30〜40週までに成人値に達する．このように，尿細管分泌能は糸球体ろ過速度の上昇よりも遅れて成熟する．したがって，未熟児や新生児に対して尿細管分泌を受けるペニシリン系抗生物質やフロセミド，サイアザイドなどの薬物を用いる場合にはその投与法を考慮すべきである．

新生児における尿細管からの受動的な再吸収は，糸球体ろ過速度が低値で，尿中にろ過される薬物量自身が少ないことから，薬物の腎排泄における役割は成人に比べて小さいと考えられる．しかし，新生児では尿のpHが低く，薬物の尿中での分子形，イオン形存在比率が成人とは異なることから，酸性薬物では再吸収が増加，塩基性薬物では減少する可能性があることに注意が必要である．

近年，薬物の排泄にかかわるトランスポーターの実態が明らかにされ，成人ではP-糖タンパク質や種々の有機アニオン性薬物，有機カチオン性薬物のトランスポーターが薬物の腎排泄や胆汁中排泄において重要な役割を果たしていることが認識されている．しかし，これらのトランスポーターについて，新生児から小児，成人への発達過程での発現や機能の変化は未だ明らかではない．

表2.2 小児における糸球体ろ過速度

年齢	腎重量 (g)	糸球体ろ過速度 (mL/min)	糸球体ろ過速度/体重 (mL/min/kg)	糸球体ろ過速度/体表面積 (mL/min/1.73m^2)
誕生	27	2.5	0.7	20
7日	29	4.6	1.3	38
1か月	32	6.4	1.6	48
6か月	51	15.5	2.0	77
1歳	71	28	2.9	115
2歳	93	38	3.1	127
8歳	149	70	2.7	127
成人	290	131	2.1	131

(Chantler, C. (1992) Kidney disease in children. In Schrier, R.W., Gottschalk, C.W. (eds) ; Diseases of the kidney-5th ed. Little, Brown and Co., p.2384 より引用改変)

2.1.2 新生児，乳児，幼児および小児での薬物治療

1 薬物感受性と副作用

新生児や乳児では，成人に比べ薬物の感受性が高い場合が多い．また，グルクロン酸抱合能が未熟であることに起因したクロラムフェニコールによるグレイ症候群（灰白症候群）や，ビリルビンのアルブミンへの結合がサルファ剤の投与によって競合的に阻害され，アルブミンから遊離したビリルビンが未熟な血液脳関門を通過して大脳基底核を侵すことにより生じる核黄疸，テトラサイクリンによる歯牙の着色など，未熟児や新生児に特徴的な副作用もよく知られている．また，アスピリンによるライ症候群の発症やその他発育に悪影響を及ぼす薬物も数多く存在する．したがって，小児科領域において薬物治療を行う場合には，このような新生児，小児特有の副作用を十分に把握することが必要である．

2 小児薬用量

小児科領域における薬物治療では，成人と同様に多種の医薬品が必要である．しかし，実際に小児での臨床試験においてその効能・効果や用法・用量が決められている例は少なく，成人を対象とした臨床試験で承認された情報に基づいて薬物治療が行われているのが現状である．一般に小児の薬用量は，年齢，体重，体表面積を指標として，成人薬用量からの換算式（表2.3）により計算されること

表2.3　代表的な小児薬用量の算出式

Youngの式　　小児量 = $\dfrac{年齢}{12 + 年齢}$ × 成人薬用量

Crawfordの式　小児量 = $\dfrac{体表面積（m^2）}{1.73}$ × 成人薬用量

Clarkの式　　小児量 = $\dfrac{体重（ポンド）}{1.50}$ × 成人薬用量

Augsbergerの式　小児量 = $\dfrac{（年齢 \times 4）+ 20}{100}$ × 成人薬用量

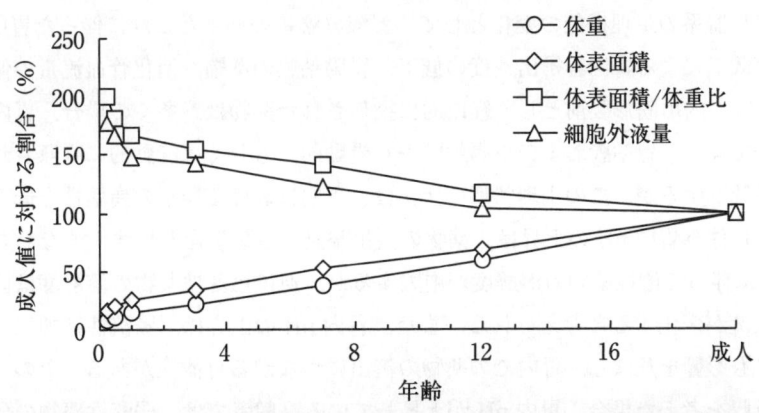

図2.8　成長に伴う体重，体表面積，体表面積／体重の比および細胞外液量の変化

(Szefler, S. J. and Milsap, R.：*In Evans,* W. E., Schentag, J. J. and Jusko, W. J. (eds) (1986) Applied Pharmacokinetics-2nd ed. Applied Therapeutics Inc., p.318 より引用)

が多い．中でも体表面積は細胞外液の発達的変化に相関することから（図2.8），小児と成人の体表面積の比を成人薬用量に乗じることにより小児薬用量を求めることが最も有用であるとされている．臨床的には小児薬用量の換算式としてAugsbergerの式がよく知られているが，この式は体表面積の発達的変動と近似しており，臨床で実際に用いられている処方量と年齢の関係を調査した結果でも，Augsbergerの換算式から求めた小児薬用量とおおむね一致することが報告されている．しかし，実際には医薬品の小児に対する有効性，安全性を保障するデータが不足していることはいうまでもない．

2.2　高齢者での薬物体内動態の特性と薬物治療

　近年，医療の進歩や生活水準の向上により日本人の平均寿命は年々上昇しており，世界でも類をみない高齢化社会となっている．このような背景から，入院患者の平均年齢も上昇の一途をたどっている．誕生から青年期への成長過程とは逆に，高齢者では加齢に伴って心拍出量，肺活量，肝・腎機能，基礎代謝率など様々な生理機能が低下するとともに，動脈硬化や臓器の萎縮などの形態学的な変化も認められる（表2.4）．また高齢者では，気道浄化能，排尿調節能に加えて，細胞性・液性免疫能も低下する．特に高齢者における肝機能および腎機能の低下は，薬物の代謝ならびに排泄に大きな影響を及ぼし，投与された薬物の効果や副作用を増強するとともにその持続時間を延長する．したがって，高齢者に対して適切な薬物療法を行うためには，高齢者における薬物体内動態の変化を把握する必要がある．ここでは，高齢者における肝・腎機能の低下をはじめとする様々な生理状態の変化に伴った薬物の体内動態の変化と薬物治療における注意点について解説する．

2.2.1　高齢者における薬物動態

1　高齢者における薬物の吸収

1）薬物の消化管からの吸収

　加齢に伴う消化器系の生理機能の変化として，胃酸分泌量の低下とこれに伴った胃内pHの上昇，消化管運動能の低下による胃内容排出速度の低下，胃腸粘膜の萎縮，消化管血流量の低下などが知られている（表2.5）．内用固形製剤として経口的に投与された薬物は，多くの場合，胃内での崩壊とその後の溶出過程を経て，胃粘膜および小腸粘膜から受動的，もしくは能動的に吸収される．高齢者では胃酸分泌量が低下するが，この生理状態の変化は，胃内における製剤の崩壊性を低下させる．また胃酸分泌の低下に伴う胃内pHの上昇は，薬物の溶出挙動にも影響を及ぼす．すなわち，高齢者では胃内pHの上昇に伴って酸性薬物の溶解度が増大するが，逆に塩基性薬物の溶解度は低下し，薬物の吸収速度や吸収量が変化すると考えられる．また，胃内pHの上昇は，腸溶性に加工された製剤の崩壊や薬物溶出にも影響を及ぼし，胃内での薬物の溶出につながる可能性がある．その一方で，薬物の胃粘膜からの吸収を考えた場合，胃内pHが上昇している高齢者では，弱酸性薬物の分子形での存在比率が低下するために吸収量が減少し，逆に弱塩基性薬物ではその存在比率が上昇することから吸収量が増大する．しかし，薬物の消化管吸収を考える上で，胃粘膜から吸収される割合は，胃に比べて

表 2.4 高齢者で生じる主な生理機能の変化

心臓血管系	心拍出量の減少，1回拍出量の減少，末梢血管抵抗の増加，脈拍速度の減少
神経系	脳重量の減少，神経原線維変化の増加，老人斑の増加，酸素消費量の減少，脳血流速度の減少
呼吸器系	肺活量の減少，動脈血酸素分圧の減少，残気量の増加，細胞性免疫の低下
胃腸管系	胃：胃粘膜の萎縮，胃酸分泌量の減少（低酸症，無酸症），胃内 pH の上昇 腸：腸の大絨毛および微小絨毛の萎縮，膵リパーゼの分泌低下 肝臓：肝重量と肝細胞数の減少，肝細胞の超微細構造の変化，ミトコンドリア数の減少，シトクロム P450 の減少 胃腸管系全体：肝血流量と内臓血流量の減少
腎臓系	腎血流量の減少，腎糸球体ろ過率の減少，尿細管分泌の減少

表 2.5 高齢者における生理状態の変化が薬物の吸収に及ぼす影響

生理機能の変化	薬物体内動態に影響を及ぼす要因	起こりうる薬物体内動態の変化
胃酸分泌能の低下	胃酸分泌量の減少（胃内水分量の低下）	内用固形製剤の崩壊性および薬物溶解性の変化（崩壊および溶出の遅延）
	胃酸分泌量の減少（胃内 pH の上昇）	薬物溶解度の変化（弱酸性薬物は上昇，弱塩基性薬物は低下） 薬物のイオン形／分子形存在比率の変化に伴う胃粘膜からの薬物吸収量の変化（弱酸性薬物はイオン形が増加，弱塩基性薬物は分子形が増加） 腸溶性製剤の崩壊性および薬物溶出挙動の変化（胃内で薬物が溶出される危険性）
消化管運動能の低下	消化管蠕動運動の低下	内用固形製剤の崩壊性および薬物溶解性の変化（崩壊および溶出の遅延）
	胃内容排出速度の低下	吸収までのラグタイムの延長 吸収速度および最高血中濃度到達時間の変化（一般的に最高血中濃度は低下，最高血中濃度到達時間変化は延長）
消化管の形態的変化	小腸絨毛の萎縮	吸収表面積の減少（吸収速度および吸収量の低下）
組織血流量の低下	消化管血流量の低下	消化管からの吸収速度の変化（膜透過性の高い薬物の吸収速度の低下）
	局所血流量の低下	注射等による局所投与後の薬物吸収速度の変化（皮下および筋肉内投与時の薬物吸収速度の低下）
	皮膚水分量の減少	貼付剤，経皮吸収型製剤適用時の薬物皮膚透過性の変化（皮膚透過性の低下に伴う吸収速度の減少）

有効表面積が著しく大きい小腸からの吸収に比べて少ないことから，この胃内における薬物のイオン形／分子形の存在比率の変化は，消化管全体からの吸収量に対してさほど大きな影響は及ぼさない．

　一般に薬物は，主に小腸から吸収されることから，胃内から小腸への薬物の移行速度が薬物の吸収速度に影響を及ぼす．すなわち，高齢者における消化管運動能の低下は，胃内容排出速度を低下させ，薬物吸収速度を低下させる．このため，薬物経口投与後の最高血中濃度は低下し，最高血中濃度到達時間は延長すると考えられる．しかし，水への溶解度が高く，主に小腸から吸収されることから臨床的に胃内容排出速度の指標として用いられるアセトアミノフェンの最高血中濃度および最高血中濃度到達時間は，若年成人と高齢者で差が認められないことも報告されている．したがって，高齢者における消化管運動能の低下は薬物の消化管からの吸収速度にさほど顕著な影響を及ぼさないと考え

られる．また高齢者では，水および食事摂取量も減少する．水に難溶性の薬物は，食事の摂取に伴って分泌される胆汁の界面活性作用により溶解度が増加し，吸収量が増大することが知られているが，高齢者での食事摂取量の減少や食事内容の変化は，このような難溶性薬物の吸収に影響を及ぼす可能性がある．さらに高齢者では，小腸絨毛の萎縮に伴う吸収表面積の低下や，消化管血流量の低下も薬物吸収速度や吸収量に影響を及ぼす可能性が存在する．

　高齢者では以上のように，薬物の消化管吸収が若年成人に比べて変化する可能性が示唆されている．しかし実際には，加齢に伴う生理状態および生活習慣の変化に個人差が大きいこともあり，一般に高齢者における薬物の消化管吸収について明らかな変化は把握しにくい．その一方で，肝臓で初回通過効果を受ける割合が高い薬物では，後述のように，加齢に伴う肝薬物代謝能の低下によって初回通過効果を受ける割合が低下し，血中濃度が上昇することに注意が必要である．さらに高齢者では，嚥下能力が低下して，内用固形製剤の服用が困難な場合があることを忘れてはならない．

2）薬物の消化管以外からの吸収

　薬物の投与方法には経口投与，直腸内投与などの消化管内への投与以外に，注射や経肺投与，経鼻投与，経皮投与などがある．しかし，静脈内投与のように，薬物を血管内に直接投与した場合以外には，薬物投与部位からの吸収過程が存在する．高齢者では心拍出量の低下に伴って，消化管以外の組織においても血流速度が低下することから，皮下注射や筋肉内注射によって薬物が投与された場合にも，若年成人に比べて薬物の吸収速度が低下する．また，貼付剤や経皮吸収型製剤を用いて薬物を投与する場合には，組織血流への移行以前に，皮膚表面から皮下組織への薬物移行を考える必要があるが，高齢者では身体水分量の減少に伴って皮膚の水分量も減少していることから，皮膚水和作用が低く，薬物の移行性が若年成人に比べて低下している可能性も存在する．

2 高齢者における薬物の分布

　消化管から吸収された薬物は，体循環血により作用部位である臓器や組織に分布する．高齢者における薬物の分布に影響を及ぼす要因として，組織の血流量，身体組成（脂肪と水分の割合），血清中タンパク質濃度の変化があげられる（表2.6）．

1）組織血流量の低下が薬物の分布に及ぼす影響

　体内各組織の血流量は薬物の分布速度を規定する因子の1つである．薬物は血流量が豊富な組織には瞬時に分布するが，血流量の少ない組織では分布に時間を要する．その一方で，心拍出量は加齢に伴って，年ごとにおよそ1％減少するといわれている．したがって，高齢者では，若年成人に比べて組織血流量が減少することにより，薬物の分布に要する時間が延長する．また，心拍出量の低下は，薬物の主要処理臓器である肝臓，腎臓の血流量を低下させることから，体内からの薬物の消失も遅延

表2.6　高齢者における生理状態の変化が薬物の分布に及ぼす影響

心拍出量の低下	分布速度の低下（分布に要する時間の延長）
体内水分量の低下	水溶性薬物の分布容積低下
体内脂肪量の増加	脂溶性薬物の分布容積増加，脂溶性薬物の分布速度の低下
血清中アルブミン濃度の低下	酸性薬物のタンパク結合率の低下
血清中α_1-酸性糖タンパク質濃度の増加	塩基性薬物のタンパク結合率の上昇
除脂肪体重の低下	薬物を過量投与する危険性が増大

することに注意すべきである．

2）身体組成の変化が薬物の分布に及ぼす影響

　高齢者では筋組織が萎縮して脂肪組織へ置換されることから，総体重に占める脂肪の割合は若年成人の約15%に対して，高齢者では約30%に増加する．体内の総水分量については，細胞外液量は若年成人，高齢者とも約20%と差はないが，細胞内水分量は加齢に伴って減少し，その結果，体内総水分量は男性では年ごとに約0.4%，女性では約0.3%減少する（図2.9）．すなわち，高齢者では若年成人に比べて体内の水分量が減少し，逆に脂肪組織の割合が増加することから，除脂肪体重が低下する．この身体組成の変化は薬物の分布に大きな影響を及ぼす．ジアゼパムやクロルジアゼポキシドなどの脂溶性の高い薬物は脂肪組織へ移行しやすいが，高齢者では脂肪組織の増加に伴ってその分布容積が増加する（図2.10）．したがって，高齢者に対して脂溶性の高い薬物を若年成人と同一量で投与

図2.9　加齢に伴う身体組成の変化

（Ritschel, W. A（1976）*J. Am. Geriatr. Soc.*, **24**：344-354より引用改変）

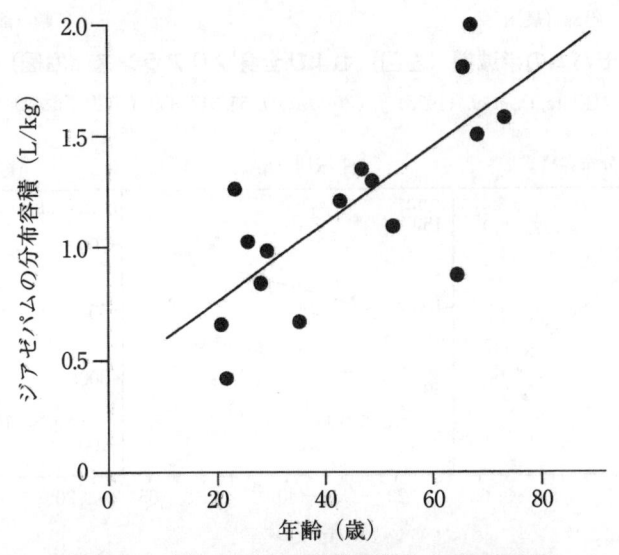

図2.10　ジアゼパムの分布容積と年齢の関係

（Klotz, U., *et al.*（1975）*J. Clin. Invest.*, **55**, 347-359より引用改変）

した場合には，血中濃度が低下する．また，脂溶性の高い薬物を長期間服用する場合には，薬物が脂肪組織に蓄積し，作用時間が延長したり，副作用の発現頻度が上昇する可能性がある．さらに，脂肪組織は血流速度が遅いことから，高齢者では脂肪組織の増加と相俟って，高脂溶性薬物の分布に要する時間が若年成人に比べて大きく延長することにも注意が必要である．一方，高齢者では，後述するように肝臓の薬物代謝能が低下する．すなわち，ジアゼパムなど脂溶性の高い薬物では，分布容積が増加し，消失速度定数が低下する結果，両者の積として表される全身クリアランスは加齢によって変化しないことが報告されている（図2.11）．逆に，シメチジンやアミノグリコシド系抗生物質などの水溶性薬物では，加齢に伴って体内水分量が低下することから分布容積が減少するとともに，後述のように腎クリアランスも低下することから，血中濃度が上昇する（図2.12）．したがって，高齢者における薬物の分布を考える場合には，薬物の物理化学的特性も十分に考慮する必要がある．

3）血中タンパク質濃度の変化が薬物の分布に及ぼす影響

　高齢者における薬物体内動態の変動要因の1つとして薬物と血清中タンパク質との結合がある．生体内では血球中に取り込まれたり，アルブミンをはじめとする血清中タンパク質と結合している薬物は血管壁や生体膜を透過して臓器・組織に移行することができない．すなわち，組織中の作用部位に

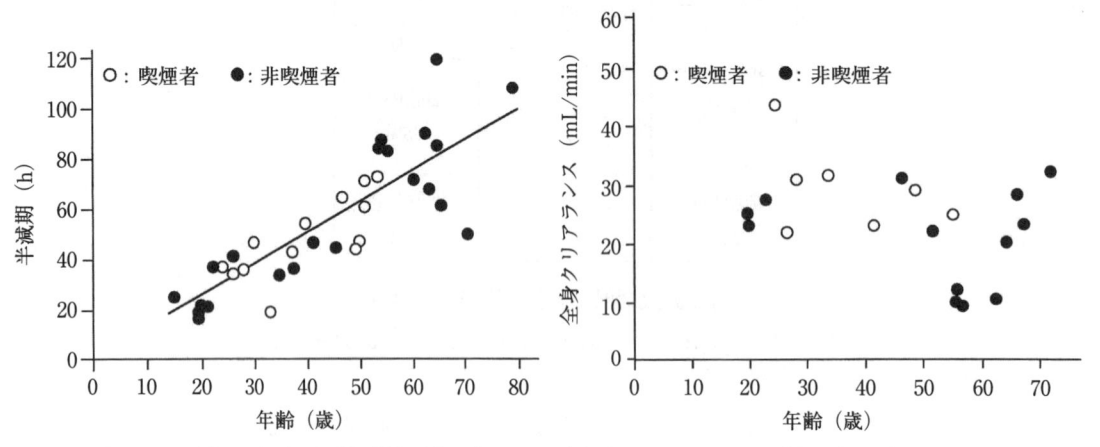

図2.11　ジアゼパムの半減期（左図）および全身クリアランス（右図）と年齢の関係
(Klotz, U., et al. (1975) J. Clin. Invest., 55, 347-359 より引用改変)

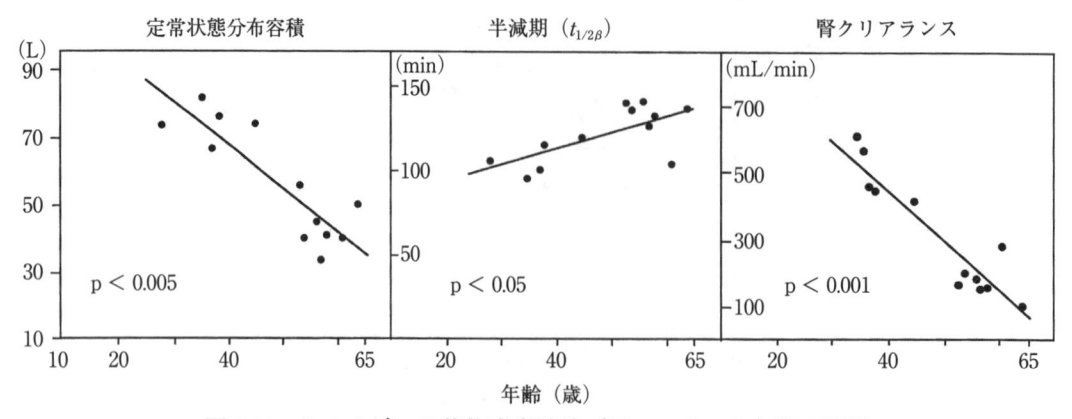

図2.12　シメチジンの薬物速度論的パラメーターと年齢の関係
(Somogy, A., et al. (1980) Clin. Pharmacokinet., 5, 84 より引用改変)

到達して薬効を発揮するのは，血清中タンパク質と結合していない非結合形薬物であると考えられている．また，血清中の非結合形薬物のみが肝臓における薬物代謝や，腎臓における糸球体ろ過および尿細管分泌を受ける．したがって，高齢者における血清中タンパク質濃度の変化は薬効の発現強度に影響を及ぼす．高齢者では，血清中の総タンパク質濃度は若年成人とほぼ同等であるのに対し，酸性薬物の結合タンパク質であるアルブミン濃度は顕著に低下し（図2.13），逆にγ-グロブリン濃度や塩基性薬物の結合タンパク質であるα_1-酸性糖タンパク質濃度が増加する傾向にあることが知られている（図2.14）．

酸性薬物は血清中において主にアルブミンに結合して存在するが，高齢者では血清中アルブミン濃度が低下することから，アルブミンとの結合率（タンパク結合率）が低下する．このタンパク結合率の変化が薬物体内動態に及ぼす影響は，結合率の高い薬物（90%以上）において顕著であり，結合率の低い薬物ではさほど問題とならない．これは，アルブミンとの結合率の高い薬物では，わずかな結合率の低下によっても非結合形薬物の存在比率（非結合形分率）が大きく変動するためである．例えば，アルブミンとの結合率が99%の薬物では，アルブミン濃度の低下によってその結合率が98%までわずか1%低下しただけでも，非結合形分率は1%から2%へと2倍に増加する．高齢者におけ

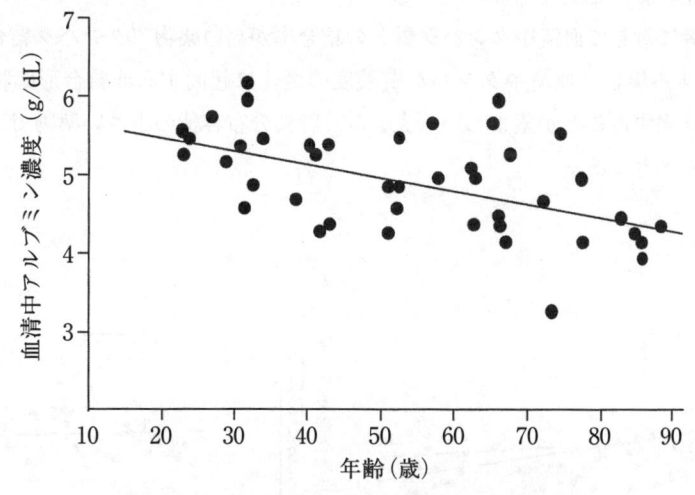

図2.13 血清中アルブミン濃度と年齢の関係

（Adir, j., et al.（1982）*Clin. Pharmacol. Ther.*, 31, 488-493 より引用改変）

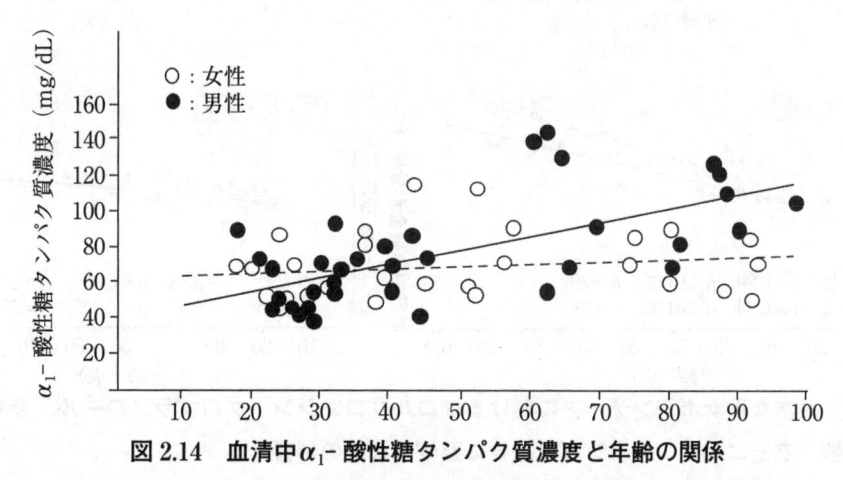

図2.14 血清中α_1-酸性糖タンパク質濃度と年齢の関係

（Verbeeck, R. K., et al.（1984）*Eur. J. Clin. Pharmacol.*, 27, 91-97 より引用改変）

るタンパク結合率の低下が問題となる酸性薬物の例としては，抗てんかん薬のフェニトイン，バルプロ酸ナトリウムや，抗炎症薬のサリチル酸ナトリウムが知られている（図2.15）．高齢者では，これら薬物のタンパク結合率が低下することから，薬物の血中濃度が若年成人と等しい場合には，薬効発現に関係する非結合形濃度が高く，副作用の発現頻度が高い．また，高齢者では血清中の遊離脂肪酸濃度が増加する．この遊離脂肪酸はアルブミンへの結合親和性が高いことから，薬物とアルブミンとの結合を競合的に拮抗し，血中非結合形薬物濃度を増加させる可能性がある．さらに，フェニトインやバルプロ酸など，薬物によってはアルブミンとの結合が濃度依存的に変化し，薬物濃度の上昇に伴って結合に飽和現象が認められる場合がある．このような薬物では加齢に伴う血中アルブミン濃度の低下によって，さらに顕著な飽和が生じ，血中薬物濃度の上昇に伴って非結合形分率が著しく増加することにも注意が必要である．

一方，塩基性薬物では，加齢に伴ってその結合タンパク質であるα_1-酸性糖タンパク質濃度が増加する．実際にクロルプロマジンやプロプラノロールなどの塩基性薬物について，高齢者ではタンパク結合率が増加することが報告されており（図2.15），その結果，非結合形薬物濃度が低下して薬効が減弱すると考えられる．また塩基性薬物についても，その結合率が高い薬物ほど加齢に伴うα_1-酸性糖タンパク質の変化の影響を受けやすい．

このように高齢者に対して血清中タンパク質との結合率が高い薬物（タンパク結合率としておよそ90％以上）を投与する場合，血清中タンパク質濃度の変化に起因する非結合形薬物濃度の変動を考慮した投与計画を立案することが望ましい（表2.7）．特に分布容積の小さい薬物では，タンパク結合挙動の変化に配慮すべきである．

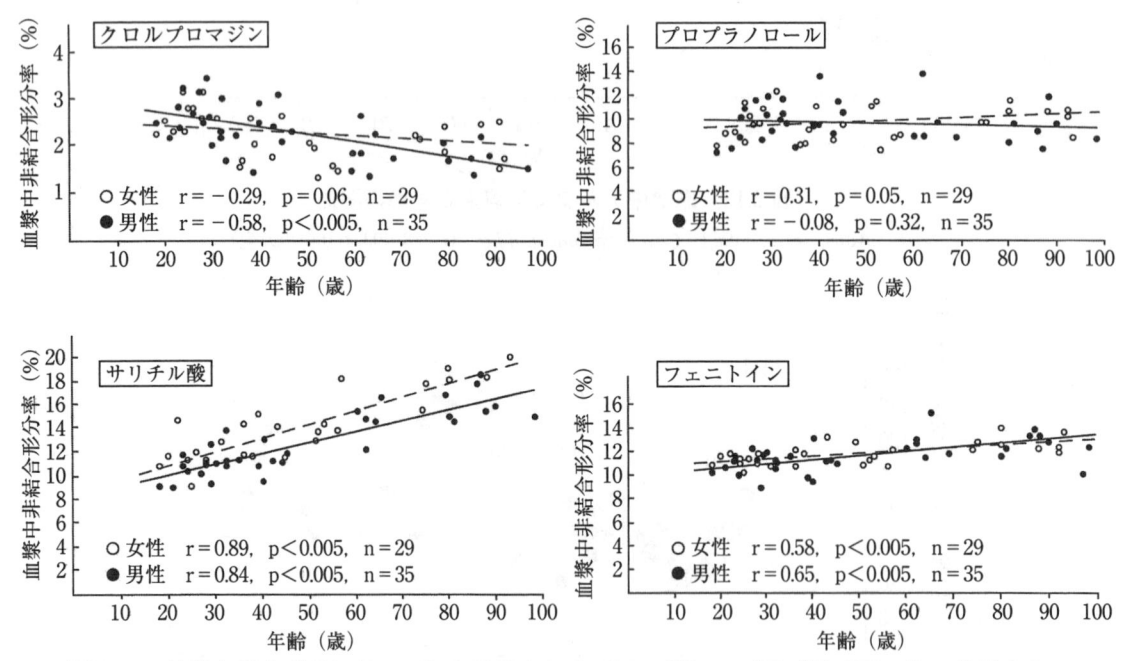

図2.15 健常な男女ボランティアにおけるクロルプロマジン，プロプラノロール，サリチル酸，フェニトインのタンパク結合に及ぼす加齢の影響

(Verbeeck, R. K., et al. (1984) *Eur. J. Clin. Pharmacol.*, **27**, 91-97 より引用改変)

4) 血清中での薬物タンパク結合の変化が体内動態に及ぼす影響

前述したように，高齢者では血清中タンパク質と薬物との結合（タンパク結合）が変化し，体内動態が変化する．例えば，肝臓での代謝のみにより消失する薬物の場合，薬物の全身クリアランス（CL_{tot}）は，血中での非結合形分率（f_u），肝血流速度（Q_h），肝固有クリアランス（$CL_{int,h}$）により，次式のように表すことができる．

$$CL_{tot} = \frac{Q_h \cdot f_u \cdot CL_{int,h}}{Q_h + f_u \cdot CL_{int,h}}$$

ここで，薬物を定速静脈内投与（点滴投与）した場合の定常状態血中濃度（C_{ss}）を考えると，その濃度は薬物の投与速度（k_0）と全身クリアランスから以下のように算出される．

$$C_{ss} = \frac{k_0}{CL_{tot}} = \frac{k_0 \cdot (Q_h + f_u \cdot CL_{int,h})}{Q_h \cdot f_u \cdot CL_{int,h}}$$

また，血中で非結合型として存在する薬物濃度（$C_{ss,u}$）は，C_{ss}にf_uを乗じることにより求められる．

$$C_{ss,u} = \frac{f_u \cdot k_0}{CL_{tot}} = \frac{k_0 \cdot (Q_h + f_u \cdot CL_{int,h})}{Q_h \cdot CL_{int,h}}$$

これらの式を用い，肝臓での抽出率が高い薬物（$Q_h \ll f_u \cdot CL_{int,h}$），および抽出率が低い薬物（$Q_h$

表 2.7　高齢者においてタンパク結合率の変化に注意すべき薬物

酸性薬物	非ステロイド性抗炎症薬：ジクロフェナクナトリウム，インドメタシン，イブプロフェン
	高脂血症治療薬：クロフィブラート
	血糖降下薬：グリベンクラミド，トルブタミド
	抗凝血薬：ワルファリンカリウム
塩基性薬物	抗不整脈薬：ジソピラミド，キニジン塩酸塩水和物
	β-遮断薬：プロプラノロール塩酸塩
	三環系抗うつ薬：イミプラミン塩酸塩
	抗精神病薬：クロルプロマジン塩酸塩

表 2.8　高齢者における血中濃度の変化

薬物濃度	定速静脈内投与（点滴投与）		経口投与
	肝抽出率が高い薬物 （$Q_h \ll f_u \cdot CL_{int,h}$）	肝抽出率が低い薬物 （$Q_h \gg f_u \cdot CL_{int,h}$）	肝抽出率が高い薬物，低い薬物どちらも
C_{ss}	$\dfrac{k_0}{Q_h (\downarrow)}$ Q_hの低下によりC_{ss}は上昇する．	$\dfrac{k_0}{f_u (\uparrow) \cdot CL_{int,h} (\downarrow)}$ f_uの増加と$CL_{int,h}$の低下の程度により，C_{ss}の変化が異なる．	$\dfrac{X_0/\tau}{f_u (\uparrow) \cdot CL_{int,h} (\downarrow)}$ f_uの増加と$CL_{int,h}$の低下の程度により，C_{ss}の変化が異なる．
$C_{ss,u}$	$\dfrac{f_u (\uparrow) \cdot k_0}{Q_h (\downarrow)}$ f_uの増加，Q_hの低下により$C_{ss,u}$は上昇する．	$\dfrac{k_0}{CL_{int,h} (\downarrow)}$ $CL_{int,h}$の低下により$C_{ss,u}$は上昇する．	$\dfrac{X_0/\tau}{CL_{int,h} (\downarrow)}$ $CL_{int,h}$の低下により$C_{ss,u}$は上昇する．

（　）内は高齢者において生じる変化を表す．
C_{ss}：定常状態における血中濃度（経口投与の場合は定常状態における平均血中濃度），$C_{ss,u}$：定常状態における血中非結合形濃度（経口投与の場合は定常状態における平均血中非結合形濃度），f_u：血中非結合形分率，Q_h：肝血流速度，$CL_{int,h}$：肝固有クリアランス，k_0：薬物定速静脈内投与時における投与速度，X_0：経口投与時の投与量，τ：経口投与時の投与間隔

≫$f_u \cdot CL_{int,h}$）について，C_{ss} および $C_{ss,u}$ に及ぼすタンパク結合の影響を考えると，表2.8のように整理される．すなわち，肝臓での抽出率が高い薬物（$Q_h \ll f_u \cdot CL_{int,h}$）では，$C_{ss}$ は加齢に伴うタンパク結合率の低下（f_u の増加）による影響を受けず，肝血流量の低下のみが問題となるが，$C_{ss,u}$ はタンパク結合率の低下によっても変化する．一方，抽出率が低い薬物（$Q_h \gg f_u \cdot CL_{int,h}$）では，$C_{ss}$，$C_{ss,u}$ とも肝血流速度の影響を受けず，C_{ss} はタンパク結合率の低下および肝固有クリアランスの低下によって変動するが，$C_{ss,u}$ は肝固有クリアランスの低下の影響のみを受けることが理解できる．したがって，プロプラノロールなど肝抽出率もタンパク結合率も高い薬物の場合，C_{ss} は肝血流速度の低下，$C_{ss,u}$ は肝血流速度ならびにタンパク結合率の低下の影響を受けていずれも増加する．また，肝抽出率が低く，かつタンパク結合率が高いフェニトインやトルブタミドなどの薬物では，高齢者において血中の薬物濃度（総薬物濃度）が若年成人よりも低下していても，もし肝固有クリアランスの低下が顕著でなければ，薬効および副作用に関わる非結合型薬物濃度は若年成人と同等である可能性がある．しかし，薬物を経口投与した場合の C_{ss} は，薬物の肝抽出率の高低にかかわらず，タンパク結合率と肝固有クリアランスの両者によって規定されることから，その両者の低下の程度によって受ける影響が異なる．一方，$C_{ss,u}$ は加齢に伴う肝固有クリアランスの低下によって上昇することになる．

また，薬物の生体内半減期（$t_{1/2}$）は以下の式によって表される．

$$t_{1/2} = \frac{0.693 \cdot V_d}{CL_{tot}} = \frac{0.693 \cdot (V_p + V_t \cdot f_u/f_t) \cdot (Q_h + f_u \cdot CL_{int,h})}{(Q_h \cdot f_u \cdot CL_{int,h})}$$

ここで，V_d は見かけの分布容積，V_p は血漿（血清）の容積，V_t は血液以外の組織の容積，f_t は組織結合に関する非結合形分率である．この式を上記のように，肝臓での抽出率が高い薬物（$Q_h \ll f_u \cdot CL_{int,h}$），および抽出率が低い薬物（$Q_h \gg f_u \cdot CL_{int,h}$）に分けて，$t_{1/2}$ に及ぼす加齢に伴うタンパク結合の低下の影響を考えると，表2.9のように整理されることも理解しておくべきである．

3 高齢者における薬物の代謝

1）肝臓の生理学的変化が薬物の代謝に及ぼす影響

肝臓は薬物の代謝において最も主要な臓器である．生体に投与された多くの薬物は肝臓に存在するシトクロム P450（CYP）をはじめとする薬物代謝酵素によって代謝され，より極性の高い（水溶性の高い）物質に変換され，体外に排泄される．したがって，加齢に伴う肝薬物代謝能の変化は，薬物

表2.9 高齢者における薬物の生体内半減期（$t_{1/2}$）の変化

	肝抽出率が高い薬物 （$Q_h \ll f_u \cdot CL_{int,h}$）	肝抽出率が低い薬物 （$Q_h \gg f_u \cdot CL_{int,h}$）
分布容積の小さい薬物の $t_{1/2}$	$\dfrac{0.693 \cdot V_p}{Q_h (\downarrow)}$ $t_{1/2}$ はタンパク結合の影響を受けず，Q_h の低下に従って延長する．	$\dfrac{0.693 \cdot V_p}{f_u (\uparrow) \cdot CL_{int,h} (\downarrow)}$ $t_{1/2}$ の変化は，f_u の増加と $CL_{int,h}$ の低下の程度により異なる．
分布容積の大きい薬物の $t_{1/2}$	$\dfrac{0.693 \cdot f_u (\uparrow) \cdot V_t/f_t}{Q_h (\downarrow)}$ 組織との結合性（f_t）に変化がなければ，f_u の増加と Q_h の低下により $t_{1/2}$ は延長する．	$\dfrac{0.693 \cdot V_t/f_t}{CL_{int,h} (\downarrow)}$ 組織との結合性（f_t）に変化がなければ，$CL_{int,h}$ の低下により $t_{1/2}$ は延長する．

（ ）内は高齢者において生じる変化を表す．
V_p：血漿（血清）の容積，V_t：血液以外の組織の容積，f_u：血漿中非結合形分率，f_t：組織結合に関する非結合形分率，Q_h：肝血流速度，$CL_{int,h}$：肝固有クリアランス

の体内動態に大きな影響を及ぼし，ひいては薬効や副作用の発現強度とその持続時間を変化させる．肝臓での薬物代謝能は，薬物代謝酵素量およびその活性と，肝血流量によって決定される．高齢者では肝臓の容積が若年成人と比較して20～30%減少することが知られているが，これは加齢に伴う肝薬物代謝能の低下につながるものである．また肝血流量は，加齢に伴う心拍出量の低下に従って25歳以後年ごとに約0.3%～1.5%低下するといわれており，一般に高齢者では20～50%低下していると考えられている．したがって，高齢者に対してリドカインやプロプラノロール塩酸塩など，肝臓での抽出率が高く，その肝クリアランスが肝血流量に依存する薬物（肝血流量依存型薬物）を投与する場合には，体内からの消失が遅延し，薬効や副作用が増強する可能性が高い．また高齢者では，肝臓の容積ならびにCYP含量が低下することから，肝抽出率が低く，その肝クリアランスが肝代謝能に依存する薬物（肝固有クリアランス依存型薬物）でも肝クリアランスが低下する．実際，肝固有クリアランス依存型薬物であるアンチピリンの全身クリアランスが加齢に伴って低下することが報告されている（図2.16）．また，アンチピリンの全身クリアランスおよび肝臓のCYP含量は，20歳代の若年成人と比較して，両者とも50歳代で約10%，70歳以上で約30%低下しており，アンチピリンのクリアランスの低下が肝臓のCYP含量の低下とよく一致することが明らかにされている．

近年，シトクロムP450（CYP）の分子種とその基質が明らかにされているが，最も多くの薬物の代謝にかかわっているCYP3A4によって代謝されるジアゼパムやトリアゾラムなどのベンゾジアゼピン系薬物やベラパミルなどのカルシウムチャネル拮抗薬のクリアランスが高齢者において低下することが知られている（表2.10）．同様に，主にCYP2C19で代謝されるオメプラゾールを高齢者に経口投与した場合，その全身クリアランスは若年成人と比べ約30%低下する．しかし，CYP2C9で代謝されるフェニトインやイブプロフェン，またCYP2D6で代謝されるデシプラミンについては高齢者においてもその全身クリアランスは大きく変化しない．したがって，投与した薬物の代謝にかかわるCYP分子種によって，加齢に伴う代謝能の変化が異なることに配慮が必要である．一方，肝臓でのグルクロン酸抱合をはじめとする抱合反応は，高齢者において顕著な変化を生じないと考えられて

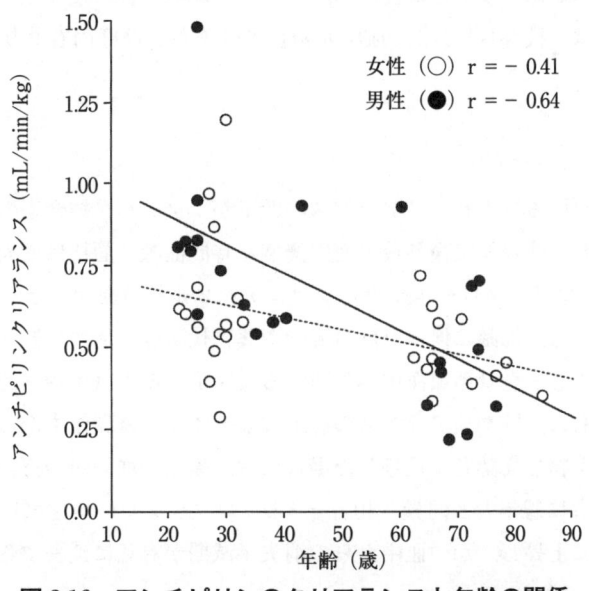

図2.16 アンチピリンのクリアランスと年齢の関係

(Greenblatt, D. J., et al. (1982) *J. Pharmacol. Exp. Ther.*, 220, 120-126より引用)

表 2.10 加齢に伴う CYP3A4 活性の低下によって全身クリアランスが低下することが報告されている薬物

ベンゾジアゼピン系抗不安薬，睡眠導入薬，麻酔前投薬	アルプラゾラム，トリアゾラム，ミダゾラム
カルシウムチャネル拮抗薬	ベラパミル塩酸塩，ニフェジピン，フェロジピン，ニソルジピン，ジルチアゼム塩酸塩
マクロライド系抗生物質	クラリスロマイシン
抗不整脈薬	キニジン硫酸塩水和物
抗うつ薬	トラゾドン塩酸塩

いる．実際に高齢者において，グルクロン酸抱合で代謝される抗不安薬のロラゼパムやオキサゼパムなどの全身クリアランスは，若年成人と比較して顕著に変化しないことが報告されている．しかし，75歳以上の高齢者では，グルクロン酸抱合能も低下する可能性が指摘されていることに注意が必要である．

2）高齢者における肝初回通過効果の変化

肝臓での抽出率が高く，肝初回通過効果を受ける割合が高い薬物を経口投与した場合の生物学的利用能（F_h）は，肝血流量（Q），血中非結合形分率（f_u）および肝固有クリアランス（$CL_{int,h}$）を用いて次式により近似される．

$$F_h = \frac{Q_h}{f_u \cdot CL_{int,h}}$$

したがって，このような薬物の生物学的利用能は肝血流量，血中非結合形分率および肝固有クリアランスによって規定されるが，高齢者では肝血流量が低下するとともに，血中非結合形分率が増加，また肝固有クリアランスが低下することから，生物学的利用能が若年成人に比べて大きく変動する．さらに高齢者では，肝臓の門脈体循環副路や吻合路が形成されることから，肝臓内を流れる血液量が減少し，薬物の肝抽出率が低下する可能性がある．一方，薬物を経口投与した場合の血中濃度-時間曲線下面積（AUC_{po}）は，投与量（D_0），血中非結合形分率および肝固有クリアランスにより次式のように表される．

$$AUC_{po} = \frac{D_0}{f_u \cdot CL_{int,h}}$$

この結果，高齢者における肝固有クリアランスの低下が，タンパク結合率の低下（非結合型分率の増加）よりも大きい場合，薬物経口投与後の血中濃度-時間曲線下面積は増大する．例えば，肝抽出率が高いβ-遮断薬のプロプラノロールやカルシウムチャネル拮抗薬のベラパミルなどを高齢者に対して経口投与した場合には，加齢に伴った肝血流量や薬物代謝酵素活性の低下により，肝で初回通過効果を受ける割合が低下し，全身循環血中へ到達する薬物量が増加（生物学的利用能が増加）して血中濃度が上昇するとともに，肝クリアランスの低下によって全身循環血中からの消失が遅延する．したがって，このような薬物を高齢者に投与した場合には，薬効が増強かつ持続することに注意が必要である．実際に，高齢者に若年者と同量（40 mg）のプロプラノロールを経口投与したときの血中濃度は若年成人の約2倍に上昇し，かつ血中からの消失半減期が有意に延長することが報告されている（図2.17）．

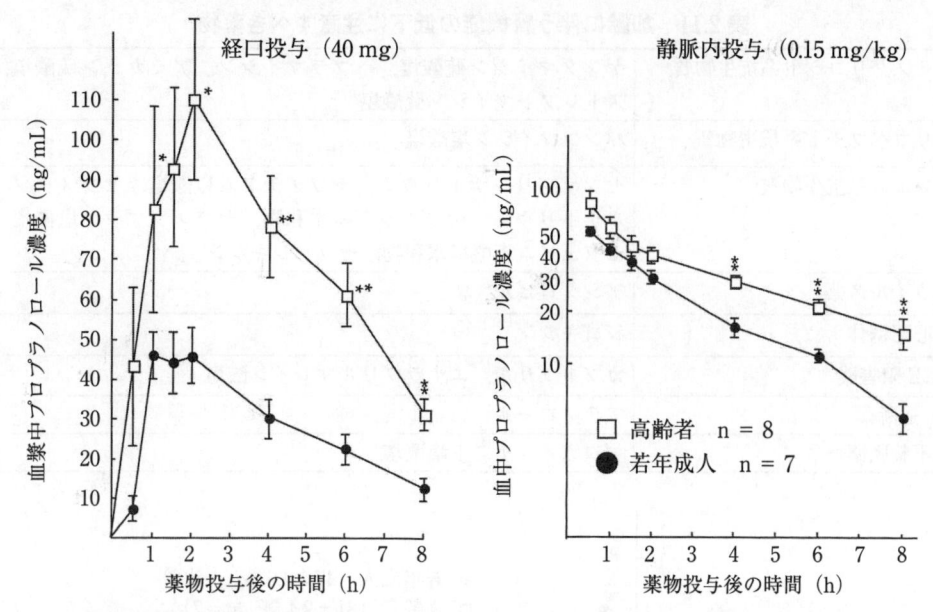

図 2.17 高齢者および若年成人にプロプラノロールを経口投与または静脈内投与した後の血漿中濃度

（Castleden, C. M. and George, C. F.（1979）*Br. J. Clin. Pharmacol.*, **7**, 49-54 より引用改変）

4 高齢者における薬物の排泄

1）腎臓の生理学的変化が薬物の尿中排泄に及ぼす影響

　薬物は体内から尿中，胆汁中，唾液中などに排泄されるが，薬物の最も重要な排泄経路である腎臓の機能の変化は，薬物の体内動態に大きな影響を及ぼす．腎臓における薬物の尿中への排泄は，糸球体ろ過，尿細管分泌，再吸収の過程からなるが，高齢者では加齢に伴って腎血流量が年ごとに約 1.1～1.9% ずつ減少すること，またネフロンの数も減少することから，糸球体ろ過速度および尿細管分泌能が低下し，薬物の腎クリアランスが低下する．したがって，体内から主に未変化体として尿中に排泄される薬物，あるいは代謝によって生成された活性代謝物が尿中に排泄される薬物を高齢者に投与する場合には，その薬効および副作用が若年成人に比べて増強，遅延する可能性が高い（表 2.11）．例えば，強心配糖体のジゴキシン，アミノグリコシド系抗生物質などは腎臓から未変化体として尿中へ排泄される割合の高い薬物であるが，高齢者では腎機能不全患者と同様に，これら薬物の血清中からの消失が遅延することが知られている（図 2.18）．また，高齢者では低タンパク食の摂取により，若年成人に比べて尿の pH がアルカリ性にシフトしていることが多いため，尿細管における薬物の受動的な再吸収も，若年成人とは異なる可能性があることに注意が必要である．

　高齢者における薬物のタンパク結合率の変化は，腎排泄にも影響を及ぼす．薬物の腎排泄の変化を考える上で忘れてはならないことは，糸球体でのろ過および尿細管での分泌には，血中のタンパク質と結合していない非結合型薬物のみが関与することである．先にも述べたように，高齢者ではアルブミン濃度が減少することにより酸性薬物のタンパク結合率が低下し，非結合形で存在する薬物が増加することから，加齢により糸球体ろ過速度などの腎機能が低下していても，薬物の腎クリアランスには顕著な変化が現れない場合もあると考えられる．

表 2.11　加齢に伴う腎機能の低下に注意すべき薬物

アミノグリコシド系抗生物質	ゲンタマイシン硫酸塩，トブラマイシン，アミカシン硫酸塩，ストレプトマイシン硫酸塩
グリコペプチド系抗生物質	バンコマイシン塩酸塩
セフェム系抗生物質	セファゾリンナトリウム，セフォチアム塩酸塩，セフメタゾールナトリウム，セフタジジム水和物，セフォゾプラン塩酸塩，セフェピム塩酸塩水和物，セファレキシン
抗ウイルス薬	アシクロビル
強心配糖体	ジゴキシン
ACE 阻害薬	カプトプリル，エナラプリルマレイン酸塩
β-遮断薬	アテノロール
抗不整脈薬	プロカインアミド塩酸塩

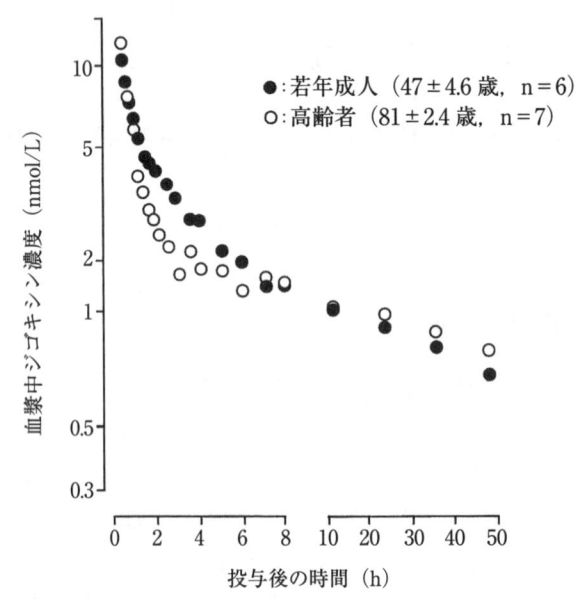

図 2.18　若年成人および高齢者にジゴキシンをそれぞれ 0.5 mg，0.25 mg を静脈内投与した後の血中濃度

(Cusack, B., et al. (1979) *Clin. Pharmacol. Ther.*, **25**, 772-776 より引用改変)

2）高齢者における腎機能の評価

　高齢者に対して尿中へ未変化体として排泄される割合の高い薬物を投与する場合，腎機能の把握が不可欠である．実際には，加齢に伴う糸球体ろ過速度の低下と，尿細管分泌能の低下がほぼ一致することから，高齢者における薬物腎排泄能は糸球体ろ過機能に依存して変化すると考えられている．そこで一般には，糸球体ろ過機能の指標である血清クレアチニン値が，腎からの薬物排泄能を反映する生化学検査値として参照される．その一方で，高齢者では糸球体ろ過機能が低下していても，クレアチニンを産生する筋肉量の減少によってクレアチニンの産生量が減少することから，血清クレアチニン値が有意に上昇しない場合が多い（図 2.19）．したがって，高齢者の糸球体ろ過機能を正確に評価するためには，血清クレアチニン値と尿中クレアチニン排泄量を用いてクレアチニンクリアランスを測定することが望ましい．しかし，この方法でクレアチニンクリアランスを測定するためには長時間（一般的には 24 時間）の採尿が必要であることから，外来患者等への適用は難しい．このため臨床的

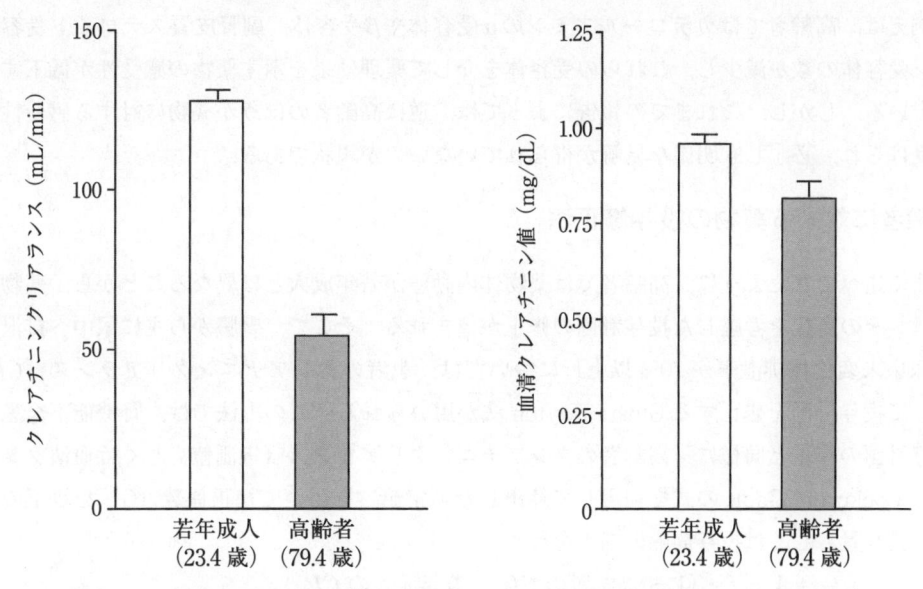

図 2.19　高齢者におけるクレアチニンクリアランスと血清クレアチニン値

には，患者の年齢と体重を加味し，血清クレアチニン値からクレアチニンクリアランスを推定する Cockcroft-Gault の式を用いて糸球体ろ過機能が評価される．

$$\text{クレアチニンクリアランス (mL/min)} = \frac{(140 - \text{年齢}) \times \text{体重 (kg)}}{72 \times \text{血清クレアチニン値 (mg/dL)}}$$

ただし，女性の場合は 0.85 を乗じる．

2.2.2　高齢者での薬物治療の特性と注意すべき事項

1　高齢者における身体機能の個人差と併用薬の有無

　高齢者における身体機能は，たとえ同年齢であっても，これまでの個人の生活環境，飲酒や喫煙などを含めた生活習慣ならびに食生活に加えて，疾患の既往症の有無と治療経過，現病歴と合併症の有無によって大きな個人差が存在する．したがって，高齢者における薬物体内動態の変化やその程度は一義的でなく，薬物治療を行う際には患者の身体機能の変化を個々に考慮する必要がある．また，高齢者では複数の疾患を有し，多種の薬物を併用して服用している場合が多いが，この場合には身体機能の変化のみならず，多剤併用に伴う薬物相互作用によっても体内動態が変動する．特に，血漿タンパク質への結合において競合的な拮抗を生じる薬物や，肝臓および小腸において薬物代謝酵素を誘導もしくは阻害する薬物の併用は，加齢に伴う身体機能の変化以上に高齢者における薬物体内動態を変動させる要因となることを念頭に置くべきである．さらに患者のコンプライアンスの良否によっては，我々が処方せんやカルテから得られる情報からだけでは予想できない体内動態の変化も起こりうることに注意が必要である．

2　高齢者における薬物感受性の変化

　一般に，薬物の効果および副作用の強度は，作用部位での薬物濃度（量）と，生体の薬物感受性によって決定される．高齢者では，前述した薬物体内動態の変化に加えて，薬物に対する感受性も変化

する．例えば，高齢者ではカテコールアミンのα受容体やβ受容体，副腎皮質ステロイド受容体，インスリン受容体の数が減少し，これらの受容体を介して薬理効果を示す薬物の感受性が低下すると考えられている．しかし，これまでの報告によっては，逆に高齢者のほうが薬物に対する感受性が高い例も見受けられ，必ずしも明確な見解が得られていないのが現状である．

3 高齢者に対する薬物の投与修正法

　これまで述べてきたように，高齢者では薬物体内動態が若年成人とは異なることから，薬物治療においては，その変化を考慮した投与計画の修正が望まれる．そこで，腎臓から主に尿中へ排泄される薬物（尿中未変化体排泄率が 70% 以上）については，患者のクレアチニンクリアランス（CL_{cr}）を指標として投与計画を修正する Giusti-Hayton 法が用いられる．この方法では，腎機能不全患者に対する投与計画の修正と同様に，高齢者のクレアチニンクリアランス（実測値もしくは血清クレアチニン値から Cockcroft-Gault の式を利用して算出した推定値）を用いて補正係数（G）を以下のように算出し，投与量もしくは投与間隔の補正を行う．

$$G = 1 - f_e \cdot (1 - 高齢者の CL_{cr} / 若年成人の CL_{cr})$$

ここで f_e は腎機能が正常な若年成人における尿中薬物未変化体の排泄率であり，また若年成人のクレアチニンクリアランスは約 100 mL/min と考えることができる．この補正係数 G を用いることにより，高齢者に対して投与間隔を変更しない場合の望ましい投与量 D'，あるいは投与量を変更しない場合の望ましい投与間隔 τ' は，若年成人に対する投与量 D および投与間隔 τ から以下のように計算される．

$$D' = D \cdot G$$
$$\tau' = \tau / G$$

　この高齢者の腎機能に基づいた薬物投与計画の修正が有用な薬物として，抗菌薬が知られている．抗菌薬は腎排泄型の薬物が多いが，近年臨床現場において，抗菌薬は pharmacokinetics/pharmacodynamics に基づいた投与計画を立案することが望ましいとされている．抗菌薬の中でアミノグリコシド系抗生物質やニューキノロン系抗菌薬は殺菌作用が濃度依存的であり，その効果は薬物投与後の最高血中濃度（C_{max}）/最小発育阻止濃度（MIC），もしくは薬物投与間隔内での血清中濃度 - 時間曲線下面積（AUC）/MIC に相関することが報告されている．したがって，これらの薬物を高齢者に投与する場合には，最高血清中濃度にかかわる投与量は変更せず，腎機能の低下を考慮して投与間隔を延長することで適正な薬物投与が可能となる．また，セフェム系やペニシリン系などのβ-ラクタム系抗生物質の効果は，血中濃度が MIC を上回る時間（time above MIC；TAM）に依存し，TAM が投与間隔の 40〜50% を占めることが必要といわれている．したがって，これらの薬物を投与する場合には，若年成人と比べて投与間隔は延長せず，投与量を減らすことで TAM を保つことが重要となる．このように高齢者の感染症治療に対して抗菌薬を有効に用いるためには，高齢者の腎機能のみならず，抗菌薬の MIC，体内動態特性を考慮した上で，適正な投与量，投与間隔に修正することが必要である．

　一方，肝臓で CYP により代謝される薬物についても，加齢に伴う代謝能の低下に基づいた投与量の減量や，投与間隔の延長など投与計画の修正が必要であると考えられる．しかし，前述したように，加齢に伴う血中タンパク濃度の変動，肝血流量の低下，肝固有クリアランスの低下が薬物体内動態に複雑に影響すること，また肝臓での薬物代謝能の指標となりうる生化学検査値などが確立されていないことから，これらの薬物については患者での治療効果と副作用の発現状況を観察しつつ投与計

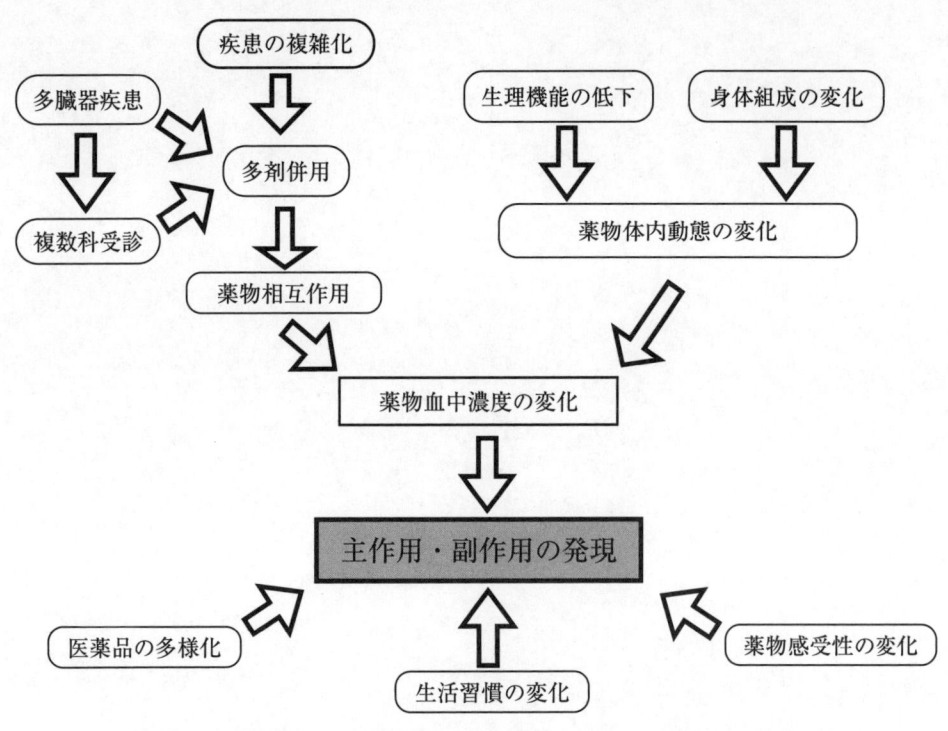

図 2.20 高齢者に対する薬物治療の実施に際して考慮すべき点

画を修正しているのが現状である．

おわりに

　本節では，高齢者における生理学的，形態学的変化に伴った薬物体内動態の変動と，その変化に基づいた投与計画の修正について概説した．しかし，高齢者では慢性疾患を有している患者も多く，この場合には多剤併用による薬物間相互作用も薬物動態を変動させる要因となる．さらに，薬物感受性の変化や生活習慣の変化も，薬物の効果，副作用の発現に影響を及ぼす（図 2.20）．したがって，高齢者に対して薬物治療を施行する場合には，加齢に伴う生理状態の変化，投与する薬物の体内動態特性，さらには生活習慣や併用薬の有無を考慮した上で，適切な投与計画が立案されることが望まれる．

第3章 生理的要因による薬効，体内動態の変動と薬物治療の個別化

はじめに

薬物治療において患者個人の属性，体質などに応じた薬物投与設計を行い，個別化医療の一端を担うことは，医療に貢献できる質の高い薬剤師の育成のために特に重要な教育内容となっている．本章では，性差や妊娠時，授乳時の特殊な状態を考慮した薬物動態の把握，さらには，栄養不良や肥満といった栄養状態の変化が薬物の作用に影響する可能性を理解し，栄養状態を考慮した薬物療法を実施するための必要な事項について学ぶ．

到達目標

1) 性差や妊娠時における薬物体内動態の特性と薬物療法の注意すべき点を説明できる．
2) 授乳婦における薬物体内動態の特性と薬物療法の注意すべき点を説明できる．
3) 栄養状態の異なる患者（肥満など）の薬物体内動態の特性と薬物療法の注意すべき点を説明できる．

3.1 性差や妊娠時における薬物体内動態の特性と薬物療法

3.1.1 性差による薬物体内動態の特性と薬物療法

男女差により罹患率が異なる疾患があり，薬物の作用や有害反応の発現が異なることがある．ヘルペスウイルスワクチンの効果には性差があり，女性の有効率が高いとの報告がある．また，抗不整脈薬による催不整脈作用は女性で強く発現し，アンギオテンシン変換酵素阻害薬による空咳の発現は女性で多い．男性は女性に比べ，体内水分量，循環血液量や筋肉量が多く，女性は脂肪量が多いため，薬物の分布容積が異なることがある．糸球体ろ過率は体重に比例し，腎排泄型薬物のクリアランスは男性のほうが大きいといわれているが，臨床的意義は不明である．

薬物代謝酵素の性差に関しては，女性はCYP3A4，CYP2D6，CYP2A6，CYP2B6活性が高く，男性はCYP1A2，CYP2E1，UGT2B15活性が高く，CYP2C9，CYP2C19，CYP2C8では性差は認め

られないとの報告があるが，さらなる検討が必要である．また，薬物によっては，複数の分子種のCYPにより代謝されるので，より複雑となる．また，月経周期と薬物代謝酵素活性との間には相関性がないとの報告と，影響があるとの報告がある．

従来の臨床試験においては，通常は男性のみを対象として行われていたが，近年，女性を被験者とした臨床試験，新薬開発が行われている．

3.1.2 妊娠時における薬物体内動態特性と薬物療法

母親に投与した薬物が胎児に重大な影響を及ぼすことがある．妊婦には可能な限り薬物を投与しないほうがよいが，母親の疾患が胎児に悪影響を及ぼすことがある．妊娠中の母親が全般性強直間代痙攣を起こすと，胎児は低酸素状態になり，流産，早産の原因となることがある．また，糖尿病の母親の血糖コントロールが不良時には，子宮内胎児死亡，巨大児出産等が懸念される．したがって，母親の疾患を治療することが必要な場合があり，胎児への危険性の少ない薬物を選択すべきである．妊婦への薬物療法は，催奇形性，胎児毒性のみならず，妊娠時の母親の薬物体内動態の変化を考慮し，治療による有益性と危険性を検討する．また，妊婦に過度の不安を抱かせないように配慮することも必要である．

1 妊娠期間と薬物の影響

最終月経開始日を妊娠0週0日とし，40週0日が出産予定日となる．0週0日から3週6日までを妊娠1か月と呼ぶ（図3.1）．月経開始後約2週間に，視床下部，下垂体の内分泌機構により卵巣の成熟卵胞から卵子が排卵され，卵管膨大部で受精する．受精卵は分割を繰り返しながら卵管を子宮腔に向かって輸送され，子宮内膜に着床する（図3.2）．すなわち，妊娠0週0日から1週6日までは，受精していない．受精後約2週間目までは，受精卵は薬物により強い影響を受け，流産してしまうか，あるいは，回復するかのどちらかであると一般的には考えられている．

受精後17日から57日までの期間を胎芽期と呼び，胎児の中枢神経，循環器，消化器，生殖器等の重要な臓器が発生・分化する（図3.3）．この期間は器官形成期とも呼ばれ，薬物による催奇形性の感受性が高い時期である．妊娠16週頃には胎盤が完成し，妊娠5か月を過ぎると，奇形は起こりにくくなるが，胎児の機能への影響，発育抑制，羊水減少等の胎児環境の悪化等が起こることがある．

2 薬物の胎児への影響

ヒトにおいて，出生児の3～6%に先天的異常が認められ，その原因は不明なものが最も多く，遺

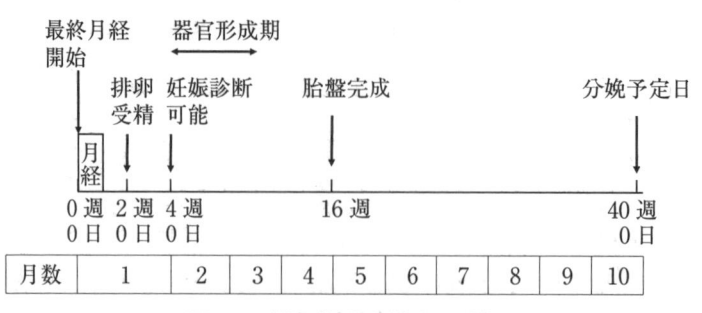

図3.1 妊娠期間と薬物の影響

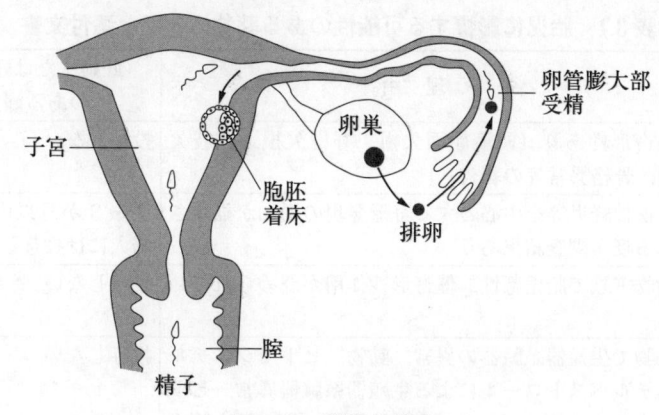

図 3.2　受精と着床

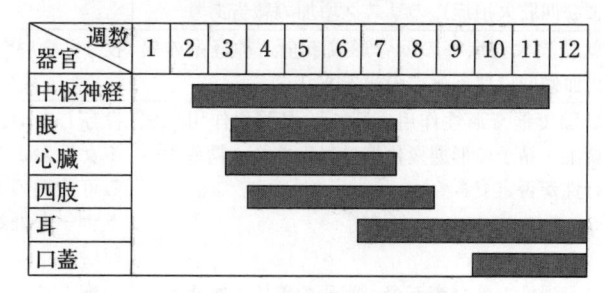

図 3.3　ヒト器官の臨界期

伝病，染色体異常，薬物や環境因子が考えられている．薬物が奇形の原因と考えられる割合は 1% 以下である．

　サリドマイドは 1957 年にドイツで鎮静・催眠薬として発売され，母親が妊娠中に服用し，アザラシ肢症の奇形が発生した．日本でも 1,000 人以上の犠牲者が出ている．サリドマイドはその後販売中止となったが，現在は，多発性骨髄腫等の治療薬として使用されており，厳重な管理が必要とされている．また，米国において，ジエチルスチルベストロールを切迫流産の治療に使用したところ，出産した女児に成人後の腟腺癌の発生率が高いことが判明した．これらの過去における薬害は，大きな教訓となっている．

　妊娠中の母親への投与による胎児への影響は，エトレチナートによる催奇形性，アミノグリコシド系抗生物質による第 8 脳神経障害，テトラサイクリン系抗生物質による歯変色，非ステロイド性抗炎症薬による動脈管閉塞，羊水過少，アンギオテンシン変換酵素阻害薬による羊水過少等が報告されている（表 3.1）．

3 薬物の胎盤移行性

　母体に投与された薬物は，胎盤を経て胎児に移行する．胎盤は絨毛構造をとり，母体血液は絨毛間腔内に流入し，薬物は絨毛間腔から絨毛表面をおおう合胞体栄養膜細胞層，細胞性栄養膜細胞層，胎児側の血管内皮細胞を通り，胎児血液中へ移行する．胎児静脈血は臍動脈を経て絨毛に至り，毛細血管網を形成し，物質の交換を行った後，臍帯静脈を経て胎児循環血液中に戻る（図 3.4）．妊娠の進行とともに，この絨毛膜は薄く広くなり，母体血中の薬物は胎児側により急速に移行する．

　薬物の胎盤透過は単純拡散，促進拡散，能動輸送，飲食作用によるが，大部分の薬物は単純拡散による．多くの薬物は弱電解質であり，水溶液の状態では非解離形の分子形薬物と解離形のイオン形薬

表 3.1 胎児に影響する可能性のある薬物の一部と添付文書

薬 物	理 由	妊婦または妊娠している可能性のある婦人に対する措置
エトレチナート	催奇形性あり（頭蓋顔面欠損，脊椎欠損，四肢欠損，骨格異常等の報告）	投与しない
レチノールパルミチン酸エステル	頭蓋神経堤等を中心とする奇形発現の増加が推定される疫学調査結果あり	妊娠 3 か月以内，妊娠を希望する婦人には投与しない
クロミフェンクエン酸塩	動物実験で胎児毒性，催奇形性作用が認められている	投与しない
エストラジオール	動物で生殖器系臓器の異常，動物，ヒトでジエチルスチルベストロールによる生殖器系臓器異常，ヒトで女性ホルモン剤による先天性異常（先天性心臓奇形および四肢欠損症）のリスク増加の報告あり	投与しない
ワルファリンカリウム	点状軟骨異栄養症等の軟骨形成不全，神経系の異常，出血傾向に伴う死亡の報告あり	投与しない
リバビリン	動物実験で催奇形性作用，胚・胎児致死作用の報告，精巣・精子の形態変化等の報告あり．精液中への移行性が否定できない	投与しない．妊娠する可能性のある女性およびパートナーが妊娠する可能性のある男性は避妊，パートナーが妊婦の男性はコンドーム使用
テトラサイクリン	胎児に一過性の骨発育不全，歯牙の着色・エナメル質形成不全を起こすことあり，動物で胎児毒性	治療上の有益性が危険性を上回ると判断される場合にのみ投与する
インドメタシン	胎児循環持続症，胎児動脈管収縮，動脈管開存症，腎不全，腸穿孔，羊水過少症，壊死性腸炎の発生率高いとの報告，動物実験で催奇形性作用あり	投与しない
ミソプロストール	子宮収縮作用，完全または不完全流産，子宮出血の報告あり	投与しない

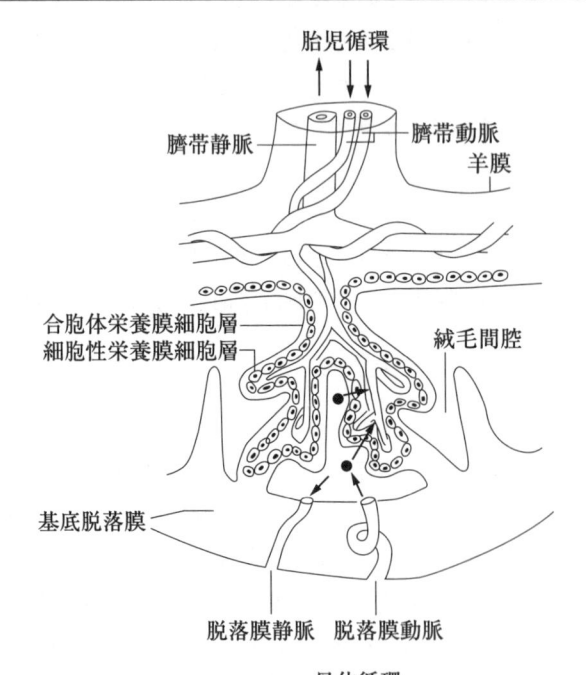

図 3.4 ヒト胎盤構造と薬物の胎盤通過

表 3.2　薬物の胎盤透過機構と透過性に影響する要因

1. 拡散　　1) 単純拡散
　　　　　　　解離度：分子形（非イオン形）薬物が透過
　　　　　　　脂溶性：脂溶性薬物が透過性高い
　　　　　　　分子量：分子量 600 以下の薬物は透過しやすいが、1,000 以上は困難
　　　　　　　タンパク結合率：非結合形薬物が透過
　　　　　2) 促進拡散
2. 能動輸送
3. 特殊輸送

物が一定の割合で存在している．イオン形薬物は胎盤を通過することができず，分子形薬物のみが胎盤を通過する．そのため，胎盤通過性はpH分配仮説に従う．胎児血は母体血より酸性であるので，塩基性の薬物の濃度が胎児血において母体血より高いことがある．また，分子形の薬物は脂溶性が高ければ透過速度が速く，分子量が600以下の薬物は透過しやすいが，1,000以上の大きい薬物は透過が困難である．また，母体血中でタンパク質と結合している薬物は透過せず，非結合形薬物のみが透過する（表3.2）．また，トランスポーターを介した輸送も行われる．有機カチオントランスポーターの輸送基質としては，アンフェタミン，イミプラミン等が，カルニチントランスポーターの輸送基質としてはベラパミル，グアニジン等がある．

　妊婦への薬物療法時には，胎盤透過性の低い薬物，催奇形性の報告されていない薬物を選択する．例えば，抗凝固薬のワルファリンは胎盤通過性が高く，点状軟骨異栄養症などの奇形，出血による胎児死亡の症例がある．したがって，胎盤通過性の低いヘパリンを選択する．同様に，インスリンは胎盤を透過しないので，糖尿病の妊婦にはインスリンを使用する．

4　妊娠中の薬物動態変化

　妊娠中は，血漿容積は妊娠8か月頃までに50%近く増加し，全身水分量も増加する．その結果，薬物の分布容積が増大することがある．血漿量の増大と心拍出の増大に伴い，腎血漿量は25〜50%増加し，これに伴って糸球体ろ過量も増加する．したがって，非結合形薬物の消失も促進される．これらのことにより，血液中の薬物濃度が低下する．また，血漿アルブミン濃度は低下し，非結合形薬物の割合が増大する．これに対して，α_1-酸性糖タンパク質濃度はそれほど変動しないといわれている．吸収過程においては，妊娠中に増加する黄体ホルモンによって消化管の運動が低下し，胃内容排出速度が延長するため，薬効発現が遅くなる可能性がある．また，胃酸分泌低下と粘液分泌亢進が認められ，薬物の吸収が異なる可能性がある．さらに，妊娠時にはCYP3A4，CYP2D6，CYP2A6の酵素活性が上昇し，CYP1A2，CYP2C19活性は低下するとの報告があるが，さらなる検討が必要である．

5　胎児の薬物動態

　胎児は成人に比べ体水分量が多く，体重当たりの水分量は，在胎3か月未満児で約90%，正期産児75%，成人50〜60%である．また，脂肪は少なく，血漿タンパク質濃度が低いため，タンパク結合率も低い．脳の全体に占める割合が大きく，血液脳関門は未熟である．胎盤から臍帯静脈により運ばれた血液は，胎児の肝臓を経由して下大静脈に至る経路と，肝臓を経由せず直接下大静脈に入る経路がある．胎児は腎機能も発達しておらず，尿として羊水中に排泄された薬物は，胎児の消化管，肺

胞，皮膚から胎児に吸収され，胎盤を通り，母体により処理される．また，臍帯，絨毛板からの吸収もある．

　胎児の肝組織当たりの total CYP 量は成人の 25～50% である．CYP3A7，CYP3A5，CYP2E1 は胎児期に発現し，CYP1A2，CYP2D6，CYP3A4，CYP2C8，CYP2C9，CYP2C18，CYP2C19 はほとんど検出できないとの報告があるが，さらなる検討が必要である．また，グルクロン酸転移酵素は十分に発達していないので，グルクロン酸抱合能は低い．また，代謝物は一般的には未変化体より水溶性であることが多く，胎盤通過性は低くなる．したがって，胎児により代謝された代謝物が胎児に蓄積する可能性があり，特に活性代謝物の場合，注意が必要となる．

6 その他

　母体への薬物療法時には，薬物の投与経路の選択が必要である．全身への吸収のない局所外用薬をできるだけ用いる．全身への影響があるといわれる吸入薬もそれほど影響しない．

　また，逆に母体に薬物を投与し，胎盤通過性を利用して，胎児を治療する試みもなされている．胎児頻拍症のため，母体にジゴキシンを投与し，治療することがある．また，胎児肺成熟を目的として，母体にデキサメタゾンが用いられることがある．

　妊婦への薬物療法時には，薬物療法の必要性，薬物の催奇形性・胎児毒性，胎盤通過性を総合的に検討し，患者への説明，理解・同意を得る必要がある．

参考文献

1) 日本臨床薬理学会編（2003）臨床薬理学 第 2 版，医学書院
2) 粟津莊司，小泉保編（1992）最新生物薬剤学，南江堂
3) 佐藤孝道，加野弘道編（1992）実践 妊娠と薬，じほう
4) 松田静治編（2004）妊婦と薬物療法の考え方 第 2 版，ヴァンメディカル
5) 望月眞人監修（2001）標準産科婦人科学，医学書院
6) 有吉範高（2006）薬局，**57**, 175-190
7) 大谷壽一他（2000）薬事，**42**, 844-851
8) 上野光一（2007）薬事，**49**, 1103-1107
9) 佐久間勉他（2007）薬事，**49**, 1109-1114

3.2 授乳婦における薬物体内動態の特性と薬物治療

母体に投与したほとんどの薬物は母乳中に移行する．ただし，移行性の高い薬物と低い薬物があるので，薬物の選択が必要となる．また，少量しか移行しなくても，重大な影響を及ぼす薬物もある．授乳婦は妊婦と異なり，授乳を避けることにより，乳児への影響を避けることが可能である．さらに，服薬と授乳を工夫することにより，乳児への影響を少なくすることができる．また，乳児の発達状態によって，母乳中の薬物による有害反応の発現が異なってくる．母乳栄養には多くの利点があり，母乳哺育を続けることができるよう検討していかなければならない．

3.2.1 母乳栄養の利点

ヒトと動物の母乳は成分が異なり，タンパク質や乳糖等の含有量も違う．したがって，ヒト母乳は乳児にとって最良の栄養源となる．また，人工乳（粉ミルク）は牛乳から作られるものが多く，牛乳にはβ-ラクトグロブリン等が含まれており，ヒト乳児にアレルギーを起こすことがある．また，出産後すぐに排出される初乳には感染防御物質が含まれ，乳児を感染から守っている．immunoglobulin A（IgA）は胎児ではきわめて低値であり，母乳中に含まれる IgA は乳児の腸管内壁に付着し，腸管からの細菌の侵入を防ぐ．母乳中のリゾチーム，ラクトフェリン等は非特異的な抗菌作用を有し，侵入してきた細菌に溶菌，静菌的に働く．リンパ球，マクロファージも存在し，ラクトフェリン等の産生，食菌能，殺菌能を有する．また，母乳哺育によるスキンシップから，母子の精神的安定が得られる．このように，母乳哺育には多くの利点があり，母乳哺育が推奨されている．

3.2.2 母乳の産生機構

乳房には 15 〜 20 個の乳腺葉があり，乳腺葉は乳管につながり，乳頭に開口している．基底膜で内包された乳腺腺細胞は，腺構造上皮細胞層とそれをバスケット状に包む筋上皮細胞層から成り，さらに血管が網状に覆っている（図 3.5）．母乳の 87 〜 95% は水分であり，タンパク質，炭水化物，脂肪等が含有される．出産直後から 1 週間の初乳には，免疫グロブリン等が多く含まれ，タンパク質の含有量も多い．しかし，成乳になると，脂肪の含有量が高くなり，タンパク質の含有量が減少する．タンパク質はリボソームで合成され，細胞先端部へ運ばれ，液胞を包む膜と原形質膜が癒合して放出されたり，アポクリン分泌（分泌物とともに細胞質の一部が腺腔に脱落して放出する様式）により放出される（図 3.6）．脂肪滴もアポクリン分泌により放出される．母乳成分の含有量および母乳産生量は個人差があり，それぞれ日内変動を示し，食事の影響を受けることもある．1 回の授乳においても，授乳開始時よりも授乳終了時のほうが母乳中の脂肪含有量が多い．

乳腺の発達はホルモンにより調節されており，卵巣や胎盤から分泌されるエストロゲンやプロゲステロンは乳管，腺葉の発達を促進し，妊娠中はプロラクチンの作用を抑制し，乳汁分泌を抑制している．出産後，胎盤が娩出されると，胎盤性ホルモンの抑制がなくなり，プロラクチン作用が発現し，乳汁分泌が開始される．また，乳児が乳頭を吸飲すると，プロラクチンおよびオキシトシンが遊離す

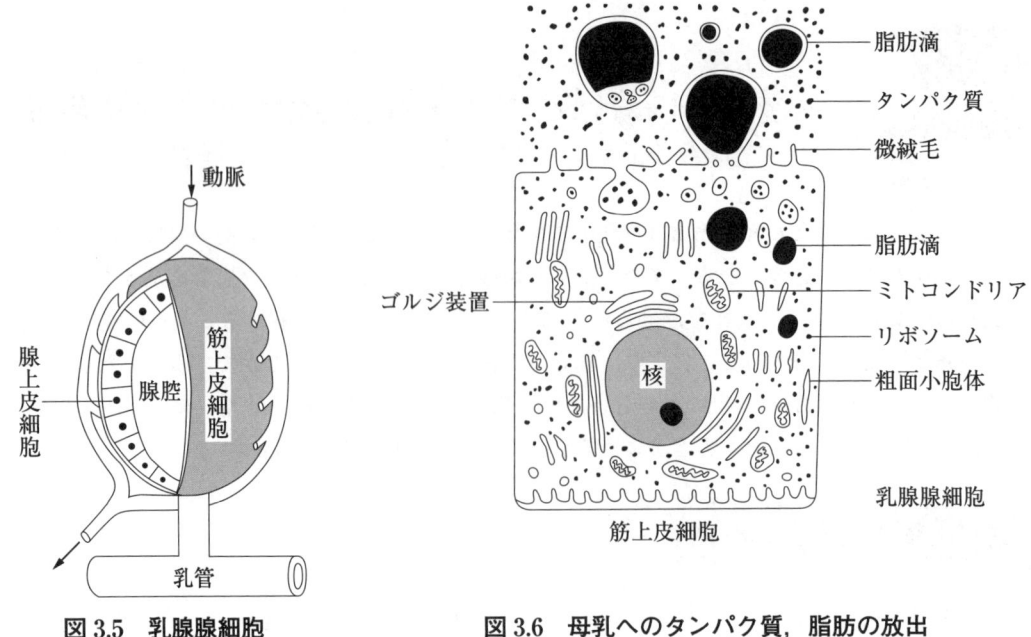

図 3.5　乳腺腺細胞　　　　図 3.6　母乳へのタンパク質，脂肪の放出

る．プロラクチンは乳腺の分泌活動を刺激し，維持するのに対し，オキシトシンは筋上皮細胞を収縮し，乳汁を射出させる．その他，副腎皮質ホルモンや甲状腺ホルモン等も母乳分泌に影響している．プロラクチンは薬物によって影響されやすく，レボドパ，ブロモクリプチンにより減少し，フェノチアジン，スルピリドにより増加する．

3.2.3 薬物の母乳移行

母体血中の薬物は2つの経路を通り母乳中に移行する．1つは筋上皮細胞，腺上皮細胞を通り内腔へ行く経路であり，多くの生体膜，細胞内液を通り移行する．もう1つは細胞間隙を通り，直接移行する経路である（図 3.7）．

薬物の母乳移行性は単純拡散，促進拡散，能動輸送，飲食作用によるが，単純拡散によるものが多い（表 3.3）．イオン形薬物は母乳中に移行することができず，分子形薬物のみが移行する．そのため，母乳移行性は pH 分配仮説に従う．血漿の pH は約 7.4，母乳の pH は約 7（6.35〜7.65）であるため，塩基性薬物は母乳中に移行しやすい．分子形の薬物は脂溶性が高ければ移行性が高く，母乳中の脂肪に大量に取り込まれる．また，高分子化合物は母乳中に移行しにくい．さらに，母体血中でタンパク質と結合している薬物は移行せず，非結合形薬物のみが移行する．母乳から血漿への逆拡散もある．その他に，トランスポーターを介した輸送もある．有機カチオントランスポーター，有機アニオントランスポーター等の存在が報告されている．抗ウイルス薬のアシクロビルは有機カチオントランスポーターによって輸送されると考えられるが，実際，母乳中アシクロビル濃度は，単純拡散時の移行性から予測される濃度より高い濃度を示している．

薬物の母乳中への移行性を比較するパラメーターとしては，M/P 値（母乳中濃度と母親血漿中濃度の AUC 比または濃度比），推定乳児摂取量が用いられている．M/P 値は母乳中移行性の高い薬物で高い．推定乳児摂取量は，乳児が1日に哺乳する母乳量（1日 600〜1,000 mL，150 mL/kg/日）と母乳中薬物濃度より，乳児の摂取量を求める．その値と，乳児への適応のある薬物であれば，用

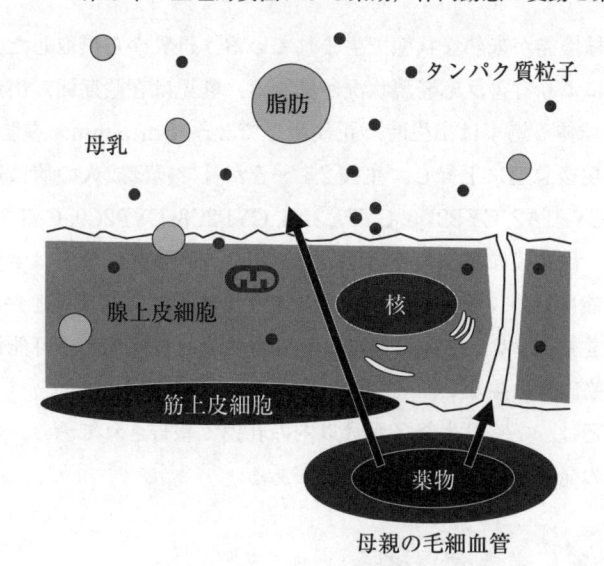

図 3.7　血液から母乳への薬物の移行

表 3.3　薬物の母乳移行機構と移行性に影響する要因

1. 拡散　　1）単純拡散
　　　　　　　　解離度：分子形（非イオン形）薬物が透過
　　　　　　　　脂溶性：脂溶性薬物は透過性が高い
　　　　　　　　分子量：高分子量化合物は移行困難
　　　　　　　　タンパク結合率：非結合形薬物が透過
　　　　　2）促進拡散
2. 能動輸送
3. 特殊輸送

法・用量を比較する．乳児への適応のない薬物であれば，母親への体重当たりの投与量と比較が可能である．

3.2.4　母体の薬物体内動態の影響

　母体の薬物体内動態は母乳中濃度に大きく影響する．母体への投与量，投与経路，乳腺発達の良否，乳房の血流量，合併症，乳汁分泌等が影響する．また，母体の血漿タンパク質が低い場合には，非結合形の薬物が多くなり，母乳中への移行も高くなることがある．腎排泄型薬物では，母体が腎機能障害時には母体血中薬物濃度も高くなるが，母乳中薬物濃度も高くなる．さらに，母体が薬物の poor metabolizer であった場合に，母乳中薬物濃度が高濃度となることがある．実際に，このような母体から授乳していた乳児での有害反応が報告されている．

3.2.5　乳児の薬物動態

　母体に投与された薬物は，母乳中へ移行し，乳児の消化管から吸収される．出生時から 27 生日（生後 1 ～ 2 週間とすることもある）を新生児期と呼ぶ．妊娠 37 週未満で生まれた乳児を早産児，37 ～ 42 週で出産した児を正期産児と呼ぶ．出生体重 2,500 g 未満の児を低出生体重児と呼ぶ．早産児は

正期産児に比べて、各種機能が未熟な状態で生まれている。母乳から摂取した薬物量が同じでも、乳児の各機能の発達状態により有害反応発現状況が異なる。乳児は在胎期間、出産後日数によってその発達状態は異なる。糸球体ろ過率は出生時、正期産児で2～4 mL/min、在胎34週未満の早産児では1 mL/min 前後で、生後急速に上昇し、生後2.5～5か月でほぼ成人の値に近づく。また、新生児は薬物代謝能も低い。CYP1A2, CYP2D6, CYPY3A4, CYP2C8, CYP2C9, CYP2C18, CYP2C19 活性は胎児ではほとんどなく、出産後に増加する。UDP-グルクロン酸転移酵素は十分に発達していないので、グルクロン酸抱合能は低い。新生児期には胃酸産生が少なく、胃内pHが高い。胃内pHは生後2～3年で成人の値に達するので、生後日数により薬物の吸収が変化する可能性がある。乳児は体水分量が多く、脂肪量、筋肉量は少ない。

母乳を介した有害反応は、多くは生後3か月以内の乳児で報告されており、特に生後7日以内が多い。したがって、乳児の発達状態を考慮する必要がある。

3.2.6 母乳中薬物による有害反応

抗悪性腫瘍薬、放射性医薬品は、母乳中移行が少なくても、投与中は授乳を中止する。母親が抗悪性腫瘍薬のシクロホスファミドの治療を受け、授乳をしていた乳児に好中球減少が発現した例がある。放射性医薬品は、薬物により半減期が異なるので、薬物毎に授乳中止期間が異なる。また、免疫抑制剤のシクロスポリンは、シクロホスファミドと同じ危険性の分類に属するとの見解もあるが、現在では臓器移植後に出産する女性も増加し、授乳中の投与に関しては賛否両論がある。

母乳に移行した薬物による乳児の有害反応は、フェノバルビタール、エトスクシミドによる傾眠、炭酸リチウムによるリチウム中毒、アセブトロール、アテノロールによる徐脈、低血圧等が報告されている（表3.4）。また、多くの薬物の母乳中濃度は母体血漿中濃度より低く、M/P値は1以下であるが、母体血漿中濃度より高い薬物もあり、注意が必要となる（表3.5）。

3.2.7 授乳婦への薬物療法時の留意点

薬物療法の必要性、有益性と乳児への危険性を考慮し、必要な場合にのみ薬物療法を行う。薬物の投与経路の選択により、乳児への影響を少なくすることが可能であり、全身への吸収のない局所外用薬をできるだけ用いる。また、投与禁忌の薬物は避け、乳児への有害反応が報告された薬物、母乳中への移行性の高い薬物はできるだけ避ける。

薬物療法を行い、授乳を行う時には、服薬時間と授乳時間を考え、できるだけ母乳中薬物濃度が低い時間に授乳を行うようにする。例えば、授乳後に服薬する、乳児が入眠時に服薬する等が考えられる。また、乳児の発達状況が有害反応に大きな影響を及ぼすことから、在胎期間、出生後日数を考慮する。重要なことは、乳児のモニタリングを行うことである。臨床症状を観察し、可能であれば、乳児の血中薬物濃度を測定する。乳児血中薬物濃度が高ければ、有害反応発現前に、授乳を中止することが可能である。

表3.4 薬物の母乳移行性と乳児の有害反応報告の一部

薬　物	M/P 値	乳児の有害反応
シクロホスファミド		好中球減少
放射性ヨード		甲状腺機能低下
フェノバルビタール	(0.38〜0.46)	傾眠
エトスクシミド	(0.80〜1.03)	傾眠
プリミドン	(0.40〜1.15)	傾眠
インドメタシン	(0.37)	痙攣
アセチルサリチル酸	(0.03〜0.08)	サリチル酸中毒
炭酸リチウム	(0.24〜1.60)	リチウム中毒
アセブトロール	(1.90〜9.8)	低血圧, 徐脈
アテノロール	1.1〜4.5	チアノーゼ, 徐脈
混合ホルモン剤		乳房肥大, 嘔吐, 下痢
クレマスチン	(0.25〜0.5)	被刺激性
サラゾスルファピリジン	(0.3〜0.6)	血便を伴う下痢
ジアフェニルスルホン	0.22〜0.45	溶血性貧血
シプロフロキサシン	(1.6〜4.7)	偽膜性大腸炎
モルヒネ	(<1〜2.45)	無呼吸, チアノーゼ, 徐脈

M/P 値（母乳中濃度/母体血漿中濃度比）は複数症例の集計, ( ) なしは AUC 比, ( ) は濃度比

表3.5 薬物の母乳移行性の報告の一部

薬　物	M/P 値	薬　物	M/P 値
クアゼパム	4.18	ジソピラミド	1.03
ゾピクロン	0.51	ベラパミル	0.6
オランザピン	0.38	ソマトリプタン	4.9
セルトラリン	1.93	テルブタリン	1.04
パロキセチン	0.39	シメチジン	5.77
フルボキサミン	1.32	ラニチジン	(8.44)
リスペリドン	0.1〜0.42	ファモチジン	(0.41〜1.78)
カフェイン	0.76	シクロスポリン	0.45, 1.4
ナドロール	4.6	ロラタジン	1.2
メトプロロール	2〜3.6	アンピシリン	(0.006〜0.53)
ソタロール	(2.43〜5.64)	セフトリアキソン	0.03〜0.04
アミオダロン	(4.6〜13)	エリスロマイシン	(0.5〜0.9)
ピルシカイニド	1.75	テトラサイクリン	(0.6〜0.8)
ニトレンジピン	0.64〜1.42	フレロキサシン	0.63

M/P 値：母乳中濃度/母体血漿中濃度比, ( ) なしは AUC 比, ( ) は濃度比

参考文献

1) 日本臨床薬理学会編 (2003) 臨床薬理学 第2版, 医学書院
2) 粟津荘司, 小泉保編 (1992) 最新生物薬剤学, 南江堂
3) 菅原和信, 豊口禎子 (2008) 薬剤の母乳への移行 第4版, 南山堂
4) 坂元正一, 水野正彦, 武谷雄二 (1999) プリンシプル産科婦人科学2 第2版, メジカルビュー社
5) 有吉範高 (2006) 薬局, 57, 175-190

3.3 肥満状態における薬物体内動態の特性と薬物治療

3.3.1 肥満の定義

肥満は，体脂肪が過剰に蓄積した状態であり，単に体重が重くなるということでなく，特に内臓脂肪の蓄積は生活習慣病全般の罹患率を高める．

肥満は以下の指標により定義されている．

$$\text{BMI}（\text{body mass index}）＝体重（kg）÷ \{身長（m）\}^2 が 25 以上$$

National Institute of Health（NIH）が発表した「肥満についてのガイドライン」（1998年）によると，

① 標準体重は BMI 22 の体重とし，$\{身長（m）\}^2 × 22$ で計算する．
② 普通の体重は BMI 18.5 以上 25 未満の体重とする．
③ 肥満の判定は4段階に分かれる（肥満Ⅰ度は BMI 25 以上 30 未満，肥満Ⅱ度は BMI 30 以上 35 未満，肥満Ⅲ度は BMI 35 以上 40 未満，肥満Ⅳ度は BMI 40 以上の体重とする）．

と分類されている（表 3.6）．

表 3.6 NIH の分類

BMI	判 定
＜ 18.5	やせ
18.6 〜 24.9	正常
25.0 〜 29.9	肥満Ⅰ度
30.0 〜 34.9	肥満Ⅱ度
35.0 〜 39.9	肥満Ⅲ度
40.0 ≦	肥満Ⅳ度

3.3.2 肥満の薬物動態への影響

肥満状態では，
① 体脂肪の増加（体重増加）に伴う薬物の分布の変化
② 肝臓や腎臓の機能変化
③ 臓器の血流量変化

などが薬物の体内動態に影響して，薬効に影響を及ぼす可能性がある．

1 薬物の体内分布への肥満の影響

肥満時の薬物の体内分布は，以下 1）〜 4）の要因により影響される．

1）薬物の性質（脂溶性か，水溶性か）

薬物が脂溶性か水溶性か，その性質によって脂肪組織への分布が異なることから，投与量の決定に総体重や除脂肪体重，その他の関係式を使い分けて投与量を決定する薬物もある．

2）身体組成（脂肪組織と非脂肪組織）

体脂肪量は脂溶性薬物の分布容積に大きく影響する要因であり，薬物の作用点での濃度と密接に関連することになる．

3）血流量

肥満では，薬物の分布に影響する血液量，心拍出量などが増加する．また，腎血流量の増加により腎クリアランスが増加し，腎臓から排泄されやすい薬物では消失半減期の減少，作用時間の短縮が生じる可能性がある．

4）血漿タンパク質に結合している割合（タンパク結合率）

肥満では，以下のタンパク質の血漿中濃度が変化し，薬物の血漿タンパク質との結合に変化が生じ，薬効に影響が現れる可能性がある．

① α_1-酸性糖タンパク質（塩基性薬物が結合）が増加

塩基性薬物のタンパク結合率が上昇することで薬理作用に変化が生じる．

② 血漿遊離脂肪酸量が増加

遊離脂肪酸はアルブミンと結合する性質をもつ．そしてアルブミンと結合しやすい酸性薬物の結合率が低下することで，遊離薬物濃度が増加する可能性があり，薬理作用に変化する可能性がある．

2 肝臓での代謝への肥満の影響

肥満により肝臓での脂質組成が変化し，以下の変動が生じる可能性がある．
① 薬物代謝酵素の量が変化することで薬物代謝能に影響を与える．
② 酸化反応と抱合反応を受ける薬物では肝クリアランスが増加する．

3 腎臓での排泄への肥満の影響

一般に，肥満により腎クリアランスは増大する．これは，大部分が腎糸球体ろ過の増加によるものであり，シメチジンやプロカインアミドなどは尿細管分泌も増加している．

3.3.3 肥満により影響を受ける薬物動態パラメーター

1 分布容積

肥満時の薬物の分布容積は薬物の性質により異なる．
① 脂溶性薬物では，脂肪組織に移行しやすいため，分布容積が増加する．
② 水溶性薬物は，脂肪組織にはほとんど分布しないので，分布容積には変化がない．

2 クリアランス

脂肪組織への分布増加（分布容積の増加）による影響として，肝代謝や腎排泄によるクリアランスが減少して半減期が延長をもたらす．

3.3.4 投与設計時における体重調整の必要性

肥満患者の投与設計では体重調整が必要となる薬物がある．使用する体重式は薬物によって異なる（表3.7 参照）．

3.3.5 使用する体重式

肥満時の投与設計における体重調整において使用する体重式として，以下のいずれかを用いる．
① 総体重 total body weight（TBW）
② 除脂肪体重 lean body weight（LBW）（kg）＝体重（kg）×（100 − 体脂肪率）÷ 100
　　＊肥満を体脂肪率（体の成分のうちの脂肪組織の割合）から考えると，「男性で25%，女性で30% 以上のこと」とされる．
③ 標準体重 ideal body weight（IBW）（kg）＝ {身長（m)}^{2} × 22
④ 補正体重 ＝ IBW ＋ 0.4（TBW-IBW）
　　＊実際の体重がその理想体重の 120% を超えるとき．

表 3.7　代表的な薬物の体重調整に用いる式

薬物名	調整に使用する体重式	パラメーターの変化	要因
ジゴキシン	IBW	分布容積の変化なし	脂肪組織には分布しないため体重当たりの分布容積は減少
アミノグリコシド系抗生物質	IBW	分布容積↑ 腎クリアランス↑	細胞外液量に近い分布容積を示す
プロカインアミド塩酸塩	分布容積→ IBW 腎クリアランス→ TBW 代謝クリアランス→ IBW	腎クリアランス↑	肥満時のプロカインアミドクリアランスは IBW から予想される値よりも高くなる
バンコマイシン塩酸塩	TBW	分布容積↑ 腎クリアランス↑	腎から未変化体のまま排泄 肥満の有無にかかわらず TBW を使用
リドカイン塩酸塩	TBW	分布容積の変化なし	脂溶性が高い，分布容積は体重に比例して増大
テオフィリン	分布容積→ TBW 腎クリアランス→ IBW	分布容積↑ 半減期の延長	分布容積は TBW と，テオフィリンクリアランスは IBW と良好な相関

IBW：理想体重，TBW：総体重

3.3.6 薬物治療への肥満の影響

1 レミフェンタニル塩酸塩の肥満患者への使用

[レミフェンタニル塩酸塩の特徴]
① 国内では2007年に販売が開始された全身麻酔用鎮痛剤である．
② 作用発現は約1分と速効性である．
③ 血中半減期がきわめて短い（3～10分）．
④ フェンタニルと異なり長時間の持続投与後でも覚醒が早い．
⑤ 本剤の投与設計に実体重を用いると血中濃度が上昇し，徐脈や血圧低下が現れやすいので，理想体重または除脂肪体重で投与するのがよい（図3.8）．

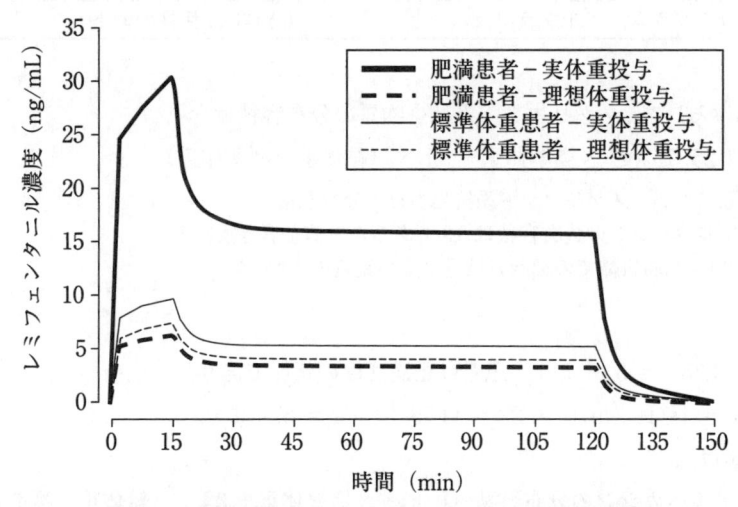

図3.8　肥満患者のレミフェンタニル血中濃度曲線

2 薬物治療において注意すべき薬剤

表3.8の薬物を肥満患者が使用する場合には，作用の増強や減弱などの可能性を考慮する．

3 肥満患者での薬物の分布容積（症例検討）

敗血症の診断で入院中の重症感染症患者（45歳，男性，身長175 cm, 体重100 kg）に対し，抗菌療法としてアミノグリコシド系抗生物質であるアルベカシン硫酸塩を投与することになった．血中濃度を目標とする治療域に達するための投与設計を行うために，この患者の分布容積を計算しなさい．

[解答に導くための解説]
① アミノグリコシド系抗生物質は細胞外間隙に分布し，脂肪組織中にはほとんど移行しない．
② 肥満患者では総体重よりも除脂肪体重を用いる．
③ 肥満患者のアミノグリコシド系抗生物質の分布容積を求めるには，超過体重の10%を足して補正することができる．

表 3.8 肥満時にクリアランスの変化が予想される薬物

	クリアランスの変化が予想される薬物名	要　因
クリアランスの増加	ジアゼパム，チオペンタール，フェニトインなど	脂溶性薬物の脂肪組織への分布による分布容積の増加
	アミノグリコシド系抗生物質，バンコマイシン，プロカインアミド，シメチジンなど	腎血流量の増加による水溶性薬物の尿中排泄増加
	シメチジン，プロカインアミド，シプロフロキサシンなど	腎尿細管分泌促進による尿中排泄増加
	ワルファリン，フロセミド，クロフィブラートなど	血漿遊離脂肪酸の増加による酸性薬物のタンパク結合率の低下
	メトキシフルラン，セボフルランなど	CYP2E1 活性の上昇
	ロラゼパム，オキサゼパム，イブプロフェンなど	グルクロン酸抱合活性の上昇
クリアランスの低下	リドカイン，プロプラノロールなど	α_1- 酸性糖タンパク質の増加による塩基性薬物のタンパク結合率の上昇
	トリアゾラム，アルプラゾラムなど	CYP3A4 活性の低下

（肥満患者における）アミノグリコシド系抗生物質の分布容積は，

$$V_d = 0.25\,(\text{L/kg}) \times 標準体重 + 0.1 \times (総体重 - 標準体重)$$

＊ 0.25：アミノグリコシド系抗生物質の分布容積
＊アルベカシンの分布容積は 0.3 であるから値を置き換える．
＊ 0.1：脂肪組織での細胞外液量はその重量の 10%

[解　答]

BMI = $100 \div (1.75)^2 = 32.6$ より，患者は肥満 II 度の状態であり，

標準体重（kg）= $\{身長\,(\text{m})\}^2 \times 22 = (1.75)^2 \times 22 \fallingdotseq 67.4$ より

患者の分布容積は，

$$V_d = アルベカシンの分布容積\,(\text{L/kg}) \times 標準体重 + 0.1 \times (総体重 - 標準体重)$$
$$= 0.3 \times 67.4 + 0.1 \times (100 - 67.4)$$
$$\fallingdotseq 23.5\,(\text{L})$$

3.4 栄養状態不良における薬物体内動態の特性と薬物治療

3.4.1 栄養不良がもたらす生理的変化

栄養不足は免疫機能の低下をはじめ，さまざまな生理的変化を生じ，感染症などの合併症の罹患率を上げる（図 3.9）．

```
                ┌─────────────────────────────────────────┐
                │ lean body mass*¹  100%：栄養不足なし      │
                └────────────────┬────────────────────────┘
                                 │
                   ┌─────────────┴──────────────────────────────┐
                   │ 1  肝臓・筋肉内のグリコーゲン（ほぼ1日で枯渇）│
                   ├────────────────────────────────────────────┤
                   │ 2  脂肪の分解→遊離脂肪酸のβ酸化→ケトン体産生│ → 皮下脂肪の喪失
                   ├────────────────────────────────────────────┤
                   │ 3  タンパク質分解                          │
                   └────────────────────────────────────────────┘
```

栄養摂取不良

筋タンパク質の分解→アミノ酸放出→肝での糖新生，
生命維持のためのタンパク質合成

筋肉量の減少（骨格筋，平滑筋，心筋）

内臓タンパクの減少（アルブミンなど）

免疫能低下（リンパ球，多核白血球，抗体，急性糖タンパク質）
創傷治癒遅延，臓器障害（腸，肝臓，心臓）

死亡
nitrogen death*²
lean body mass の 30〜40% の喪失

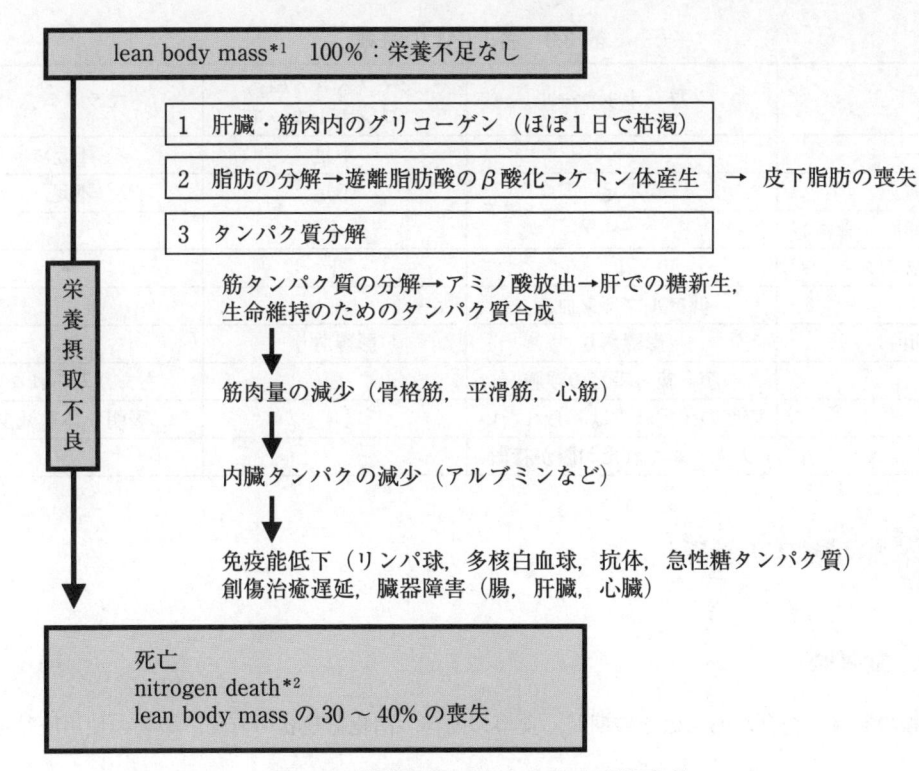

図 3.9　栄養不良がもたらす生理的変化

*¹ 除脂肪体重 lean body mass は，体重から体脂肪量を引いて計測される値で，体脂肪を除いた骨格筋，骨，内臓の重量を表す．
*² タンパク質減少の最終像は，窒素死 nitrogen death を引き起こす．

3.4.2　タンパク質・エネルギー栄養失調（PEM）の分類

栄養不足状態はエネルギーとタンパク質の不十分な利用や吸収を示すタンパク質・エネルギー栄養失調（PEM）として考えられている．

PEM は，
① クワシオルコール kwashiorkor
② マラスムス marasmus
③ マラスムス型クワシオルコール：両者の特徴をあわせもつ混合型

に分類される．

クワシオルコールはタンパク質を中心とした短期間の栄養障害であり，タンパク質のみの不足が著明であるが，これにエネルギー不足が慢性的に加わると皮下脂肪，筋タンパク質の喪失が著明となりマラスムスとなる．

マラスムスではタンパク質，エネルギー摂取量が身体の要求量に対して不十分となり，身体は自らの蓄えから不足分を引き出すことになる（表 3.9）．

表 3.9 各 PEM の特徴

	クワシオルコール	マラスムス型クワシオルコール	マラスムス
エネルギー	→	不足	不足
タンパク質	不足	不足	不足
体重，体脂肪，骨格筋	→	↓	↓
血漿アルブミン	↓	↓	→
	低アルブミン血症		
薬物の作用	影響あり	影響あり	→
浮腫	顔・腕・手足の浮腫		あまりみられない
体重減少	極度の体重減少はみられない		著明な体重減少
その他	大きくふくれたお腹が特徴		

3.4.3 栄養障害の診断

1 病歴，食事歴

食欲不振の有無，絶食があればその期間，食事の内容，消化器症状の有無，薬物の使用歴等を聴取する．

2 身体計測

身長，体重を測定し BMI を計算する．
さらに上腕三頭筋皮下脂肪厚（TSF），上腕筋周囲長（AMC），上腕筋面積（AMA）を測定する．

3 血液生化学検査

血清総タンパク質，アルブミン，トランスフェリン，レチノール結合タンパク質などの栄養素依存物質の血漿濃度の標準値を基準とする．

3.4.4 栄養評価の指標としての血漿タンパク質

栄養状態を評価するうえで，従来は血液中のアルブミンを測定することで把握してきた．
[アルブミンの特徴]
① 半減期が長い．
② 血液中の量が多いので，栄養状態の改善が数値となって現れるまでには日数を要する．

近年，半減期が短くて，さらに血液中量が少なく鋭敏に栄養状態を反映するレチノール結合タンパク質（RBP），プレアルブミン（PreAlb），トランスフェリン（Tf）などが注目されている（表 3.10）．

表 3.10 栄養評価の指標となる血漿タンパク質

	レチノール結合タンパク質	プレアルブミン	トランスフェリン	アルブミン
半減期	0.5 日	2 日	7 日	21 日
分子量	21,000	55,000	76,500	67,000
基準範囲（mg/dL）	3～6	22～42	190～340	4,200～5,300
特徴	半減期が0.5日と短く、栄養状態を感度よく早期に現す	半減期が2日と短く、栄養状態を感度よく早期に現す	半減期が7日と短く、重篤な栄養状態で減少する	長期的栄養状態の管理に適している、コストが安い

3.4.5 栄養不良の薬物動態への影響

栄養状態不良時において、肝臓でのタンパク質合成が減少すると薬物のタンパク質輸送が制限され、血漿中遊離形薬物濃度が増加する。全身で細胞外液が蓄積して血中アルブミン濃度が低下し、浮腫が生じる。その結果、1～4により薬物の体内動態が変化する可能性がある。

1 血漿タンパク質の不足

栄養状態不良時では、血漿タンパク質が不足し、本来結合するはずの薬物が遊離して組織に移行しやすくなるため、作用増強の可能性がある。

2 浮腫

① 薬物の吸収部位に浮腫があると、薬物の吸収が減少し、作用減弱の可能性がある。
② 作用点となる組織に浮腫があると、組織への薬物移行が減少し、作用減弱の可能性がある。

3 肝臓での代謝・腎臓での排泄

① 薬物代謝速度の低下により、代謝の遅延によって消失半減期が延長することで、作用が増強する可能性がある。
② 薬物の腎臓からの排泄が増加することで、クリアランスが増大し、消失半減期が短縮することで、作用減弱の可能性がある。

4 体脂肪の減少

脂肪組織に移行しやすい脂溶性薬物は体脂肪が減少すると移行先を失い、作用点への分布が増加して、作用増強の可能性がある。

3.4.6 薬物治療において注意すべき薬剤

栄養状態不良時の薬物治療において、投与量の調節が必要となる場合もあるので注意が必要である（表 3.11）。

表3.11 栄養状態不良時にクリアランスの変化が予想される薬物

	薬物名	要因
クリアランスの低下が予想される薬物	アセトアミノフェン，サリチル酸，クロラムフェニコールなど	代謝能の減弱
	ペニシリンなど	腎排泄減少
	アロプリノール	活性代謝物であるオキシプリノールの排泄低下（過敏症の副作用が増強）
	イソニアジド	アセチル化による代謝能の低下
	ゲンタマイシンなど	クリアランス低下による血中濃度の増加

第4章 遺伝的要因による体内動態，薬効の変動と薬物治療の個別化

はじめに

　薬物治療の個別化においては遺伝情報のような個人差の原因となる特性や特徴を考慮し，個々の患者における薬物の体内動態や薬効・副作用，いわゆる個人の pharmacokinetics/pharmacodynamics (PK/PD) を的確に予測することが重要となる．近年，このような薬物反応性の個体差に関わる遺伝情報の一つに，ゲノム（遺伝子）を構成している DNA の塩基配列の個人の違いである遺伝子多型 genetic polymorphism（遺伝的多型，あるいは DNA 多型ともいう）が注目されている．薬理遺伝学 pharmacogenetics (PG) やゲノム薬理学 pharmacogenomics (PGx) のさらなる発展に伴い，今後のテーラーメイド薬物治療に貢献する者を目指すためには，このような遺伝子の多様性，およびそれを考慮した薬物治療についての知識習得は必要不可欠となる．

　なお，わが国ではテーラーメイド医療，あるいはオーダーメイド医療と呼ばれることが多い個別化医療は，欧米においてはパーソナライズド・メディスン personalized medicine と呼ばれることが一般的である．

到達目標

1) 薬物の体内動態や作用・副作用発現に及ぼす遺伝的素因である遺伝子多型について説明できる．
2) 遺伝子多型を考慮した薬物治療について，例を挙げて説明できる．

4.1 遺伝的素因，特に遺伝子多型について理解するために必要な基本的な知識

　バイオテクノロジー技術の進歩に後押しされ，ヒトゲノムの全塩基配列を解析するプロジェクトであるヒトゲノム計画 Human Genome Project が 2003 年に終了した．一方，その解読完了前の 2002 年，将来のテーラーメイド医療に寄与すべく，疾患や薬物に対する反応性に関わる遺伝子を見出すための基盤を整備するプロジェクトとして国際ハップマップ計画 International HapMap Project も開始された[1]．この計画は，カナダ，中国，日本，ナイジェリア，英国，米国の協力により行われ，SNP (single nucleotide polymorphism：一塩基多型) に代表される個人における遺伝子の塩基配列の違い

がヨーロッパ人，アフリカ人およびアジア人（日本人と中国人）で調査された．さらに，近傍に位置する複数のSNPsにおける染色体（対立遺伝子）上の組合せであるハプロタイプは，個人の体質や薬物の応答性のような遺伝的多様性をより良く説明することができる可能性が高く，これについても同時に解析が行われている．このような計画の成果により，ヒトのゲノムの配列の違いが明らかにされ，30億塩基対からなるヒトゲノム上にSNPのような多型部位は300～1,000万箇所あまり存在し，人種ごとのハプロタイプも明らかになってきた．

　主に，遺伝子多型は置換，欠失・挿入，および反復配列数の違いによって生じる．このうちSNPは1箇所の塩基が他の塩基に置換したもので，ヒトゲノム上におよそ数百塩基に1箇所以上存在する．特に，SNPが制限酵素の認識配列上に位置するような場合，RFLP（restriction fragment length polymorphism：制限酵素断片長多型）が生じることとなる．また，塩基の欠失・挿入は1～数十塩基，場合によっては数千塩基にわたって起こる．時として，遺伝子全体を含むような大きな領域が欠失あるいは重複して挿入される場合もあり，特に，これはコピー数多型（copy number polymorphism：CNPまたはcopy number variation：CNV）と呼ばれ，ヒトゲノム上に散在していることが最近明らかになった[2,3]．また，塩基の反復配列の繰り返しの回数の違いにはVNTR（variable numbers of tandem repeats）やマイクロサテライト（short tandem repeat：STRとも呼ばれる）多型などが知られている．このVNTRの繰り返し配列の単位は2～数十塩基，マイクロサテライトは2～4塩基である（図4.1）．

　一方，SNPは遺伝子上の位置する場所により，以下に示すように小文字をつけて区別される（図4.2）．SNPが遺伝子発現を調節・制御するエンハンサーやプロモーター領域などにあるものはrSNP（regulatory SNP），遺伝子の翻訳（コード）領域に位置し，かつアミノ酸が変化するものはcSNP

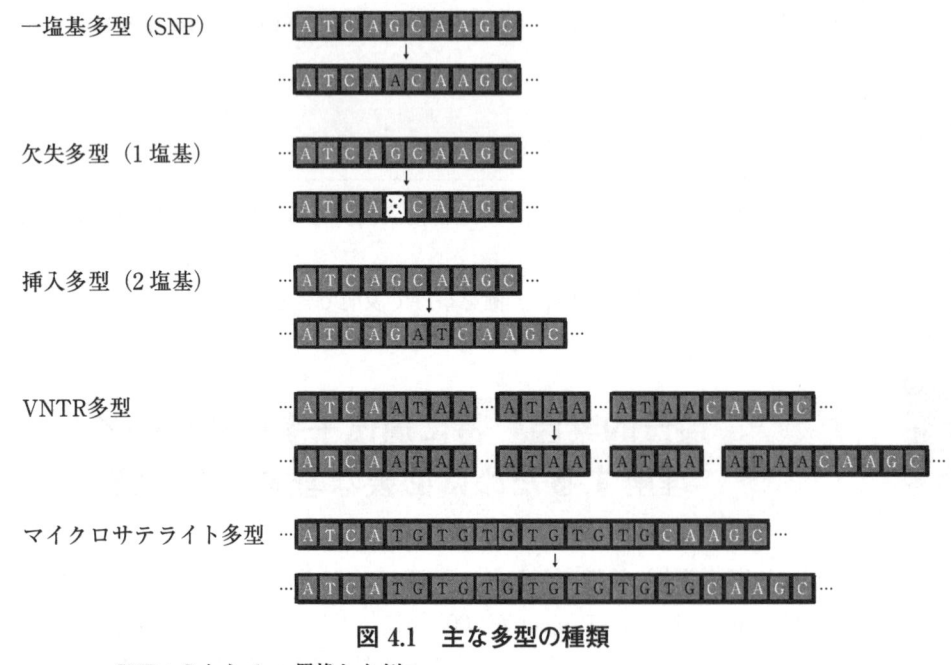

図4.1　主な多型の種類

SNP：GからAへ置換した例
欠失：Gが1塩基欠失した例
挿入：ATの2塩基が挿入された例
VNTR：ATAA配列の繰り返し数が3回から4回へと多くなった例
マイクロサテライト：TGの反復配列の繰り返しが6回から7回に増えた例

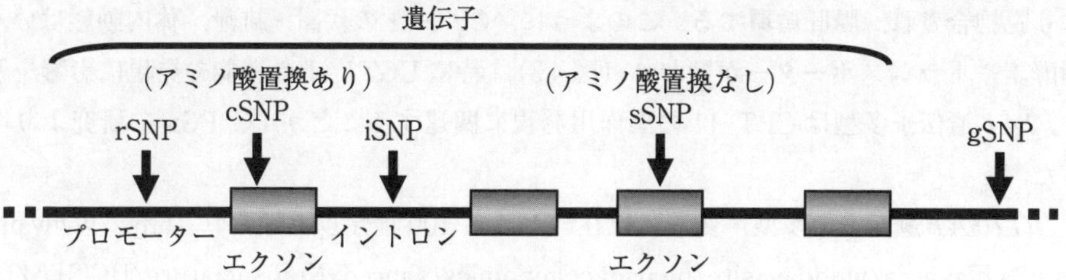

第 4 章　遺伝的要因による体内動態，薬効の変動と薬物治療の個別化　**89**

図4.2　SNP の遺伝子上の位置と種類

rSNP：regulatory SNP（転写調節領域に位置する SNP）
cSNP：coding SNP（翻訳領域であるエクソン部位に位置するミスセンス変異やナンセンス変異などのような SNP）
sSNP：silent SNP（エクソン部位に位置する静的なサイレント変異の SNP）
iSNP：intronic SNP（非翻訳領域であるイントロンに位置する SNP）
gSNP：genomic SNP（遺伝子の領域外の SNP）

(coding SNP)，アミノ酸が変化しないものは sSNP（silent SNP），転写時においてスプライジングによって切り取られるイントロンに位置するものは iSNP（intronic SNP），これ以外のゲノム DNA 上にあるものは gSNP（genomic SNP）と呼ばれる．これらのうち，特に rSNP と cSNP が遺伝子の機能に関係する可能性が高いと考えることができるが，時に sSNP や iSNP が機能へ影響する場合もあるので，注意が必要となる．

なお，この多型と類似している語句である変異 mutation は，厳密に区別されずに用いられることも多いが，遺伝学的には，ある母集団における出現頻度が 1% 以上の場合は多型，それより低い場合は変異と定義されている．

4.2　遺伝的素因による体内動態，薬効の変動

4.2.1　イリノテカンの副作用と *UGT1A1* 遺伝子多型の例

わが国で開発されたイリノテカン（CPT-11）は，中国原産のヌマミズキ科の植物である喜樹 *Camptotheca acuminata*（和名：カンレン）に含まれるカンプトテシンの半合成の誘導体で，I 型 DNA トポイソメラーゼを阻害することによって DNA 合成を阻害し，抗腫瘍活性を示す．CPT-11 は多くの癌腫に適応を有し，特に肺癌と大腸癌の化学療法においては欠くことのできない薬物であるものの，治療の際，重篤な下痢や高度の好中球減少を引き起こす症例が存在し，問題視されてきた．また，CPT-11 はプロドラッグであり，その多くは肝臓のカルボキシルエステラーゼ（CES）により加水分解を受け，活性代謝物である SN-38 に変換される．その後，SN-38 は，主に UDP-グルクロン酸転移酵素（UGT）アイソザイムの一つである UGT1A1 によりグルクロン酸抱合を受け不活性化される（一部は CYP3A4 でも代謝を受ける）．さらに，SN-38 のグルクロン酸抱合体（SN-38G）は MRP2（多剤耐性関連タンパク質 2 multidrug resistance-associated protein 2）や BCRP（乳癌耐性タンパク質 breast cancer resistance protein）のような薬物排出ポンプ（ABC トランスポーター）によって胆汁を介し，糞中に排泄される．また，この SN-38G の一部は，腸内細菌の β-グルクロニダ

ーゼにより脱抱合され，腸肝循環する．このように，CPT-11 の代謝・排泄，体内動態はいくつかの薬物代謝酵素やトランスポーターが関わり（図 4.3），特に UGT1A1 の機能や発現に影響を及ぼすような UGT1A1 遺伝子多型は CPT-11 の副作用発現に関連することが PG/PGx の研究より明らかになってきた[4,5]．

一方，UGT1A1 遺伝子の多型・変異は現在のところ 100 種類以上知られ（http://www.pharmacogenomics.pha.ulaval.ca/webdav/site/pharmacogenomics/shared/Nomenclature/UGT1A/UGT1A1.htm），それらの変異の頻度には人種差が認められるが，日本人を含むアジア人種においては，CPT-11 のグルクロン酸抱合能に影響を与える以下の四つの変異が重要である（図 4.4）．それらは UGT1A1 遺伝子のエクソン 1 に位置する cSNP の UGT1A1*6（211 G>A）と UGT1A1*27（686 C>A），プロモーター領域における TA 塩基の繰り返し数の多型の UGT1A1*28（-40_-39 insTA），およびエンハンサー領域における rSNP の UGT1A1*60（-3279 T>G）である．これらの日本人における多型の発現頻度，および SNPs 間の連鎖関係を考慮すると，特に UGT1A1*28 と UGT1A1*6 の臨床的意義が大きく，これらは CPT-11 による副作用発現予測のバイオマーカー（治療に対する薬理学的な反応の指標）として有用である．このことから最近，国内初のヒト遺伝子の判定する体外診断用医薬品として，これらの診断キットが製造販売承認された．さらに，イリノテカン塩酸塩水和物点滴静注の添付文書の［重要な基本的注意］などに，以下のような事項が追記された．

『イリノテカン塩酸塩水和物点滴静注の添付文書（2008 年 6 月改訂版）の抜粋』
［重要な基本的注意］

本剤の活性代謝物(SN-38)の主な代謝酵素である UDP-グルクロン酸転移酵素 UDP-glucuronosyl-transferase（UGT）の二つの遺伝子多型（UGT1A1*6，UGT1A1*28）について，いずれかをホモ接合体（UGT1A1*6/*6，UGT1A1*28/*28）またはいずれもヘテロ接合体（UGT1A1*6/*28）としてもつ患者では，UGT1A1 のグルクロン酸抱合能が低下し，SN-38 の代謝が遅延することにより，重篤な副作用（特に好中球減少）発現の可能性が高くなることが報告されているため，十分注意すること．

遺伝子多型	AUC 比（SN-38G/SN-38）	
	例数	中央値（四分位範）
UGT1A1*6 と UGT1A1*28 をともにもたない	85	5.55（4.13〜7.26）
UGT1A1*6 または UGT1A1*28 をヘテロ接合体としてもつ	75	3.62（2.74〜5.18）
UGT1A1*6 または UGT1A1*28 をホモ接合体としてもつ，もしくは UGT1A1*6 と UGT1A1*28 をヘテロ接合体としてもつ	16	2.07（1.45〜3.62）

［UGT1A1 遺伝子多型と副作用発現率］

本剤単独投与（55 例）の各種癌患者について，UGT1A1 遺伝子多型と副作用との関連性について検討した．本剤は，100 mg/m^2 を 1 週間間隔または 150 mg/m^2 を 2 週間間隔で投与した．グレード 3 以上の好中球減少および下痢の発現率は次表のとおりであった．

遺伝子多型	グレード3以上の好中球減少発現率（例数）	グレード3の下痢発現率（例数）
UGT1A1*6 と UGT1A1*28 をともにもたない	14.3%（3/21）	14.3%（3/21）
UGT1A1*6 または UGT1A1*28 をヘテロ接合体としてもつ	24.1%（7/29）	6.9%（2/29）
UGT1A1*6 または UGT1A1*28 をホモ接合体としてもつ，もしくは UGT1A1*6 と UGT1A1*28 をヘテロ接合体としてもつ	80.0%（4/5）	20.0%（1/5）

　これらの添付文書の記載からも明らかなように，UGT1A1*6 や UGT1A1*28 のような遺伝子多型は CPT-11 によって引き起こされる好中球減少症や重篤な下痢のような副作用の発現を推測する際のバイオマーカーとなり，薬物治療の個別化において有用となる．しかしながら，これらの多型を有するか否かによる個人における CPT-11 の投与量設定についての具体的な基準は，まだ定められておらず，日本人における治療効果と副作用を考慮した今後の PG/PGx の研究に期待するところが大きい．また，図 4.3 に示したように CPT-11 の代謝・排泄には UGT1A1 以外の薬物代謝酵素やトランスポーターなどが協奏的に関与し，これらの影響についても同様な検討が必要である．このような研究の今後の成果によって，より安全で効果的な CPT-11 の個別化治療が行われることになると考えられる．

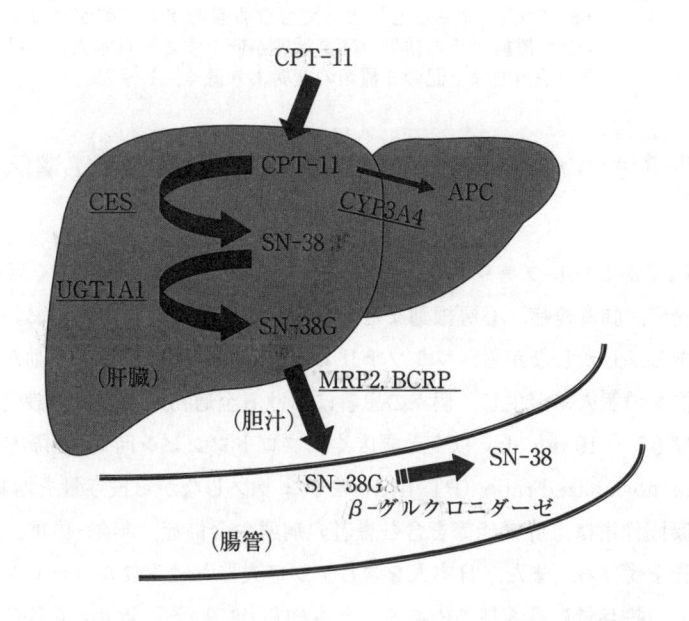

図 4.3　イリノテカン（CPT-11）の主たる代謝・排泄経路

CES ：カルボキシルエステラーゼ
MRP2：多剤耐性関連タンパク質 multidrug resistance-associated protein 2
　　　（ABCC2，あるいは cMOAT ともいう）
BCRP：乳癌耐性タンパク質 breast cancer resistance protein（ABCG2 ともいう）

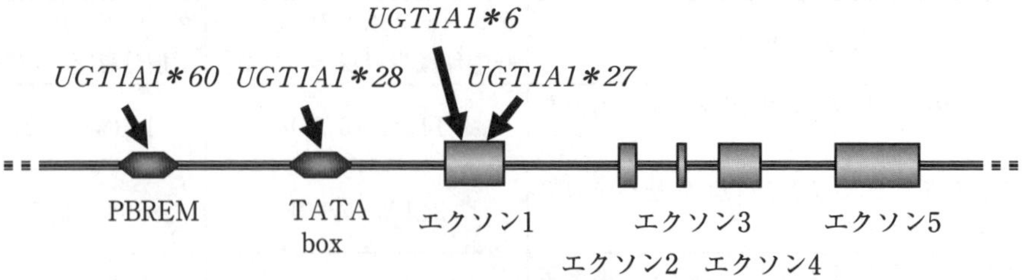

図4.4　UGT1Aの活性に影響を及ぼす UGT1A1 遺伝子多型

UGT1A1*60：UGT1A1 遺伝子の転写の制御・調節するエンハンサー領域にある PBREM（フェノバルビタール反応増強モジュール phenobarbital-responsive enhancer module）に位置する．開始コドン（ATG）の5′側上流3279番目の T が G に置換する SNP（−3279 T>G），その結果，転写活性が減少する．この対立遺伝子頻度は日本人では 23〜26%

UGT1A1*28：UGT1A1 遺伝子のプロモーター領域，開始コドンのすぐ上流に位置する TATA box（RNA ポリメラーゼⅡによる mRNA 合成開始点）における通常6回の TA の繰り返しが7回に増えている変異（−40_−39 insTA），その結果，転写活性が減少する．この対立遺伝子頻度は日本人では 9〜13%

UGT1A1*6：UGT1A1 タンパク質の基質結合部位をコードする UGT1A1 のエクソン1に存在する SNP で，211番目の G が A に置換（211 G>A）することによって，71番目のアミノ酸がグリシンからアルギニンへ置換，その結果，酵素活性が低下する．この対立遺伝子頻度は日本人では 15〜23%

UGT1A1*27：UGT1A1 のエクソン1に存在する SNP で，686番目の C が A に置換（686 C>A）することによって229番目のアミノ酸がプロリンからグリシンへ置換，その結果，酵素活性が低下する．日本人におけるこの対立遺伝子頻度は上記の3種類の変異より低く，1〜3%

4.2.2　ワルファリン投与量と CYP2C9 および VKORC1 遺伝子多型の例

　経口の抗凝固薬であるワルファリンは，わが国のみならず世界で最も広く用いられ，人工弁置換術，深部静脈血栓症，肺塞栓症，心房細動などの血栓予防の際の薬物治療において欠くことのできない薬物の一つである．しかしながら，ワルファリンの抗凝固効果は個体間変動が大きいため，その投与量は 10〜20倍もの個人差が生じ，個々の患者における至適初期投与量の設定が難しい薬剤となっている（投与量は 0.5〜10 mg/day 以上と幅広く，プロトロンビン時間-国際標準化比 prothrombin time-international normalized ratio（PT-INR）をチェックしながら投与量を増減する）．さらに，ワルファリンの抗凝固作用は，肝機能等を含む患者の病態や合併症，年齢・体重，飲食物，および併用薬等によって影響を受ける．また，日本人を含むアジア人におけるワルファリンの平均投与量は白人や黒人より少なく，投与量には人種差のあることも知られている．近年，CYP2C9 遺伝子の SNP がワルファリンの PK に，ビタミン K エポキシド還元酵素複合体1（VKORC1）遺伝子の SNP が PD に密接に関わり，これらがワルファリンの投与量を決定する遺伝的な要因となることが明らかになってきた．

1　ワルファリンの PK に影響を及ぼす CYP2C9 遺伝子多型

　ワルファリン製剤は S 体と R 体が等量混合したラセミ体である．ワルファリンの薬効の標的分子はビタミン K エポキシド還元酵素（VKOR）で，S 体は R 体の3〜5倍程度の薬理活性を有してい

第4章 遺伝的要因による体内動態，薬効の変動と薬物治療の個別化　　93

るため，S体の血中濃度（遊離型濃度）が薬効に大きく影響する．また，ワルファリンは複数のCYP（シトクロムP450）分子種で水酸化されるものの，S体とR体とでは代謝経路が異なり，図4.5のように，R体はCYP1A2やCYP3A4で主に代謝されるのに対し，S体の多くはCYP2C9により7-水酸化体へと代謝され，薬効を失う．したがって，ワルファリンの作用の個人差に影響を及ぼす薬物動態上の要因として，S体の主代謝酵素であるCYP2C9の酵素活性の個体差が重要である．特に，このCYP2C9活性に対し大きな影響を与える遺伝的な素因として，*CYP2C9*遺伝子多型が知られている．現在，*CYP2C9*遺伝子の多型や変異は30種類以上が報告され（http://www.cypalleles.ki.se/cyp2c9.htm），これらの変異の出現頻度には人種差が存在する．このうち*CYP2C9*遺伝子のエクソン7に位置するcSNPである*CYP2C9*3*（1075 A>C）は日本人においてワルファリンに対する臨床的な意義が明らかにされている[6]．この多型によりCYP2C9の基質結合部位，もしくはその近

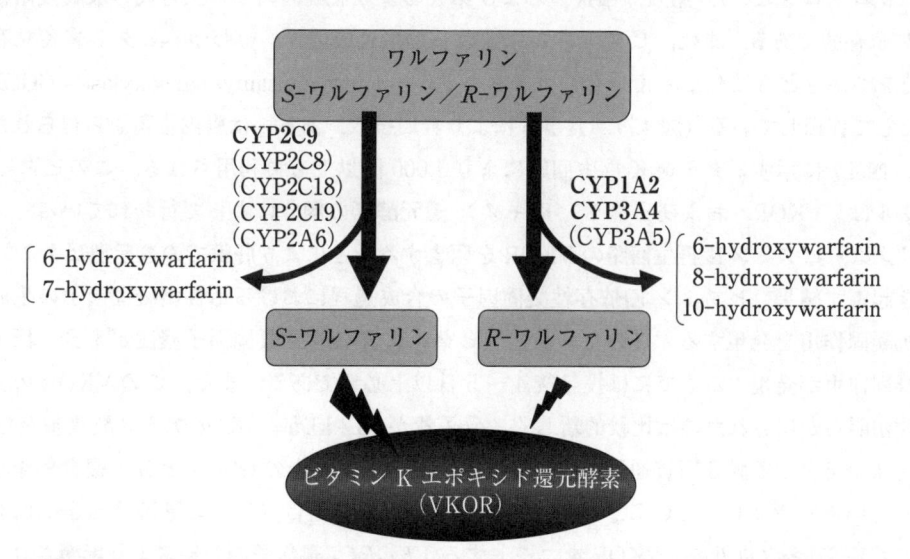

図4.5　ワルファリンS体とR体のCYPによる代謝とワルファリンの作用点

ラセミ体であるワルファリンは，主にS体がCYP2C9，R体がCYPA2やCYP3A4により水酸化される．また，ワルファリンの作用点はビタミンKエポキシド還元酵素（VKOR）であり，その阻害作用はS体がR体より3〜5倍程度強い．

wt：野生型（*CYP2C9*1*）

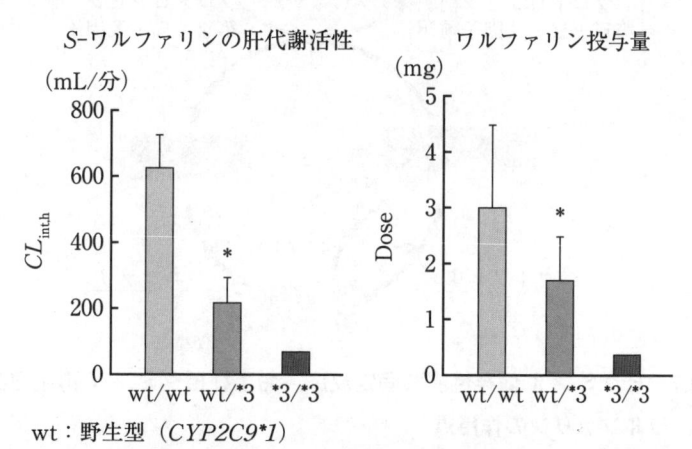

図4.6　日本人におけるS-ワルファリンの$CL_{po,u}$（遊離型S-ワルファリンの経口クリアランス）とワルファリンの投与量に及ぼす*CYP2C9*遺伝子変異の影響

（高橋晴美（2006）最新医学，61：1650-1655より引用）

傍に位置すると推定されるCYP2C9酵素の359位のアミノ酸がイソロイシンからロイシンへと置換され，酵素活性が低下する．そのため，*CYP2C9*3*をヘテロ接合体，あるいはホモ接合体で有する日本人の遊離型S-ワルファリンの経口クリアランスは，図4.6に示すように大きく低下する[7]．したがってこの結果，変異を有する患者はワルファリンの導入期に出血のリスクが高まり，PT-INRを治療域にコントロールするために投与量の減量を考慮しなければならない場合がある．

なお，日本人において*CYP2C9*3*のアレル頻度（出現頻度）は2%程度で，野生型（*CYP2C9*1*）と*CYP2C9*3*のヘテロ接合体は100人に3～4人に認められ，*CYP2C9*3*のホモ接合体の頻度はまれである．

2 ワルファリンのPDに影響を及ぼす*VKORC1*遺伝子多型

第Ⅱ（プロトロンビン），第Ⅶ，第Ⅸ，および第Ⅹのような凝固因子の生合成の最終段階は，ビタミンKに依存的である．また，ビタミンKはこれらの生合成過程，いわゆるビタミンK依存性炭酸固定反応をつかさどるビタミンK依存性カルボキシラーゼ（γ-gultamyl carboxylase：GGCX）の補助因子として作用している（図4.7）．食事等により経口摂取，あるいは腸内細菌から得られたビタミンKは，図4.7に示すビタミンK再生回路により1,000回以上も再利用される．このビタミンKのリサイクルは，VKOR，およびビタミンKキノン還元酵素の働きによって行われている．一方，ワルファリンは，ビタミンK再生回路のVKORを阻害することにより肝臓での還元型ビタミンKの欠乏を引き起こす結果，ビタミンK依存性凝固因子の合成過程における活性型凝固因子の生成が阻害され，抗凝固作用を発現する．このため活性型ビタミンK依存性凝固因子濃度が十分に低下し，有効な抗凝固作用が発現するまでには投与後4～5日以上必要である．また，このVKORの分子レベルの実態が明らかにされたのは比較的新しく，分子量が18.2 kDa，163のアミノ酸残基からなるα-ヘリックス鎖を有する膜3回貫通型の内在性膜タンパク質で，先のGGCXと分子複合体を小胞体上で形成していると考えられている．一方，ワルファリン投与量は，近年の薬理遺伝学的研究によって，先の*CYP2C9*3*以外に，VKORをコードする*VKORC1*遺伝子の多型により影響されることが

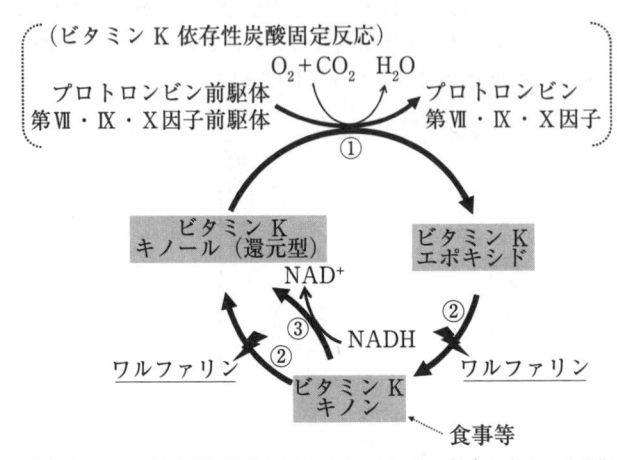

図4.7 ビタミンK依存性炭酸固定反応，およびビタミンK再生回路とワルファリンの作用点

① γ-グルタミルカルボキシラーゼ（GGCX）
② ビタミンK エポキシド 還元酵素（VKOR）
③ ビタミンK キノン還元酵素

明らかになってきた[8]．この VKORC1 遺伝子には転写調節領域を含む遺伝子領域に複数の SNPs が存在し，ワルファリン維持量との関係に高い相関（図 4.8）が認められている[7]．このことは，ワルファリン投与量の調節には CYP2C9 同様，VKORC1 の遺伝子多型が臨床的に重要であることを示している．したがって，投与前に CYP2C9 と VKORC1 の遺伝子型を判定，これらに加えて環境因子を考慮し投与量を設定，さらに PT-INR をモニタリング，凝固能を確認・コントロールすることで，より安全なワルファリンによる個別化治療を行うことが可能になるといえる．

なお，これらの VKORC1 遺伝子多型の変異頻度は人種差が大きく，例えば VKORC1 のイントロン 1 における 1173 C>T の変異頻度（T アレルの頻度）は，白人が 42%，黒人は 8% 程度であるのに対し，日本人は 89% である．そこで現在，欧米，韓国，日本など世界 20 以上の研究機関が集まり，国際ワルファリンコンソーシアム International Warfarin Pharmacogenetics Consortium（IWPC）が組織され，全世界からワルファリン投与患者の SNPs 情報や臨床情報が集積，ワルファリンの初期投与量の設定を含む適正使用法の検討が行われている．

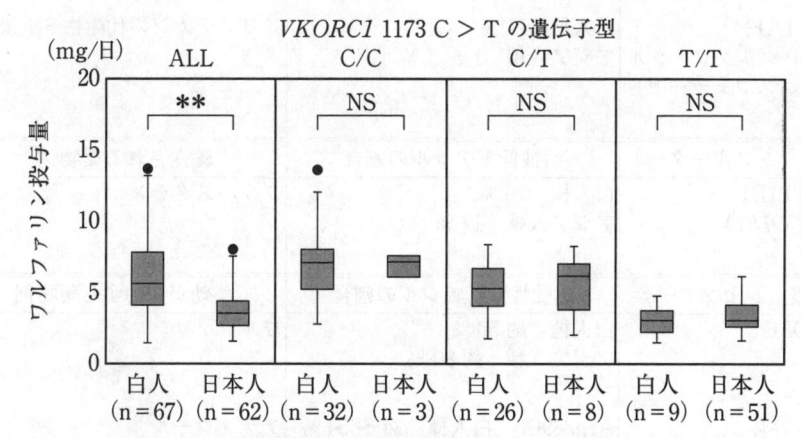

図 4.8　ワルファリン維持投与量の人種差（白人と日本人）に及ぼす VKORC1 1173 C > T 変異の影響

全体（ALL）での比較では，日本人の患者のワルファリンの維持量は白人より有意に少ない．しかし，VKORC1 の遺伝子型（C/C, C/T, T/T）で分類して比較すると，それらの維持投与量には人種差が認められない．また，白人と日本人ともに投与量は C/C > C/T > T/T であるが，日本人の患者には低投与量となる T/T の遺伝子型の割合は 80% 以上（67 人中 51 人）も存在する．

（高橋晴美（2006）最新医学，**61**：1650-1655 より引用）

参考文献

1) The International HapMap Consortium（2003）*Nature*, **426**（6968）：789-796
2) Redon, R. *et al.*（2006）*Nature*, **444**（7118）：444-454
3) Khaja, R. *et al.*（2006）*Nature Genetics*, **38**（12）：1413-1418
4) Ando, Y. *et al.*（2000）*Cancer Res.*, **60**（24）：6921-6926
5) Innocenti, F. *et al.*（2004）*J. Clin. Oncol.*, **22**（8）：1382-1388
6) Takahashi, H. *et al.*（2003）*Clin. Pharmacol. Ther.*, **73**（3）：253-263
7) 高橋晴美（2006）最新医学，**61**：1650-1655
8) Takahashi, H. *et al.*（2006）*Genomics.*, **16**（2）：101-110

表 4.1 代謝酵素，トランスポーター，受容体の遺伝子多型による薬物体内動態・薬効の変動例

薬物代謝酵素	PM（低代謝能）の割合	基質となる薬物例
CYP2C9	白人種 10 % アジア人種 2 %（ヘテロ）	フェニトイン, S-ワルファリン, セレコキシブ, グリメピリド
CYP2C19	白人種 3～5 % アジア人種 16 %	オメプラゾール, ランソプラゾール
CYP2D6	白人種 5～10 % アジア人種 0.9 %	デキストロメトルファン, コデイン, フレカイニド
NAT2 （N-アセチルトランスフェラーゼ）	白人種 60 % アジア人種 10～20 %	イソニアジド, プロカインアミド
UGT1A1 （UDPグルクロノシルトランスフェラーゼ）	白人種 11 % アジア人種 1～3 %	イリノテカンの代謝物 SN-38

トランスポーター	活性低下アレルの割合	輸送される薬物例
OATP1B1 （*SLCO1B1*）	白人種 16 % アジア人種 17 %	プラバスタチン

酵素，レセプター等	感受性低下アレルの割合	薬効が変動する薬物例
VKORC1	白人種 約 50 % アジア人種 約 80 %	ワルファリン
β_1受容体 （*ADRB1*）	Arg389Gly 白人種 24～34 % アジア人種 20～30 %	アテノロール

第5章 疾患による薬効，体内動態の変動と薬物治療の個別化

はじめに

薬効と薬物の投与量あるいは血中濃度との間に相関関係が成立する場合には，薬物の生体内動態が変化すれば，薬物の生体に及ぼす効果や副作用が変化し，望ましくない有害作用が発現することや期待する治療効果が得られないことがある．したがって，安全で，かつ効果的な薬物療法を実施するためには，個々の患者に応じた薬物の選択，投与量・投与法の決定が不可欠である．その有効な手段の一つとして，薬物投与後の患者の体液中濃度を測定し，その投与計画を適正化することが行われている．これが治療薬物モニタリング therapeutic drug monitoring（TDM）である．

薬物の体内動態を変化させる要因として，薬物代謝能における個人差とともに疾患（病態）に伴う生理機能の変化が最も重要である．健常人に薬物を投与する際には主に薬物固有の物理化学的特性と体内動態特性を考慮すればよいが，患者ではこれらの特性に加えて，その疾患特性をも考慮する必要がある．疾患によっては生理機能が著しく変化することに加え，肝臓や腎臓などの薬物処理臓器の機能が変化することを十分に理解しておく必要がある．たとえば，肝疾患では肝薬物代謝酵素活性およびその発現量，肝血流量，薬物の血漿タンパク結合率が変化する．また，薬物は肝排泄型と腎排泄型に大きく分類されるので，どのような疾患に対しても薬物の消失経路が肝代謝型かあるいは腎排泄型かを考慮して薬物を選択する必要がある．ここでは，特に薬物の投与設計を立案する上で，慎重な配慮を必要とする疾患である腎疾患，肝疾患および循環器疾患に伴う病態が薬物の体内動態に及ぼす影響と要因について概説する．

5.1 慢性腎臓病（CKD）における薬物体内動態の特性と薬物治療

はじめに

腎障害に関してはこれまでに renal insufficiency, renal dysfunction, renal disease, renal impairment, renal failure などネイティブスピーカーにとっても理解しづらい様々な用語が用いられてきたが，2002年の The National Kidney Foundation / Kidney Disease Outcomes Quality Initiative（NKF/KDOQI：米国腎臓財団・腎臓病予後改善対策）の定めたガイドライン（表5.1）によって慢性腎臓病（CKD：chronic kidney disease）というわかりやすい病名で統一された．同様に急性腎不

表5.1 K/DOQI-KDIGO ガイドラインによる慢性腎臓病（CKD）の定義と病期（ステージ）分類

定義：
　下記の1，2のいずれか，または両方が3か月間以上持続する
1. 腎障害の存在が明らか
　(1) タンパク尿の存在，または
　(2) タンパク尿以外の異常
　　　病理，画像診断，
　　　検査（検尿/血液）等，で腎障害の存在が明らか
2. $GFR < 60$
　$(mL/min/1.73m^2)$

病期		定 義	GFR $(mL/min/1.73\,m^2)$
1		腎症はあるが，機能は正常以上	≥ 90
2	T	軽度低下	60〜89
3		中等度低下	30〜59
4		高度低下	15〜29
5	D	腎不全・透析期	< 15

各ステージにおいて移植患者の場合にはTを，またステージ5においては透析患者にDを付す．つまり腎移植患者はすべてCKDと考える．

(NKF K/DOQI clinical practice guidelines (*Am. J. Kidney Dis.* 39. (2 suppl 1)：S1-S266, 2002；Definition and Classification of CKD：A Position Statement from KDIGO (*Kidney Int.* 67：2089-2100, 2005))

全ARF（acute renal failure）も急性腎障害AKI（acute kidney injury）に改められた．

2008年の日本腎臓学会CKD対策委員会の疫学調査によるとGFR 60 mL/min未満と定義されたCKD患者数は人口の10.6%で1,096万人，それに，尿タンパク陽性者を加えると1,350万人と非常に多く推計されることが明らかにされた．このCKD患者たちが2008年現在，28万人を超え，さらに1年に1万人以上増え続け，医療費の増加に導く透析患者の予備軍となっているとともに，透析導入する前に多くの症例が心血管疾患によって死亡しやすい予後を悪化させる原因疾患の1つとして重要視されている．

そのため高血圧対策，糖尿病対策，メタボリックシンドローム対策とともに全国民的な規模のCKD対策が必要とされている．CKD患者には腎機能が良くてもタンパク尿を呈するような疾患から腎移植患者，透析患者まで幅広く病期分類されているが（表5.1），腎機能の低下とともに腎排泄型薬物が蓄積し中毒性副作用が起こりやすくなるため，腎機能などの薬物動態などの変化に応じた薬物投与設計が必要であり，さらに腎機能を悪化させないような薬物療法の提供も非常に重要と思われる．

CKDは，薬物の活性体の尿中排泄率と患者の腎機能がわかれば薬物投与設計の個別化が可能な数少ない疾患である．しかし，より有効かつ安全な投与設計を行うにはCKD患者独特の薬物動態の変化を理解する必要性がある．

到達目標

1) 腎臓病を伴った患者における薬物治療で注意すべき点を説明できる．
2) 慢性腎臓病患者における薬物動態の特徴的変化を説明できる．
3) 薬物動態の特徴的変化を理解したうえで，薬物の尿中排泄率と患者の腎機能に応じて至適薬物用量，あるいは至適薬物投与間隔を設定できる．

5.1.1 薬物の腎排泄 ― 一般的に水溶性薬物は腎排泄型 ―

1 薬物の腎排泄機構

1）糸球体ろ過と尿細管分泌・再吸収

　腎臓は生体にとって異物である薬物を尿中へと排泄する最も重要な排泄臓器であり，この尿中への排泄過程は糸球体ろ過，尿細管分泌による尿細管腔中への排泄および管腔からの再吸収の3つの過程によって決定される．すなわち

$$薬物の尿中排泄量＝糸球体ろ過量＋尿細管分泌量－尿細管再吸収量$$

で決定される．
　一般的に水溶性薬物は糸球体ろ過された後でも，尿細管上皮細胞の脂質二重層を通過できないため尿細管で再吸収されず，そのまま尿中に排泄されやすい．糸球体ろ過されるかどうかは薬物の分子量，タンパク質との結合性，荷電状態，分子の形状によって変化する．糸球体ろ過液（原尿）中には血漿タンパク質はほとんど含まれず，血漿タンパク質と結合した物質もろ過されないが，遊離の薬物など低分子物質はろ過される．その機構としては，

① 糸球体毛細血管基底膜に存在する小孔の大きさに制限，つまり size barrier があるためタンパク質は通過しない．

② 基底膜および毛細血管腔の内皮細胞表面を構成するシアル酸に富んだ糖タンパク質の陰性荷電による電気的反発のために，陰性に荷電したアルブミンの通過を阻止する charge barrier が存在する（図5.1）．すなわち糸球体ろ過が主経路である薬物の場合には，タンパク結合率の大小が排泄速度を左右する．

　しかし脂溶性薬物の一部は糸球体ろ過された後，近位尿細管の刷子縁膜によって速やかに再吸収されるため，尿中に排泄されることなく，再び全身循環に戻る．一方，生体にとって必要な栄養素であるブドウ糖，アミノ酸，ペプチド，水溶性ビタミンなどはいずれも極性が高いが，これらは近位尿細管の刷子縁膜に存在するトランスポーターを介する能動輸送によって再吸収される（図5.2）．
　脂溶性薬物は肝臓で主にシトクロム P450（CYP）による第Ⅰ相反応を受け，水溶性を増した代謝物になると尿中に排泄されやすくなる．さらに第Ⅱ相反応により抱合化反応を受け，非常に極性の高い抱合体となって尿中に排泄されやすくなる．またグルクロン酸抱合体などの抱合体は胆汁排泄トランスポーターである MRP2 (multidrug resistance associated protein 2) などによって胆汁に分泌されることが明らかにされ，第Ⅲ相解毒反応とも呼ばれ始めている（図5.3）．脂溶性薬物は活性を持たない代謝物，抱合体となって尿中排泄されるものが多いが，肝代謝によって消失し活性を失うため，

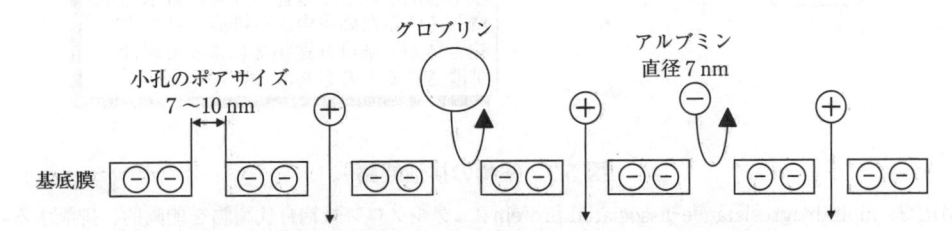

図5.1　糸球体基底膜の charge barrier と size barrier

アルブミンは基底膜の小孔よりも小さいが，陰性荷電を有するため腎機能が正常であればろ過されない．

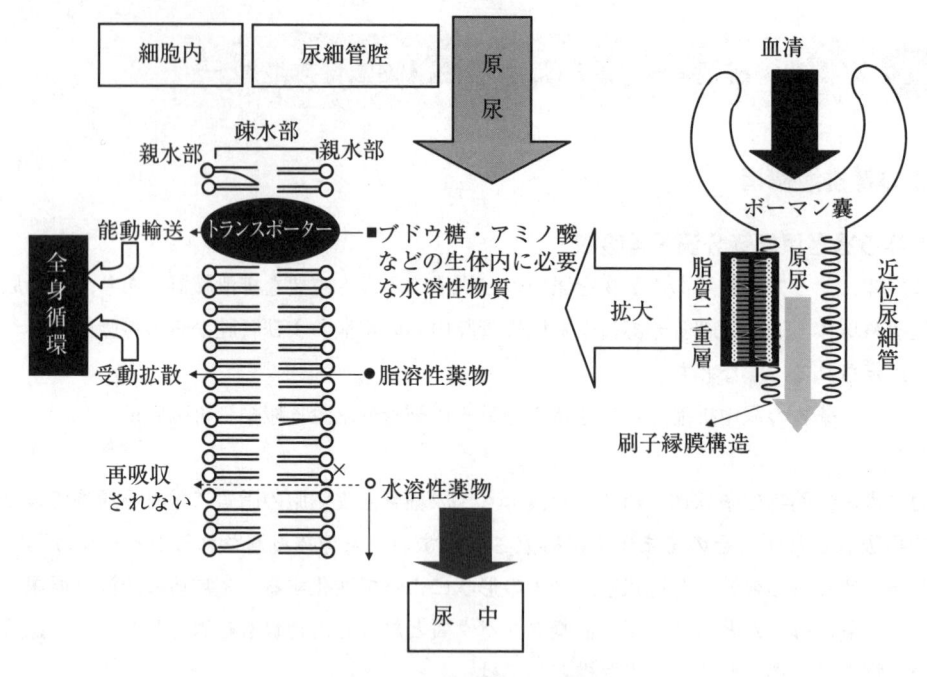

図 5.2　薬物の腎排泄機構

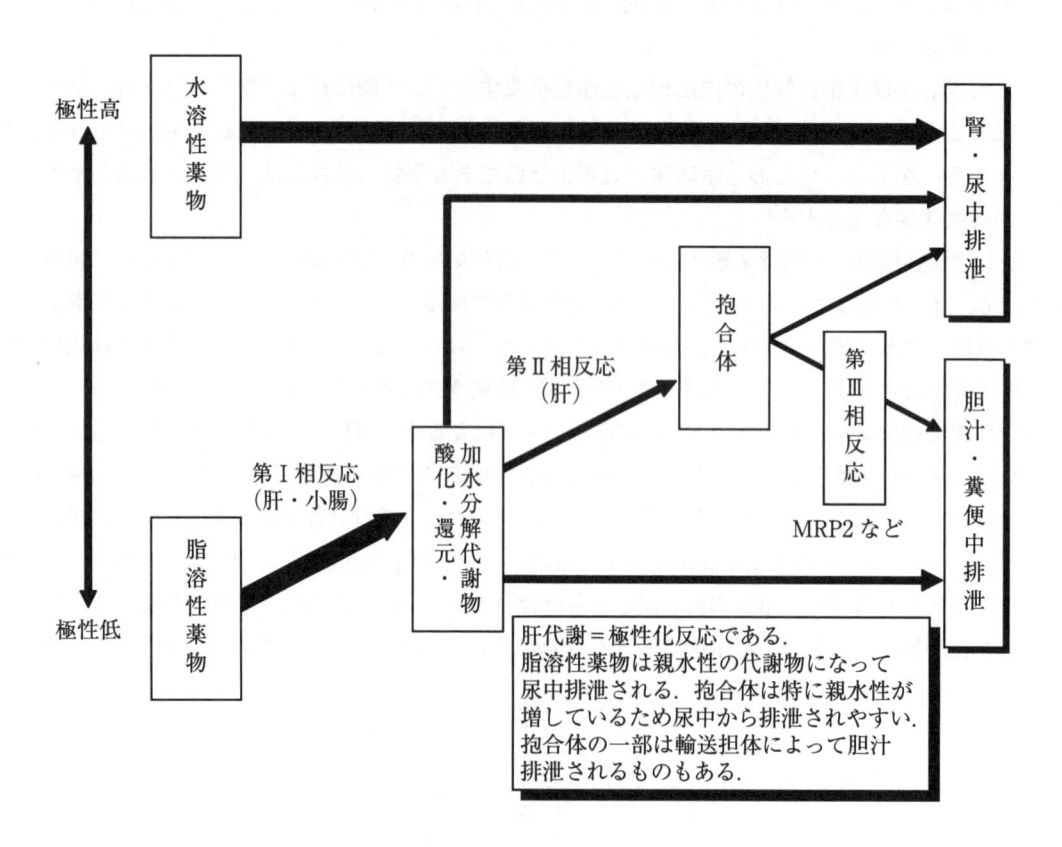

図 5.3　薬物の排泄経路

MRP2：multidrugresistance-associated protein 2，グルクロン酸抱合代謝物を能動的に排泄するトランスポーター

一般的に腎機能に応じた減量をする必要はない．

2）尿細管再吸収

　薬物の尿細管再吸収は pH 分配仮説に従い受動輸送により再吸収される．したがって，薬物の脂溶性・尿 pH・尿量が薬物の再吸収に密接に関連する．つまり，Henderson-Hasselbalch の式が重要である．

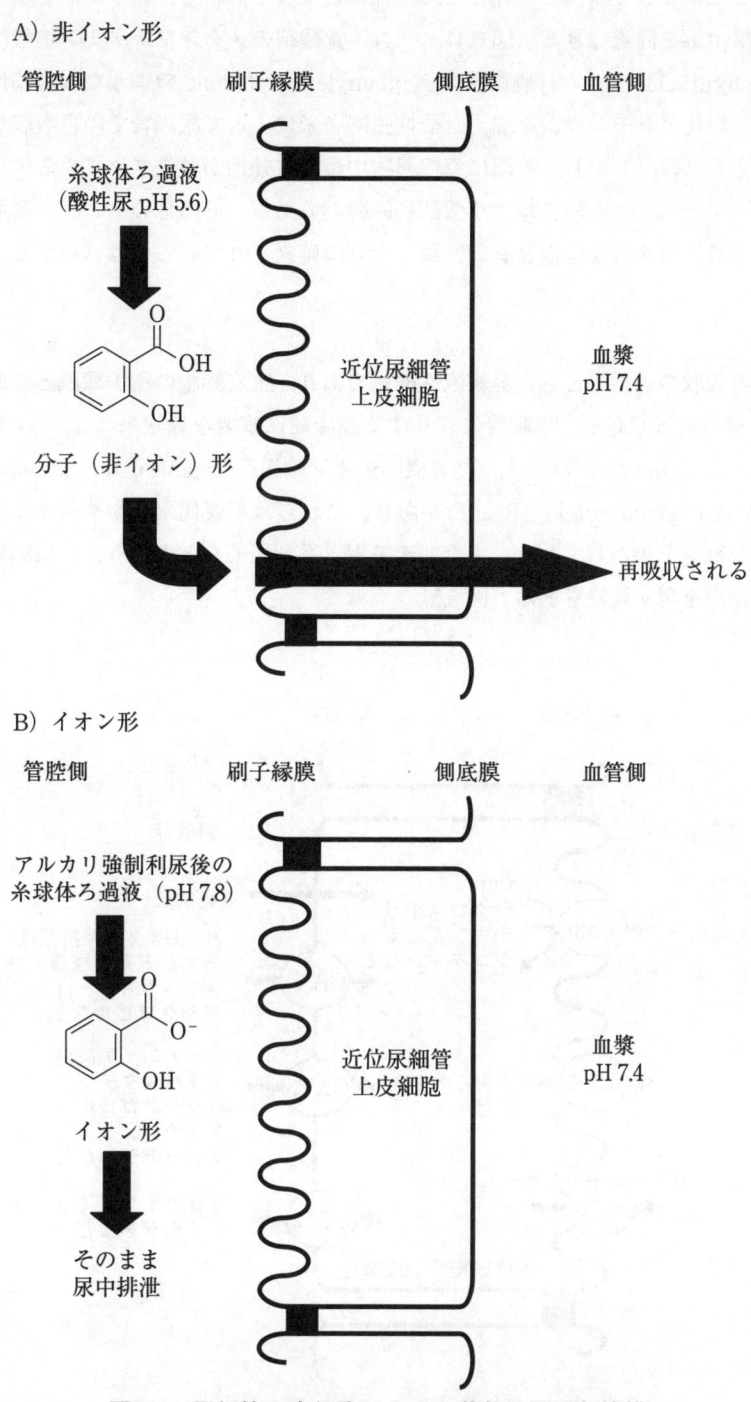

図 5.4　尿細管上皮細胞における薬物の再吸収機構

弱塩基性物質 pK_a = pH + log（B イオン形 /B-OH 非イオン形）

酸性物質 pK_a = pH + log（A-H 非イオン形 /A イオン形）

　たとえば，電離性薬物の中毒の場合に，尿の pH 値を変化させてイオン化状態の物質を増加させることで排泄を促し，中毒物質の排出促進により治療を行うことが可能になる．非ステロイド性抗炎症薬であるアスピリンの活性体であるサリチル酸のような弱酸性薬物に乳酸や重炭酸ナトリウムを加えた輸液を投与するアルカリ強制利尿によって糸球体ろ過液（原尿）の pH を塩基性にし，サリチル酸をイオン化することによって極性を上昇させ，尿細管再吸収を抑制し，尿中排泄を増加させることによってサリチル酸中毒を回避できる（図5.4）．一方，覚醒剤のメタンフェタミン塩酸塩や麻薬性鎮痛薬の methadone hydrochloride，β_2 刺激薬の N-phenylethanolamine のような弱塩基性物質に対する尿中酸性物質は，塩化アンモニウムを加えた酸性強制利尿によって尿細管での再吸収を減少させることができると考えられる．しかし，実際に急性薬物中毒の有効性が確立されているのはサリチル酸とフェノバルビタールナトリウムのアルカリ強制利尿のみである．その他のアルカリ利尿あるいは酸性利尿の急性薬物中毒に関する安全性と有効性は，十分に確立されているとは言いがたい．

3）尿細管分泌

　尿細管分泌・再吸収の過程はともに経細胞性輸送であり，上皮細胞の刷子縁膜と側底膜を介する二段階の膜輸送過程の集積である．尿細管に存在する臨床的に重要な輸送系には，① 有機アニオン輸送系 organic anion transporter（OAT），② 有機カチオン輸送系 organic cation transporter（OCT），③ P-糖タンパク質 P-glycoprotein（P-gp）があり，これらは不要代謝産物や薬物などの生体異物の尿中排泄に重要な役割を果たしている．また，チアジド系利尿薬などのように，尿細管分泌されることによって薬理作用を現す薬物もある（図5.5）．

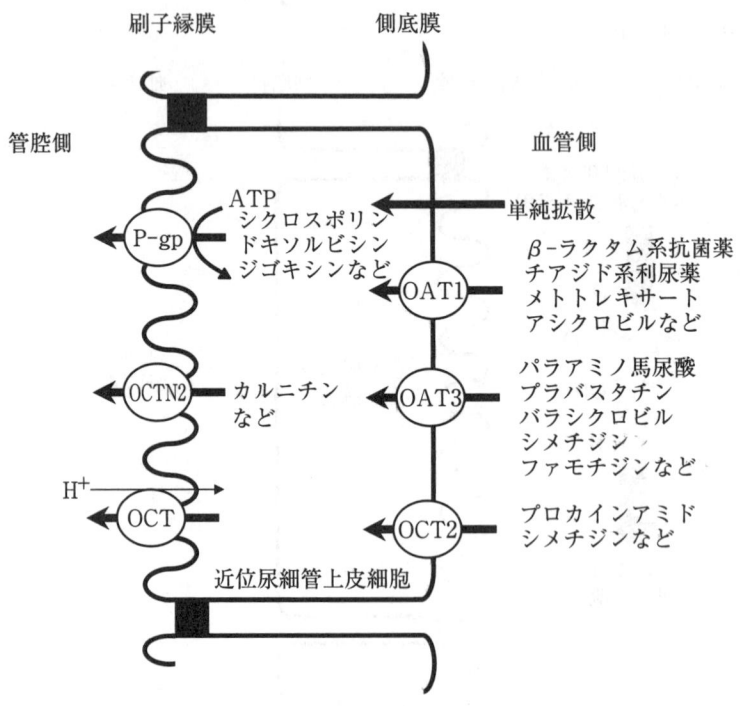

図 5.5　尿細管上皮細胞における薬物の排泄機構

① 有機アニオン輸送系

　有機アニオン輸送系は，p-アミノ馬尿酸（PAH）等の有機酸の近位尿細管における分泌を媒介している．尿細管での分泌過程は上皮細胞の側底膜を介する血管側から細胞内への取込みと，刷子縁膜を介する細胞内から管腔への流出という二段階の膜輸送によって進行する．たとえば，葉酸代謝拮抗薬のメトトレキサートと尿酸排泄促進薬のプロベネシドは有機アニオン輸送系を介するが，これらを併用するとメトトレキサートの尿細管分泌が低下することにより体内に蓄積し，毒性が増強される．また，β-ラクタム系抗菌薬の尿細管での排泄を阻害するプロベネシドの作用は，第二次大戦においてペニシリンGが不足したとき重要な役割を果たした．

② 有機カチオン輸送系

　血管側の有機カチオンは側底膜に存在するキャリアを介して細胞内へ輸送され，この過程は細胞内負の膜電位によって駆動される．さらに細胞内の有機カチオンは刷子縁膜においてプロトン／有機カチオン対向輸送系を介し，管腔側酸性のプロトン勾配によって駆動され能動的に管腔内へ分泌される．たとえば，H_2受容体拮抗薬シメチジンと抗不整脈薬のプロカインアミド塩酸塩は有機カチオン輸送系を介するが，これらを併用するとシメチジンの排泄阻害作用によりプロカインアミドの血中濃度，半減期は上昇し体内に蓄積するので毒性が増強される．

③ P-糖タンパク質

　近位尿細管に存在し，さまざまな異物を能動的に輸送する．たとえば，強心配糖体のジゴキシンと強力なP-糖タンパク質阻害薬であるマクロライド系抗菌薬のクラリスロマイシンを併用すると血清ジゴキシン濃度は約3倍になり，臨床的に重要な毒性と関連する．また心房細動の治療にフェニルアルキルアミン系のCa拮抗薬でP-糖タンパク質阻害作用を有するベラパミル塩酸塩はジゴキシンと併用される機会が多いが，これらの併用によっても血清ジゴキシン濃度は1.5～2倍の上昇が認められる．

2 脂溶性だが腎機能に応じた減量の必要な例外的な薬物 —尿細管分泌される薬物—

　薬物の再吸収と異なり，薬物が尿細管分泌される場合には血管側から尿細管腔側へと濃度勾配を逆らって能動的に輸送される必要がある．そのため尿細管分泌には特殊な輸送系が関与している．尿細管に存在する輸送系には有機アニオン輸送系，有機カチオン輸送系およびP-糖タンパク質などがあり，これらは不要代謝産物や，薬物などの生体内異物の尿中排泄に重要な役割を果たしている．水溶性薬物は腎から排泄されやすいと前述したが，尿細管分泌されやすい薬物は必ずしも水溶性の薬物とは限らない．

　一般的に，中枢神経系に作用する薬物は血液脳関門を通過する脂溶性薬物であるため，尿中排泄率は低いと考えられるが，いくつかの例外を表5.2に示す．たとえばパーキンソン病治療薬であるアマンタジン，プラミペキソールの尿中未変化体排泄率は，それぞれ約90%，72%と高いが，いずれも有機カチオントランスポーターの基質であり，腎クリアランスに占める尿細管分泌の割合が非常に高い．また，タンパク結合率が95%以上と高いためほとんど糸球体ろ過されないループ利尿薬のフロセミドは，尿細管分泌されやすいため尿中排泄率は約70%近くと高い．このような薬物も「脂溶性にもかかわらず尿中排泄率が高い例外的薬物」の中に含まれるが，腎障害が進行すると尿量が減少するため，より強力な利尿作用を期待するには腎不全であっても用量依存的な利尿作用を表すフロセミドの投与量を減量することはない．

5.1.2 慢性腎臓病（CKD）患者の腎機能に応じた薬物投与設計の実際

1 腎機能に応じて減量すべき薬物

　当然のことではあるが，表5.2に示すように腎機能の低下した患者だからといって全ての薬物の投与量を減少させる必要はない．降圧薬のα遮断薬やCa拮抗薬などは肝代謝によって消失する薬物であるため，通常用量を用いる．しかし全身クリアランスに対する腎クリアランスの寄与の大きい薬物は減量を考慮する必要がある．CKD患者で減量すべき薬物は尿中未変化体（または活性体）排泄率の高い薬物である．たとえば，抗MRSA薬であるバンコマイシンは90％，抗躁薬のリチウムや炭酸脱水酵素阻害薬のアセタゾラミドは95％が未変化体として尿中に排泄されるため，腎機能の低下した患者では1回投与量の設定，投与間隔の設定には細心の注意が必要である．またアロプリノールの未変化体尿中排泄率は10％と低いものの，活性代謝物オキシプリノールの尿中排泄率が70％と高いため，活性代謝物が蓄積することによって中毒性の副作用が発生しやすいといわれている（表5.3）．

　このような腎排泄型の薬物を腎機能の低下した症例に投与すると血中消失半減期が延長してくる．その延長の程度にあわせて，投与間隔を延長させ，そして有効血中濃度内に入るように1回の投与量を設定するのが最も簡単な方法であろう．ただし効果発現時間を遅らせないために，初回投与量は通常量を投与するのが実際的である．

2 腎機能に応じた投与設計方法

　薬物は肝代謝によって消失する薬物と腎排泄によって消失する薬物に大別される．腎クリアランス／全身クリアランス≒尿中未変体排泄率と考えられるため，尿中活性体（ほとんどの場合未変化体）

表5.2　腎機能によって至適投与量が変化しない薬物

向精神薬（例外：ガバペンチン，ミルナシプラン塩酸塩，炭酸リチウム【禁忌】，アマンタジン塩酸塩*【禁忌】，プラミペキソール*，チアプリド塩酸塩，スルピリド，バクロフェンなど；ミダゾラム，モルヒネ塩酸塩は活性を持つ抱合体が蓄積するため要注意）
NSAIDs（ただし腎障害に注意すること．鎮痛解熱薬のアセトアミノフェンはNSAIDsではないため腎障害，胃障害，抗血小板作用による易出血性はない．しかし抱合体が蓄積し腸肝循環するため，末期腎不全では減量必要）
Ca拮抗薬
α遮断薬
利尿薬（アセタゾラミドは例外で，常用量を末期腎不全に用いると容易に精神錯乱をきたす．スピロノラクトンは高カリウム血症に要注意．ループ利尿薬は尿中排泄型薬物であるが腎不全では大量投与しないと効果がない）
アンギオテンシンII受容体拮抗薬
テトラサイクリン系，マクロライド系，リンコマイシン系，クロラムフェニコール
スタチン系脂質異常症治療薬（ロスバスタチンを除く）
プロトンポンプ阻害薬
ステロイドホルモン
脂溶性ビタミン
プロスタグランジン

*　有機カチオン輸送系を介して腎排泄される．

表5.3 CKDで要注意の薬物とその尿中排泄率および中毒性副作用

薬効	薬物名	尿中排泄率（％）	CKDで発現しやすい中毒性副作用
鎮痛解熱薬	アセトアミノフェン	3〜5（抱合体の腸肝循環による）	肝障害，喘息誘発
鎮静薬	ミダゾラム	0（活性を持つ抱合体の蓄積による）	鎮静作用・昏睡の持続
抗精神病薬	スルピリド	90〜93	錐体外路症状，アカシジア，嚥下障害
抗てんかん薬	ガバペンチン	100	傾眠，ふらつき，浮腫
抗うつ薬（SNRI）	ミルナシプラン塩酸塩	60	頭痛，排尿障害，錯乱，振戦
躁病治療薬	炭酸リチウム【禁忌】	95	嘔吐，失調，錯乱，振戦
徘徊・せん妄改善薬	チアプリド塩酸塩	72%以上	食欲不振，傾眠，嚥下障害
抗痙縮薬	バクロフェン	69	傾眠，意識障害，呼吸抑制
パーキンソン病治療薬	プラミペキソール	87.6	特発性睡眠，傾眠
抗アレルギー薬	ベポタスチンベシル酸塩	75〜90	造血機能障害，精神神経症状
抗リウマチ薬	アクタリット	100	腎障害（ネフローゼ），汎血球減少，消化器症状
	オーラノフィン【禁忌】	60	
	ブシラミン	活性代謝物が蓄積	
痛風治療薬	アロプリノール	未変化体10% 活性代謝物70%	剝奪性皮膚炎，汎血球減少，肝障害
急性心不全治療薬	ミルリノン	93〜98	
強心配糖体	ジゴキシン	75	食欲不振，視覚障害，不整脈
	メチルジゴキシン	未変化体47% ジゴキシン35%	
	デスラノシド	60	
抗不整脈薬	ジソピラミドリン酸塩	50	視覚障害，低血糖
	プロカインアミド塩酸塩	未変化体55% 活性代謝物81%	心室頻拍，心室細動，血圧低下
	シベンゾリンコハク酸塩【禁忌】	60	低血糖，意識障害
	ソタロール塩酸塩【禁忌】	75	
	ピルジカイニド塩酸塩	80	刺激伝導障害，心室細動
高脂血症用薬	ベザフィブラート【禁忌】など	70*	横紋筋融解症
眼圧降下薬	アセタゾラミド	90	精神錯乱
気管支拡張薬	サルブタモール硫酸塩	64	低カリウム血症
ビグアナイド系血糖降下薬	ブホルミン塩酸塩，メトホルミン塩酸塩【禁忌】	85	乳酸アシドーシス
血糖降下薬	インスリン	腎で代謝される	低血糖の遷延
H_2拮抗薬	ファモチジン，ラニチジンなど	80, 70	精神錯乱，汎血球減少
抗コリンエステラーゼ	ジスチグミン臭化物	85	コリン作動性クリーゼ
造影剤	イオパミドールなど	90*	腎障害
免疫抑制薬	ミゾリビン	80	骨髄抑制
アミノ配糖体	アルベカシン硫酸塩	80	聴覚障害，腎障害
	イセパマイシン硫酸塩，ゲンタマイシン硫酸塩など		
カルバペネム系	イミペネム	70	痙攣，意識障害
グリコペプチド系	バンコマイシン塩酸塩	90	聴覚障害，腎障害
	テイコプラニン	55%以上	
抗結核薬	エタンブトール塩酸塩	85	視覚障害，肝障害
	ストレプトマイシン硫酸塩	80	聴覚障害，腎障害
	カナマイシン硫酸塩	80	
	サイクロセリン	65	精神錯乱
ニューキノロン	レボフロキサシンなど	87*	意識障害，痙攣
抗真菌薬	フルシトシン	90	骨髄抑制，肝障害
	フルコナゾール，ホスフルコナゾール	70	痙攣，意識障害，幻覚，肝障害

表 5.3 つづき

抗ウイルス薬	アシクロビル，バラシクロビル塩酸塩	80	呂律困難，痙攣，精神神経症状
	ガンシクロビル	95	骨髄抑制，精神神経症状
	ラミブジン	85	過量投与による中毒症状は不明
	エンテカビル水和物	80	代謝性アシドーシス，頭痛
	リバビリン【禁忌】	50	骨髄抑制，意識障害
	アマンタジン塩酸塩【禁忌】	90	不穏，せん妄，幻視
	オセルタミビルリン酸塩	70（活性代謝物 99 %という説もあり）	嘔気，嘔吐，幻暈
	インターフェロンα	腎で代謝される	抑うつ，間質性肺炎
抗癌薬	メトトレキサート【禁忌】	90	葉酸欠乏，腎障害
	ギメラシル【禁忌】	52.8	骨髄抑制，下痢，口内炎
	カルボプラチン	70	血小板減少
	シスプラチン【禁忌】	50	腎障害，嘔吐，聴覚障害，胃腸障害
	ブレオマイシン塩酸塩・硫酸塩【禁忌】	65	肺線維症，胃腸障害，皮膚肥厚

尿中排泄率が報告によって異なる場合にはその平均値を採用した．尿中排泄率は個人差があることに留意されたい．
* 同一薬効であっても薬物によって尿中排泄率に差がある．
この表には厳密な投与設計を必要とする腎排泄型薬物の主なものをあげたが，腎排泄型薬物は全薬物中の 1～2 割を占めるに過ぎない．しかもその中の多くが比較的安全域の広い薬物である．セフェム系・ペニシリン系抗生物質や ACE 阻害薬などであり，カルバゾクロムスルホン酸ナトリウム，トラネキサム酸なども腎排泄型であるが安全性は高い．

排泄率によって腎排泄型薬物か，肝代謝型薬物であるかがわかる．つまり尿中排泄率が 80％ の薬物は全身クリアランスのうち 80％ が腎クリアランスを占め，20％ が腎外クリアランス（主に肝クリアランスまたは胆汁クリアランス）による．そのため，無尿の患者には常用量の 20％ を投与すれば腎機能正常者が常用量投与されたのと同じ血中濃度になると考えられる．ただし腎機能が全く廃絶していれば，何らかの血液浄化法を施行しないと尿毒症によって生命を維持できない．そのため，患者の腎機能あるいは血液浄化法が腎機能に肩代わりしているクリアランスを補正することによって腎機能に応じて投与量を減量したり，投与間隔を延長することによって腎不全患者に対する薬物適正投与を行う方法として Giusti-Hayton 法がある．

(1) 尿中未変化体排泄率を用いた腎機能に応じた投与設計
[Giusti-Hayton 法]

① 投与補正係数 = 1 − 尿中未変化体排泄率 ×（1 − 腎不全患者の GFR/100）

ただし glomerular filtration rate（GFR）の代わりにクレアチニンクリアランス（CL_{Cr}）を用いることも多い（後述）．

本法では正常腎機能者の GFR（または CL_{Cr}）を 100 mL/min としている．
このようにして得られた投与補正係数を利用すると，腎障害者への投与量は

② 投与量 = 常用量 × 投与補正係数

で表される．
一方，投与量を変えずに投与間隔を変更する際には

③ 投与間隔 = 正常腎機能者の投与間隔 / 投与補正係数

で算出する．
ただし，Giusti-Hayton 法は，① 尿中排泄率が信頼できるデータでないと正確な投与設計は不可能であること，② 親化合物以外にも活性代謝物がある薬物では利用しにくいこと，③ 腎障害時に腎外ク

リアランスと分布容積が変化しないと仮定した時に成立することに留意する必要がある．
H_2 受容体遮断薬のファモチジン（尿中排泄率 80%）は尿細管の有機アニオントランスポーターの基質薬物であることが最近になって解明されつつあるが，薬物によっては糸球体ろ過されるだけでなくファモチジン同様，ペニシリンやアセタゾラミドなどのように尿細管分泌されるものや，多くの脂溶性薬物のように尿細管で再吸収されるものがある．つまり正確にいうと

$$（尿中排泄速度）=（糸球体ろ過速度）+（尿細管分泌速度）-（尿細管再吸収速度）$$

で表されるので，薬物の腎クリアランスが GFR と相関しない場合も考えられ，将来的には分泌や再吸収も考慮に入れた投与設計が必要になるかもしれないが，いまだに個々の薬物の尿細管分泌・再吸収についてはまだまだ不明なことが多い．しかし，薬物性腎障害などによって発症する急性尿細管壊死でもやがては GFR の低下を伴い，多くの薬物の腎クリアランスは GFR に相関するため，薬物が腎排泄される場合に各薬物の腎クリアランスを決定している最も主要な因子は患者個々の GFR と考えられている．つまり GFR は糸球体ろ過過程だけでなく，尿細管能動分泌過程，尿細管再吸収過程を含めた腎臓全体の機能を表していると考えてもよい．

3 患者の腎機能の求め方の問題点

腎から尿中に排泄されやすい物質であれば，腎動脈から血液を糸球体でろ過して原尿を作り出す能力をクリアランス試験によって定量的に評価できる．そのため糸球体ろ過速度 GFR を評価するマーカーとして，① 血漿タンパク質と結合せず，② 糸球体基底膜を自由に通過し，③ 尿細管で再吸収，分泌を受けず合成や分解もされない外因性物質である多糖類のイヌリン（分子量 5,500）のクリアランスが GFR のゴールドスタンダードとされている．つまり，

$$GFR = U_{in} \times V_u / S_{in}$$
ただし U_{in}：尿中イヌリン濃度，V_u：尿量，S_{in}：血清イヌリン濃度

腎排泄型の薬物の投与設計を行う際には GFR を用いるのが理想的であるが，イヌリンという外因性物質を静脈内投与せねばならない煩雑さから，実際には臨床現場ではあまり用いられない．全身クリアランスが腎クリアランスに相当する物質で，一定速度で常に産生される内因性物質で，測定が簡単な物質が望ましいため，臨床では筋肉の最終代謝産物であるクレアチニン（Cr）が多用されており，現実的には臨床で繁用されているクレアチニンクリアランス（CL_{Cr}）を指標とする場合が多い．

$$CL_{Cr} = U_{Cr} \times V_u / S_{Cr}$$
ただし U_{Cr}：尿中 Cr 濃度，V_u：尿量，S_{Cr}：血清 Cr 濃度

たとえ CL_{Cr} が実測できなくても血清 Cr 値が分かれば Cockcroft-Gault の式を用いて CL_{Cr} を予測可能である．腎機能が一定であれば投与量と血中濃度の相関性は高く，投与量と効果の相関性も高いと考えられる．そのため，腎排泄型薬物の投与設計は腎機能を把握すれば比較的容易である．ただし腎機能の算出法にはそれぞれ特徴があり，十分理解した上で，腎機能を評価する必要がある．

1）Cockcroft-Gault 法

Cockcroft-Gault 法は薬物投与設計では最も汎用されてきた腎機能推定法である．
[Cockcroft-Gault の式]

$$\text{男性の推定 } CL_{Cr} \text{ (mL/min)} = \frac{(140 - \text{年齢}) \times \text{体重 (kg)}}{72 \times \text{血清 Cr (mg/dL)}}$$

女性の場合は筋肉量が少なくクレアチニンの産生が低いため，0.85 をかける

$$\text{女性の推定 } CL_{Cr} \text{ (mL/min)} = \frac{(140 - \text{年齢}) \times \text{体重 (kg)} \times 0.85}{72 \times \text{血清 Cr (mg/dL)}}$$

例題 1：患者は 80 歳，女性で身長 150 cm，体重 40 kg である．腎不全のため，血清クレアチニン値は 3.2 mg/dL である．ファモチジンの投与設計をいかにすべきか？ ファモチジンの尿中未変化体排泄率は 80% とする．

$$CL_{Cr} = \frac{(140 - \text{年齢}) \times \text{体重 (kg)} \times 0.85}{72 \times \text{血清 Cr (mg/dL)}}$$

解答：まずこの症例のクレアチニンクリアランス CL_{Cr} を推定してみよう．以下に示す Cockcroft-Gault 法の式を用いてみる（男性の場合は 0.85 をかける必要はない）．
この患者は女性であるため $(140 - 80) \times 40 \times 0.85 / (72 \times 3.2) = 8.85$ mL/min
さらに Giusti-Hayton 法によって投与補正係数を算出すると，

投与補正係数 = 1 − 尿中排泄率 × (1 − 腎不全患者の CL_{Cr}/100) であるため

投与補正係数 = 1 − 0.8 (1 − 0.085) = 0.27

となる．投与量は常用量 40 mg に 0.27 をかけて 10.8 mg となるため，通常用量の 1/4 の 1 日 10 mg を投与すれば十分と思われる．また，図 5.6 に示すノモグラムを使用してもよい．

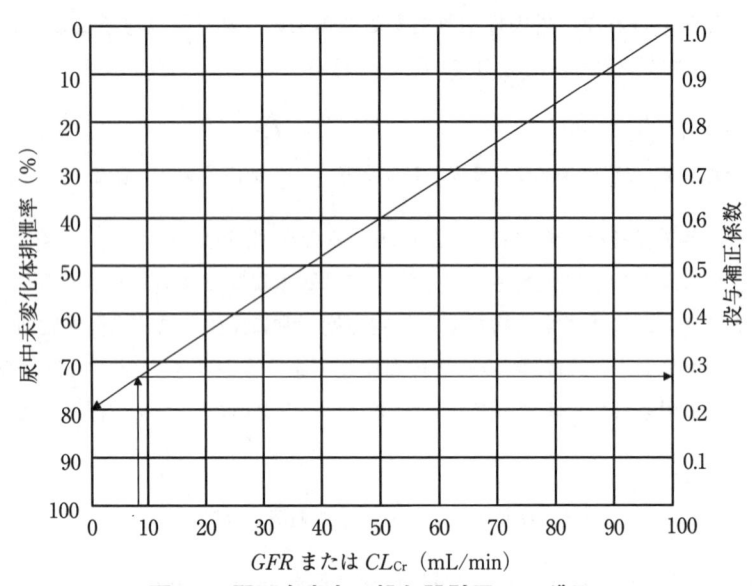

図 5.6 腎不全患者の投与設計用ノモグラム

ファモチジンの尿中排泄率は 80% であるため，CL_{Cr} が 8.85 mL/min に低下した CKD 患者の投与設計はまず ① CL_{Cr} が 8.85 mL/min のところから垂線を上げ，② 対角線との交点から右に線を延ばすと投与補正係数 0.27 が得られる．この患者の適正ファモチジン投与量はファモチジンの常用量 40 mg に 0.27 をかけて 10.8 mg となるため，通常用量の 1/4 の 1 日 10 mg 程度投与すればよいと思われる．

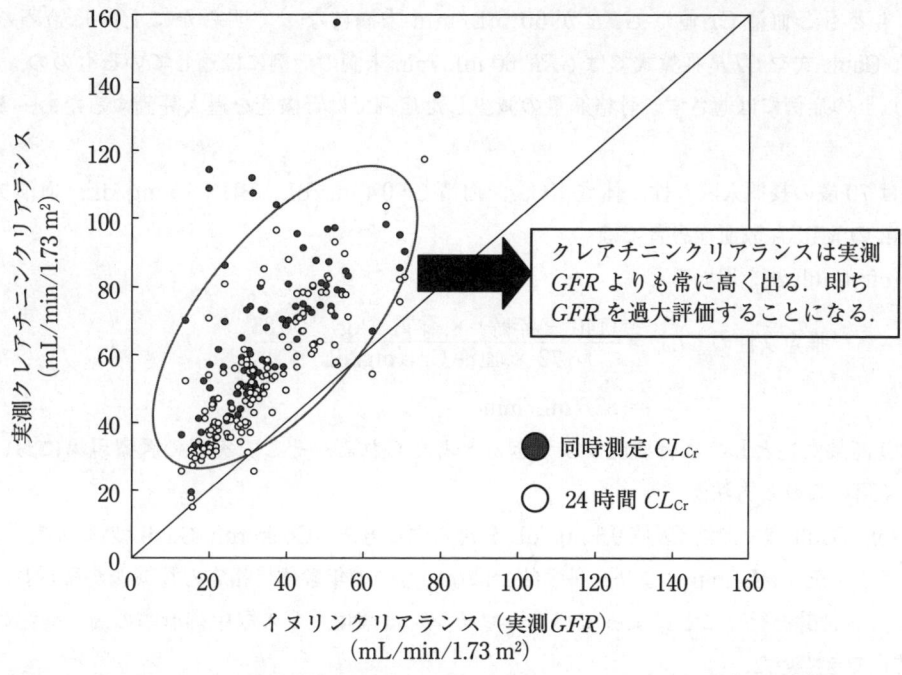

図 5.7 クレアチニンクリアランスと GFR（イヌリンクリアランス）の乖離
（折田義正, 他（2005）日腎誌 47：804-812 を改変）

4 腎機能を表すパラメーター

1）血清クレアチニン値やクレアチニンクリアランスの問題点と MDRD 法

　クレアチニン（Cr）の基準値はわが国で汎用されている酵素法によると成人男性で 0.8〜1.2 mg/dL, 成人女性では 0.6〜0.9 mg/dL であり，男性でやや高い．Cr は筋肉の代謝産物であるため，筋肉量の少ない高齢女性では腎機能障害があっても血清 Cr 値の上昇が軽度であるため，血清 Cr 値が同程度であっても腎機能はより悪化していると疑ってよい．さらに欧米の測定法（Jaffe 法）では日本の酵素法に比し，血清 Cr 値の測定値が 0.2 mg/dL 高めに測定されるなどの問題があった．また血清 Cr 値は食事の影響も多少あり，クレアチニンを多く含む筋肉を摂取することによって外因性のクレアチニンが上昇することがある．血清 Cr 値からクレアチニンクリアランス（CL_{Cr}）を予測することも可能であるが，末期腎不全になると尿細管からの Cr の分泌が亢進してくるので，蓄尿して算出された実測値の CL_{Cr} は GFR よりも高めにでることがあり，過大評価してしまう問題点が指摘されている（図 5.7）．

　そのため米国の 2002 年の KDOQI ガイドライン以降，CL_{Cr} ではなく GFR で残存腎機能をきちんと追跡すること．それが困難であれば MDRD（Modification of Diet in Renal Disease study）の推算式を用いた推算 GFR estimated GFR（eGFR）で腎機能を追跡することとなった．わが国でも日本腎臓学会が中心となって日本人向け GFR 推算式が公表された．

日本人向け GFR 推算式

$$eGFR\ (mL/min/1.73\ m^2) = 194 \times S_{Cr}^{-1.094} \times age^{-0.287} \times 0.739\ （女性の場合）$$

　　　ただし eGFR：推定 GFR, S_{Cr}：血清 Cr

体表面積の求め方は DuBois の式を用いる．

$$体表面積 = (体重\ kg)^{0.425} \times (身長\ cm)^{0.725} \times 7,184 \times 10^6$$

しかし，もともと血清 Cr 値は GFR が 60 mL/min 未満になって明らかに上昇し始めるため，Cockcroft-Gault 式や GFR 推算式では GFR 60 mL/min 未満の症例には適しているものの，GFR 60 mL/min 以上の症例には適さず，骨格筋量の減少した症例では腎機能を過大評価するため，要注意である．

たとえば 70 歳の長期入院女性，体重 40 kg，血清 Cr 0.4 mg/dL，BUN 15 mg/dL，血清アルブミン 3.2 g/dL の MRSA 敗血症患者では

① Cockcroft-Gault 法を用いると

$$\text{推定女性の } CL_{Cr} = \frac{(140 - \text{年齢}) \times \text{体重 (kg)} \times 0.85}{72 \times \text{血清 Cr (mg/dL)}}$$

$$= 82.6 \text{ mL/min}$$

とやはり高齢女性としては腎機能がよすぎると考えられる．そこで実際の医療現場において便宜上，よく用いられる方法が

② Cockcroft-Gault 法で血清 Cr 値 0.6 mg/dL を代入する方法（Cockcroft-Gault 変法）で，これによると CL_{Cr} = 55.1 mL/min となり，科学的ではないものの年齢体格相応の腎機能が得られ，これを用いて投与設計を行うことによってバンコマイシン塩酸塩などの尿中排泄率の高い薬物の過量投与を防止できていた．

日本人向け GFR 推算式を用いて腎機能の推測を行うと

$$eGFR = 194 \times S_{Cr}^{-1.094} \times age^{-0.287} \times 0.739 = 115.4 \text{ mL/min}$$

となり，高齢者としては Cockcroft-Gault 式以上に著しく過大評価された腎機能となり，日本人向け GFR 推算式を用いて筋肉量の少ない高齢者に対して投与設計を行うと腎排泄型薬物は明らかに過量投与になってしまうことがあることに留意されたい．日本人向け GFR 推算式を用いると腎機能正常者では GFR を適正に評価できない欠点があるが，このような例外を除けば GFR 60 mL/min 未満の CKD stage 3〜5 の腎不全患者の投与設計に最も適した GFR 推算式と考えられる．

2）軽度 CKD で有用な血清シスタチン C 値

シスタチン C という 13 kDa の低分子タンパク質は全身の有核細胞から常に一定の速度で分泌され，分泌速度は年齢，性別，筋肉量などの影響を受けない．また血漿タンパク質と結合せず完全に糸球体ろ過され，糸球体ろ過後は近位尿細管で再吸収されアミノ酸に分解される．GFR が 70 mL/min 未満に低下すると血清シスタチン C 濃度（基準値：0.5〜0.9 mg/L）が上昇することが報告されているため良好な腎機能マーカー（GFR 予測物質）になる．血清 Cr は男性では 1.5 mg/dL 以下，女性では 1 mg/dL 以下（年齢・体格により異なる）ではブラインド領域（図 5.8）で，GFR を予測できないが，シスタチン C は GFR が 70 mL/min 未満と血清 Cr 値よりも早期に上昇するため，CKD 早期の優れた腎機能マーカーになる．血清 Cr 値のように運動の影響はなく，CL_{Cr} のような蓄尿も不要であり，特に体格が年々変化する成長期の小児には有用性が高い．血清または血漿シスタチン濃度が 1.25 mg/L 以上ではほぼ GFR の異常を検出でき，感度，特異性も高いが，測定費用は血清 Cr 値に比しかなり高い．甲状腺機能低下症によりシスタチン C 値が低下し，腎炎でしばしば処方されるステロイドによりシスタチン C 値は上昇する．また測定法がラテックス凝集比濁法，金コロイド凝集法，ネフェロメトリー法の 3 種があり，それぞれ，異なる妨害物質によって測定値が影響されることや参考標準値にも若干の差があることが問題視されており，それぞれ長所・短所がある．さらに GFR = − 4.32 + 80.35 × 1/ シスタチン C 濃度で求められる Hoek らの GFR 予測式だけでなく報告

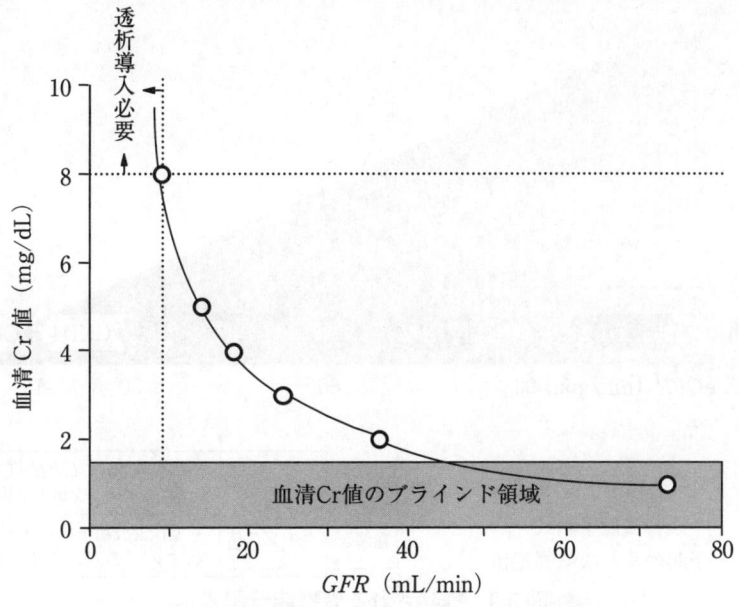

図5.8 血清クレアチニン値とGFRの関係

血清Cr値とGFRは反比例の関係にある．血清Cr値が男性で1.5 mg/dL以下，女性で1 mg/dL以下（年齢・体格によって異なる）はGFRの低下を反映しにくいブラインド領域と呼ばれている．

者によって異なるさまざまなGFR予測式が提唱されており，どの式がシスタチンCによってGFRを予測する最良の式かについてもさらなる検討と経験が必要と思われる．

　腎機能を最も正確に表すGFRはイヌリンクリアランスであるが，外因性物質を静注する煩雑さがあり，臨床現場で多用されているCL_{Cr}も信頼されるデータを得るには正確な蓄尿が必要である．Stage 1～3のCKDではほとんど無症状であるため，入院患者でない限り，正確な蓄尿が得られることが期待できないのが現実である．そのため用いられる腎機能予測法にはさまざまあるが，腎機能に応じて最も予測性の高い方法を選択する必要がある（図5.9）．

5 尿中排泄率の問題点～添付文書をよく見極めて～

1）「尿中回収率」を「尿中排泄率」と混同しないように

　尿中未変化体排泄率あるいは活性代謝物の尿中排泄率が高い薬物では，蓄積することによって中毒性の副作用をきたしやすいため，CKD患者の投与設計において必須の動態パラメーターである．しかし時として添付文書には尿中排泄率と称して活性を持たない代謝物の尿中排泄率も含んだ「尿中排泄率」が記載されていることが多い．これは本来なら「尿中回収率」と呼ぶべきものであり，これは投与設計にはまったく役に立たないパラメーターである．腎障害による排泄障害によって活性を持たないものがいくら蓄積しても中毒性副作用を起こすことはない．そのため，尿中活性体排泄率（多くの場合，尿中未変化体排泄率）の高い薬物の場合，腎機能に応じた減量が必要となる．

2）内服薬と注射薬の尿中排泄率が著しく異なる場合

　抗ヘルペスウイルス薬のアシクロビルの錠剤の添付文書には「健康成人にアシクロビル錠200 mg及び錠800 mgを単回経口投与した場合，48時間以内にそれぞれ投与量の25.0%及び12.0%が未変

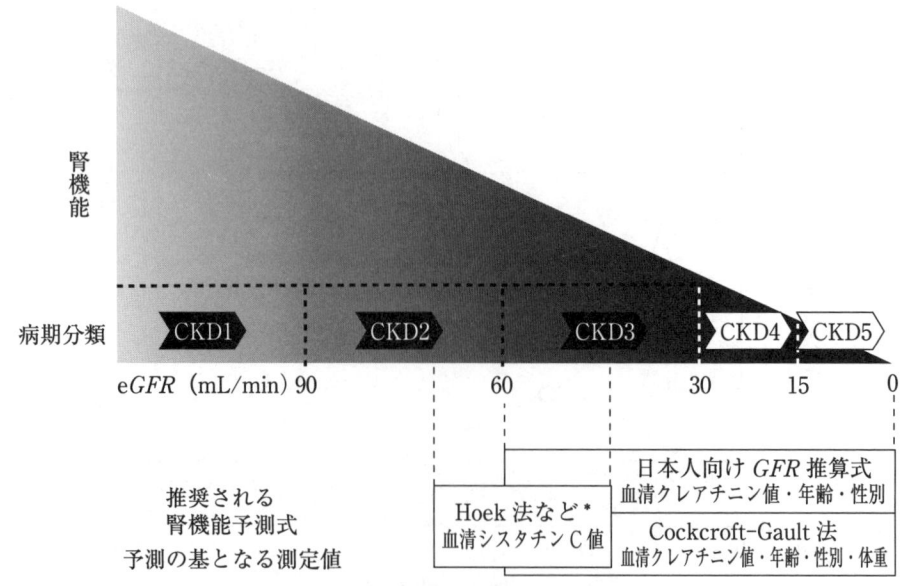

図 5.9 推奨される腎機能予測式

腎機能を正確に知るには GFR（イヌリンクリアランス）がベストであり，CL_{Cr}（クレアチニンクリアランス）よりも優れている．この両方法は CKD のすべての病期で，予測式よりもより正確な情報を与えてくれるが，正確な蓄尿が必要である．
 ＊ Hoek 法はシスタチン C を基に腎機能を推測する式．

化体として尿中に排泄された．」と書かれてある．一方，アシクロビルの点滴静注製剤の添付文書には「健康成人へ 5 又は 10 mg/kg を 1 時間点滴静注した時，48 時間以内にそれぞれ 68.6% 又は 76.0% が未変化体として尿中排泄された．」と書かれてある．当然，静注製剤での尿中排泄率が真の値であり，アシクロビル錠の生物学的利用能は 15 〜 30% とされており，内服したうち血中に移行する 15 〜 30% のうち，内服量の 12 〜 25% が尿中に排泄されるのであるから，腎不全患者では厳密な投与設計の必要な薬物といえる．しかし経口剤でのこのような記載は投与設計の誤りを起こす原因になるため，尿中排泄率のデータは静注製剤のものを統一して用いるべきである．ちなみにアシクロビルの投与量が多くなればなるほど吸収率が低下するため，小腸における吸収は受動拡散ではなく飽和過程のある何らかのトランスポーターを介して吸収されるものと考えられる．

3）十分な時間の尿を回収せずに測定した尿中排泄率の問題点

抗 MRSA 薬のテイコプラニンの添付文書では尿中未変化体排泄率は「投与開始後 96 時間までの尿中排泄率は投与量の 46 〜 54% であった．」と書かれているが，テイコプラニンの消失半減期は終末半減期 46 〜 56 時間と長いため，真の尿中排泄率はもっと高いはずある．信頼できる尿中排泄率は理想的には無限大の時間の尿の回収が必要であるが，最低限，消失半減期の 5 倍は必要である．

5.1.3 腎不全患者の薬物動態の特徴

1 活性代謝物の蓄積

透析患者では活性代謝物が蓄積して腎機能正常者では起こりえない副作用が起こることがある（表

表 5.4 腎不全で問題となる活性代謝物の蓄積

薬物名	活性代謝物	活性代謝物の作用
ジソピラミド	モノ-N-デアルキルジソピラミド	強力な抗コリン作用・低血糖
プロカインアミド	N-アセチルプロカインアミド	抗不整脈作用の増強
アセトヘキサミド	ヒドロキシヘキサミド	血糖降下作用の増強
クロルプロパミド	2-ヒドロクロロクロルプロマミド	血糖降下作用の増強
グリベンクラミド	4-$trans$-OH 体，3-cis-OH 体	血糖降下作用の増強
ナテグリニド	M1 代謝物	血糖降下作用の増強
モルヒネ	モルヒネ-6-グルクロニド	傾眠傾向・鎮静作用の持続
コデイン	モルヒネ-6-グルクロニド	傾眠傾向・鎮静作用の持続
ミダゾラム	α-ヒドロキシミダゾラム抱合体	傾眠傾向・鎮静作用の持続
ケトプロフェン	ケトプロフェングルクロン酸抱合体	胃障害・腎障害の増強
リドカイン	グリシネクスリダイド	痙攣などの中枢障害
イミプラミン	デスメチルイミプラミン	抗うつ作用の増強
クロフィブレート	クロロフェノキシイソブチル酸	脂質低下作用，直接骨格筋を障害
ミコフェノール酸モフェチル	ミコフェノール酸グルクロン酸抱合体	胃腸障害（用量制限副作用になる）
ニトロプルシド Na	チオシアネート	中枢毒性
アロプリノール	オキシプリノール	キサンチンオキシダーゼの抑制 / 剥脱性皮膚炎・汎血球減少など

5.4).抗不整脈薬であるジソピラミドによる抗コリン作用の増強，血糖降下薬であるグリベンクラミド，アセトヘキサミドによる血糖降下作用の増強などは活性代謝物の蓄積によって起こるといわれている．速効型インスリン分泌促進薬であるミチグリニドカルシウム水和物が透析患者でも投与可能であるのに対し，スルホニル尿素系経口糖尿病薬が重篤な腎機能障害に禁忌になっているのと同様，ミチグリニドカルシウム水和物と同じ速効型インスリン分泌促進薬のナテグリニドも透析患者に投与禁忌になっているのは透析患者では低血糖を起こしやすく，その原因として M1 代謝物に活性があるためという説がある．尿酸生合成阻害薬のアロプリノールで多発する致死性副作用は腎不全患者で多いため，活性代謝物であるオキシプリノールの蓄積によるものと推論されていた．しかし最近，アロプリノールで多発し，時として致死性に進行する中毒性表皮壊死症は HLA-$B^{*}5801$ の遺伝子多型によるという報告がある．日本人での HLA-$B^{*}5801$ などの一塩基変異多型（SNP）を有する人口比は不明であり，この SNP を有する人が必ずしも発症するとはかぎらないものの，今後，注目すべきであろう．

モルヒネ，ミダゾラムの傾眠傾向の延長は活性を持ったグルクロン酸抱合体が蓄積することに起因するため，透析患者ではモルヒネやコデイン（モルヒネの前駆体として鎮痛療法に用いられる）の使用を避けてオキシコドンやフェンタニルを優先して使用すべきであるといわれている．

2 タンパク結合率の変化

透析患者では酸性薬物のタンパク結合率が低下しやすい．フェニトインやバルプロ酸ナトリウムなどでは総血中濃度が有効治療域に入っていても，非結合型分率が高いために中毒を起こすことがある．透析患者における酸性薬物のタンパク結合率の低下の原因としては，① 低アルブミン血症，② 尿毒症性物質の蓄積によって薬物とアルブミンとの結合を競合する，③ 尿毒症性物質の蓄積によりアルブミンが構造変化によって薬物と正常に結合できないなど，諸説あるが，②，③ は透析患者間では大差ないため，最も大きな変動要因と思われる血清アルブミン濃度によって投与設計が可能と思

表 5.5 腎不全患者におけるタンパク結合率の変動

酸性薬物		塩基性薬物	
インドメタシン	−	エリスロマイシンエチルコハク酸塩	−
カプトプリル	↓	カルバマゼピン	−
クロフィブレート	↓↓↓	キニジン硫酸塩	−
サリチル酸	↓↓	クロラムフェニコール	−
ジギトキシン	↓	クロルプロマジン塩酸塩	−
スルファメトキサゾール	↓	ジアゼパム	↓
スリンダク	↓	**ジソピラミドリン酸塩**	↑
セファゾリン	↓	ツボクラリン塩酸塩	−
セフトリアキソン	↓↓	ドキシサイクリン塩酸塩	↓
チオペンタールナトリウム	↓	トリアムテレン	↓
ドキシサイクリン塩酸塩	↓↓	ニフェジピン	↓
ナプロキセン	↓↓↓	バンコマイシン塩酸塩	−
バルプロ酸ナトリウム	↓↓	**ピルメノール塩酸塩**	↑
ピレタニド	↓↓	プラゾシン塩酸塩	↓
フェニトイン	↓↓	プロプラノロール塩酸塩	−
ブメタニド	↓	ベラパミル	−
フロセミド	↓	メトクロプラミド	−
ベンジルペニシリンカリウム	↓	モルヒネ塩酸塩・硫酸塩	↓
ペントバルビタールカルシウム	↓	**リドカイン塩酸塩**	↑
メトトレキサート	↓		
ワルファリンカリウム	↓↓		

↑:結合率上昇, −:結合率不変, ↓:結合率低下, ↓↓:遊離型分率が 100% 以上上昇,
↓↓↓:遊離型分率が 200% 以上上昇
酸性薬物のほとんどがタンパク結合率の低下を認めるが,塩基性薬物の中には α_1-酸性糖タンパク質との親和性が高いため(太字で示す), タンパク結合率が上昇する薬物もある.

われる.

たとえば,フェニトインに関しては透析患者の血清アルブミン濃度より腎機能正常者の総血清濃度を換算する式が Liponi らにより提唱されている.いずれにしても透析患者において多くの酸性薬物の血漿タンパク結合率は低下することに異論はない(表 5.5).

$$C_{\text{normal}} = \frac{C_{\text{pt}}}{0.48 \times 0.9 \times \left(\frac{Alb_{\text{patient}}}{4.4}\right) + 0.1}$$

C_{normal}:腎機能正常者の総血清フェニトイン濃度推定値
C_{pt}:透析患者の総血清フェニトイン濃度
Alb_{patient}:透析患者の血清アルブミン濃度 (g/dL)

またリドカインやジソピラミドのような塩基性薬物の一部は α_1-酸性糖タンパク質と結合するが,透析患者では血清 α_1-酸性糖タンパク質濃度が上昇することが多く,非結合型分率が低下するため総濃度の測定では期待した効力が得られないことがある.今回例にあげた薬物はすべて TDM の対象薬物であるため,TDM を実施することによって誤った投与設計を行う可能性がある.以上のような薬物を末期 CKD 患者に用いる際には遊離型薬物濃度測定が有用である.

3 分布容積の変化

CKD 患者と正常腎機能者ではほとんどの薬物において分布容積 (V_d) には変動がない.しかしアミノグリコシド系抗生物質や多くの β-ラクタム系抗生物質,多くの抗ウイルス薬などの水溶性薬物

の V_d は溢水患者では顕著に上昇するため，その分布容積（V_d）の変化に応じた初回投与量設計が必要となる（例題2参照）．元来，タンパク結合率の高い薬物の多くは腎不全によりタンパク結合率が低下するため V_d が上昇することが考えられる．

> **例題2**：溢水のないときの体重（透析患者ではドライウェイトという）が50 kgの無尿の透析患者がMRSA敗血症になった．本症例は肝硬変の悪化による腹水および全身浮腫のため，体重が60 kgに増加している．この患者のアルベカシン硫酸塩の初回ピーク値を有効な10 μg/mL（アルベカシンのピーク目標値は9〜20 μg/mL）以上に設定するにはアルベカシン硫酸塩を初回何mg以上投与すればよいか？ 溢水のない透析患者のアルベカシンの V_d は0.3 L/kgとする．
>
> **解答**：アルベカシン硫酸塩のようなアミノ配糖体はほぼ細胞外液のみに分布するため分布容積は小さい．アルベカシンのドライウェイト時の分布容積は0.3 L/kg × 50 kg = 15 Lと計算されるが，本症例では腹水および全身浮腫のため細胞外液量が10 L増加しており，分布容積は15 L + 10 L = 25 Lと予測される（図5.10）．血中薬物濃度＝体内薬物量 /V_d から，初回投与量 = 15 L × 10 μg/mL = 150 mgと算出されるが，150 mg（力価）投与時のピーク値は150 mg/25 L = 6 μg/mLと理論上，かなり低くなり，濃度依存性の抗生物質である本剤の殺菌力が十分発揮できかねる．そのため本症例に目標値の10 μg/mL以上の血中濃度を得ようとすると25 L × 10 μg/mL = 250 mg以上の初回投与量が必要となる．ちなみに松野らによるとアルベカシンの有効率は血清ピーク濃度が7 μg/mL以下では53%，7〜9 μg/mLでは80%，9 μg/mL以上では93%と濃度依存性の殺菌力を示すため，Cmaxを推奨濃度9〜20 μg/mL以上になるように投与設計を行うべきであるとされている．ただし透析導入前のCKD患者に対して腎毒性の高いアルベカシン硫酸塩は選択すべきではない．

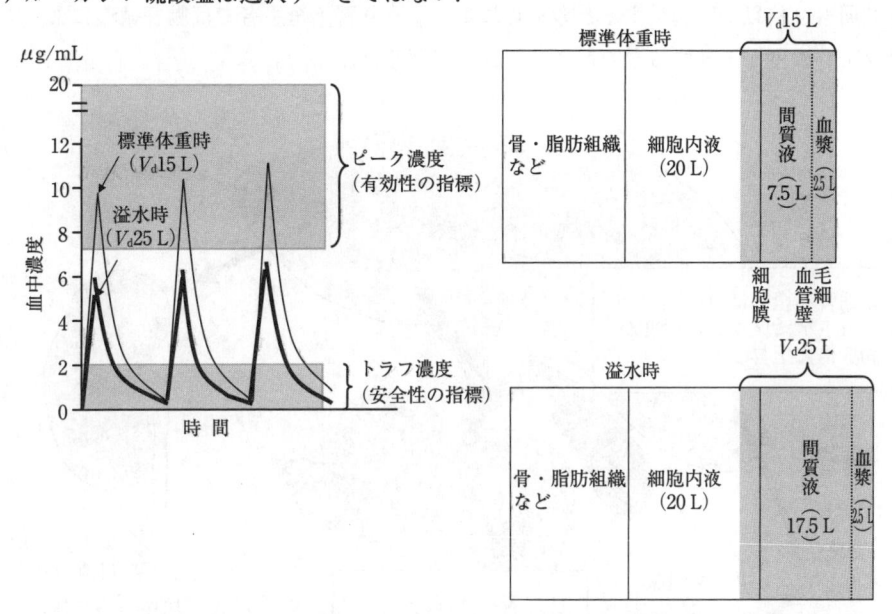

図5.10　標準体重時と溢水時のアルベカシンの分布容積とピーク値の変化
アミノグリコシド系抗菌薬はピーク濃度が高ければ高いほど抗菌効果が強い濃度依存性の抗生物質であるため，ピーク濃度が有効性の指標となる．なお，トラフ値は安全性の確認のために測定する（左図）．標準体重時にはアルベカシンのピーク値は有効性の期待できる10 μg/mLであったが，溢水により V_d が10 L増加すれば（右下図）初回ピーク濃度は6 μg/mLにしかならないため，十分な殺菌効果を期待できない．

フェニトインは腎不全で V_d が上昇する薬物の代表であり，正常腎機能者の V_d が 0.6 〜 0.7 L/kg なのに対し，透析患者では 1.0 〜 1.8 L/kg に上昇する．しかし腎不全患者ではフェニトインの V_d が上昇するとともにクリアランスも正常腎機能者に比し上昇するため，ほぼ通常用量が用いられる．

ジゴキシンは腎不全で特異的に V_d の低下する薬物として知られており，正常腎機能者の V_d は約 7 〜 9 L/kg だが，末期腎不全患者では 4 〜 5 L/kg に低下し，この関係は $V_d = 4.5 + 0.028 \times CL_{Cr}$ で表される．この腎不全での V_d の低下は腎機能の低下と共に心筋 / 血漿ジゴキシン濃度比が低下することと一致しており，腎不全でジゴキシンの心筋への取り込みが障害されていることを示している．通常の薬物投与に際しては腎不全患者でも初回負荷量を減量することはないが，V_d の低下するジゴキシンの場合には通常の負荷量の 50 〜 70% に減量しなければならない．

4 腸肝循環する薬物の蓄積

アセトアミノフェンの尿中未変化体排泄率は 3 〜 5% と低いため，末期 CKD 患者でも減量の必要はないように思われがちだが，透析患者に連続投与すると血清アセトアミノフェン濃度は健常者の約 3 倍に上昇し，半減期も 2 倍以上に延長する．これは非常に水溶性の高いグルクロン酸抱合体・硫酸抱合体が健常者であれば尿中に速やかに排泄されるはずであるが，末期腎不全では蓄積し血中濃度はそれぞれ三十数倍，十数倍に上昇する．おそらく蓄積した抱合体は胆管に存在する排泄トランスポーターによって能動的に高濃度で胆汁中に排泄され，十二指腸から小腸，結腸に移行する過程で腸内細菌の有する脱抱合酵素によって再び活性体（親化合物）になることが想定される．その結果，アセトアミノフェンとして再吸収され，腎不全患者の血清アセトアミノフェン濃度は健常者の約 3 倍に上昇し，半減期も 2 倍以上に延長すると考えられる．つまり腎不全患者では腸肝循環によって血清アセトアミノフェン濃度が上昇するものと考えられる（図 5.11）．

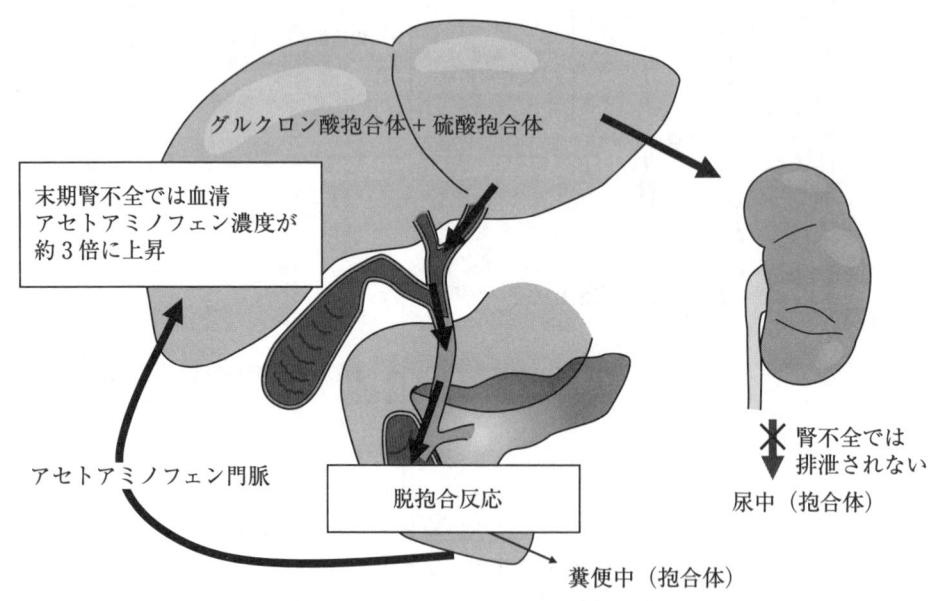

図 5.11 アセトアミノフェンの腸肝循環
末期腎不全患者ではアセトアミノフェンの抱合体が蓄積して胆汁に排泄され，腸内で脱抱合を受けて再び吸収されるため，連続投与により血清アセトアミノフェン濃度は約 3 倍に上昇する．

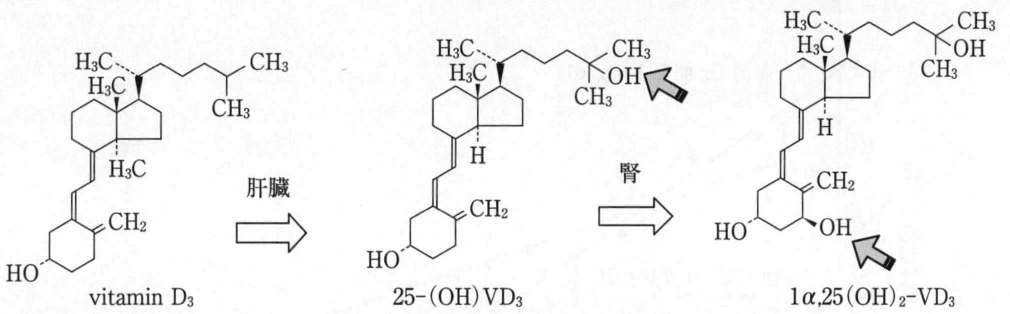

図 5.12　ビタミン D の活性化

5　腎における代謝

　腎は酸化や抱合など，薬物代謝の場でもある．*in vitro* の動物実験による研究では腎皮質にはシトクロム P450 が肝の 14 ～ 18% 含まれているといわれている．またグルクロン酸抱合，グルタチオン抱合，硫酸抱合も腎によって行われることが知られている．しかし腎重量は肝重量に比しかなり軽いため，代謝全体に対する臨床的寄与はおそらく小さいであろう．腎臓で代謝される薬物のうち，最も興味深いのはビタミン D（VD）とインスリンである．VD_3 はまず肝で 25 位が水酸化され，さらに腎で 1α 位が水酸化され，$1α,25(OH)_2$-VD_3 となってはじめて VD_3 としての作用（腸管からの Ca の吸収および腎尿細管からの Ca 再吸収促進）を表す（図 5.12）．CL_{Cr} が 30 ～ 40 mL/min 以下になると腎における VD の活性化障害が起こるといわれている．VD 活性化障害による血漿 Ca 濃度の低下は，高リン血症を助長して腎性骨症の原因になる．そのため腎不全患者では通常の VD_3 製剤では効果がなく，アルファカルシドールやカルシトリオールなどの，予め腎で活性化された形の活性型 VD_3 製剤を用いる必要がある．また腎は肝，骨格筋と並んでインスリンを分解する主要臓器の一つである．腎不全ではインスリンの分解能が低下し，これは肝によっても代償されない．そのため，Stage 4，5 の CKD 患者の血中インスリン濃度は上昇し，血糖値は低下する．インスリンだけでなく，グルカゴンやカルシトニンなどのペプチドホルモンの多くも腎で代謝される．

5.1.4　CKD の腎機能の進行を抑制する薬物療法

1　レニン - アンギオテンシン（RA）系阻害薬の薬の適正使用

　アルブミン尿は糖尿病や腎炎患者で見られる腎障害初期の危険因子となる糸球体内圧の上昇を表している．糸球体内圧の上昇は RA 系の亢進に起因するところが大きく，腎障害および心血管病変を進行させる原因となるため，早期腎症のアルブミン尿に対して RA 系阻害薬を投与することによって腎障害・心血管障害の悪化を防止できると考えられる．したがって，腎機能障害時の降圧薬の第一選択薬は RA 系阻害薬であるアンギオテンシン変換酵素阻害薬（ACE-I）およびアンギオテンシン II 受容体拮抗薬（ARB）である．JSH2009（高血圧治療ガイドライン 2009 年版）を含め多くの国際的ガイドラインでも腎障害を伴う高血圧に対して ARB，ACE-I を積極的適応のある降圧薬としてあげている．これらの RA 系阻害薬の共通点として糸球体高血圧の是正に伴う腎機能の悪化防止，微量アルブミン尿・タンパク尿の抑制，メサンギウム増殖抑制，酸化的ストレスの軽減などによる腎機能の悪化防止といずれも腎保護作用への有用性が強調されている．

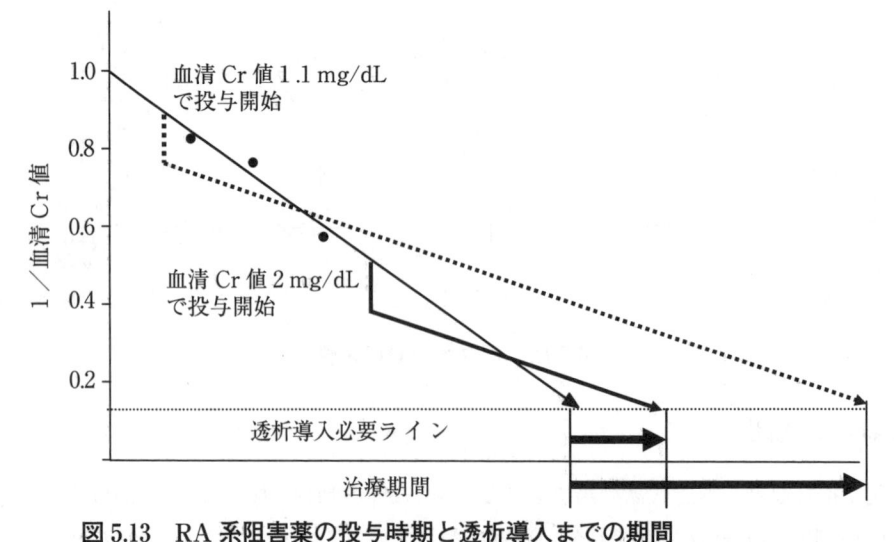

図 5.13 RA 系阻害薬の投与時期と透析導入までの期間
(Brenner BM *et al.* (2001) *N. Engl. J. Med.* 345：861-869 のデータより改変)

RA 系阻害薬の投与は輸出細動脈を拡張し，糸球体内圧を低下させるため，糸球体ろ過速度（GFR）は一時的に低下するが，早期の腎症であればあるほど透析導入までの期間を延長できる（図 5.13）．そのため血清クレアチニン（Cr）値はある程度上昇する．そのため少量から漸増する必要があるが，むしろ初期に血清 Cr 値が上昇する症例ほど RA 系阻害薬の最大の効果を得られると考えられるため，血清 Cr 値の上昇が 30% 以内なら効いていると判断し継続すべきである．しかし，30〜50% 以上上昇，または血清 Cr 値が 1 mg/dL 以上の上昇する場合には両側腎動脈狭窄が疑われ，さらに腎機能が悪化することがあるため，RA 系阻害薬の投与量を減量または中止し，脱水，腎動脈狭窄をチェックする必要がある．

2 レニン-アンギオテンシン（RA）系阻害薬の薬物動態学

薬物動態学的には ARB と ACE-I は大きく異なり，前者は脂溶性であり肝代謝によって消失する薬物であるのに対し，ACE-I は水溶性であり，一部の例外を除き腎排泄によって消失する薬物である．RA 系阻害薬の腎保護作用についての報告は ACE-I よりも ARB のほうが多くなりつつあるものの，わが国の常用量の数倍の投与量を使用した報告が多い．しかし ACE-I を腎障害患者に投与すると腎機能の悪化とともに血中濃度は上昇し，降圧作用はマックスに達していても，さらなるタンパク尿抑制作用，メサンギウム増殖抑制作用などの降圧効果を超えた効果が期待できるかもしれない．しかも ARB に比し安価であるため ACE-I を最初に投与し副作用である空咳が起こった場合に ARB に変更すべきという考え方もある．ただし ACE-I 服用者ではアクリロニトリルメタリルスルホン酸ナトリウム膜や，ある種の血液浄化器との相互作用により血中キニン系の代謝が亢進し，ブラジキニン産生が増大することによるアナフィラキシー様症状を発現することがある．一方，高齢者の誤嚥性肺炎の予防に ACE-I が有用とされる場合もあり，症例による選択も重要と考えられる．他の降圧薬の薬物動態の特徴については表 5.6 にまとめた．ACE-I 以外で腎排泄型の降圧薬は水溶性 β 遮断薬であるアテノロール，ナドロール，カルテオロール塩酸塩，脂溶性ではあるが尿細管分泌されることによって作用を発揮するループ利尿薬，チアジド系利尿薬も腎排泄型である．さらに中枢性 α_2 作動薬であるクロニジン塩酸塩も約 50% が腎から排泄されるため，腎機能に応じた投与設計が必要である．

表5.6 降圧薬の薬物動態の特性

分類	細分類	消失部位 腎	消失部位 肝	腎不全患者での減量の必要性	CKD患者で留意すべき事項
Ca拮抗薬			○	なし	すべて脂溶性薬物で未変化体尿中排泄率は極めて低いため減量の必要性はないが，短時間型Ca拮抗薬は反射性頻脈を起こしやすい．
ARB			○	なし	すべて脂溶性薬物で未変化体尿中排泄率は低いため減量の必要性なし．血清Cr値の急激な上昇，高カリウム血症時には減量または中止する．
ACE-I		○		?	一部胆汁排泄型もあるが，多くは腎排泄型．腎排泄型ACE阻害薬でも透析患者で重篤な副作用が起こることはほとんどない．血清Cr値の急激な上昇，高カリウム血症時には減量または中止する．
α遮断薬			○	なし	すべて脂溶性薬物で未変化体尿中排泄率は低いため減量の必要性なし．特に投与初期に起立性低血圧になりやすい．
β遮断薬	脂溶性β遮断薬		○	なし	カルベジロール，プロプラノロールをはじめ多くのβ遮断薬が脂溶性である．
β遮断薬	水溶性β遮断薬	○		あり	アテノロールの他にナドロール，カルテオロールも尿中排泄率が高く，CKD患者には腎機能に応じた減量が必要である．
利尿薬	ループ利尿薬	○		なし	未変化体尿中排泄率30〜70%だがCKD患者では増量しないと効果ない．
利尿薬	チアジド系	○		なし	CKD患者ではRA系阻害薬と少量の本剤の併用によって降圧作用が相乗的に増強する．
利尿薬	K保持性利尿薬		○	ほとんど使用しない	CKD患者では基本的に減量する必要性はないが，末期腎不全患者でも血清K値が急上昇することがあるため極めて慎重に投与する必要がある．
中枢性α₂作動薬	αメチルドパ	△		あり	未変化体尿中排泄率は20〜60%，活性代謝物あり，やや減量する．
中枢性α₂作動薬	クロニジン塩酸塩	○		あり	未変化体尿中排泄率が40〜60%であるため起立性低血圧，中枢性副作用が起こりやすいためCKD患者では1/2に減量する．
中枢性α₂作動薬	グアナベンズ酢酸塩		○	なし	未変化体尿中排泄率は極めて低いため減量の必要なし．
血管拡張薬	ヒドララジン塩酸塩		○	なし	未変化体尿中排泄率は25%だが，CKD患者でもあまり減量を要しない．

△は腎と肝でともに消失する中間型薬物，ACE-I：ACE阻害薬，ARB：アンギオテンシン受容体拮抗薬

ただしACE-Iについては用量依存的な有害事象を起こすことはほとんどなく，逆に降圧作用以外の利点があるかもしれない．

3 腎機能を悪化させない薬物療法

1）CKD患者にはNSAIDsは禁忌

腎障害を有する症例が他科受診してNSAIDsを長期投与されたためプロスタグランジン生合成阻害作用による虚血腎によって一気に腎機能が悪化し，透析導入に至った症例は数多く経験されてい

る．特に半減期の長い NSAIDs は要注意であり，COX-2 阻害薬であるメロキシカムも腎障害発症リスクは高い．また NSAIDs はいずれも上部消化管潰瘍，出血，穿孔を起こす可能性の非常に高い薬物であり，NSAIDs の有する血小板凝集抑制作用により，時として致命的な出血を起こす危険性が高い薬物である．米国では NSAIDs に起因する胃腸障害によって1年に107,000人が入院し，関節炎だけに限っても少なくとも1年に16,500名が，リウマチに関しては少なくとも2,000名が NSAIDs 服用に関連した死亡が発生しているといわれている．そのため米国では腎障害患者，骨関節症（変形性関節症）では鎮痛解熱作用はあるが NSAID ではないアセトアミノフェンを，リウマチ性関節炎ではDMARD（寛解導入リウマチ薬）を優先して使用することが勧められている．

2）その他の腎毒性薬物

NSAIDs 以外にも利尿薬過剰投与による脱水，急激な降圧，アミノグリコシド系やアムホテリシンBなどの腎毒性抗菌薬や抗癌薬のシスプラチンの投与によっても腎障害は悪化する．腎障害の悪化しやすい危険因子（表5.7）を有する患者にはこのような腎毒性薬物の投与は避けるべきであるが，アミノグリコシド系抗生物質を投与する必要があれば薬剤師が中心になって TDM を実施することによって有効かつ安全な投与設計に努める必要がある．造影剤の血管内投与も腎障害を悪化させるが，補液によって腎毒性をある程度軽減できる．その輸液の選択に関してはマンニトール＋生理食塩液，フロセミド＋生理食塩液よりも，生理食塩液のみのほうが腎障害発症リスクを軽減できること，1/2等張液（生理食塩液＋5%ブドウ糖液）よりも生理食塩液のほうが腎障害発症リスクを軽減できること，また造影剤による腎障害にはフリーラジカルが関与しているため，抗酸化作用を持つ N-アセチルシステイン投与＋生理食塩液輸液により輸液単独に比し56%腎障害の発症が低いことなどが明らかにされつつある．

表5.7 腎障害の悪化しやすい危険因子

脱水
腎障害の既往
アルブミン尿（タンパク尿）
うっ血性心不全
高齢者（65歳以上）
高血圧
糖尿病
利尿薬服用者
腎毒性薬物の投与

3）薬物性横紋筋融解症による急性腎障害

高脂血症治療薬のシンバスタチンやアトルバスタチンカルシウム水和物は CYP3A4 および P-糖タンパク質基質薬物で小腸での初回通過効果を受けやすいためそれぞれ5%以下，12%と生物学的利用能が低い．これらの薬物と CYP3A4 を阻害するグレープフルーツ，マクロライド系抗菌薬のクラリスロマイシン，コルヒチン，アゾール系抗真菌薬の併用により横紋筋融解症が発症したという報告がある．また膜性腎症によるネフローゼ症候群などでステロイド抵抗性の場合，シクロスポリンとスタチン剤が併用されることがあるが，肝へのスタチン取込みトランスポーター OATP1B1 をシクロスポリンが阻害することによってほとんどのスタチン剤の血中濃度の著明な上昇が認められる．さら

にシクロスポリンによる CYP3A4, P-糖タンパク質の阻害によってある種のスタチン剤の血中濃度が上昇することが考えられるが，その影響はスタチン剤の肝への取込みの影響のほうが大と考えられている．

元来，筋障害作用のあるスタチン剤の血中濃度上昇によって生じる横紋筋融解症により筋組織崩壊をきたす．そして尿中に排泄されるミオグロビンによって急性腎不全を引き起こすことが報告されており，もともと腎障害を有する患者では腎不全に至りやすいため要注意である．

参考文献

1) National Kindney Foundation (2002) *Am. J. Kndney Dis.* 39 (2 Suppl 1): S1-266
2) Levey AS, Eckardt KU, Tsukamoto Y, Levin A, Coresh J, Rossert J, De Zeeuw D, Hostetter TH, Lameire N, Eknoyan G (2005) *Kidney Int.* 67 (6): 2089-2100
3) 渡辺毅 (2009) 日腎会誌 51 (1): 13-18
4) Zietse R, Wenting GJ, Kramer P, Schalekamp MA, Weimar W (1992) *Clin. Sci.* 82 (6): 641-650
5) Lam YW, Banerji S, Hatfield C, Talbert RL (1997) *Clin. Pharmacokinet.* 32 (1): 30-57
6) Giusti DL, Hayton WL (1973) *Drug Intell and Clin. Pharm.* 7: 382-387
7) Cockcroft DW, Gault MH (1976) *Nephron* 16 (1): 31-41
8) 折田義正，他 (2005) 日腎会誌 47 (7): 804-812,
9) Levey AS, Coresh J, Greene T, Stevens LA, Zhang YH, Hendriksen S, Kusek JW, Van Lente F (2006) *Ann. Intern. Med.* 145 (4): 247-254
10) 今井圓裕，堀尾勝 (2006) 日腎会誌 48 (8): 703-710
11) Du Bois D, Du Bois EF (1916) *Nutrition* 5: 303-313
12) Shimizu-Tokiwa A, Kobata M, Io H, Kobayashi N, Shou I, Funabiki K, Fukui M, Horikoshi S, Shirato I, Saito K, Tomino Y (2002) *Nephron* 92 (1): 224-226
13) Hoek FJ, Kemperman FA, Krediet RT (2003) *Nephrol. Dial. Transplant.* 18 (10): 2024-2031
14) Larsson A, Malm J, Grubb A, Hansson LO (2004) *Scand. J. Clin. Lab. Invest.* 64 (1): 25-30
15) Grubb A, Björk J, Lindström V, Sterner G, Bondesson P, Nyman U (2005) *Scand. J. Clin. Lab. Invest.* 65 (2): 153-162
16) ゾビラックス錠200/ゾビラックス錠400添付文書，グラクソ・スミスクライン株式会社，2006年03月22日更新
17) ゾビラックス点滴静注用250添付文書，グラクソ・スミスクライン株式会社．2007年12月18日更新
18) 注射用タゴシッド200 mg 添付文書，アステラス製薬株式会社，2006年12月13日更新
19) Inoue T, Shibahara N, Miyagawa K, Itahana R, Izumi M, Nakanishi T, Takamitsu Y (2003) *Clin. Nephrol.* 60 (2): 90-95
20) Hung SI, *et al.* (2005) *Proc. Natl. Acad. Sci. USA.* 102 (11): 4134-4139
21) Liponi DF, Winter ME, Tozer TN (1984) *Neurology* 34 (3): 395-397
22) Brenner BW ed., Aronoff GA and Brier ME (2004) *Brenner & Rector's The Kidney*. 7th ed., p. 2849-2845, Saunders Company, Philadelphia, 2004
23) 松野恒夫，鈴木成二，河井重明，韓秀妃，水谷義勝，藤井広久，高橋正明 (1998) TDM研究 15 (4): 309-313
24) Cheng JW, Charland SL, Shaw LM, Kobrin S, Goldfarb S, Stanek Ej, Spinler SA (1997) *Pharmacotherapy* 17 (3): 584-90
25) Jusko WJ, Weintraub M (1974) *Clin. Pharmacol. Ther.* 16 (3): 449-454
26) Jelliffe RW (1968) *Ann. Int. Med.* 69 (4): 703-707
27) Martin U, Temple RM, Winney RJ, Prescott LF (1991) *Eur. J. Clin. Pharmacol.* 41 (1): 43-46
28) Prescott LF (1989) *Eur. J. Clin. Pharmacol.* 36 (3): 291-297
29) Brenner BM, Cooper ME, de Zeeuw D, Keane WF, Mitch WE, Parving HH, Remuzzi G, Snapinn SM, Zhang Z, Shahinfar S (2001) *N. Engl. J. Med.* 345 (12): 861-869
30) Huerta C, Castellsague J, Varas-Lorenzo C, García Rodríguez LA (2005) *Am. J. Kidney Dis.* 45 (3):

531-539
31) Solomon R (1998) *Kidney Int.* **53** (1)：230-242
32) Mueller C, Buerkle G, Buettner HJ, Peterson J, Perruchoud AP, Eriksson U, Marsch S, Roskamm H (2002) *Arch. Intern. Med.* **162** (3)：329-336
33) Birck R, Krzossok S, Markowetz F, Schnülle P, van der Woude FJ, Braun C (2003) *Lancet* **362** (9384)：598-603
34) Lilja JJ, Kivisto KT, Neuvonen PJ (1998) *Clin. Pharmacol. Ther.* **64** (5)：477-483
35) Lee AJ, Maddix DS (2001) *Ann. Pharmacother.* **35** (1)：26-31
36) Tufan A, Dede DS, Cavus S, Altintas ND, Iskit AB, Topeli A (2006) *Ann. Pharmacother.* **40** (7-8)：1466-1469
37) Neuvonen PJ, Niemi M, Backman JT (2006) *Clin. Pharmacol. Ther.* **80** (6)：565-581

5.2 肝臓疾患における薬物体内動態の特性と薬物治療

到達目標

・肝臓の構造と機能が説明できる．
・肝疾患における病態生理学的および生化学的変化を説明できる．
・肝疾患が薬物の体内動態，特に代謝と排泄に及ぼす影響を説明できる．
・肝機能低下に応じた投与設計を立案できる．

5.2.1 肝臓の構造と機能

　肝臓は，腹腔の右上部，横隔膜の直下に位置する体内で最大の臓器で，大きな右葉と小さな左葉とに分かれている．肝臓は主に肝細胞からなり，その組織は肝小葉（直径約 1 mm）という基本単位が集まってできたものである．肝臓には心拍出量の約 1/4 に相当する血液（約 1.5 L/分）が供給されている．肝血液の 75% は腸管から吸収された栄養分を多く含んだ静脈血を運んでくる門脈から，25% は心臓の大動脈から酸素を多く含んだ動脈血を運んでくる肝動脈から供給される．肝血液は最終的に類洞と呼ばれる細かい血洞を通って，肝静脈から下大静脈へ流れ心臓へと戻る．一方で，肝胆管から胆汁が排出される．胆汁は総胆管を通って胆嚢に蓄えられ，最終的に十二指腸に分泌される．

　肝臓の働きは，主に炭水化物・脂肪・タンパク質などの栄養素の代謝に関与する一方，薬物代謝の主役として，生体外異物（薬物や毒物）や生体内物質（ビリルビン，ヘモグロビンなど）の代謝（解毒）に重要な役割を果たしている．

　肝臓には普通の毛細血管よりも径が大きく，かつ不規則な薄い壁からなる肝臓特有の洞様毛細血管（シヌソイド）がある．この毛細血管と肝細胞との間にはディッセ腔という間隙がある．血清タンパク質などの大きな分子であっても毛細血管からディッセ腔に移行することができる．ディッセ腔の薬物は，薬物の濃度勾配に従ってあるいは薬物輸送担体を介して肝細胞内に取り込まれる．肝細胞内に取り込まれた薬物は次のような三つの運命をたどる．① ディッセ腔に戻る．② 毛細胆管へと移行し肝胆管側細胞膜を通過して胆汁とともに十二指腸に排泄される（胆汁排泄）．③ 肝薬物代謝酵素により代謝され，その代謝物はディッセ腔に戻る，あるいは胆汁中に排泄される（図 5.15）．

　肝疾患時には薬物代謝能が低下するおそれもあるが，肝臓は予備能力の大きな臓器であることから影響は小さいと考えられる．しかし，肝硬変のように慢性化し重症化すると薬物代謝能と肝血流量は確実に低下する．したがって，肝疾患による薬物の体内動態への影響に関連する要因として，「肝実質細胞の減少」による薬物処理能力の低下と，「肝血流の低下」により生じる薬物代謝能の低下が重要である．

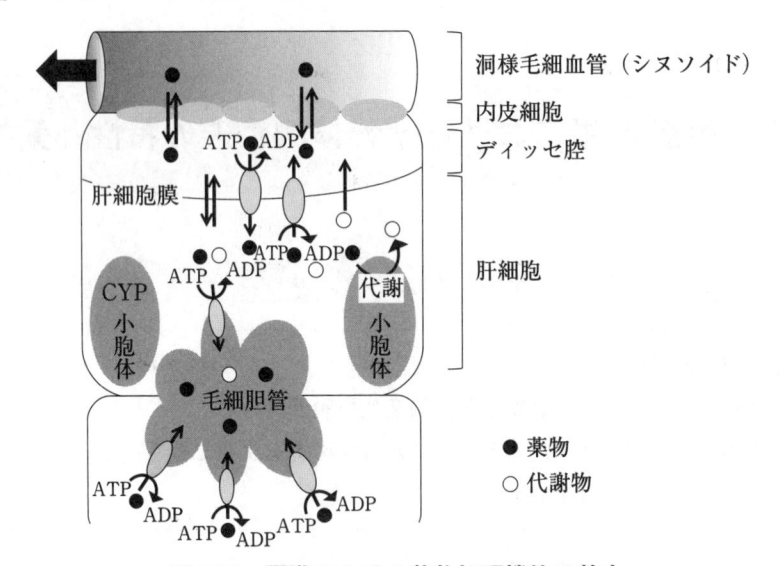

図5.15 肝臓における薬物処理機能の基本

5.2.2 肝疾患の病態

　肝臓に炎症病変が生じることを肝炎というが，肝炎は，① 急性肝炎，② 劇症肝炎，③ 胆汁うっ滞型肝炎および ④ 薬物性肝炎に大きく分類される．肝炎は急性肝炎から劇症肝炎に悪化することがあり，慢性肝炎から肝硬変，肝不全へと重症化する．その原因は多様であるが，ウイルスと薬物によることが多い．急性ウイルス性肝炎は，肝炎ウイルスによる伝染性疾患で，A 型，B 型，C 型，D 型および E 型肝炎があり，感染後ある程度の潜伏期間後に全身倦怠感，発熱，食欲不振，嘔気などを伴って発症する．劇症肝炎は急性肝炎発症後に急速に全身状態が悪化し，黄疸，出血傾向，肝萎縮を伴い，死に至る重篤な肝炎である．胆汁うっ滞型肝炎は急性肝炎の一つで肝細胞から胆管までの部位が障害を受けるため，肝臓内に胆汁がうっ滞する病気で，タンパク同化ホルモン，経口避妊薬，サルファ剤などの薬物やウイルスが関与することが多い．胆汁うっ滞型の肝硬変を原発性胆汁性肝硬変というが，早期に肝硬変となり，予後は比較的不良である．薬物性肝炎は，ほとんどの薬物が関与すると考えられる．薬物性肝炎には，① 肝細胞障害型（四塩化炭素，抗癌薬など），② 肝炎型（非ステロイド性抗炎症薬［NSAIDs］，抗菌薬など），③ 胆汁うっ滞型（抗甲状腺薬，ホルモン薬，抗生物質など）などがある．肝硬変は，代償期には比較的無症状であるが，肝機能が著しく低下した状態である非代償期（低アルブミン血症，凝固異常，腹水，肝性脳症などが起こる）になると，肝組織内で血液の流れが悪くなり肝臓が線維化することで肝機能が著しく低下し，門脈圧の増加（門脈圧亢進）がみられ，肝細胞の壊死が起こる．病因は，主にウイルスやアルコールであることが多い．症状としては，黄疸，腹水，浮腫，肝性脳症が現れる．

5.2.3 肝疾患における薬物の体内動態特性

　肝臓は，栄養物質の処理，貯蔵とともにアルブミンなどの内因性物質を合成し，他の組織に輸送する主要な臓器である．また肝臓は薬物などの外因性物質を代謝あるいは胆汁中に排泄する働きを担っている臓器でもある．肝疾患時では，病態の進行具合によって，① 肝薬物代謝酵素活性の低下，②

胆汁排泄能の低下，③アルブミン合成能の低下による血清アルブミン濃度の低下，④門脈圧亢進による肝血流量の低下が起こる．

一般に，脂溶性が高く，かつ肝薬物代謝酵素による代謝クリアランスの大きい薬物は，濃度勾配によって血液側から肝細胞膜を透過し，細胞内に取り込まれ，除去される．一方，水溶性の高い薬物は肝細胞膜への透過性が低いため，肝代謝を受けるよりも腎排泄されやすい．しかし，肝機能検査薬であるインドシアニングリーン（ICG）やブロムサルファレン（ブロモスルホフタレイン；BSP）は水溶性であるが，効率的に肝細胞膜に取り込まれる．これは肝細胞膜に効率的に取り込むための輸送担体が存在しているためである．現在までに，有機アニオンおよびカチオン輸送系輸送担体（OATおよびOCT）や有機アニオンポリペプチド輸送担体（OATP）などの能動輸送系の存在が明らかにされている．肝細胞に取り込まれた薬物は，主にシトクロムP450（CYP）による**第I相**（代謝），抱合conjugationによる**第II相**あるいは薬物輸送担体transporterによる**第III相**によって処理され腎臓から尿中に，あるいは胆汁中に排泄される．したがって，重篤な肝疾患においては，ATP含量の低下や細胞の壊死などが起こる可能性が高いことから，肝薬物代謝酵素活性の低下や肝血流量の低下に加えて，これら薬物輸送タンパク質の発現量や機能が低下する結果として，薬物の体内動態がより大きく変化する可能性のあることに留意すべきである．

5.2.4 肝疾患における肝薬物代謝酵素活性

一般に，生体に投与された薬物は，血漿タンパク質，特にアルブミンと結合して生体内に分布し，薬物代謝系によって代謝される．薬物代謝に関与する酵素系は主に肝臓，一部小腸に存在している．したがって，血漿中の薬物はまず肝細胞に取り込まれた後，代謝などの処理（代謝）を免れた薬物が体循環に入る．薬物が生体内標的組織の作用部位へ到達し，薬効を発揮するためには適度な脂溶性を有する必要がある．親水性の高い薬物は肝臓などで代謝されることなく，未変化体として腎臓から尿中へ排泄されるが，脂溶性の高い薬物はそのままの形では尿中へ排泄されにくい．このため，生体は脂溶性の高い薬物を肝臓から胆汁中あるいは腎臓から尿中へ排泄するために，主に肝臓に存在する種々の薬物代謝酵素により親水性に変換（代謝）する．

肝硬変では，CYPによる第I相解毒（酸化，還元，加水分解）は低下するが，第II相代謝の一つであるグルクロン酸抱合能には大きな変化はみられないといわれている．グルクロン酸転移酵素UDP-glucuronosyltransferase（UGT）は肝細胞質中に存在し，CYPと比較して基質親和性（K_m）は低いが，処理能力（V_{max}）が大きい特徴を有する酵素である．たとえば，ベンゾジアゼピン系抗不安薬であるジアゼパムは肝クリアランスが著しく低下し，半減期が延長するが，同じベンゾジアゼピン系抗不安薬であるロラゼパムやオキサゼパムは主にグルクロン酸抱合による代謝を受けるので，顕著な変化がみられない．したがって，肝硬変患者に抗不安薬を投与する場合には，第I相の代謝を受けるジアゼパムの代わりにロラゼパムやオキサゼパムを選択すべきである．一方，グルクロン酸抱合代謝を受ける麻薬性鎮痛薬モルヒネのクリアランスは肝硬変患者で低下することが報告されている．グルクロン酸転移酵素（UGT）には多くの分子種と遺伝的多型が存在することから，このクリアランスの低下には肝血流量の低下に加えて，遺伝的多型や肝硬変によるある種のUGT分子種の活性低下が一部関与するものと思われる．

肝臓における薬物処理能は，主に肝血流量と肝細胞の薬物代謝酵素活性に規定される．肝疾患ではこれらの因子が大きく変動するので，肝疾患時に薬物代謝酵素活性は低下する．各種肝疾患の肝生検

材料を用いてクマリン水酸化活性を測定したところ，その活性は肝疾患の程度（慢性非活動性肝炎，慢性活動性肝炎，肝硬変）とよく相関したとする報告がある．また，肝疾患患者において，その重症度とCYP含量の変化とアンチピリンの薬物動態パラメーターを比較検討した報告では，肝疾患（脂肪肝，アルコール性肝炎および肝硬変）患者ではCYP含量の低下に伴い，アンチピリンクリアランスが減少する一方，半減期は延長する．しかし，分布容積には変化が認められないとしている．これらの変動は肝疾患の重症度に比例し，特に肝硬変ではCYP含量が1/2，アンチピリンクリアランスが1/5に低下する一方で，半減期は約4倍に増加している（表5.8）．

　各種肝疾患患者（肝硬変，慢性活動性肝炎，急性肝炎，閉塞性黄疸）におけるアンチピリンの半減期を検討した例では，急性肝炎と閉塞性黄疸患者におけるアンチピリンの半減期は，肝硬変患者のそれと比較して短いものの，いずれの肝疾患においても有意に延長することが報告されている（図5.16）．また，肝疾患患者のP450含量の低下に伴いアンチピリンの半減期が延長する（図5.17）．アンチピリンは肝抽出率が低く，代謝速度が肝血流量に依存せず，肝薬物代謝酵素活性に依存し，タンパク結合率の低い代表的な薬物であることを考慮すると，そのクリアランスはCYPの酵素活性を反映する．一方，各種肝疾患患者において薬物の代謝を検討した報告によると，薬物代謝酵素活性は急性肝疾患時で低下傾向を示し，重症の肝硬変時においてはじめて明らかな低下が認められたとしている．したがって，一般的に肝疾患患者における薬物代謝酵素活性は比較的よく保持されていると考えられる．しかし，肝ミクロゾームには数多くのCYP分子種（CYP3A4，CYP2C19，CYP1A2など）が存在しているが，肝疾患時においてCYP分子種の発現量や機能が低下するもの，あるいは変化しないものがあることに注意すべきである．肝癌では，癌細胞の薬物代謝能は低下するが，周辺正常細

表5.8　脂肪肝，アルコール性肝炎，肝硬変患者におけるシトクロムP450（CYP）含量およびアンチピリンの薬物動態パラメーター

患　者	CYP (nmol/g)	$t_{1/2}$ (h)	CL_{tot} (mL/min)	V_d (L/kg)
正常肝	12.6	6.5	79	0.57
脂肪肝	7.9	8.1	58	0.54
アルコール性肝炎	4.5	22.3	29	0.47
肝硬変	5.9	28.9	15	0.46

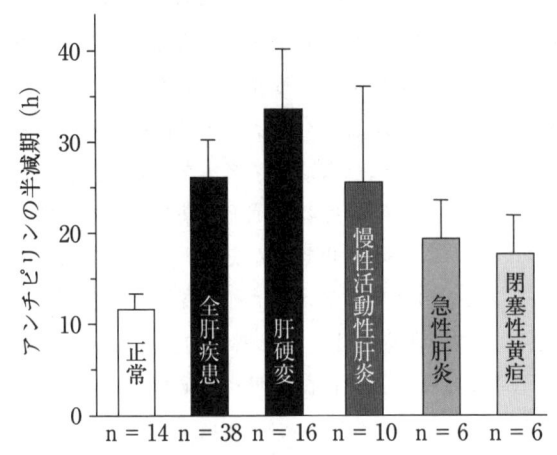

図5.16　正常者と各種肝疾患患者におけるアンチピリンの半減期

データは平均値±標準誤差で表す．

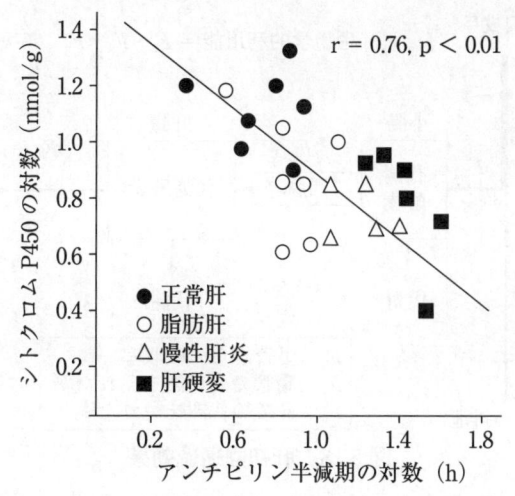

図5.17 肝疾患患者のシトクロム P450（CYP）含量とアンチピリンの半減期の相関性

胞では逆に亢進するため，薬物代謝への影響は一様でない．ウイルス性肝炎では肝薬物代謝酵素活性は低下するが，肝血流量は変化しないため，肝抽出率の低い薬物（低クリアランス薬物）のみが肝代謝の影響を強く受ける．

5.2.5 肝疾患における肝初回通過効果

　経口的に投与された薬物は消化管粘膜で吸収されたあと，門脈を経由して肝臓に運ばれる．肝臓に運ばれた薬物は，薬物固有の物理化学的特性により，そのほとんどが除去されるもの，一部除去されるもの，あるいはまったく除去されないものがある．最終的に肝臓での除去を免れた薬物が体循環に入る（図 5.18）．たとえば，肝クリアランス（CL_H）が肝血流量（Q_H = 約 1.5 L/分）に近い薬物では，大部分が除去されてしまうため，吸収された薬物の一部しか体循環に到達しないことになる．この現象を肝初回通過効果 first-pass effect という．すなわち，肝初回通過効果が大きい薬物ほど経口投与後の生物学的利用能 bioavailability が小さくなる．たとえば，β遮断薬プロプラノロール塩酸塩，ベラパミル塩酸塩，モルヒネなどのようにクリアランスが代謝酵素活性に依存せず肝血流量に依存する薬物，すなわち肝抽出率（E_H）の高い薬物は，肝疾患や心疾患により肝血流量が低下すると，肝初回通過効果を受ける割合が小さくなり（$CL_H = E_H \cdot Q_H$），生物学的利用能は大きくなる（図 5.19）．

　このように，薬物の体内動態は生体の生理状態の変化に起因する肝薬物代謝酵素活性あるいは肝血流量の変化に左右される．肝抽出率の大きい代表的な薬物を表 5.9 に示す．

　肝機能検査薬である ICG は代謝を受けず，そのクリアランスが肝血流量に依存するため，そのクリアランスは肝細胞性疾患，肝癌および胆汁うっ滞などの肝疾患で著しく低下する．その他，プロプラノロールやメトプロロール酒石酸塩，ベラパミル，モルヒネやペチジン塩酸塩，非麻薬性鎮痛薬ペンタゾシンなどのようにクリアランスが肝薬物代謝酵素活性に依存せず肝血流量に依存する薬物（肝抽出率の大きい薬物，$E_H > 0.7$）は，肝硬変などの疾患により肝血流量が低下すると，経口投与後，肝初回通過効果を受ける割合が小さくなり，その結果として，これらのクリアランスは低下し，半減期が著しく遅延する．その程度は薬物によって異なる．この現象は肝薬物代謝酵素活性の低下によるよりも，むしろ肝血流量の低下に起因する．すなわち，肝硬変患者では肝内と肝外においてシャントが形成され，薬物が門脈系からシャントを経由して体循環に直接流入することにより，初回通過効果

経口投与

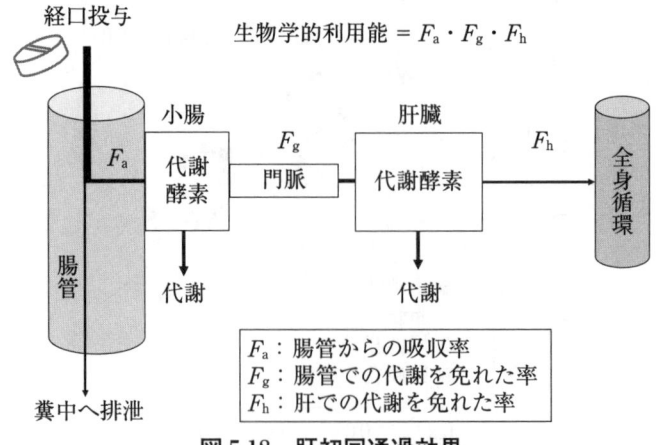

生物学的利用能 = $F_a \cdot F_g \cdot F_h$

```
腸管  小腸        肝臓
  Fa  代謝  Fg   代謝   Fh   全身
      酵素  門脈  酵素        循環
       ↓          ↓
      代謝        代謝
```

F_a：腸管からの吸収率
F_g：腸管での代謝を免れた率
F_h：肝での代謝を免れた率

糞中へ排泄

図 5.18 肝初回通過効果

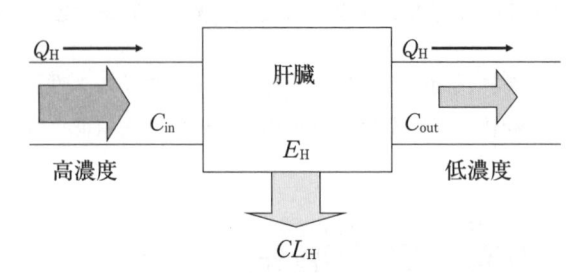

C_{in}：肝に流入する血液中総薬物濃度
C_{out}：肝から流出する血液中総薬物濃度
Q_H：肝血流速度
CL_H：肝クリアランス
E_H：肝での薬物の抽出率（除去率）

$$E_H = \frac{C_{in} - C_{out}}{C_{in}}$$

$$CL_H = E_H \cdot Q_H$$

図 5.19 肝抽出率と肝クリアランス

表 5.9 主な薬物の肝抽出率

肝抽出率が大きい薬物（$E_H > 0.7$） 　　アルプレノロール，硝酸イソソルビド，ニトログリセリン，プロプラノロール， 　　ベラパミル，ペンタゾシン，モルヒネ，リドカイン
肝抽出率が小さい薬物（$E_H < 0.3$） 　　アンチピリン，インドメタシン，ジアゼパム，テオフィリン，トルブタミド， 　　ナプロキセン，バルプロ酸ナトリウム，フェノバルビタール，フェニトイン， 　　ワルファリン

が回避されるため，生物学的利用能が増加すると考えられる．たとえば，肝抽出率の大きいプロプラノロール塩酸塩のクリアランスと ICG のクリアランスは高い正の相関性を有することが報告されている（図 5.20）．一方，健常者と慢性肝疾患患者における ICG クリアランスとアンチピリンクリアランスには相関性があるとの報告がある．これは慢性肝疾患患者において門脈−下大静脈のシャント形成による肝血流量の低下に伴って，肝薬物代謝能も低下したものと考えられる．一般に，抗不安薬ジアゼパム，抗てんかん薬フェニトイン，抗凝血薬ワルファリンカリウム，喘息治療薬テオフィリン，麻酔薬ミダゾラムなどのような肝抽出率 E_H が小さく，肝薬物代謝活性に依存する薬物は，肝硬変でクリアランスが低下し，半減期が延長する．

抗アレルギー薬であるテルフェナジンとアステミゾールの服用中の患者が CYP3A4 阻害薬であ

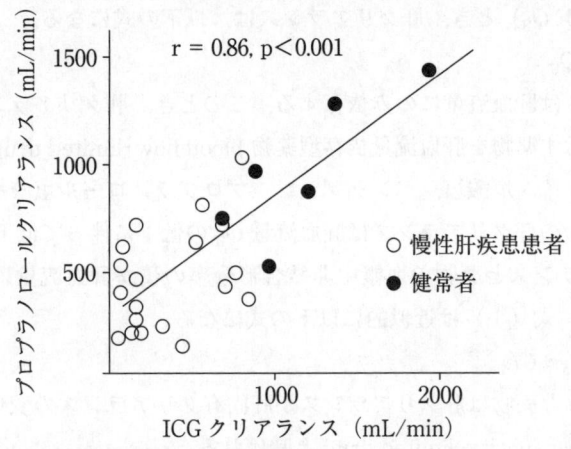

図 5.20　健常者と慢性肝疾患患者における ICG クリアランスとプロプラノロールクリアランスの相関性

るアゾール系抗真菌薬イトラコナゾールやケトコナゾールおよびマクロライド系抗生物質エリスロマイシンなどを併用すると未変化体の血中濃度が著しく上昇し，心電図の QT 延長と心室性不整脈が発現する危険性が高まることから，1997 年に両抗アレルギー薬物は販売中止となった．両薬物は CYP3A4 によってほぼ 100% 肝初回通過効果を受け活性代謝物となるプロドラッグである．この機序は CYP3A4 阻害薬によって両薬物の生物学的利用能が増加したためである．したがって，CYP3A4 の酵素活性を低下させる肝疾患においても同様の現象が起こる危険性があることから，両薬物は肝機能低下患者への投与が禁忌である．

5.2.6　肝疾患時における肝クリアランス

肝疾患における薬物動態に影響する主な要因は，① 肝血流量，② 肝薬物代謝能，③ タンパク結合率である．肝疾患の中で，急性肝炎では肝薬物代謝酵素活性に大きな変化がみられないとされている．劇症肝炎では広範な肝細胞の壊死が起こり，肝薬物代謝酵素活性が著しく低下する．肝硬変では，肝組織の線維化や細胞数の減少による肝薬物処理能の低下，すなわち，① 肝薬物代謝酵素活性の低下，② 肝細胞への薬物取り込み能の低下，③ 薬物の肝組織結合の低下，④ タンパク合成能の低下による低アルブミン血症（約 30 ～ 35 g/L 以下）などが起こる．肝疾患時には薬物代謝が低下する傾向にあるが肝臓は予備能力の大きな臓器なので影響は小さい．しかし，肝硬変のように慢性化し重症化した肝疾患では薬物代謝能は低下する．肝硬変などで起こる肝血流量の低下は，線維化した肝組織内で血液の流れが悪くなることで門脈圧が亢進するため，門脈血が肝臓を迂回して流れる側副血行路が形成されることによる．

肝疾患時における薬物動態の変化を理解するためには，ウエル・スタード（well-stirred）モデルが有用である．well-stirred モデルは，肝クリアランス hepatic clearance（CL_H）を肝血流量，薬物の血漿中非結合形分率，肝薬物代謝酵素活性（肝固有クリアランス intrinsic hepatic clearance，CL_{int}）の 3 因子で表したものである．肝クリアランスは以下の式で表される．

$$CL_H = Q_H \cdot f_u \cdot CL_{int} / (Q_H + f_u \cdot CL_{int}) \tag{1}$$

ここで，Q_H は肝血流量，f は薬物の血漿中非結合形分率，CL_{int} は薬物代謝酵素活性を表す肝固有クリアランスである．肝固有クリアランスと薬物の血漿中非結合形分率の積が肝血流量に比べてきわ

めて大きい（$f_u \cdot CL_{int} \gg Q_H$）とき，肝クリアランスは，以下の式になる．

$$CL_H = Q_H \tag{2}$$

つまり肝クリアランスは肝血流量にのみ依存する．このとき，肝クリアランスは血流律速となる．このような薬物動態を示す薬物を肝血流量依存型薬物 blood flow-limited drug と呼ぶ．したがって，肝障害時におけるリドカイン塩酸塩，ペンタゾシン，プロプラノロール塩酸塩，ベラパミル塩酸塩などの肝血流量依存型薬物の肝クリアランスは肝血流量 Q_H の低下に伴って低下する．

一方，肝固有クリアランスと薬物の血漿中非結合形分率の積が肝血流量に比べてきわめて小さい（$f_u \cdot CL_{int} \ll Q_H$）とき，式（1）は近似的に以下の式になる．

$$CL_H = f_u \cdot CL_{int} \tag{3}$$

したがって，このような薬物は肝クリアランスが肝固有クリアランスの変化に影響を受けるので，代謝酵素活性依存型薬物 capacity-limited drug と呼ばれる．

ただし，血漿タンパク質と結合していない非結合形薬物のみが代謝を受けるので，特にタンパク結合率の高い（＞90%）薬物の肝クリアランスは，タンパク結合率の変化の影響を強く受ける．タンパク結合率が高い代謝酵素活性依存型薬物にはフェニトイン，ワルファリン，ジアゼパム，トルブタミド，ジギタリス配糖体ジギトキシンおよび抗てんかん薬バルプロ酸ナトリウムなどがある．一方，タンパク結合率が低い代謝酵素活性依存型薬物には解熱鎮痛薬アセトアミノフェン，喘息治療薬テオフィリン，抗てんかん薬フェノバルビタールナトリウムなどがある．したがって，肝疾患，特に肝硬変では肝血流量，薬物の血漿タンパク結合率，肝固有クリアランスのいずれも低下することを理解しておけば，薬物投与後の血中濃度推移やクリアランスの変化はある程度予測できる．たとえば，図5.21に示されるように，肝疾患で肝固有クリアランスが減少したとき，肝血流量依存型薬物と代謝酵素活性依存型薬物の血中濃度推移には大きな違いが認められる．代謝酵素活性依存型薬物では，肝固有クリアランスが1/2に減少すると，肝クリアランスが減少し，静注後の半減期が著しく延長する．経口投与でもその半減期が延長し，薬物血中濃度曲線下面積（AUC）が増加する．一方，肝血流量依存型薬物では肝固有クリアランスが1/2に減少しても肝クリアランスはほとんど変化せず，静注後の血中濃度推移に変化がみられない．経口投与時には肝初回通過効果の減少により，最高血中濃度（C_{max}）が著しく上昇し，AUC も増加するが，半減期には変化がみられない．したがって，肝疾患に

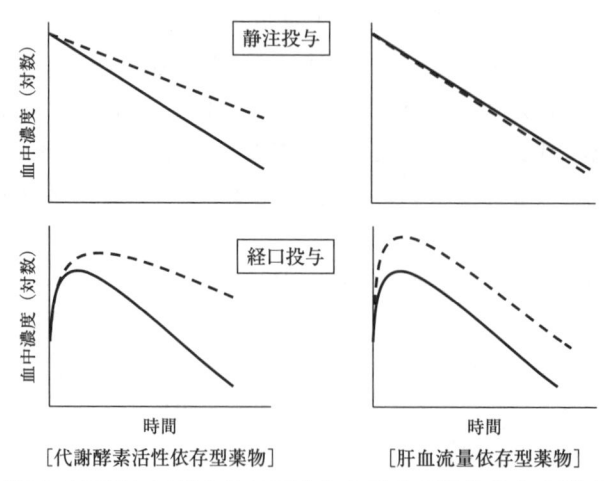

図5.21　肝固有クリアランスが1/2に減少した場合の薬物の血中濃度推移の変化
実線および破線はそれぞれ肝固有クリアランスの正常時および減少時を表す．

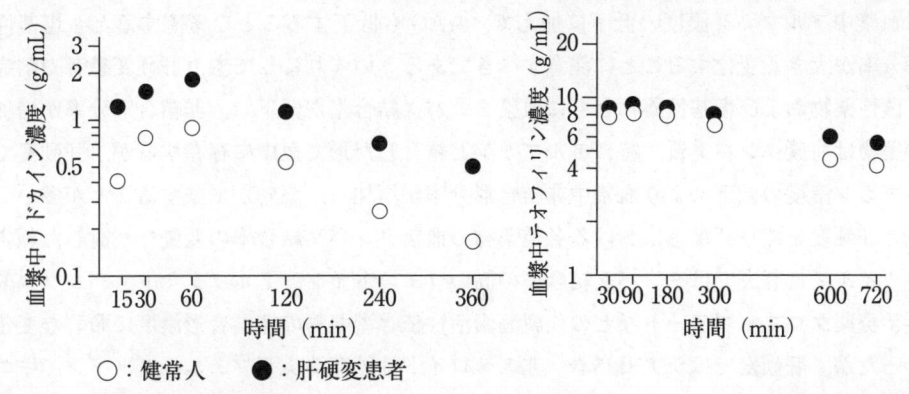

図5.22 健常人と肝硬変患者におけるリドカインおよびテオフィリンの血漿中濃度推移
○：健常人　●：肝硬変患者

伴う薬物代謝の変化は，肝臓での代謝のされやすさ（肝クリアランスの大きさ）によって，肝血流量依存型薬物（肝クリアランスが大きい）と代謝酵素活性依存型薬物（肝クリアランスが小さい）の2つに分けられる．前者は，肝血流量が正常のとき，経口投与で初回通過効果を大きく受けるので生物学的利用能が低くなるが，肝血流量が減少するとC_{max}やAUCの顕著な増加が初回経口投与時から現れる可能性がある．一方，後者は肝血流量の低下よりも肝実質細胞の減少の影響を強く受け，半減期が延長するため，単回投与時よりも繰り返し投与時の方の影響が強く現れ，血中濃度が上昇しやすい特徴がある．

図5.22は健常人と肝硬変患者における代表的な肝血流量依存型薬物であるリドカインと代謝酵素活性依存型薬物であるテオフィリンの経口投与後の血中濃度推移の比較を示す．両者を比較すると，血中濃度推移は肝血流量依存型薬物であるリドカインの方が大きく変化しているのがわかる．肝硬変患者におけるリドカインのC_{max}およびクリアランスは，それぞれ1.79 mg/Lおよび11.69 mL/min/kgで，健常人（0.9 mg/Lおよび26.9 mL/min/kg）と比べてそれぞれ2倍に増加，1/2に減少する．テオフィリンのC_{max}は健常人と肝硬変患者の間に差がほとんどみられない．これはテオフィリンがほとんど肝初回通過効果を受けないためである．一方，肝初回通過効果を大きく受けるリドカインは，肝血流量の低下により肝初回通過効果が減少したためにC_{max}が著しく上昇した．したがって，肝硬変患者においては肝血流量の低下に起因するリドカインのクリアランスの低下，C_{max}およびAUCの増加が，肝薬物代謝酵素活性の低下に起因するテオフィリンのクリアランスの低下がみられる．

5.2.7 肝疾患におけるタンパク結合率

アルブミンは約69,000の分子量を有し，健常人の血漿中には35〜50 g/L含まれる．この含有量は全血漿中のタンパク質濃度の約60%に相当する．アルブミンは主に酸性薬物の結合タンパク質である．一方，$α_1$-酸性糖タンパク質$α_1$-acid glycoprotein（AAG）の分子量は約44,000で，炎症時に変動することから炎症性タンパク質とも呼ばれている．AAGは血管拡張薬ジピリダモール，抗不整脈薬ジソピラミドとキニジン，プロプラノロールなどの塩基性薬物の結合タンパク質で，各種病態時における血漿中AAG濃度の変化が塩基性薬物の薬物動態を変化させることがわかっている．肝硬変では，その重症度に伴ってAAG濃度は低下するようである．事実，肝硬変患者において塩基性薬物リドカインの非結合形分率がAAGの低下に比例して増加するとの報告がある．したがって，肝硬変

患者では血漿中アルブミン濃度の低下に加えて，AAGも低下することを考慮すると，塩基性薬物の非結合形分率が大きく変化することに注意すべきである．いずれにしても，肝硬変患者や劇症肝炎患者では，酸性薬物および塩基性薬物ともに血漿タンパク結合率が低下し，非結合形分率が増加する．

　多くの薬物は血漿タンパク質，特にアルブミンと結合した形で血中に存在するが，肝硬変では，血漿中アルブミン濃度の低下により血漿中非結合形分率が増加し，薬効が増強することが多い．ウイルス性肝炎と肝硬変を伴う肝疾患における各種薬物の血漿タンパク結合率の変動を検討した報告によると，急性ウイルス性肝炎ではタンパク結合率の高いフェニトイン，トルブタミド，バルプロ酸および高脂血症治療薬クロフィブラートなどの代謝酵素活性依存型薬物の非結合形濃度に顕著な変化は認められなかったが，肝硬変ではジアゼパム，非ステロイド性鎮痛消炎薬フェニルブタゾン，キニジン，ロラゼパムおよびバルプロ酸などの代謝酵素活性依存型薬物の非結合形濃度に著しい上昇が認められている．これらの薬物は主にアルブミンと結合することを考慮すると，急性ウイルス性肝炎では肝硬変でみられるほどの血漿中アルブミン濃度の低下は起こらないと思われる（表5.10）．また，ジアゼパムの肝クリアランスは血清アルブミン濃度の低下に伴い低下するとの報告がある（図5.23）．これはジアゼパムがきわめて高いタンパク結合率（約98%）を有することにより，血清中アルブミン濃度の低下により非結合形分率が増加し，肝で処理される割合が増加するが，肝固有クリアランスの低下により肝クリアランスが低下するためと考えられる．

　閉塞性黄疸時にはアルブミンと強く結合する内因性物質ビリルビンbilirubinが増加する．ビリルビンはアルブミンに対する親和性が高く，アルブミンと結合している薬物を遊離（置換効果）させることにより，血漿中の非結合形薬物濃度を増加させて，その体内動態を変化させることがある．特に胆汁うっ滞型肝障害や閉塞性黄疸時には血漿中のビリルビンや胆汁酸が顕著に上昇するので，薬物の非結合形分率が増加し，その体内動態が変化することに注意すべきである．代謝および薬効に直接関係するのは，血漿タンパクと結合していない非結合形薬物であるので，特にタンパク結合率の高い薬物は血清アルブミン濃度に影響を受ける．したがって，肝クリアランスが肝血流量に依存しない薬

表5.10　肝疾患時における薬物の血漿タンパク結合の変動

	薬　物	疾　患	非結合型増加%
肝血流量依存型薬物	リドカイン	AVH	なし
	ペチジン	AVH	なし
	モルヒネ	AVH/C	15
	プロプラノロール	AVH/C	38
代謝酵素活性依存型薬物	フェニルブタゾン	C	400
	キニジン	C	300
	クロフィブラート	AVH	なし
	クロフィブラート	C	290
	バルプロ酸	AVH	37
	バルプロ酸	C	260
	ロラゼパム	C	230
	ジアゼパム	C	65〜210
	トルブタミド	AVH	68
	アモバルビタール	AVH/C	38
	フェニトイン	AVH	33
	フェニトイン	C	40

AVHは急性ウイルス性肝炎，Cは肝硬変

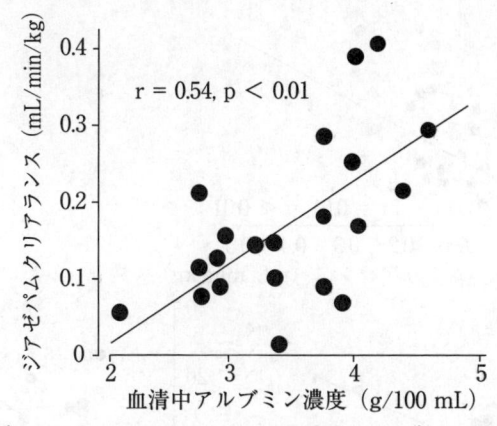

図 5.23　ジアゼパムクリアランスと血清中アルブミン濃度の相関性

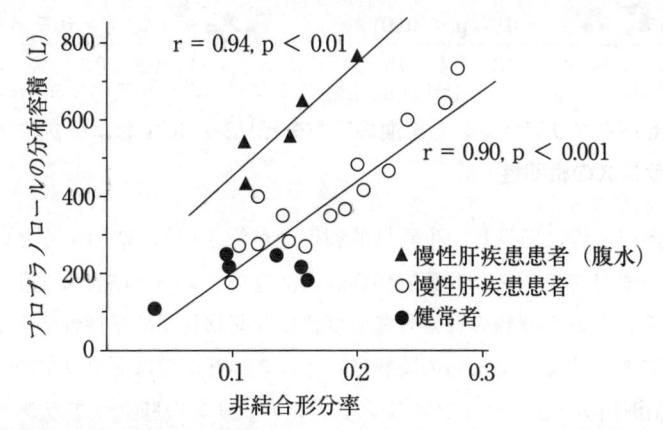

図 5.24　健常者と慢性肝疾患患者におけるプロプラノロールの非結合形分率と分布容積の相関性

で，かつタンパク結合率の高い薬物については，非結合形分率が増加するので投与量の調節が必要である．タンパク結合率の低い薬物については，基本的に代謝能は変化しないと考えてよい．

　一方，肝硬変では，循環血液量や細胞外液量が変動することが知られており，薬物の体内分布にある程度影響を与えると考えられるが，多くの薬物において肝硬変患者における分布容積には顕著な変化がみられないといわれている．しかし，慢性肝疾患患者，浮腫を伴う慢性肝疾患患者および健常人におけるプロプラノロールの非結合形分率と分布容積の関係を検討した報告では，いずれの患者においてもプロプラノロールの分布容積は，その非結合形分率の増加に伴って増加するとの報告がある（図5.24）．一般に，水溶性薬物の分布容積は腹水や浮腫を伴う肝硬変患者において増加する．したがって，肝疾患患者においてβ-ラクタム系抗生物質などの水溶性薬物の速効性を期待したいときには，初回負荷量（loading dose）を増やす必要がある．

　トルブタミドやワルファリンは，肝抽出率の小さい薬物に分類されるが，これらの薬物では肝クリアランスや半減期に薬物代謝能の低下による顕著な変化が認められない．これは両薬物のタンパク結合率がきわめて高いため，血清アルブミン濃度の低下により両薬物の非結合形薬物濃度が上昇することにより，肝細胞への取り込み量が増加し，見かけ上代謝速度に変化が生じないためと考えられる．一方，肝抽出率の大きいリドカイン，プロプラノロールなどの半減期は著しく遅延する．たとえば，肝硬変患者と健康成人に非麻薬性鎮痛薬ペンタゾシンを経口投与したところ，肝硬変患者においてペ

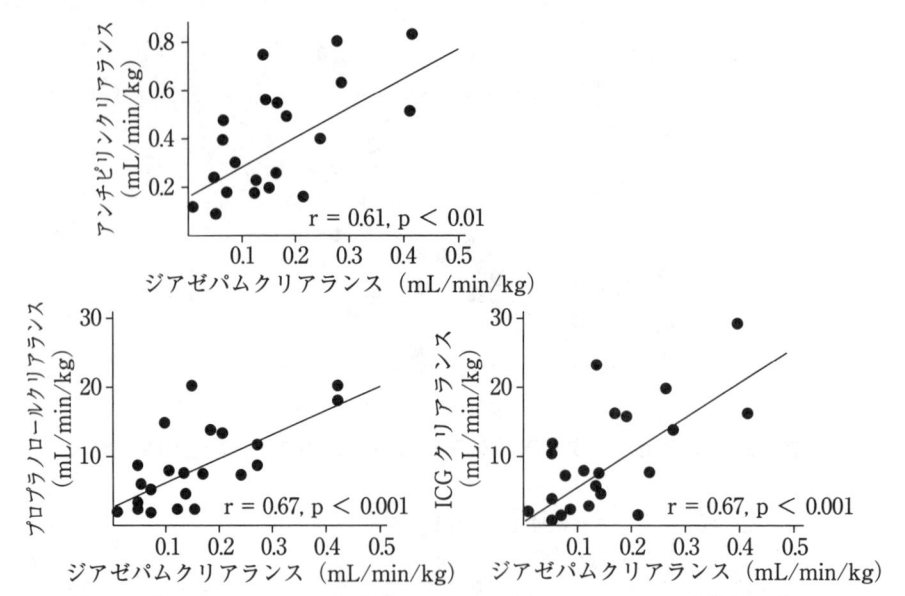

図 5.25 ジアゼパムクリアランスと全血のアンチピリン，ICG およびプロプラノロールのクリアランスの相関性

ンタゾシンの半減期が 1.7 倍に延長し，生物学的利用能が約 3.8 倍に増加するとの報告がある．肝抽出率の大きい薬物の肝クリアランスは肝薬物代謝酵素活性やタンパク結合の変化よりも肝血流量の変化に依存することから，これら薬物の肝処理能の変化は肝薬物代謝酵素活性の低下によるものではなく，肝血流量の低下に起因する．これらの薬物はウイルス性肝炎では肝クリアランスの変化が認められないが，逆に肝抽出率の小さいテオフィリンやアンチピリンの肝クリアランスは低下する．これはウイルス感染により産生されるインターフェロン（IFN）が肝薬物代謝酵素活性を低下させるものの，肝血流量には変化を与えないことによる．前述したように薬物代謝酵素活性依存型薬物であるジアゼパムのクリアランスは慢性肝疾患患者において減少するが，その減少は血清アルブミン濃度の減少に相関して減少する．また同じ薬物代謝酵素活性依存型薬物であるアンチピリンのクリアランスとも相関性がある一方で，肝血流量依存型薬物であるプロプラノロールおよび ICG のクリアランスとも有意な相関性があるとの報告がある（図 5.25）．

したがって，アンチピリンクリアランスとの間に有意な相関性が得られたのは，慢性肝疾患患者において血清中アルブミン濃度が低下することによってジアゼパムの非結合形分率が上昇するが，両薬物は非結合形分率の上昇の影響よりも肝臓での肝薬物代謝酵素能の低下の影響の方が大きいためと考えられる．一方，ジアゼパムクリアランスとプロプラノロールおよび ICG のクリアランスとの間にいずれも有意な相関性が得られた要因として，慢性肝疾患患者において肝血流量の低下により，ある程度の肝薬物代謝酵素活性が低下していることによると考えられる．

5.2.8 肝疾患における胆汁排泄

胆汁は肝細胞でつくられて毛細胆管に分泌される．胆汁は界面活性剤様作用を有し，きわめて脂溶性の高い薬物の消化管吸収やリンパ系移行に重要な役割を果たすとともに，薬物の胆汁中排泄にも大きく関与している．ヒトでは，ある程度の分子量（> 500）をもち，ある程度の水溶性と脂溶性を有する薬物は胆汁中に排泄される．グルクロン酸抱合はこの意味でも重要で，抱合によってより水溶

性になると同時に，グルクロン酸の分子量が付加されることにより，より胆汁中に排泄されやすくなる．たとえば，分子量が小さく脂溶性の高い薬物は，肝において第Ⅰ相代謝に続き，第Ⅱ相代謝（グルクロン酸抱合など）を受けることによって，その薬物の分子量が大きくなるとともに，脂溶性が低下するため，胆汁排泄される．一般に，薬物は未変化体のまま，あるいは抱合体などの代謝物として胆汁中に排泄される．その排泄機構として，P-糖タンパク質 P-glycoprotein（ABCB1），多剤耐性関連タンパク質 multidrug-resistance associated protein 2（MRP2/ABCC2）および乳癌耐性タンパク質 breast cancer resistance protein（BCRP/ABCG2）などの薬物輸送タンパク質が関与している．これらの薬物輸送タンパク質は，肝胆管側膜細胞に存在し，薬物を肝細胞から胆汁中に効率的に排出する機能を有し，広範な薬物を基質として認識する．また，胆汁中に排泄された薬物および代謝物が腸管から再吸収（腸肝循環）される場合がある．特にグルクロン酸抱合体は腸内細菌によって産生される酵素（β-グルクロニダーゼ）によって脱抱合を受け，再び腸管から吸収される．たとえば，DNAトポイソメラーゼ阻害薬の抗癌薬イリノテカン塩酸塩はプロドラッグで，主に肝臓と小腸においてカルボキシルエステラーゼによって活性体 SN-38 に変換される．SN-38 はグルクロン酸転移酵素 UGT1A1 によってグルクロン酸抱合される．SN-38 と SN-38 のグルクロン酸抱合体（SN-38G）は MRP2 を介して胆汁中に排泄される．胆汁中に排泄された SN-38 のグルクロン酸抱合体は腸内細菌によって産生される β-グルクロニダーゼによって加水分解を受け，活性体 SN-38 に戻り，腸肝循環される（図 5.26）．したがって，肝硬変などの肝疾患では，抱合への影響は小さいが，胆汁酸やビリルビンの増加，薬物輸送タンパク質の発現量や機能の低下が予測されるので，イリノテカンなど主に胆汁中に排泄される薬物については投与量の調節が必要である．

胆汁中に排泄される代表的な薬物にはアンスラサイクリン系抗癌薬ドキソルビシン，β遮断薬アセブトロール，ジギトキシン，リファンピシン，セフェム系抗生物質セフピラミドとセフォペラゾンなどがある．また，ほとんどが未変化体として胆汁中に排泄される薬物に，肝機能検査薬として用いられているインドシアニングリーン（ICG）とブロムサルファレン（BSP）などがある．

臨床的に薬物の胆汁排泄が重要となるのは，胆道系感染症における抗菌薬の胆汁への移行性である．主に未変化体として胆汁中に排泄される代表的な抗菌薬にはセフピラミド，セフォペラゾン，セフィキシムなどの β-ラクタム系抗生物質およびリファンピシンがある．ここでセフピラミドの胆汁

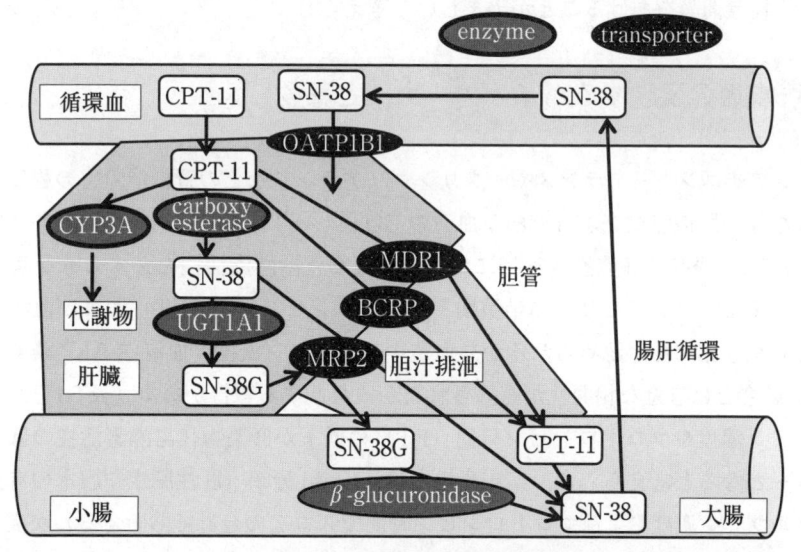

図 5.26 イリノテカン（CPT-11）の代謝と活性代謝物（SN-38）の腸肝循環

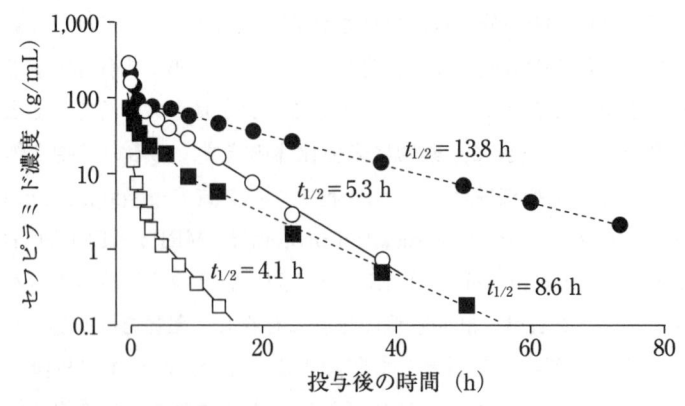

健常人（○総薬物濃度，□非結合形濃度）
肝硬変患者（●総薬物濃度，■非結合形濃度）

図 5.27　健常人および肝硬変患者におけるセフピラミド静注後の血中濃度推移

中排泄に及ぼす肝硬変の影響について検討した例を紹介する．

　Demotes-Mainard らは健常人と肝硬変患者におけるセフピラミドの静注後の体内動態を比較検討したところ，肝硬変患者においてセフピラミドの血漿中からの消失は著しく遅延し，その全身クリアランスは 25.6 mL/min から 12.3 mL/min と約 1/2 に低下したと報告している（図 5.27）．また，血漿中タンパク質と強く結合する特性を有するセフピラミド（＞80％）の健常人におけるタンパク結合は治療有効濃度範囲内ではほぼ線形性を示すが，肝硬変患者では血漿中アルブミン濃度の低下と非結合形ビリルビン濃度の上昇によって非線形性を示した．肝硬変患者におけるセフピラミドの血漿中非結合形分率（10.4％）は健常人（1.9％）よりも有意に高かったが，非結合形分率で補正して求めた血漿中タンパク非結合形セフピラミドの血漿中からの消失は依然として遅延が認められたことに加え，非結合形薬物の胆汁排泄クリアランスも減少していた．この結果は肝硬変によるセフピラミドの薬物動態の変化がタンパク結合率の変化によるものではなく，胆汁中排泄機構の変化，すなわちセフピラミドの胆管腔側膜細胞における薬物輸送担体の輸送能の低下に起因するものと考えられる．したがって，胆汁排泄指向型で，かつタンパク結合率の高い薬物を肝疾患患者に投与する場合には，その投与量を減らすか，投与間隔をあけることが望ましいと考えられる．

5.2.9　肝疾患の反映するバイオマーカーと薬物

　一般に，クレアチニンクリアランスやイヌリンクリアランスなどの腎機能障害の程度を表すバイオマーカーと異なり，肝機能検査項目である血清中 GOT（AST），GPT（ALT）およびアルカリホスファターゼ（ALP）濃度は肝機能障害時における肝薬物代謝酵素活性を必ずしも反映しないといわれている．たとえば，アンチピリンの半減期とプロトロンビン時間（PT）および血清中アルブミン濃度との間に有意な相関性が認められるが，血清中ビリルビン濃度，血清中 ALP 濃度および血清中 GOT（AST）濃度とは有意な相関性が認められなかったとする報告がある（表 5.11）．したがって，血清中アルブミン濃度やプロトロンビン時間（PT）の低下が肝薬物代謝酵素活性の低下を反映するバイオマーカーとなると考えられる．臨床現場では，Child 分類（肝性脳症や腹水の有無，総ビリルビン濃度，アルブミン濃度およびプロトロンビン時間でスコアの合計で診断する）が広く用いられている（表 5.12）．図 5.28 は Child 分類による軽度から重症な肝硬変患者におけるリドカインとテオフ

表5.11 健常人と肝疾患患者におけるアンチピリンの半減期と生化学的パラメーター

	正常値		異常値		p
	数	$t_{1/2}$ (h)	数	$t_{1/2}$ (h)	
プロトロンビン時間（正常値の 80% 以下）	20	24.0	6	47.1	< 0.001
血清アルブミン濃度（30 g/L 以下）	15	22.0	11	39.3	< 0.001
血清ビリルビン濃度（30 mg/L 以下）	11	26.8	15	31.2	ns
血清 ALP（30 KA 以上）	8	27.1	18	30.4	ns
血清 AST（50 IU/L 以上）	7	31.7	19	28.5	ns

$t_{1/2}$ の値は平均値を，p は正常値に対する有意差を示し，ns は有意差がないことを示す．

表5.12 Child 分類による肝疾患の重症度

臨床症状 / 検査所見	1 ポイント	2 ポイント	3 ポイント
肝性脳症の程度	なし	1～2 度	3～4 度
腹水	なし	軽度	中等度
血清ビリルビン濃度（mg/dL）	1～2	2～3	>3
血清アルブミン濃度（g/dL）	>3.5	2.8～3.5	<2.8
プロトロンビン時間の延長（秒）	1～4	4～6	>6

各スコアの合計が＜6 の場合は軽度，7～9 の場合は中等度，＞10 の場合は重症の肝機能障害を表す．

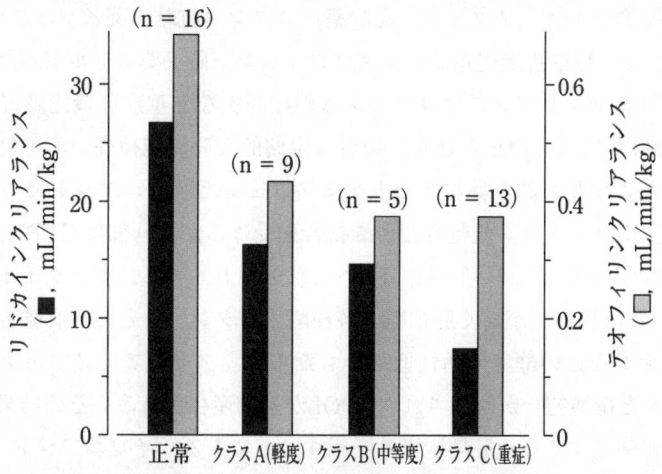

図5.28 Child 分類に基づく肝硬変患者におけるリドカインとテオフィリンのクリアランス

ィリンのクリアランスの変化を示したもので，Child 分類が肝疾患の程度をよく反映していることが分かる．

　アンチピリンやエリスロマイシンなどは，肝薬物代謝酵素活性を反映する指標として有用なモデル薬物といわれている．アンチピリンは消化管吸収が良好で，血清中タンパク質とほとんど結合せず，また肝除去率も低く，ほぼ完全に肝臓で代謝されることから，アンチピリンクリアランスは肝血流量に依存せず肝薬物代謝酵素活性のみを反映する．エリスロマイシンは CYP3A4 のみによって代謝されるため，欧米の臨床試験では ^{14}C–エリスロマイシンの経口投与による呼気テスト検査法が用いられている．また，カフェイン負荷による尿中代謝物試験は CYP1A2 を，尿中 6β–ヒドロキシコルチゾール / コルチゾール比は CYP3A4 の酵素活性を反映する．一方，インドシアニングリーン（ICG）は肝固有クリアランスおよび肝抽出率が大きい上に，肝臓でほとんど代謝を受けず主に胆汁中に分泌

されることから，ICG の肝クリアランスは肝血流量を表す．

5.2.10 薬物による肝障害の誘発（薬物性肝障害）

薬物は肝細胞において脂溶性の高い薬物から水溶性の高い薬物に代謝され，主に腎臓から生体外に排泄されるが，薬物にはその代謝過程において反応性の高い代謝物に変化し，肝細胞の構成成分と結合することによって直接肝毒性を発現させるものがある．したがって，肝障害を伴う患者にこのような薬物を投与する際には，代謝物の生成量は低下するが，肝機能障害がより悪化する可能性のあることを考慮する必要がある．

薬物性肝障害は，① 肝細胞障害型，② 胆汁うっ滞型，③ 両者の混合型に大別される．その機序としてアレルギー性と中毒性がある．中毒性肝障害は，非臨床試験や臨床試験により，ある程度予測できるが，臨床的に問題になるのは予測が困難な薬物アレルギー性肝障害を起こす薬物である．肝細胞障害型は GOT（AST），GPT（ALT）および乳酸脱水素酵素（LDH）の上昇が特徴である．一方，胆汁うっ滞型は直接ビリルビン，アルカリホスファターゼ（ALP）およびγ-グルタミルトランスペプチダーゼ（γ-GTP）の上昇が特徴的である．肝障害を惹起する主な薬物を表 5.13 に示す．

薬物性肝障害で，臨床的に重要なのは肝細胞障害型である．肝細胞障害を引き起こす代表的な薬物としては，解熱鎮痛薬アセトアミノフェン，麻酔薬ハロタン，抗結核薬イソニアジド（INH），糖尿病治療薬トログリタゾン，尿酸排泄促進薬ベンズブロマロン，降圧薬メチルドパ水和物および抗癌薬などがある．トログリタゾンとベンズブロマロンは劇症肝炎など重症肝機能障害の発症で死亡例が報告され，前者は 2000 年に販売中止となり，後者は定期的な肝機能検査が不可欠である．以下に，薬物性肝障害を引き起こす代表的な薬物アセトアミノフェンとイソニアジドについて説明する．アセトアミノフェンは主にグルクロン酸抱合と硫酸抱合を受けるが，一部は CYP2E1 や 1A2 により，N- アセチル -p- ベンゾキノンイミン（NAPQI）へと代謝され，さらにグルタチオン抱合されて尿中に排泄される．NAPQI は反応性が高く肝細胞の各種酵素とタンパクとの共有結合，一部は非共有結合をして，グルタチオンなどの酵素の活性低下をもたらす．アセトアミノフェンを過剰投与した場合，グルクロン酸抱合と硫酸抱合が飽和され NAPQI が過剰産生される．その結果として，解毒化に必要なグルタチオンが枯渇するため肝細胞毒性を示すことになる．イソニアジド（INH）は N- アセチル転移酵素 N-acetyltransferase（NAT）により代謝物アセチルイソニアジドに変換される．この代謝物は CYP によって最終代謝物アセチルヒドラジンに変換される．いずれの代謝物も小胞体と結合し，肝実質障害を発現させる．NAT には遺伝的多型がある．その中で，NAT2 は白人で 10 人中 5 人が，日本人で 10 人中 1 人が欠損している（slow acetylator）．INH による副作用（肝障害）の発現

表 5.13　肝障害を惹起する可能性の高い薬物

肝細胞障害型
　　アセトアミノフェン，アザチオプリン，イソニアジド，イミプラミン，インドメタシン，
　　エタンブトール，テトラサイクリン，トルブタミド，トログリタゾン，フロセミド，
　　ベンズブロマロン，リファンピシン
胆汁うっ滞型
　　アロプリノール，イブプロフェン，グリセオフルビン，クロルプロマジン，女性ホルモン，
　　スリンダク，男性ホルモン，ハロペリドール，フェニトイン，フェニルブタゾン，
　　フェノバルビタール，プロピルチオウラシル，リファンピシン

率は白人と比較して日本人に多いことは，NAT2 の欠損率が低いことから，代謝物の生成の割合が多くなるためと考えられる．一方で，結核の治療には多剤併用療法が一般的であるが，薬物の相互作用により肝障害がより発現しやすくなることがあり，多剤併用療法にも注意する必要がある．たとえば，INH，パラアミノサリチル酸（PAS），アミノ配糖体系抗生物質ストレプトマイシン（SM）の併用療法を受けた患者と，INH，リファンピシン，SM の併用療法を受けた患者における肝炎発症率を比較検討したところ，後者の併用療法において肝炎の発症率が高いとの臨床成績がある．これはリファンピシンによる CYP の誘導が INH の代謝物生成の割合を増加させたためと考えられる．この N-アセチル転移酵素によって代謝される代表的な薬物に，潰瘍性大腸炎治療薬サラゾスルファピリジン，降圧薬ヒドララジン，抗不整脈薬プロカインアミドなどがある．欠損者ではこれら薬物の血中濃度が上昇し，副作用が発現する可能性がある．したがって，$NAT2$ 遺伝子型検査は INH をはじめとする薬物の副作用を回避する上で有用である．

5.2.11 肝疾患時における薬物治療の個別化

安全で有効な薬物療法を実施するためには，科学的根拠 evidence-based medicine に基づき，個々の患者に応じた薬物の選択，投与量・投与法の決定が重要である（テーラーメイド治療）．個々の肝疾患患者の病態や背景を考慮した個別的かつ合理的な薬物療法を行うためには，薬物の体内動態を決定する薬物代謝酵素や薬物輸送担体の役割と遺伝子多型，治療薬物モニタリング（TDM）の意義について理解することが重要である．

肝機能低下患者に対する薬物療法の基本は，主に肝臓で代謝される薬物の投与を避けることである．しかし，このような薬物投与が不可欠な場合は個々の薬物の体内動態特性を把握した上で，投与量を調節することが必要である．そのためには，① 薬物が肝血流量依存型薬物であるか代謝酵素活性依存型薬物であるかの違い，② 薬物の代謝に関与する酵素あるいは酵素の分子種の違い，③ 薬物の血漿中タンパク結合率の違い，④ 薬物が塩基性であるか酸性であるかの違いなどにより，肝疾患における薬物の肝クリアランスの変化が異なることを理解する必要がある．したがって，肝疾患患者に対して安全性と治療効果を得るための適正な薬物治療を行うためには，第 I 相代謝（酸化，還元，加水分解）の肝薬物代謝酵素活性に依存しない腎排泄型の薬物を選択するのが望ましい．たとえば，肝代謝酵素活性依存型で，かつ高いタンパク結合率（約 90%）ときわめて長い半減期（約 1 週間）を有するジギトキシンを服用している患者が肝硬変症を併発したとき，ジギトキシンに代わってやや半減期が長い（約 1.5 日）が，血漿中タンパク質とほとんど結合しない腎排泄型薬物であるジゴキシンを選択すべきである．プロプラノロールの場合は，プロプラノロールに代わって腎排泄型のアテノロールを選択すればよい．第 II 相代謝（グルクロン酸抱合，グルタチオン抱合，硫酸抱合）は第 I 相代謝と比較して障害の程度が小さいことから，ベンゾジアゼピン系薬を投与する場合にはグルクロン酸抱合の代謝を受ける薬物（ロラゼパム，オキサゼパム）の選択肢がある．リドカインやプロプラノロールのような肝血流量依存型薬物を単回静脈内投与する場合は減量の必要性はないが，持続点滴投与の場合は，安全性と有効性をより高めるために TDM に基づいて適正な薬物投与（投与量と投与間隔の調節）を行うのが望ましい．肝疾患を伴う MRSA 患者に対する抗 MRSA 薬バンコマイシン塩酸塩およびテイコプラニンの治療法については，いずれの抗菌薬も腎排泄型であることから，投与量の大きな変更は必要ないようである．一般に，肝血流量依存型薬物と代謝酵素活性依存型薬物の投与量は中等度の肝機能障害を伴う患者では 50%，重症の場合は 75% 減が目安とされている．表 5.14

に肝硬変において投与量を減らす必要のある薬物を，また表 5.15 に薬物投与設計に TDM が有効な肝血流量依存型薬物および代謝酵素活性依存型薬物とそれぞれの有効治療濃度を示した．

　一方，今日の遺伝科学の進歩によりヒトゲノム情報の詳細が徐々に解明され，ゲノム上の一塩基多型 single nucleoside polymorphism（SNP）を含むさまざまな遺伝子変異が薬物の体内動態や薬効に大きな影響を与えることが明らかになってきた．酵素系の例として，薬物代謝酵素 *CYP2C19* 遺伝子およびグルクロン酸転移酵素 *UGT1A1* 遺伝子の SNP を解析することによって，それぞれヘリコバクター・ピロリ菌の除菌療法および癌化学療法を安全で，かつ効果的に行うことができる．Dubin-Johnson 症候群，進行性家族性肝内胆汁うっ滞 2 型および進行性家族性肝内胆汁うっ滞 3 型は，それぞれ肝胆管側膜に発現している薬物輸送担体である MRP2/ABCC2（multidrug resistance associated protein 2），BSEP/ABCB11（bile salt export pump）および MDR3/ABCB4（multidrug resistance protein 3）の遺伝子欠損によって起こる遺伝性胆汁うっ滞性疾患である．これらの胆汁うっ滞は肝細胞内に薬物（基質）を蓄積させ，肝障害を増悪させることから，肝障害時にこれらの肝胆管側膜における発現量が解析できれば，薬物による肝障害を回避できるのみならず，目的とする治療効果を得ることが可能となる．近い将来，従来の体液中濃度データや薬物動態パラメータに加えて，

表 5.14　肝硬変症において投与量を減らす必要のある代表的な薬物

［代謝酵素活性依存型］
・タンパク結合率が高い
　　クロルジアゼポキシド（95%），ジアゼパム（97%），トルブタミド（96%），フェニトイン（90%）
　　ミダゾラム（97%），ワルファリン（99%）
・タンパク結合率が低い
　　アセトアミノフェン（10%），テオフィリン（56%），フェノバルビタール（45%）
　　プロカインアミド（16%），リファンピシン（25%）

［肝血流量依存型］
　　クロルプロマジン（95%），ニフェジピン（96%），プロプラノロール（92%），ペチジン（40%），
　　ベラパミル（94%），メトプロロール（11%），モルヒネ（35%），リドカイン（70%）

（　）内の値は血漿タンパク結合率を示す．

表 5.15　TDM が有効な肝血流量依存型薬物および代謝酵素活性依存型薬物とそれぞれの有効治療濃度

薬　物	治療域	薬　物	治療域
フェノバルビタール	15〜40 μg/mL	プロカインアミド	4〜10 μg/mL
フェニトイン	10〜20 μg/mL	キニジン	2〜5 μg/mL
カルバマゼピン	4〜10 μg/mL	アプリンジン	0.25〜1.25 μg/mL
プリミドン	5〜10 μg/mL	ジソピラミド	2〜5 μg/mL
バルプロ酸	50〜100 μg/mL	プロプラノロール*	10〜100 ng/mL
ジアゼパム	0.6〜1 ng/mL	アセトアミノフェン	1〜10 ng/mL
ジギトキシン	10〜25 ng/mL	シクロスポリン	100〜300 ng/mL
テオフィリン	8〜20 μg/mL	タクロリムス	5〜20 ng/mL
リドカイン*	1.5〜5 μg/mL		

シクロスポリンとタクロリムスは全血中濃度を示す．
＊　肝血流量依存型薬物

肝疾患の病態を表す血清アルブミン濃度，プロトロンビン時間（PT），肝血流量などのバイオマーカー，CYP1A2，CYP2C19，CYP2D6 などの薬物代謝酵素や薬物輸送担体の遺伝子多型を組み込んだ母集団薬物動態解析が開発され，より個別化治療が図られることを期待する．

5.3 循環器疾患における薬物体内動態の特性と薬物治療

はじめに

　高血圧，虚血性心疾患，不整脈，心不全などの循環器疾患を有する患者数の増加は高齢化が進む先進諸国では社会問題になっている．またこれらの疾患は先天的な要因や後天的な要因が種々関与し，かつ一つの要因で成り立つものではなく，種々の複雑な要因による結果でもある．また血管，心臓，腎臓などに関する臓器の疾患でもある．循環器疾患治療においても種々多様な治療法があり，色々な非薬物治療も急激に進歩している．例えば種々の外科的療法，冠動脈インターベンションやカテーテルアブレーションなどが盛んに行われるようになった．薬物による治療も多種多様であると共に，種々の新薬の開発，そして種々の薬物の併用療法が行われている．また循環器疾患治療薬は有効治療域の比較的狭い薬物が多く，かつ長期投与される場合が多いため，循環器疾患治療における薬物療法は非常に難しく，その適正使用が大きな問題となっている．その対策の一つとして，薬物の体内動態の特徴を考慮した治療薬の選択，投与量の設定が有用とされ，患者背景，薬物の特徴，例えば薬物動態の特性を生かした適正使用への貢献が期待されている．そこで本節では循環器疾患における患者背景と循環器疾患治療薬の薬物動態の特性と薬物治療について記載する．

到達目標

　心臓疾患を伴った患者における薬物体内動態の特性と薬物治療で注意すべき点を説明できる．

5.3.1 体内動態を考えるための循環器疾患の特徴

　循環器疾患とは心臓・血管系領域における疾患であり，全身へ血液を送る心臓のポンプ機能と，全身へ血液を運ぶ血管の病変であるが，心臓・血管には色々な制御機能が働いている．例えば血圧に関しては心臓の働き，体液量などを調節する腎臓の働き，またそれらは種々のホルモン系や神経系などにより制御されている．したがって循環器疾患における薬物療法では単に心臓・血管病変における治療だけではなく種々の働きにおける変化に対する治療も行われる．

　一方，薬物の体内動態を考える基本は吸収・分布・代謝・排泄の過程を評価することであり，各過程における個体間変動と薬物の寄与率の評価である．例えば肝における薬物代謝の個体間・個体内変動の大きさが知られているが，これは肝における種々の代謝酵素の質と発現量，その代謝酵素と薬物との親和性，そして肝への薬物の移行性と量（血流量）により決定する．したがって心臓・血管系疾患により直接薬物の体内動態に影響を与えることはない．心臓・血管系疾患による影響を考える場合，例えば肝における血流量や腎における血流量などに影響を与えるなどによる全身状態の変動，循環不全に伴う臓器実質におけるクリアランスの変動などが大きな要因となる．また循環器疾患患者では多くは高齢者であることから，加齢の影響も非常に大きい．あるいはそれらに影響を与えるホルモン系や神経系に与える影響により薬物の体内動態が影響を受ける場合がある．したがって心臓・血管

系疾患により薬物の体内動態に与える影響を考える場合，心臓機能における機能低下と薬物動態の影響が大きな問題となる．そこで本節では体内動態を考えるための循環器疾患として，主に心臓機能に影響を与える不整脈，心不全について循環器疾患を有する場合について記載する．

5.3.2 不整脈疾患と薬物動態

1 不整脈と薬物治療

心臓は血液を全身に送り出すポンプとして重要な働きをするが，血液は右心房→右心室→肺→左心房→左心室→全身→右心房として心臓を介して休むことなく，また規則正しく流れている．心臓は通常1分間で60〜70回の収縮を繰り返すが，心房→心室の正しい順序で収縮する．このわずかなズレは心臓自身で独自に働いており，これを心臓の持つ自動能という．心臓自身の命令により順序よく心房→心室に伝えるための神経を刺激伝導系といい，非常に重要な役割を果たしている．すなわち，正常では洞結節細胞で電気刺激が生成され，それが心房内を伝達され（心房内には特殊な刺激伝導系はない），次に房室結節に伝導する．この電気興奮は房室結節内で初めて，伝導時間の調節を受け，心房-心室からなる心臓ポンプ機能が効率的に働く．この後，電気興奮はHis束，心室内特殊刺激伝導系に入り，両心室を電気的な興奮状態にする．これにより心筋細胞の持続的で機械的な収縮と変わり，心臓ポンプ機能が出現する．不整脈とは，この正常な電気興奮の生成や伝導が障害されている状態をいう．その結果心拍数が遅い徐脈性不整脈と速い頻脈性不整脈に大別され，頻脈性不整脈は発生部位により上室性不整脈と心室性不整脈に分類される．また発生機序により期外収縮，細動，粗動などに分けられる．表5.16に不整脈の種類を示した．

不整脈の原因としては，遺伝的要因，後天的要因など種々の原因がある．器質的異常による不整脈では加齢，虚血，炎症，感染，変性疾患などにより心筋細胞や組織の障害により不整脈が出現する．例えば器質的障害を伴う心臓疾患として，僧帽弁疾患は心房細動になりやすく，虚血性心疾患では心室頻拍を合併しやすい．遺伝子異常ではイオンチャネルの異常により心室性頻脈性不整脈が出現する場合があり，先天性QT延長症候群やBrugada症候群が知られている．さらに最近では軽度の遺伝子異常に加えて，他の条件（低カリウム血症，抗不整脈薬による影響，カリウムチャネル活性抑制など）により不整脈が出現する．機能的異常による不整脈は自律神経の異常により不整脈が出現する場合がある．交感神経系の亢進による持続的な洞性頻脈，スポーツ選手などに出現しやすい洞性徐脈など様々である．

表5.16 不整脈の種類

	頻脈性不整脈 (tachy-arrhythmia)	徐脈性不整脈 (brady-arrhythmia)
上室性不整脈 上室：Supraventricular 心房：Atrial	上室性期外収縮（SVPC） 上室性頻拍（SVT） 心房粗動（AF） 心房細動（Af）	洞徐脈（sinus bradycardia） 洞房ブロック（S-A block） 房室ブロック（A-V block）
心室性不整脈 心室：Ventricular	心室性期外収縮（VPC） 心室頻拍（VT） 心室粗動（VF） 心室細動（Vf）	心室内伝導障害 （BBB：脚ブロック）

不整脈の治療目標は不整脈による突然死や心不全の予防，不整脈による血栓出現の予防などであるが，不整脈の誘因となる基礎疾患がある場合はその基礎疾患の治療が優先する．したがって不整脈の薬物治療で種々の薬物が併用される場合が多い．不整脈の薬物治療としてNaチャネルあるいはKチャネル抑制作用を有する抗不整脈薬，β遮断薬あるいはベラパミル塩酸塩，最近ではベプリジル塩酸塩などのCa拮抗薬などがある．また不整脈による血栓防止目的で抗血栓療法が実施される．

5.3.3 不整脈による薬物動態の変動

不整脈により直接薬物動態が大きく変動する場合が非常に少ないが，心原性ショックによる尿量低下，意識障害や四肢冷感などの末梢血管収縮が知られているように，不整脈による心ポンプ機能の低下に起因する心拍出量低下に伴い，肝血流量や腎血流量が低下し，その結果として薬物クリアランスが低下する場合がある．そこで，重篤な心室頻拍により薬物クリアランスが急激に変動した症例を紹介し，不整脈による薬物動態に及ぼす影響を考える．

[症例：重篤な不整脈による薬物クリアランスの変動]（図5.29）

本症例は重篤な心室頻拍により薬物クリアランス（メキシレチン）が変動した症例である．抗不整脈薬メキシレチン塩酸塩は肝代謝型薬物で主としてCYP2D6，CYP1A2で代謝され比較的個体間変動も小さく，また線形性の体内動態を示す薬物である．本症例は年齢55歳，体重55kgの男性で，心室頻拍治療としてメキシレチン塩酸塩800 mg/日でコントロールできていた症例である．肝機能，腎機能は正常であった．重篤な心室頻拍により，肝臓の逸脱酵素GOT（AST），GPT（ALT）が約2日で5,000 IU/L以上にも上昇した．同時にメキシレチンクリアランスが急激に減少した．しかし比較的短期間での逸脱酵素の正常化に伴いメキシレチンクリアランスも3，4日間で元の状態に戻った．そこで，本症例を考えてみることにした．本症例は重篤な心室頻拍によりいわば心臓が空打ち状態になり，心臓からの血流量が極端に減少したと考えられる．しかし脳など生命維持に瞬時の休養も許されない臓器には血流の維持が保たれる（事実本患者は脳障害などの後遺症はなし）．一方，肝臓に関してはほとんど血流がとまった状態に陥ったと考えられる．その結果として肝臓組織の一部が障

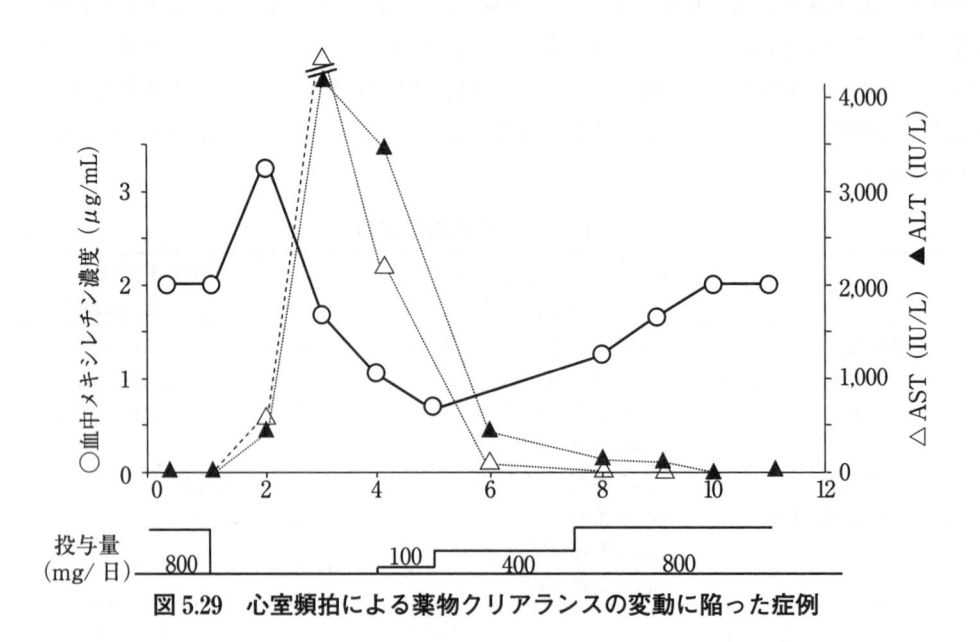

図5.29 心室頻拍による薬物クリアランスの変動に陥った症例

害を受け逸脱酵素の急激な上昇となって現れた．メキシレチン塩酸塩は肝代謝型薬物ではあるが，肝血流量に影響されない薬物である．本症例の場合，メキシレチンクリアランスの低下は肝臓組織の障害により低下したと考えられるが，ALT値が十分正常値に戻るまでにメキシレチンクリアランスが心室頻拍に陥る前までの値に戻っていることなどを考慮し，以下の可能性が考えられる．すなわち肝血流がほとんど止まった状態ということは，薬物が代謝される組織にほとんど移行できていないこと，かつ肝臓組織では酸素供給不足に陥っている状態になっている．そして肝ミクロゾーム内では酸素転移酵素であるCYPがほとんど働けない状態になっている．その結果としてメキシレチンクリアランスが急激に低下し，かつ血流が戻るに伴いメキシレチンクリアランスが急激に回復したと考える．

本症例から言えることは心室頻拍などの症状により急激な血流量の低下に陥った場合，薬物クリアランスが急激に変動することがあるといえる．したがって，重篤な不整脈出現時では薬物クリアランスの変動に特に注意する必要性がある．本症例の場合は肝代謝型薬物ではあるが，腎排泄型薬物においても腎血流量の低下に伴う薬物クリアランスの変動の可能性がある．

5.3.4 心不全と薬物動態

循環器疾患の中でも薬物動態に最も影響を与える疾患は心不全である．心不全はあらゆる心臓疾患の最終といえる病態である．心疾患を引き起こす基礎疾患としては弁膜症に代表される機械的障害，虚血性心疾患に代表される心臓の血流障害，拡張型心筋症に代表される心筋障害，心臓のリズム障害に基づく心ポンプ障害に大別される．日本では心臓弁膜症，心筋症，高血圧性心疾患による心不全が多い．心不全とは心臓のポンプとしての働きが低下し，全身の臓器に十分な血液が流れなくなることによって引き起こされる状態をいう．米国のガイドラインでは，心不全は「心臓の構造的・機能的異常に基づき心室の血液充満あるいは拍出が障害される臨床的症候群」と定義されている．日本のガイドラインでは「心機能低下により肺または体静脈系にうっ血をきたし，生活機能に障害を生じた病態」と定義されている．

心臓は全身の血液循環を維持するための臓器で，右心系と左心系から構成され，右心系は肺循環，左心系は体循環を担うポンプとして働く．したがって，疾患により心臓機能に障害が生じ，全身への酸素需要を満たすための心拍出量を保てなくなった場合心不全が起こる．また心臓のポンプ機能障害はさまざまな神経内分泌因子を活性化し，種々の受容体の調節異常，炎症性サイトカインの発現など複雑な病態を引き起こす．したがって，薬物の体内動態を考える場合では心不全という病態では単に血流量の低下だけでなく，組織内での代謝の変化も考える必要がある．心不全の重症度分類として最も頻用されているNYHAの心機能分類を表5.17に示す．

一方，心不全は古くはポンプ不全と体液過剰の病態であると考えられていたが，さまざまな基礎研究成果により心不全の病態はレニン-アンギオテンシン-アルドステロン系，エンドセリン系などのさまざまな神経内分泌ホルモンの賦活化が病態の進行に重要な役割を果していること，またこれらホルモンや心房性ナトリウム利尿ペプチド（ANP），脳性ナトリウム利尿ペプチド（BNP）などのホルモンが心筋局所でも重要な因子であることが明らかとなり，薬物療法も大きく変化してきた．したがって心不全による薬物動態への影響を考える場合，急性期と慢性期における違いがあることが考えられる．

心不全と薬物クリアランスの関係に関しては臨床的には古くから知られており，心不全併発時では

表5.17 New York Heart Association (NYHA) の心機能分類

クラス I	心疾患を有するが，身体活動に制限はなく，通常の身体活動では，疲労，動悸，呼吸困難，狭心痛を生じない．
クラス II	心疾患のために，身体活動に少しの制限はあるが安静にすると楽に生活できる．通常の身体生活で疲労，動悸，呼吸困難，狭心痛を生じる．
クラス III	身体活動に強い制限のある患者であるが，安静にすると楽に生活できる．通常以下の身体活動で疲労，動悸，呼吸困難，狭心痛を生じる．
クラス IV	心疾患を有し，いかなる身体活動をするときにも苦痛を伴う．心不全，狭心症徴候が安静時にも認められることがある．

薬物クリアランスが低下することが多くの薬物で報告されている．しかし心不全と薬物動態の関係に関する報告は比較的少ない．そこで以下，心不全と薬物クリアランスの関係について記載する．

5.3.5 心不全重症度と薬物クリアランスの関係

　心不全と薬物クリアランスの関係の基本は心不全による心拍出量低下に伴う，腎血流量あるいは肝血流量低下に起因する．その結果として，腎排泄型薬物の腎クリアランスの低下，あるいは肝血流量に依存する肝代謝型薬物のクリアランスの低下である．一方，心不全による肝実質での代謝能力の低下する場合もある．そこで，肝血流量に影響を受けないメキシレチンの母集団解析により得られたデータを紹介する．

　図5.30にはメキシレチン塩酸塩投与患者約600例の母集団解析結果を示した．心不全併発患者と心不全非併発患者におけるメキシレチンクリアランスを比較した結果を示した．心不全併発患者では平均約60%低下することが認められた．かつ心不全の重症度としてNYHA分類により群別の比較をした場合，NYHA IあるいはIIでは約30%の低下であるが，NYHA IIIあるいはIV群では約50%の低下で，顕著に心不全による影響が大きいことが示唆される．また年齢による違いにおいても，各年代ともに心不全の重症度によりメキシレチンクリアランスが低下することが示唆される．本結果より心不全により薬物クリアランスが影響を受けることが明らかになったが，メキシレチンの場合，肝血流量の影響を受けないことを考えれば，心不全による薬物クリアランスに与える影響は血流量だけでなく，心不全による肝実質における薬物クリアランスの低下があることが示唆される．したがって，心不全による薬物クリアランスへの影響を考えれば，心不全併発時ではより薬物クリアランスの変動に注意しなければならないことが示唆される．

5.3.6 心臓疾患を伴った患者における薬物治療で注意すべき点

　心臓疾患は複数の要因で成り立つ場合がほとんどであり，薬物療法においては一般的に複数の薬物が投与される．例えば不整脈治療時においては不整脈薬投与だけでなく，不整脈発症の基礎疾患の治療が行われる．あるいは不整脈による心不全の予防，不整脈による血栓予防療法などを考えれば，複数の薬物投与とそれに起因する相互作用の問題は非常に大きい．そこで本項では循環器疾患における相互作用に関して，特に抗血栓療法で最も使用されているワルファリンについて注意すべき点を記載する．

　不整脈による血栓形成が大きな問題である．特に心房細動治療時では血栓予防は非常に重要であ

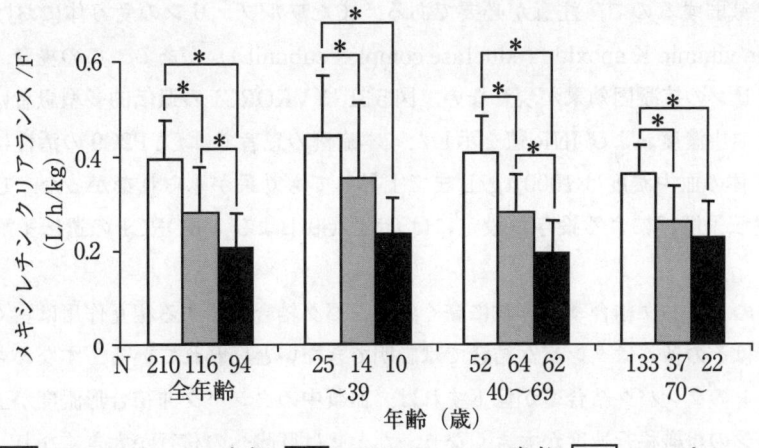

図5.30 メキシレチンクリアランスと心不全の関係

る．経口抗血栓薬としてはワルファリンに代表される抗凝固薬，アスピリン，チクロピジン，シロスタゾールなどの抗血小板薬が市販されているが，不整脈治療としてはワルファリンが主に用いられている．ワルファリンは薬物動態および薬効における個体間変動が大きいこと，かつ相互作用が多いことでも知られており，患者個々の投与量設定が非常に難しい．通常抗凝固効果としてプロトロンビン時間の相対活性（INR；international normalized ratio）を指標として投与量が設定されるが，過剰投与などによる出血の問題，ワルファリンの体内からの消失半減期が長いことより定常状態に達する所要時間が約1週間必要とすることなどにより適正投与量の設定が難しい．ワルファリンは光学異性体で市販ワルファリン（ワルファリンカリウム）はラセミ体である．ワルファリンの体内動態パラメーターを表5.18に示した．ワルファリンは大部分肝で代謝される肝代謝型薬物である．またその代謝を担う酵素（CYP）は光学異性体により異なる．より活性の強いS体は主としてCYP2C9により代謝され，R体はCYP1A2およびCYP3A4で代謝される．CYP2C9は遺伝的多型がある．したがって，CYP2C9のpoor metabolizer（PM）は白人では比較的多く10％（CYP2C9＊2，CYP2C9＊3）であるが，日本人では頻度は低い．

一方，ワルファリンの作用機序はビタミンKを介するため，ビタミンK含有製剤との併用時では効果の減弱となる．食物中のビタミンK含有量の非常に高いもの（青汁，クロレラ）や納豆の摂

表5.18 ワルファリンの体内動態パラメーター

	S体	R体
生物学的利用能（％）	100	100
分布容積（L/kg）	0.14	0.14
タンパク結合率（％）	97〜99	97〜99
代謝酵素	CYP2C9	CYP1A2, 3A4
消失半減期（h）	33	45
クリアランス（mL/h/kg）	3.6	2.2

薬物代謝における遺伝子多型：CYP2C9
薬効動態における遺伝子多型：VKORC1
（The vitamin K epoxide reductase complex subunit 1）
抗凝固作用　S体≫R体

取時には効果が減弱するので，注意が必要である．またワルファリンの受容体における遺伝的多型（VKORC1；The vitamin K epoxide reductase complex subunit 1）がある．この場合，投与量を増量してもワルファリンの抗凝固効果が現れない．図5.31にVKORC1の遺伝的多型患者におけるワルファリン投与量と血中濃度およびINR値を示した．本症例の患者ではCYP2C9の活性は正常であり，ワルファリンS体の血中濃度は1000μg/Lまで上昇しても効果がみられなかった．したがって，ワルファリンの遺伝子解析による投与量設定にはCYP2C9およびVKORC1の遺伝子解析が必要である．

　ワルファリンのタンパク結合率は非常に高く，タンパク結合に関する相互作用は古くから知られているが，最近ではその多くはタンパク結合では説明できないといわれている．すなわち，もし併用によりワルファリンのタンパク結合率が低下すれば，血漿中のタンパク非結合形濃度が上昇する．その結果ワルファリンの組織移行速度が大きくなり，たとえば肝臓への移行が大きくなり，その結果として代謝速度が上昇する．そうすれば血漿中総ワルファリン濃度も低下する．したがって，ワルファリンのようにタンパク結合率が非常に高く，かつ代謝の遅い薬物ではタンパク結合率に関する相互作用により血漿中薬物濃度が上昇することを説明することは難しい．最近ではワルファリンの相互作用に関しては代謝酵素を介するメカニズムで説明できるといわれている．特にワルファリンはラセミ体であり，薬理作用としてはS体の活性はR体より5倍以上であるためS体の代謝を担うCYP2C9を介する相互作用がワルファリンの相互作用の主たるメカニズムである．したがって，CYP2C9の阻害薬，CYP2C9で代謝を受ける薬物（競合作用；親和性が問題），代謝酵素を誘導する薬物併用時は特に注意しなければならない．CYP2C9の阻害作用のある薬物としては消炎鎮痛薬，そのうちでも特にブコローム，抗不整脈薬アミオダロン塩酸塩（活性代謝物デスエチルアミオダロン），抗真菌薬フルコナゾール，ミコナゾール，痛風治療薬ベンズブロマロンには特に注意しなければならない．ワルファリンの体内動態に関する主な相互作用を表5.19に示した．

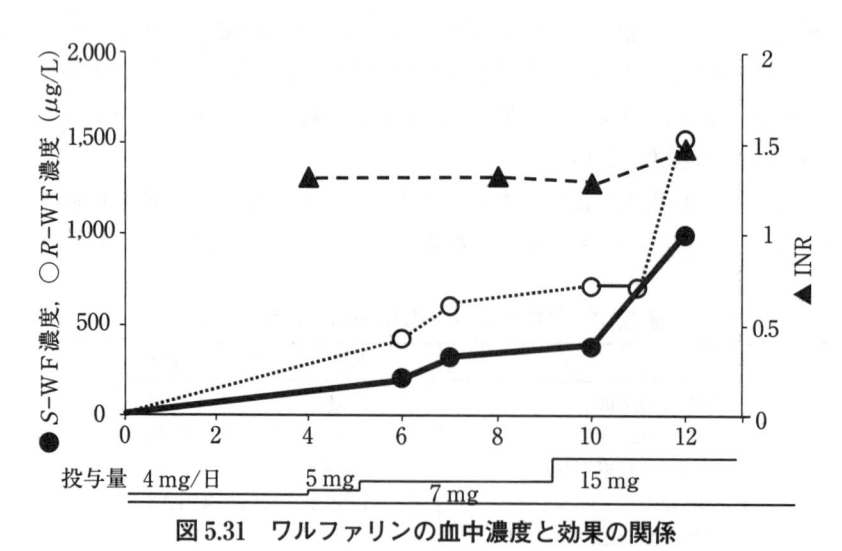

図5.31　ワルファリンの血中濃度と効果の関係
CYP2C9は正常であるが，VKORC1が遺伝的多型性がある患者．

表5.19 ワルファリンの体内動態に関する主な相互作用

効果増強 （血中濃度上昇）	効果減弱 （血中濃度減少）
NSAIDs	リファンピシン
抗真菌薬	バルビツール誘導体
アミオダロン塩酸塩	フェニトイン*
ベンズブロマロン	カルバマゼピン
シメチジン	St. John's Wort
エリスロマイシン	
トルブタミド	
ダナゾール	
クロフィブラート	

* 患者により増強，減弱する場合がある．
CYP2C9 阻害作用で特に注意が必要な薬物：
　NSAIDs（ブコローム），フルコナゾール，アミオダロン塩酸塩，
　ベンズブロマロン

第6章 薬物相互作用による薬効，薬物体内動態の変動と薬物治療の個別化

はじめに

薬物相互作用は，臨床において薬物療法を行う場合大きな問題として取り上げられることがある．治療目的で用いられる薬物は，その薬理学的特性に基づき，適正な投与量および投与方法で患者に適用されている．しかし，一般に薬物療法においては，薬物が単独で用いられる場合よりも複数の組み合わせ（併用）で適用されることが多い．この併用投与により，単独投与時には見られない（予想できない）思わぬ副作用，有害反応が生じる場合がある．この種の問題は，薬物相互作用に基づくことが多い．したがって，安全にまた有効に薬物治療を行うためには，薬物相互作用の科学的研究（解析）が不可欠である．この解析によって得られた知見を臨床にフィードバックして，より適切な薬物治療を実施しなければならない．

薬物相互作用に関わる問題提起能力と問題解決能力は，医療の担い手として薬剤師に求められるきわめて重要な事項の一つである．本章では，代表的な薬物相互作用を機序別に学び，臨床的に薬物相互作用による問題を回避するための基礎的事項を修得する．ここで記述した以外にも薬物相互作用に関わる多くの課題が医療において生じている．これらを積極的に情報収集し多くの知識や技能を身につけることが大切である．

到達目標：

1) 薬物動態に起因する相互作用の代表例を挙げ，回避のための方法を説明できる．
2) 薬効に起因する相互作用の代表的な例を挙げ，回避のための方法を説明できる．

6.1 薬物相互作用の分類

薬物相互作用 drug interaction は，広義には「体外における相互作用」と「体内における相互作用」に大別される．「体内における相互作用」には，薬物-薬物間相互作用と薬物-飲食物間相互作用がある．多くの場合，薬物相互作用は「体内における相互作用」を指しており，適正な薬物治療を実施するうえで重要な項目として位置づけられる．一方，「体外における相互作用」は，一般に「薬物の配合変化」や「分子間相互作用と複合体形成」などとして取り扱われ，理化学的考察が大切な課題で

ある.この課題は,薬物治療の適正化を図る上で無視できない重要な項目であるが,主に薬剤学・製剤学分野で学ぶ.本章では,「体内における相互作用」(以下,薬物相互作用)に焦点を当てて述べる.

薬物相互作用は,その発現機構の相違から薬動学的(薬物動態学的)相互作用 pharmacokinetic drug interaction と薬力学的(薬理学的)相互作用 pharmacodynamic drug interaction とに分類される.図 6.1 に,薬物相互作用が発現する部位の概要を示す.また,血中薬物濃度の時間推移を例として 2 つの薬物相互作用の概念を図 6.2 に示す.

薬動学的相互作用は,薬物の体内での挙動(体内動態)すなわち吸収 absorption, 分布 distribution,

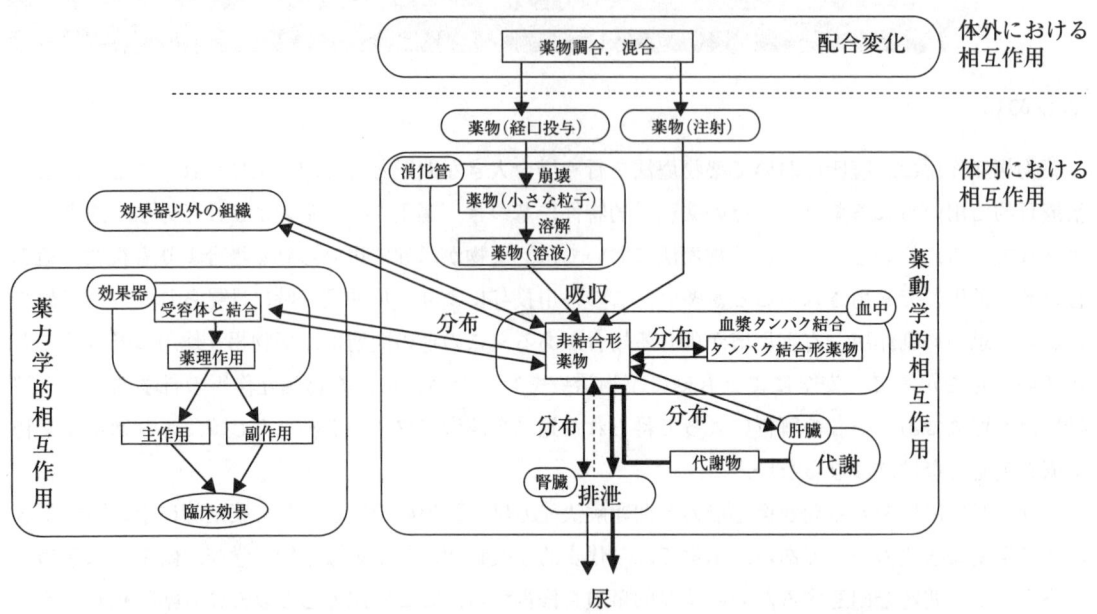

図 6.1 薬物相互作用が発現する部位(体外および体内における相互作用)
(高柳元明,水柿道直監修(2001)よくわかる薬物相互作用,廣川書店より一部改変)

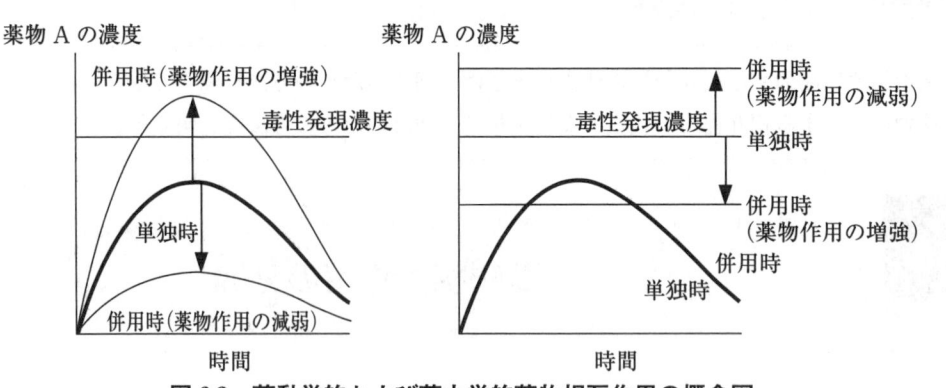

図 6.2 薬動学的および薬力学的薬物相互作用の概念図
左図:薬物 B が薬物 A の体内動態に影響し(血中薬物濃度が変動する),薬物の作用(薬効,毒性)に影響する場合
右図:薬物 B は薬物 A の体内動態に影響しない(血中薬物濃度は変化しない)が,薬物の作用(薬効,毒性)に影響する場合
(薬物療法と相互作用,薬事日報社,2001 より改変)

代謝 metabolism，排泄 excretion（これらを総称して ADME という）が他の薬物を併用した場合に変化し，体内薬物量（血中薬物濃度）が変動することによって薬効や毒性が変わる相互作用である．ある薬物（A）と薬物（B）を併用したときに，一方の薬物（B）の影響で薬物（A）の消化管吸収が増大したり代謝が抑制されると，薬物（A）の血中濃度が増加し，薬効や毒性が増強する．反対に，薬物（B）の影響で薬物（A）の消化管吸収が減少したり代謝が促進されると，薬物（A）の血中濃度が低下し，薬効は減弱する．

薬力学的相互作用は，薬理作用が発現部位における薬物の受容体への結合性の低下や生理変化により生じる相互作用である．薬力学的相互作用では，薬物（A）の血中濃度の変化はなくても，薬物（B）の併用により薬物（A）の薬効発現濃度または毒性発現濃度が変動したように見える．薬物（A）と薬物（B）が協力作用 synergism of medicament を示す場合，薬物（A）の薬効発現濃度は薬物（A）を単独で投与した場合よりも薬物（B）を併用投与した場合の方が低値を示す．逆に，2つの薬物が互いに拮抗作用 antagonism of medicament を示す場合は，薬物（A）の薬効発現濃度は薬物（B）を併用して投与した場合の方が高値を示す．

以下，主な薬動学的相互作用および薬力学的相互作用に基づく薬効の変動と薬物治療での対応について概説する．

6.2 薬動学的相互作用に基づく薬効の変動

薬動学的相互作用は，吸収，分布，代謝および排泄（ADME）のどの過程でも発現する．特に，代謝過程に関わる相互作用は，臨床的に大きな問題となるものが多い．以下，4つの過程別に記述する．

6.2.1 薬物吸収過程での薬物相互作用

体内への薬物適用は，種々の投与経路で行われ，主に血管内（動脈内または静脈内）投与および血管外投与に大別される．前者を除き後者では，例えば注射での適用（筋肉内投与，皮下投与等）であっても薬物吸収過程が存在する．理論的には血管外投与のすべての方法で吸収過程での薬物相互作用が起こり得るが，臨床的に吸収過程での薬物相互作用が問題となるのは主として消化管吸収過程である．

消化管吸収過程での薬物相互作用の要因は，主に以下のように分類される．
① 複合体形成（キレート形成）に基づく相互作用
② 結合（吸着）に基づく相互作用
③ 消化管内 pH の変化に基づく相互作用
④ 消化管の運動の変動に基づく相互作用
⑤ その他の要因に基づく相互作用
臨床的には ① および ② について重要な相互作用が知られている．

1 複合体形成（キレート形成）に基づく相互作用

キレート形成能をもつ薬物は，多価金属陽イオンを含む製剤と併用すると消化管内でキレート（難

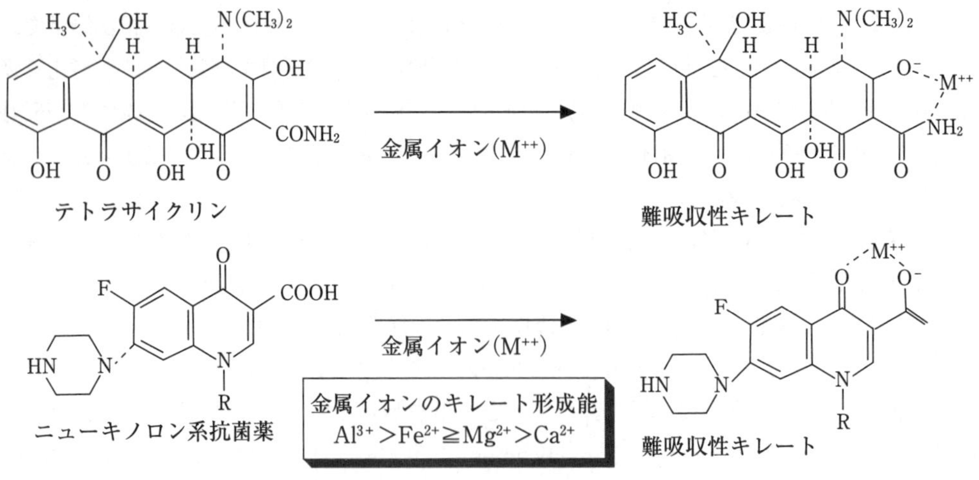

図6.3 金属イオンによるテトラサイクリン系抗生物質またはニューキノロン系抗菌薬のキレート形成反応

（高柳元明，水柿道直監修（2001）よくわかる薬物相互作用，廣川書店より一部改変）

溶性複合体）が形成され，結果として両者の消化管からの吸収が低下し，薬効が減弱することがある．図6.3に示すように，テトラサイクリン系抗生物質あるいはニューキノロン系抗菌薬は，マグネシウム塩やアルミニウム塩を含有する制酸剤（多価金属陽イオンを含む製剤）と同時に服用すると難吸収性のキレート形成により消化管吸収が低下し，薬理作用（抗菌作用）が低下する．

2 結合（吸着）に基づく相互作用

吸着能を有する薬物（吸着剤）と同時に他の薬物を服用すると，消化管内で薬物が吸着剤に結合（吸着）され消化管吸収が低下する．吸着剤自体は消化管から吸収されないので，これに吸着した薬物は吸収されなくなる．吸着剤として臨床的に活性炭製剤（薬用炭，球形吸着炭等），陰イオン交換樹脂製剤（コレスチラミン，コレスチラミド等）などが用いられる．尿毒素治療薬などに用いられる活性炭製剤はほとんどの薬物を吸着する作用があり，他の薬物との同時服用は避けるほうがよい．高脂血症治療薬として用いられる陰イオン交換樹脂製剤は，理論的に有機陰イオン性薬物を吸着するが，テトラサイクリンやジゴキシンなど陰イオン性薬物を吸着することが知られている．また，高脂血症治療薬としての作用機序からもわかるように，消化管内で胆汁酸を吸着するため，脂溶性の高い薬物の消化管吸収に影響する場合もある．

3 消化管内 pH の変化に基づく相互作用

弱酸性または弱塩基性の薬物は，消化液に溶解した後，非解離形（非イオン形，分子形）あるいは解離形（イオン形）状態で存在する．多くの薬物の場合，消化管上皮細胞を単純拡散（受動輸送）により通過する．脂溶性が大きな物質（分配係数の大きな物質）ほど吸収されやすい．非解離形薬物（脂溶性が大きい薬物）の方が解離形薬物より吸収されやすい．Henderson-Hasselbalch の式（第5章 p.101 参照）からもわかるように，非解離形薬物と解離形薬物との比（解離度 α または非解離形分率 β）は消化管内の pH により変化する．図6.4 に，弱酸性または弱塩基性薬物の非解離形分率と pH との関係を示す．非解離形分率が大きいほど消化管吸収率は大きい．したがって，異なる pH の

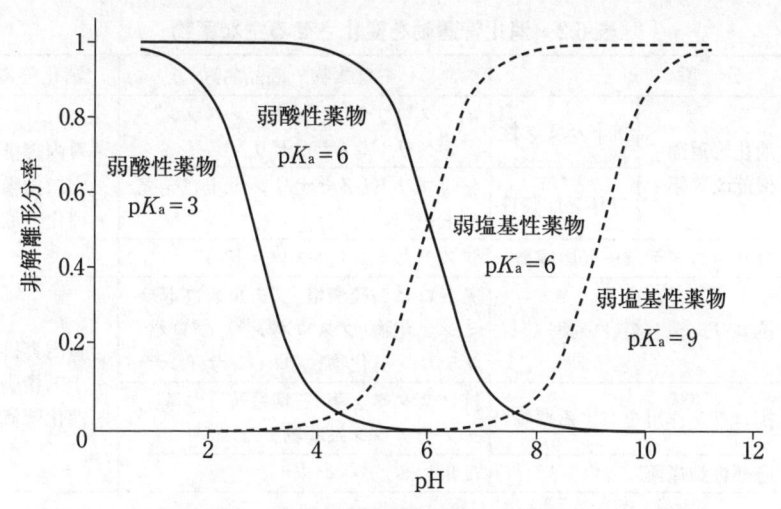

図6.4　pK_a値の異なる薬物の非解離形分率と溶液のpHの関係

pK_a = 3もしくはpK_a = 6の弱酸性薬物と，pK_a = 6もしくはpK_a = 9の弱塩基性薬物について計算した．弱酸性薬物では逆S字型，弱塩基性薬物ではS字型のグラフとなり，それぞれpK_aが異なるとグラフが横軸に沿って平行移動する．
(南原利夫総監修（1999）生物薬剤学，ミクス)

表6.1　消化管内のpHを変化させる主な薬物

消化管内pHを上昇させる薬物	消化管内pHを下降させる薬物
プロトンポンプ阻害薬 　オメプラゾール，ランソプラゾールなど H_2受容体拮抗薬 　シメチジン，ラニチジン塩酸塩，ファモチジンなど 金属イオン性制酸薬 　MgO，$NaHCO_3$，$Al(OH)_3$，$CaCO_3$など	酸　類 　希塩酸，クエン酸，リン酸，アスコルビン酸など

環境下すなわち部位差（胃と小腸・大腸の違い）で吸収が異なるほか，消化管内のpHを変化させる薬物により他の薬物の消化管吸収が影響を受けることがある．

表6.1に胃内のpHを変化させる主な薬物を示す．胃内のpHの変化は上記の問題のほか，特に胃内pHの変動により製剤（錠剤，カプセル剤，散剤など）の崩壊性や溶解性が変化する場合は注意が必要である．崩壊性や溶解性の影響を受ける製剤の場合は，消化管内のpHを変化させる薬物（B）の併用により薬物（A）の吸収が変化することがある．イミダゾール系抗真菌薬のケトコナゾール錠やニューキノロン系抗菌薬のエノキサシン錠では，H_2受容体拮抗薬と併用投与されると胃内のpHの上昇に伴い胃内での錠剤の崩壊性と溶解性が低下するため，ケトコナゾールやエノキサシンの消化管吸収が低下し，薬効が弱まることが知られている．

4 消化管運動の変化に基づく相互作用

消化管は自律的に運動している．この消化管運動に基づく胃内容排出速度 gastric emptying rate (*GER*)（または胃内容排出時間 gastric emptying time (*GET*)）などの変動が薬物の消化管吸収に

表6.2 消化管運動を変化させる主な薬物

分類			主な薬物（商品名）	消化管に及ぼす影響
消化管運動を亢進する薬物	消化管運動機能改善薬	抗ドパミン性	メトクロプラミド（プリンペラン®），ドンペリドン（ナウゼリン®）	・胃内容排出速度亢進 ・十二指腸滞留時間短縮 ・消化管液分泌亢進
		コリン作動性	シサプリド（アセナリン®）現在発売中止	
	コリンエステラーゼ阻害薬		ジスチグミン（ウブレチド®）	
消化管運動を抑制する薬物	抗コリン薬（鎮けい薬）		アトロピン硫酸塩，ブチルスコポラミン臭化物（ブスコパン®），プロパンテリン臭化物（プロバンサイン®）	・胃内容排出速度遅延 ・十二指腸滞留時間延長 ・消化管液分泌抑制
	抗コリン作用を有する薬物		抗ヒスタミン薬，三環系抗うつ薬，フェノチアジン系薬物	
	麻薬性鎮痛薬		モルヒネ，アヘン末	

表6.3 消化管運動の変動が関与する相互作用

影響を受ける薬物＼影響を与える薬物	消化管運動を亢進する薬物	消化管運動を抑制する薬物
主に小腸で吸収され，かつ，消化管吸収の良い薬物（大部分の薬物）	・胃内容排出時間の短縮により吸収速度は上昇，総吸収量は変化なし（消化管膜通過性の良い薬物の場合，総吸収量は胃排出時間の影響を受けない）	・胃内容排出時間の延長により吸収速度は遅延，総吸収量は変化なし
主に十二指腸の輸送担体を介して吸収される薬物（ジゴキシン，リボフラビンなど）	・吸収速度は変化なし，総吸収量は減少（十二指腸滞留時間の短縮により総吸収量が減少）	・吸収速度は変化なし，総吸収量は増加（十二指腸滞留時間の延長により総吸収量増大）
酸に不安定で，胃の滞留時間が延長すると分解が促進される薬物（レボドパなど）	・胃排出時間の短縮により吸収速度は上昇，総吸収量は増加（胃内滞留時間の短縮により薬物の胃内での分解が減少）	・吸収速度は遅延，総吸収量は減少（胃内滞留時間の延長のため薬物の胃内での分解が増加）

影響を及ぼすことが知られている．したがって，表6.2に示すような消化管運動を変化させる薬物（B）を併用した場合は，併用された薬物（A）の吸収速度や総吸収量が変化することがある．薬物（B）の薬物（A）への影響の度合いは，薬物（A）の吸収特性により異なる．例えば，受動輸送で小腸から効率よく吸収される薬物（A）の場合は，消化管運動を亢進させる薬物（B，例としてメトクロプラミド）を併用すると GER が増大し，薬物（A）の吸収は速くなる．薬物（A）が輸送担体（トランスポーター）を介して吸収される特殊輸送系の場合は異なる．例えば，十二指腸および上部小腸で輸送担体を介して吸収される薬物（A，例としてリボフラビン）は，胃から徐々に十二指腸に移行する（GER が小さい）ほうが吸収は良くなる．したがって，GER を増大させるメトクロプラミドを併用するとリボフラビンの十二指腸滞留時間が短縮し，総吸収量は減少する．表6.3に消化管運動の変化に基づく相互作用をまとめた．

5 その他の要因に基づく相互作用

近年，消化管吸収過程における種々のトランスポーターの役割が明らかになってきている．例え

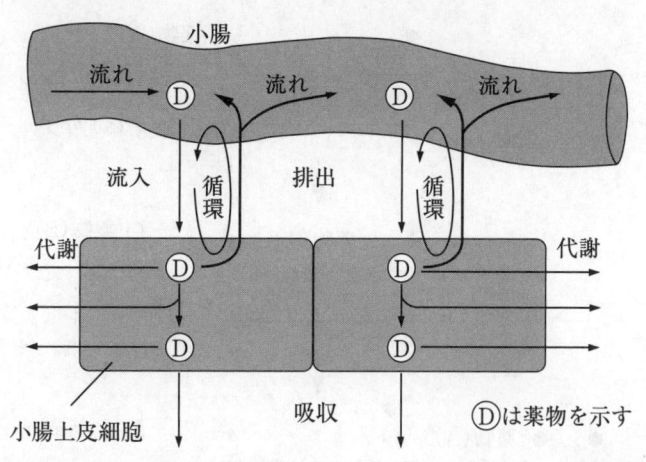

図 6.5　消化管に存在する P-糖タンパク質（P-gp）と CYP3A4 との協同機構の概念図

　P-gp による排出が存在する時には，管腔側から上皮細胞内に吸収された薬物は管腔側に排出され，排出された分子が消化管腔内を通過している間に再びこの吸収，排出のサイクルが何回か繰り返されることになり，消化管内の滞留時間が長くなる．したがって，それだけ代謝酵素（CYP3A4）との接触時間が長くなるため，初回通過代謝効率がよくなると考えられる．
（大坪，杉山（1998）*Pharma. Tech. Japan*, 14, 45）

ば，小腸上皮にはアミノ酸や水溶性ビタミンなど生体の必須物質を効率よく吸収するためのトランスポーターが多数存在する．これらの輸送系に薬物が認識される（基質となる）場合，アミノ酸やビタミン等と同様にトランスポーターで輸送される．事例として，一部のβ-ラクタム系抗生物質はオリゴペプチドトランスポーター，またレボドパはアミノ酸トランスポーターによる輸送が知られている．このようにトランスポーターを介して消化管から吸収される薬物（A）の場合，同一のトランスポーターを介して吸収される薬物（B）や飲食物由来の物質が共存すると，競合により薬物（A）の吸収が低下することがある．

　P-糖タンパク質は，小腸上皮から吸収された薬物を消化管管腔へ汲み出す作用を示すことが，いくつかの薬物について認められている．したがって，P-糖タンパク質の基質となる薬物の併用は，競合的阻害を受けることで一方の薬物の吸収が増大することがある．また，小腸上皮細胞におけるP-糖タンパク質の発現を誘導する薬物（例，リファンピシン）を適用した場合，P-糖タンパク質の基質となる薬物（例，ジゴキシン）の吸収を阻害する．なお，小腸上皮細胞には薬物代謝反応に関わる酵素（以下，薬物代謝酵素）の1つであるシトクロム P450（CYP3A4）が発現しており，薬物吸収に及ぼす P-糖タンパク質の影響と合わせて小腸上皮細胞における薬物代謝の影響も無視できないことがある（図6.5）．なお，薬物代謝に関わる事項は後述する．

　消化管内には多くの腸内細菌が存在し，いくつかの薬物の不活性化（微生物分解）や薬物代謝を行っている．抗生物質等の併用により腸内細菌叢を乱した結果，薬物吸収や生物学的利用能 bioavailability が変動し，薬効に影響を与えることがある．ジギタリス製剤は腸内細菌により不活性化されるため，例えば抗菌薬を併用すると血中ジゴキシン濃度が上昇することがある．一方，経口避妊薬に含まれているエチニルエストラジオールは肝で代謝（抱合反応）を受けた後胆汁中へ排泄されるが，腸内細菌の働きで元の未変化体になり体内へ再吸収される．すなわち，腸肝循環 enterohepatic circulation が認められる．しかし，抗菌薬を併用すると腸内細菌による未変化体（エチニルエストラジオール）の生成が減少し，再吸収量が減り血中エチニルエストラジオール濃度が低下，薬効が減弱して避妊に失敗することもある．

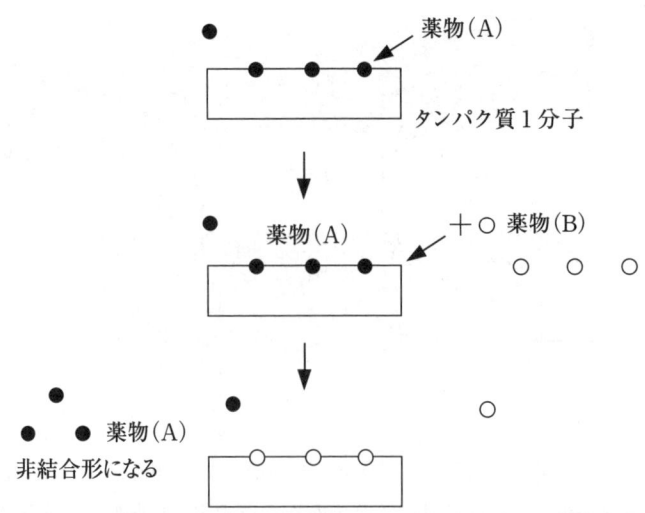

図6.6 血漿タンパク結合置換による薬物相互作用の模式図

6.2.2 薬物分布過程での薬物相互作用

　分布過程での相互作用は，主に薬物−血漿タンパク結合に関わる課題である．酸性薬物は主としてアルブミンに，塩基性薬物はアルブミンの他にα_1-酸性糖タンパク質と結合する．薬物併用時，酸性薬物間あるいは塩基性薬物間で薬物と血漿タンパク質との結合力の強弱に基づく相互作用が生じる．分子量が大きな血漿タンパク質と結合した薬物（結合形薬物）は細胞膜を透過できず血漿タンパク質と結合していない薬物（非結合形薬物）のみが組織細胞へ移行する．血漿タンパク質との結合率が高い薬物（A）が投与されている場合に，他の血漿タンパク結合率の高い薬物（B）を併用投与すると，血漿タンパク質での薬物の競合による置換が起こる．このため，急激に薬物（A）の非結合形が増加し，過剰な薬理作用が発現することがある（図6.6）．しかし，血漿タンパク質から遊離された薬物（非結合形薬物）の大部分は速やかに他の組織に移行するため，一般には著しい薬効の変動は生じない．遊離形薬物は消失過程（代謝および排泄）へ進むので，薬物（A）はクリアランスが増大し生物学的半減期の短縮や全血中薬物濃度（結合形薬物濃度＋非結合形薬物濃度）の減少が見られることがある．以前に，薬物と血漿タンパク質との置換により生じる薬物相互作用の代表的事例として説明されていた非ステロイド性消炎鎮痛薬（NSAIDs）のフェニルブタゾンとの併用によるワルファリンの作用が増強する現象は，現在ではフェニルブタゾンがシトクロムP450を阻害するためにワルファリンの代謝が抑制され，作用が増強するものと考えられている（後述）．

6.2.3 薬物代謝過程での薬物相互作用

　経口投与された薬物は，消化管上皮から吸収された後，門脈から肝を経て体循環に移行する．薬物のうち，それ自身が水に溶けやすい性質（極性が高い）のものはそのままの形（未変化体薬物）で排泄されるが，水に溶けにくい性質（極性が低い）のものは尿中排泄されやすい水溶性の代謝物へ変換（薬物代謝）され（多くの薬物はここで薬理作用が消失する），排泄される．薬物代謝は主に肝で行われるが，体内のいろいろな部分で生じる．薬物は代謝されずに未変化体として体循環に入る場合［薬

物（A）]や，代謝された後に体循環に入る場合［薬物（B）］がある．薬物代謝反応は，第Ⅰ相反応（酸化，還元，加水分解により極性化を図る）と第Ⅱ相反応（抱合，すなわち第Ⅰ相反応での生成物の極性化をさらに増大させるために糖やアミノ酸などを添加する）とに分類できる．薬物代謝反応に関わる酵素（薬物代謝酵素）には多くのものが存在する．第Ⅰ相反応に関与する薬物代謝酵素は，シトクロムP450（CYP），エステラーゼ，エポキシドヒドラーゼ，フラビン含有モノオキシダーゼなどある．第Ⅱ相反応では，UDP-グルクロン酸転移酵素（UGT），硫酸転移酵素，グルタチオン-S-転移酵素などが働いている．これらの薬物代謝酵素のなかでCYPが非常に多数の薬物代謝に関係している．代謝過程での薬物相互作用では，その90%以上がCYPを介したものである．

CYPは，多くの分子種から構成される酵素群である．生体内に広く分布するが，特に肝細胞をホモジナイズ後高速遠心分離して得たミクロゾーム分画中（主に肝細胞の小胞体膜）に存在する．ヒトの肝細胞には，少なくとも30種以上のCYPの存在分子種が確認されている．CYP分子種は，そのアミノ酸配列の相同性から分類されている．Cytochrome P450の略としてCYP，次の数字は遺伝子のファミリー，その次のアルファベットは遺伝子のサブファミリー，最後の数字は分子種分類名を示し，CYP1A1などと記載される．ヒトの肝における分子種の割合は，CYP3A（約30%）が最も多く，次にCYP2C（約20%），CYP1A（約13%）の順となっている．以上の分子種で全体の60%以上を占める（図6.7）．薬物代謝では，CYP1A2，CYP2C9，CYP2C19，CYP2D6，CYP2E1，CYP3A4が主に関与している．前述したように，CYP3A4は小腸にも発現しており，基質となる薬物の代謝（初回通過効果）にも関係している．光学異性体どうしで異なる分子種により代謝を受けることもある．R体とS体からなるワルファリンの場合は，S体は主にCYP2C9で代謝されるが，R体はCYP1A1，CYP1A2，CYP2C19，CYP3A4によって代謝される．抗凝血作用はR体よりもS体の方が5倍強い．したがって，CYP2C9を阻害する薬物と相互作用を起こしやすい．一般にCYPは基質特異性が比較的低いため，1つの薬物が複数のCYP分子種で代謝されるものもある．例えば，イミプラミン塩酸塩はCYP2D6のほか，CYP1A2，CYP2C19によっても代謝を受ける（表6.4）．

ヒトのCYPでは，CYP1A2，CYP2A6，CYP2C9，CYP2C19，CYP2D6，CYP2E1に遺伝子多型が知られている．日本人の場合，CYP2C19は人口の約20%，CYP2D6は0.7%に酵素活性が著しく低い人（poor metabolizer）の存在が知られている．一般に，遺伝子多型には人種差が認められており，白人の場合のpoor metabolizerの割合は，CYP2C9で2～6%，CYP2D6では5～10%とされている．遺伝子多型の問題は，代謝過程での薬物相互作用の解析を複雑にしている．

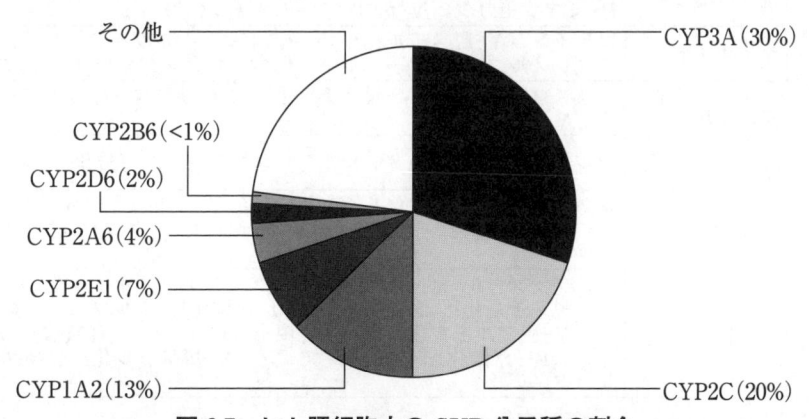

図6.7 ヒト肝細胞中のCYP分子種の割合

(Shimada, T., *et al.* (1994) *J. Pharmacol. Exp. Ther.* 270 : 414)

表 6.4 薬物代謝に関与する主な CYP 分子種と各分子種により代謝される薬物

CYP 分子種	薬効分類	薬物（関与する代謝過程）
CYP1A1	—	ベンゾ[a]ピレン（水酸化）
CYP1A2	キサンチン誘導体	カフェイン（N-脱メチル化），テオフィリン（N-脱メチル化）
	抗うつ薬	イミプラミン（N-脱メチル化*），クロミプラミン（N-脱メチル化*），R-ミアンセリン（N-脱メチル化*），S-ミアンセリン（N-脱メチル化，N-酸化）
	抗不整脈薬	プロパフェノン（N-脱アルキル化*），メキシレチン（2-*, p-水酸化*）
	その他	ナプロキセン（O-脱メチル化*），フェナセチン（O-脱エチル化*），R-ワルファリン（6-, 8-水酸化），プロプラノロール（N-脱イソプロピル化）
CYP2C9	酸性非ステロイド性消炎鎮痛薬	イブプロフェン（2-水酸化），ジクロフェナク（4-水酸化），テノキシカム（5-水酸化），ナプロキセン（O-脱メチル化*），ピロキシカム（5-水酸化），フルルビプロフェン（4-水酸化），メフェナム酸（3-水酸化）
	その他	アミトリプチリン（N-脱メチル化*），タモキシフェン（4-水酸化*），トルブタミド（メチル水酸化），フェニトイン（4-水酸化），ロサルタン（酸化*），S-ワルファリン（6,7-水酸化）
CYP2C19	プロトンポンプ阻害薬	オメプラゾール（5-水酸化），ランソプラゾール（5-水酸化）
	抗うつ薬	イミプラミン（N-脱メチル化*），クロミプラミン（N-脱メチル化*）
	その他	ジアゼパム（N-脱メチル化*），ヘキソバルビタール（3-水酸化），R-ワルファリン（6-, 8-水酸化），フェニトイン（4-水酸化*）
CYP2D6	抗うつ薬	アミトリプチリン（N-脱メチル化*），イミプラミン（2-水酸化），クロミプラミン（8-水酸化），デシプラミン（2-水酸化），フルオキセチン（N-脱メチル化），ノルトリプチリン（10-水酸化），R-, S-ミアンセリン（8-水酸化）
	β受容体拮抗薬	チモロール（O-脱アルキル化），ブプラノロール（水酸化），プロプラノロール（芳香環水酸化），メトプロロール（α-水酸化）
	抗精神病薬	クロルプロマジン（7-水酸化），チオリダジン（側鎖 S-酸化），ハロペリドール
	抗不整脈薬	フレカイニド（O-脱アルキル化），プロパフェノン（5-水酸化），メキシレチン（2-, p-, m-水酸化）
	オピオイド	コデイン（O-脱メチル化），デキストロメトルファン（O-脱メチル化）
	その他	デブリソキン（4-水酸化），プロメタジン（水酸化）
CYP2E1	—	エタノール（酸化），アセトアミノフェン（酸化）
CYP3A4	ステロイド	アンドロステロン（6β-水酸化），17α-エチニルエストラジオール（2-水酸化），コルチゾール（6β-水酸化），デキサメタゾン（6α-, 6β-水酸化），テストステロン（6β-水酸化），プロゲステロン（6β-水酸化）
	ベンゾジアゼピン系薬物	ジアゼパム（3-水酸化），デスメチルジアゼパム（3-水酸化），トリアゾラム（α-, 4-水酸化），ミダゾラム（1-, 4-水酸化）
	抗不整脈薬	アミオダロン（N-脱エチル化），キニジン（3-水酸化，N-酸化），ジソピラミド（N-脱イソプロピル化），プロパフェノン（N-脱アルキル化*），リドカイン（N-脱エチル化）
	抗うつ薬	アミトリプチリン（N-脱メチル化*），クロミプラミン（N-脱メチル化*），R-ミアンセリン（N-酸化，N-脱メチル化*）
	オピオイド	コデイン（N-脱メチル化），デキストロメトルファン（N-脱メチル化），ブプレノルフィン（N-アルキル化*），フェンタニル（N-脱アルキル化）
	マクロライド系抗生物質	エリスロマイシン（N-脱メチル化），クラリスロマイシン（14(R)-水酸化，N-脱メチル化）
	カルシウム拮抗薬	ジルチアゼム（N-脱メチル化*），ニフェジピン（酸化），ベラパミル
	免疫抑制薬	シクロホスファミド（4-水酸化*），イホスファミド（N-脱クロロエチル化，4-水酸化），シクロスポリン（水酸化），タクロリムス（13-脱メチル化）
	その他	オメプラゾール（S-酸化），カルバマゼピン（エポキシ化），コルヒチン（O-脱メチル化），タキソール（6α-水酸化），テルフェナジン（C-水酸化，N-脱アルキル化）現在発売中止，ロサルタン（酸化*），R-ワルファリン（10-水酸化），タモキシフェン（N-脱メチル化，4-水酸化*），ゾニサミド

*代謝の一部に関与している．
（治療学，Vol. 32, No. 3, 1998 を改変）

CYPの酵素活性の変化は，酵素阻害 enzyme inhibition と酵素誘導 enzyme induction である．主にCYPにより代謝されて体内から消失する薬物（A）を投与中に，CYPの活性を阻害する薬物（B）を併用投与すると，薬物（A）の代謝が低下することにより薬物（A）が体内に蓄積し過剰な薬理作用や中毒症状が発現する．CYPは，1つの酵素が複数の薬物を基質とするため，同一のCYPで代謝される2つ以上の薬物を同時に投与すると，薬物代謝過程での相互作用発現の可能性が高くなる．同じCYP分子種で代謝される薬物どうしの併用による阻害は，2つの薬物がCYPとの結合を競合するために起こる（競合的代謝阻害）．CYPに対する親和性の強弱の違いにより，いずれかが阻害を受ける．CYPへの結合親和性が低い薬物ほど阻害作用を受けやすいが，このような阻害は可逆的である．一方，CYPにより代謝された中間生成物や代謝物がCYPの活性部位と複合体を形成し，CYPを不活性化させる阻害機構がある．この阻害機構により生じる代謝阻害は不可逆的である．投与中止後もしばらくこの阻害作用は持続する．このような阻害を示す代表的薬物としてマクロライド系抗生物質（エリスロマイシン，トロレアンドマイシン，クラリスロマイシンなど）がある．マクロライド系抗生物質の代謝は主にCYP3A4で行われるため，選択的にCYP3A4が阻害（不活性化）される．例えば，エリスロマイシンは基質としてCYP3A4に結合した後，アミノ糖部分の三級アミンが脱メチル化されるが，このとき中間体としてニトロソアルカン体が生成し，これがヘム鉄に配位結合することによりCYPを阻害する．この他に，CYPのヘム部位への配位による阻害機構が知られている．CYPのヘム鉄は，活性化された分子状酸素の結合部位である．この部位に薬物が配位し結合することで酵素活性が不活化される．この阻害機構を示す代表的薬物としてイミダゾール基を持つシメチジンがある．他にイミダゾール基やトリアゾール基を有する抗真菌薬（イトラコナゾール，フルコナゾール，ミコナゾールなど）も同様の機構によって阻害作用を示すことが知られている．これらの抗真菌薬は原理的に全てのCYP分子種に作用すると考えられるが，特にCYP3A4を強く阻害する．上記のほか，CYPの産生を阻害することがあり（非競合的代謝阻害），このような代謝阻害は不可逆的であることが多い．

　CYPの活性を誘導する薬物（B）を投与し，CYPにより代謝されて体内から消失する薬物（A）を投与すると，薬物（A）の代謝が亢進することにより薬物（A）の消失が速まり血中薬物濃度が低下し薬効が減弱する．CYPの酵素活性はいろいろな薬物や環境物質（喫煙などを含む）や体内または体外から取り入れたホルモンなどによって誘導される．しかし，CYPの活性を誘導する薬物や物質と誘導されるCYP分子種の関係については，まだ完全に明らかになっていない．この誘導は，CYPのmRNAの増大によってCYPタンパク質の生合成が促進されるために生じる．このため，誘導効果は数日または数週間経過後に発現する．この効果は薬物併用中止後もしばらく持続する．CYPの活性を誘導する代表的な薬物として，抗結核薬のリファンピシン，抗てんかん薬のフェノバルビタールおよびフェニトインなどがある．喫煙は，CYP1A2を誘導し，テオフィリンなどの効果に影響を及ぼすことが知られている．多くの場合，CYPの誘導はその酵素によって代謝される薬物の体内での効果の減弱につながる．まとめとして，CYPの代表的な基質とその阻害薬または誘導薬について表6.5に示す．これらの薬物の併用は，薬物相互作用による有害反応 adverse reaction を生起する可能性が大きい．

　CYP以外による代謝に関する相互作用が問題となる事例について，関与する薬物代謝酵素にはキサンチンオキシダーゼ（XOD），ウラシル脱水素酵素，モノアミン酸化酵素（MAO），アルコール代謝酵素系，抱合（グルクロン酸抱合，グルタチオン抱合など）反応にかかわる酵素群がある．重大な例として，フルオロウラシル（5-FU）とソリブジンの相互作用を図6.8に示す．ソリブジンの

表 6.5 主な CYP 阻害薬（物質）および CYP 誘導薬（物質）

阻害薬	阻害される分子種
エノキサシン，トスフロキサシン，シプロフロキサシン	CYP1A2
フルボキサミン	CYP1A2（その他 CYP2C19，CYP2D6，CYP3A4 も阻害する）
スルファメトキサゾール	CYP2C9
オメプラゾール	CYP2C19
アミオダロン	CYP2C19
ハロペリドール	CYP2D6
キニジン，プロパフェノン	CYP2D6
シメチジン	非特異的に P450 を阻害するが，相対的に CYP2D6 と CYP3A4 を強く阻害する．
ミコナゾール，ケトコナゾール，イトラコナゾール，フルコナゾール	非特異的に P450 分子種を阻害するが，相対的に CYP3A4 を強く阻害する
エリスロマイシン，クラリスロマイシン	CYP3A4
インジナビル，サキナビル	CYP3A4
エチニルエストラジオール	CYP3A4
ジルチアゼム	CYP3A4
ダナゾール	CYP3A4
グレープフルーツジュース	小腸の CYP3A4（肝の CYP3A4 には影響しない）

誘導薬	誘導される分子種
リファンピシン	・主に CYP3A4 を誘導する． ・その他 CYP2C9，CYP2C19 も誘導する
フェノバルビタール	・CYP2C9 や CYP3A4 を誘導すると考えられている *
フェニトイン，カルバマゼピン，プリミドン	・CYP2C9 や CYP3A4 を誘導すると考えられている
エタノール，イソニアジド	・CYP2E1
副腎皮質ホルモン薬	・CYP3A4
多環芳香族炭化水素，（喫煙）	・CYP1A2
セントジョーンズワート（セイヨウオトギリソウ）	・CYP1A2，CYP3A4

* ラットでは CYP2B が顕著に誘導される．

代謝物である 5-ブロモビニルウラシルがジヒドロピリミジン脱水素酵素（DPD，ウラシル脱水素酵素）を不可逆的に不活化するため，5-FU の代謝が阻害され 5-FU の血中濃度が上昇し，重篤な副作用（骨髄抑制）が発現した．ソリブジンと 5-FU との相互作用は社会的に大きな問題となり，ソリブジンは使用中止となった．また，肝で UDP-グルクロン酸転移酵素（UGT）により代謝されるイリノテカン塩酸塩の活性代謝物は，HIV プロテアーゼ阻害薬のアタザナビル硫酸塩によって UGT アイソザイムの UGT1A1 が阻害を受けるために代謝が阻害され，胆汁排泄が抑制される．副作用の増強が予測されるため，イリノテカン塩酸塩とアタザナビル硫酸塩とは併用禁忌である．

6.2.4 薬物排泄過程での薬物相互作用

排泄とは，薬物が未変化体あるいは代謝物として尿，胆汁，唾液，乳汁などに溶解し体外へ排出さ

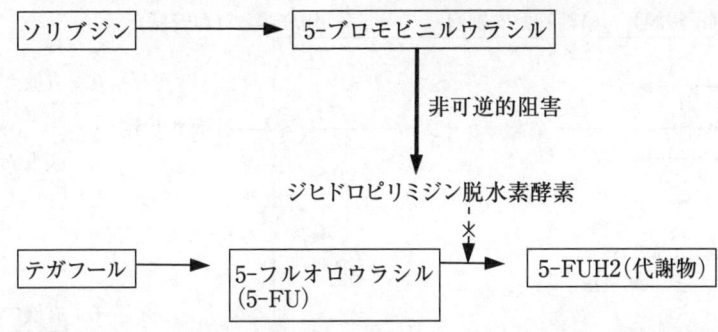

図6.8 5-フルオロウラシル（5-FU）とソリブジンとの相互作用

れる過程である．ここでは，腎からの排泄過程および肝からの胆汁排泄での薬物相互作用について述べる．

1 腎からの排泄過程における相互作用

腎は，ネフロンと呼ばれる構造機能単位とそれをとりまく血管系から構成される．ネフロンは糸球体と尿細管から成り立ち，腎1個あたり100万個程度存在する．ネフロンにおける薬物の移行（腎排泄）は，糸球体ろ過，尿細管分泌，および尿細管再吸収の過程が関与する．したがって，これらの過程において薬物相互作用の発現が認められる．

1）糸球体ろ過過程における相互作用

糸球体では，血漿の約20％がろ過されて尿細管腔に流入し原尿となる．これが糸球体ろ過である．分子量が数千程度よりも小さな分子は糸球体ろ過されるが，血漿タンパクなど分子量が数万の大きな分子はろ過されない．また，血漿タンパク質と結合した薬物は糸球体ろ過されず，非結合形薬物のみがろ過される．したがって，薬物の血漿タンパク質結合置換に基づく相互作用（6.2.2の項）と密接に関連する．血漿タンパク結合率の高い薬物を2種類以上併用すると，血漿タンパク質との結合において薬物どうしの競合が生じ，一方の薬物の非結合形薬物量（濃度）が増加することがある（図6.6）．

非結合形薬物が糸球体ろ過されるため，結果的にこの薬物の腎クリアランスが増加するが，この機序による相互作用はさほど臨床的に大きな問題にはならない．

2）尿細管分泌過程における相互作用

尿細管の上皮細胞には，種々の薬物トランスポーターが存在している．これらを介して血中から尿中へ積極的に薬物を排泄する輸送系が機能している．薬物の排泄に関与する代表的輸送系（図6.9）として，有機アニオン（陰イオン）輸送系，有機カチオン（陽イオン）輸送系，P-糖タンパク質による輸送系がある．これらが，各々異なる薬物群の輸送に関与している．有機アニオン輸送系では酸性薬物が，有機カチオン輸送系では塩基性薬物が能動的に尿細管から分泌される．同一の輸送系すなわちトランスポーターを介する薬物が複数投与された場合は，トランスポーターにおける薬物どうしの競合が起こり，輸送効率が変化し薬物の排泄（尿細管分泌）が低下する．これは，トランスポーターに対する薬物の親和性の違いによって生起し，親和性の強い薬物が弱い薬物の分泌を阻害することによる．この機序による相互作用については，臨床的に重要な事例が多数知られている．有機アニオン輸送系により尿細管分泌される抗悪性腫瘍薬のメトトレキサートは，同じ有機アニオン輸送系を介

(尿細管腔側)（刷子縁膜）　尿細管上皮細胞　側底膜　（血管側）

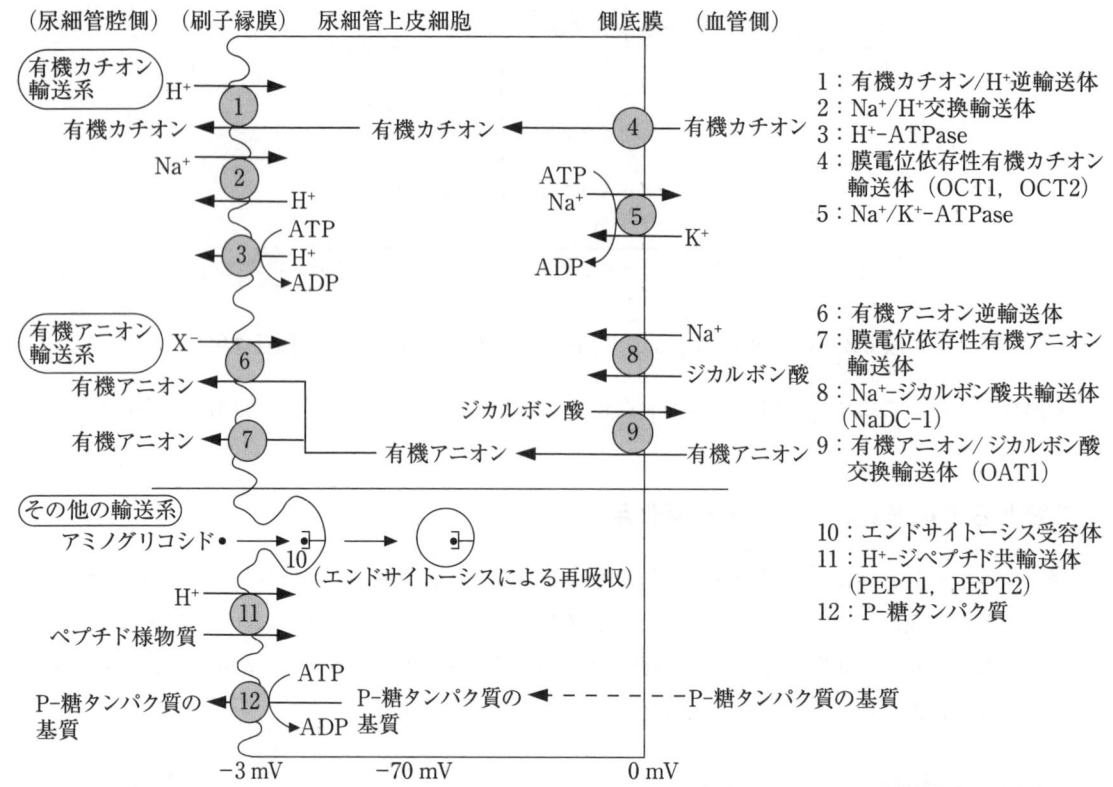

有機カチオン輸送系
有機カチオン ← H⁺ ①
有機カチオン → ② ← Na⁺
③ ← H⁺／ATP→ADP
有機アニオン輸送系
X⁻ → ⑥
有機アニオン → ⑦
有機カチオン ← ④
ATP, Na⁺ → ⑤ → K⁺, ADP
Na⁺ → ⑧ → ジカルボン酸
ジカルボン酸 → ⑨ ← 有機アニオン
有機アニオン ← ⑨

その他の輸送系
アミノグリコシド → ⑩ →（エンドサイトーシスによる再吸収）
H⁺ → ⑪
ペプチド様物質 →
P-糖タンパク質の基質 → ⑫ ATP/ADP ← P-糖タンパク質の基質 ← ------ P-糖タンパク質の基質

1：有機カチオン/H⁺逆輸送体
2：Na⁺/H⁺交換輸送体
3：H⁺-ATPase
4：膜電位依存性有機カチオン輸送体（OCT1, OCT2）
5：Na⁺/K⁺-ATPase
6：有機アニオン逆輸送体
7：膜電位依存性有機アニオン輸送体
8：Na⁺-ジカルボン酸共輸送体（NaDC-1）
9：有機アニオン/ジカルボン酸交換輸送体（OAT1）
10：エンドサイトーシス受容体
11：H⁺-ジペプチド共輸送体（PEPT1, PEPT2）
12：P-糖タンパク質

−3 mV　　−70 mV　　0 mV

図6.9 腎尿細管上皮細胞膜に存在する薬物トランスポーター（輸送体）およびその駆動力に関わる輸送体

尿細管分泌は，基質（薬物）の血管側から尿細管上皮細胞内への輸送と，細胞内から尿細管腔への輸送からなる．尿細管上皮細胞の細胞膜には血管側と尿細管腔側で各々性質の異なる様々な輸送担体が存在し，図で示すように，これらの輸送担体がイオン濃度勾配や膜電位を利用しながら協力して駆動することにより，薬物を血管側から尿細管腔側に輸送している（いずれの輸送系においても，その原動力として ATP が消費されることに着目）．
（治療学，32：301, 1998）

して輸送される薬物（例，プロベネシド）が併用されると，尿細管分泌が低下し体内に蓄積されるため毒性が増強する．

3）尿細管再吸収過程における相互作用

　尿細管からの薬物の再吸収は，主に尿細管上皮細胞への単純拡散（受動輸送）を介して行われる．脂溶性が大きな物質（分配係数の大きな物質）ほど再吸収されやすい．弱酸性または弱塩基性薬物は，それらが溶解している尿の pH の変化により非解離形薬物（分子形，非イオン形）と解離形薬物（イオン形）の比が変化（Henderson-Hasselbalch の式を参照, p.101）し，それに伴い脂溶性が変化する．したがって，尿の pH を変動させる薬物を併用した場合は，尿細管腔内での対象薬物の非解離形と解離形の比が変化し，尿細管再吸収量（再吸収率）が変わる．糖尿病治療薬（スルホニル尿素類）のクロルプロパミド（酸性薬物）は，炭酸水素ナトリウムを併用すると尿の pH 上昇（アルカリ化）によってクロルプロパミドの解離形の比率が増大し，尿細管再吸収率が減少する．反対に，クロルプロパミドに塩化アンモニウムが併用されると，尿の pH 低下（酸性化）によってクロルプロパミドの再吸収率は増加する．

2 胆汁排泄過程における相互作用

薬物は未変化体,あるいは代謝され抱合体として胆汁中に排泄されることがある.この場合,P-糖タンパク質やMRP2を介する輸送系での薬物相互作用が問題となる.これらのタンパク質の基質となる薬物は,血液中から肝細胞中へ取り込まれた後,胆汁に排泄される.ここで,これらのタンパク質を阻害する作用を有する薬物が併用されると,基質となる薬物は胆汁への排泄が遅延する.

6.3 薬力学的相互作用に基づく薬効の変動

　薬力学的相互作用は,薬物受容体や生理機構を介した相互作用である.この相互作用は,血中薬物濃度の変化は伴わない.図6.10に示すように,薬物相互作用のうち血中薬物濃度の変化を伴わない薬力学的相互作用が約35%を占める.これらは,薬物を併用することによって,薬理作用(薬効)が協力的(相加 additive および相乗 synergistic)に発現する場合と拮抗的 antagonistic に発現するものである.これらに基づく相互作用の機序は,不明なことも多い.

　薬力学的相互作用は,同一の作用部位(受容体)で生じるものと,異なる作用部位で起こるものとに大別できる(図6.11).同一の受容体に作用する2種類の作動薬または拮抗薬を併用した場合,各々の薬理作用が増強される(副作用も増強する).アドレナリンβ_2受容体作動薬のフェノテロール臭化水素酸塩とプロカテロール塩酸塩を併用すると,例えば気管支拡張作用が相互に強くなる.一方,同一の受容体に作用する作動薬と拮抗薬を併用すると,作動薬の薬理作用が減弱または消失する.麻薬性鎮痛薬のモルヒネに麻薬拮抗薬のナロルフィンが併用されるとモルヒネの鎮痛作用が消失する.異なる受容体に作用するが,ある効果器に対して同様な作用(効果)を与える2種の薬物が併用された場合,その薬理作用は相互に強められる.例えば,血管平滑筋に対する弛緩作用についてみると,α_1受容体遮断薬のプラゾシン塩酸塩と平滑筋のカルシウムチャネルを抑制する(Ca拮抗薬)ニフェジピンの併用時には相乗的に血管平滑筋が弛緩し,血圧降下作用が強まる.2種類の薬物を併用したときに,その効果が単一の薬物の効果よりも強く現れる現象を協力作用という.この場合,併用投与時の作用強度が各薬物を単独で投与したときの作用強度の和と同等であるときは相加作用,ま

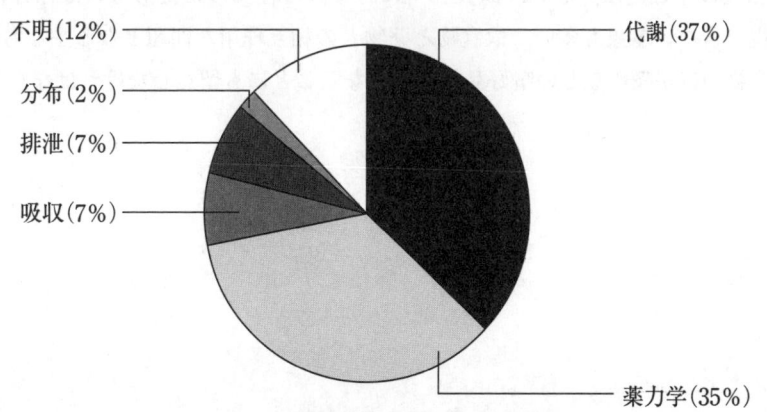

図6.10 薬物相互作用の生じる部位
(千葉 寛 (1995) ファルマシア, 31:992)

不明(12%) / 分布(2%) / 排泄(7%) / 吸収(7%) / 代謝(37%) / 薬力学(35%)

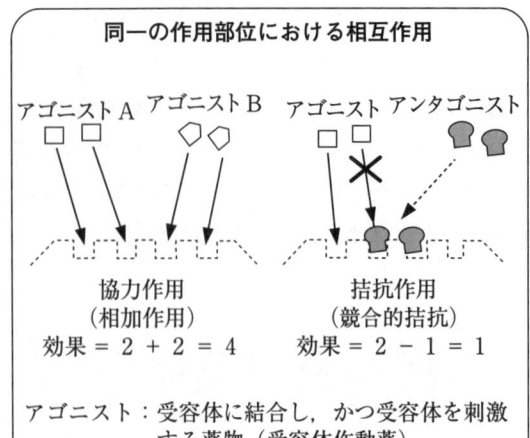

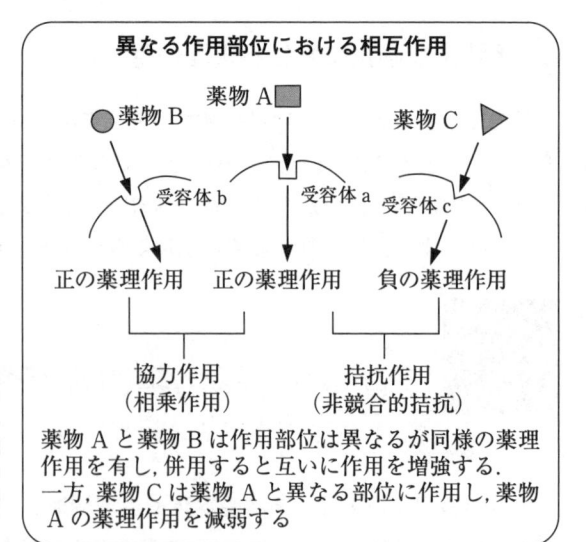

図 6.11 薬力学的相互作用の模式図
(高柳元明, 水柿道直監修 (2001) よくわかる薬物相互作用, 廣川書店)

たその和よりも強く現れるときは相乗作用と呼ぶ. 異なる受容体に作用するが, ある効果器に反対の効果を与える2種類の薬物を併用すると, 互いの薬理作用が減弱される. このように, 2種類の薬物を併用したときにその作用が減弱または消失する現象を拮抗作用という. 拮抗作用はその作用様式の違いから, 競合的拮抗と非競合的拮抗に分類される. 競合的拮抗は, 同一の受容体に作用する作動薬と拮抗薬が受容体で競り合うことによって生じる現象 (質量作用の法則にしたがう拮抗現象) である. 非競合的拮抗は, ある薬物が受容体に直接結合しないで受容体の近傍に作用し, 受容体作動薬の薬理作用を抑制的に干渉する現象である.

6.4 飲食物と薬物との相互作用

これまで述べたように, 主に相互作用は薬物-薬物間で生起する. しかし, 対象となる物質は, 治療薬どうしの相互作用とは限らない. 飲食物中に含まれる種々の物質あるいは化合物と治療薬との相互作用が無視できない事象も多い. 飲食物と薬物との相互作用が問題となる主なものを表6.6に示す. いわゆる食物のほか喫煙などの嗜好品が問題となることにも留意しなければならない.

6.5 主な疾患別薬物療法における薬物相互作用とその対応（臨床編）

　多様な疾患の治療に多くの薬物が適用される．薬物治療の目的で，1種類の薬物が投与される場合もあるが，一般に複数の薬物が併用されることが多い．したがって，薬物併用時に薬物相互作用により臨床的に重篤な副作用や有害反応が生じることもあり，これらの回避のために多くの情報の収集に努め，適切な薬物治療を行わなければならない．表6.7に，主な疾患別の代表的薬物相互作用と回避のための対応についてまとめた．多くのものは前述の相互作用機序の別に示したものである．表6.7に記載した事例はあくまでも薬物相互作用の一部を抜粋したものであり，多くの薬物相互作用の問題については，種々の書籍や論文等の学術情報などに常に目を向けて身につけていただきたい．

参考文献
1) 南原利夫総監修（1999）生物薬剤学，ミクス
2) (財)日本薬剤師研修センター編（2001）薬物療法と相互作用〜相互作用によるリスクの回避を目指して〜，薬事日報社
3) 高柳元明，水柿道直監修（2001）よくわかる薬物相互作用，廣川書店
4) 後藤　茂監修（2001）パワーブック生物薬剤学，廣川書店
5) 加藤隆一（2003）臨床薬物動態学，南江堂
6) 藤村昭夫編著（2006）疾患別・これでわかる薬物相互作用　第3版，日本医事新報社
7) 水島　裕編（2008）今日の治療薬　解説と便覧　2008，南江堂

表6.6 飲食物や嗜好物により生じる薬物相互作用

①エタノール	ジスルフィラム	ジスルフィラムは飲酒時にアルデヒドデヒドロゲナーゼを阻害して血中アセトアルデヒド濃度を上昇させ，悪心・嘔吐等不快な症状を起こさせることで禁酒を促すために用いられるものである．医薬品や食品でエタノールを含むものを摂取した場合に，これらの症状が現れるおそれがある．
	セフェム系抗生物質	セフォペラゾン，セフメタゾン，ラタモキセフ等，化学構造中にN-メチルテトラゾールチオメチル基を有するセフェム系抗生物質では，飲酒時にジスルフィラム様の作用が発現し，頭痛，めまい，悪心が現れることがある．
	ニトログリセリン	アルコールには血管拡張作用があるために，ニトログリセリンの血管拡張作用と協力作用により血圧低下が起こることがある．
②Ca^{2+}，Mg^{2+}を多く含む食品	テトラサイクリン系抗生物質，ニューキノロン系抗菌薬	牛乳等の乳製品はCa^{2+}等を多く含む．このため，不溶性キレート形成により消化管吸収が低下し，薬効が減弱することがある．
③チラミンを多く含む食品：モノアミンオキシダーゼ阻害薬（MAO I）		モノアミンオキシダーゼ阻害薬により昇圧アミンであるチラミンの代謝が抑制され血圧が上昇する．チラミンを含む食品（チーズ，ワイン，ニシン，ソラマメ，ヨーグルト，レバー，アボカド等）の摂取によりこの作用が増強され，適度の血圧上昇，嘔気・嘔吐，頭痛等が発現することがある．
④ビタミンK含有食品：ワルファリンカリウム		ビタミンKはワルファリンカリウムの作用と拮抗して作用を減弱する．ビタミンKを比較的多く含む春菊，ホウレン草，ブロッコリー，キャベツ等の緑黄色野菜は，多量の摂取は避ける．また，納豆に含まれる納豆菌は消化管内で多量にビタミンKを産生するといわれているので，納豆の摂取にも注意が必要である．
⑤高脂肪食：グリセオフルビン		高脂肪食の摂取により吸収量が著しく上昇することが認められている．高脂肪食の摂取により胆汁酸の分泌が促進された結果，胆汁酸により難溶性のグリセオフルビンが可溶化されるためと考えられている．
⑥グレープフルーツジュース：フェロジピン		グレープフルーツジュース中の特異的な物質（バイオフラボノイド）が薬物代謝を抑制するとの考えがあるが，阻害物質の同定等その詳細は明らかではない．しかし，フェロジピンの血中濃度がグレープフルーツジュースの摂取で増大するとの報告がみられるので，降圧効果の変動が起こる可能性が危惧される．
⑦セント・ジョーンズ・ワート含有健康食品：テオフィリン，カルバマゼピン，シクロスポリン，ジソピラミド，エチニルエストラジオール・ノルエチステロン（経口避妊薬）など		セント・ジョーンズ・ワート（和名：セイヨウオトギリソウ）の成分がCYP，特にサブタイプのCYP3A4やCYP1A2の誘導を起こす．このためCYPで代謝される薬物を服用している患者では代謝速度が増大し，薬効が減弱する恐れがある．一方，この食品の摂取をやめるとCYP活性が正常化し，摂取中よりも血中薬物濃度が上昇し，結果として過量投与になる危険性もある．
⑧喫煙の影響		タバコの煙中には肝臓の薬物代謝酵素を誘導する物質や阻害する物質が含まれるが，通常，喫煙の影響は酵素誘導作用として現れることが多いようである．アンチピリン，イミプラミン塩酸塩，テオフィリン，ニコチン，フェナセチン，プロプラノロール塩酸塩等は，非喫煙者に比べて喫煙者では代謝の促進により作用の強弱が現れやすい．また，インスリン製剤において，喫煙者ではインスリンの必要量が高くなるという報告もある．

表 6.7 主な疾患別の代表的薬物相互作用と使用上の留意点（回避のための方法等）

疾　患	相互作用を起こす薬物の例	相互作用の分類	相互作用の機序	使用上の注意（相互作用回避のための方法等）
高血圧症	1) Ca拮抗薬とアゾール系抗真菌薬	薬動学的	アゾール系抗真菌薬によるCa拮抗薬の代謝阻害	
	例）ニフェジピンとイトラコナゾール		イトラコナゾールがCYP3A4を阻害し、ニフェジピンの代謝が抑制され血中ニフェジピン濃度が上昇し、降圧作用が増まる。	イトラコナゾールのCYP阻害作用は投与後少なくとも24時間は持続する。時間をあけて服用しても回避することはできない。これら薬物の併用は避ける。併用する場合は、Ca拮抗薬の投与量を減らし、有害反応の出現に十分注意する。
	2) Ca拮抗薬とリファンピシン	薬動学的	リファンピシンによるCa拮抗薬の代謝誘導	
	例）ニトレンジピンとリファンピシン		リファンピシンがCYP3A4を誘導し、ニトレンジピンの代謝が促進され、効果が減弱する。	リファンピシンによる酵素誘導の発現には数日から数週間要するが、リファンピシンの投与を中止しても酵素誘導は持続することも考慮に入れる必要がある。
	3) Ca拮抗薬とβ_1受容体遮断薬	薬力学的、薬動学的	作用点（受容体）の異なる薬物の併用による、両薬物の有害作用発現。ベラパミルによる代謝阻害も考えられるが機序は明らかではない。	
	例）ベラパミルとメトプロロール		Ca拮抗薬とβ_1受容体遮断薬の併用による心機能抑制作用の増強	β遮断薬とベラパミルを併用するときは、房室伝導障害や左心室機能低下のある患者を避ける。投与は常用量以下から開始し、投与中は心電図検査等の機能検査を行う。
糖尿病	1) 経口糖尿病治療薬とフィブラート系高脂血症治療薬	薬動学的	フィブラート系薬物による経口糖尿病治療薬の血糖低下作用の増強	
	例）グリベンクラミドとベザフィブラート		フィブラート系薬物は血漿タンパク質との結合率が高く（ベザフィブラート、94〜96％）、血漿タンパク質と結合している他の薬物と置換反応を起こし、非結合形グリベンクラミド濃度が上昇する。また、フィブラート系薬物はCYP3A4によって代謝を受けるため、同じ酵素で代謝される他の薬物との間で競合阻害を起こし、血中グリベンクラミド濃度が上昇する。	グリベンクラミド下で血糖が良好にコントロールされている患者では、低血糖を起こす可能性を常に考慮し、ベザフィブラート投与を少量から開始する。

疾患	相互作用を起こす薬物の例	相互作用の分類	相互作用の機序	使用上の注意（相互作用回避のための方法等）
	2) 経口血糖低下薬とα-グルコシダーゼ阻害薬	薬力学的	α-グルコシダーゼ阻害薬による経口血糖低下薬の作用の増強	
	例）スルホニル尿素系（SU薬）とアカルボース		SU薬の血糖降下作用にアカルボースによる糖質の消化管吸収速度遅延を介した血糖上昇抑制作用が加わったものと考えられる．	食事療法や運動療法を行い，かつ，SU薬やインスリン製剤で十分な血糖コントロールできない場合にのみ，α-グルコシダーゼ阻害薬の併用を行う．α-グルコシダーゼ阻害薬は，用量が多い場合，糖質の吸収速度遅延するばかりでなく，結果として低血糖を誘発しやすくなるので，併用するときは少量から投与開始する．
高脂血症	1) HMG-CoA還元酵素阻害薬とアゾール系抗真菌薬	薬動学的	アゾール系抗真菌薬によるHMG-CoA還元酵素阻害薬の代謝阻害	
	例）シンバスタチンとイトラコナゾール		HMG-CoA還元酵素阻害薬は，横紋筋融解症を発症しやすい．アゾール系抗真菌薬イトラコナゾールはCYP3A4を阻害し，シンバスタチン（脂溶性）の代謝が抑制されその血中濃度が上昇し，有害反応の横紋筋融解症が起こる．なお，CYPで代謝されないHMG-CoA還元酵素阻害薬プラバスタチン（水溶性）ではイトラコナゾールの影響は有意ではないと報告されている．	HMG-CoA還元酵素阻害薬（プラバスタチン以外の薬物）は，腎障害がある場合やアゾール系抗真菌薬を併用する場合は，その血中濃度が上昇するため，腎障害患者に対する投与やアゾール系抗真菌薬との併用は避けることが望ましい．
	2) HMG-CoA還元酵素阻害薬とフィブラート系高脂血症治療薬	薬力学的	フィブラート系高脂血症治療薬とHMG-CoA還元酵素阻害薬の併用による筋障害の発現	
	例）シンバスタチンとベザフィブラート		フィブラート系薬物ベザフィブラート投与中の患者では，横紋筋融解症などの筋障害が発現することがある．シンバスタチンなども横紋筋融解症などを発症しやすいことから両薬物の併用で筋障害の頻度が増すとされている．これらの薬物の筋障害の発現機序はいろいろな説があるが，まだ十分に解明されていない．	ベザフィブラートは主として腎から排泄されるので，腎障害患者では血中濃度が上昇しやすい．また，この薬物は血漿タンパク結合率が高く（90％以上），血液透析でも除去されにくい．腎機能に関する臨床検査値に異常が認められる患者では，HMG-CoA還元酵素阻害薬との併用は原則として禁忌である．

第6章　薬物相互作用による薬効，薬物体内動態の変動と薬物治療の個別化　**171**

3) HMG-CoA還元酵素阻害薬とCa拮抗薬	薬動学的	Ca拮抗薬によるHMG-CoA還元酵素阻害薬の代謝阻害	ジルチアゼムやベラパミルとCYP3A4で代謝されるHMG-CoA還元酵素阻害薬を併用する場合には、HMG-CoA還元酵素阻害薬は少量投与から開始し、有害反応の発現に注意しながら増量する。なお、ジヒドロピリジン系Ca拮抗薬（ニフェジピン、フェロジピン等）はCYP3A4阻害作用が弱いため、併用による有害反応の可能性は小さいと考えられている。
例）シンバスタチンとジルチアゼム			ジルチアゼムやベラパミルはCYP3A4阻害作用を有し、シンバスタチンの代謝を抑制し、血中シンバスタチン濃度が上昇する。
4) HMG-CoA還元酵素阻害薬とシクロスポリン	薬動学的	シクロスポリンによるHMG-CoA還元酵素阻害薬の胆汁排泄量の低下	臓器移植患者においてシクロスポリンなどの免疫抑制薬が長期にわたり投与される。シクロスポリン投与中の患者で高脂血症が認められる場合にはHMG-CoA還元酵素阻害薬を適用する。やむを得ずHMG-CoA還元酵素阻害薬を使用する場合は少量投与から始め、有害反応（横紋筋融解症）の発現に十分注意する。
例）シンバスタチンとシクロスポリン			シクロスポリン反復投与患者の約70％に高脂血症が認められ、その治療薬としてHMG-CoA還元酵素阻害薬が用いられることが多い。シクロスポリンが阻害っつ帯をきたすためにHMG-CoA還元酵素阻害薬の胆汁中排泄量が減少し、その結果シンバスタチンやプラバスタチンの血中濃度が上昇することが考えられている。
5) HMG-CoA還元酵素阻害薬とグレープフルーツジュース	薬動学的	グレープフルーツジュースの成分によるHMG-CoA還元酵素阻害薬の代謝阻害	グレープフルーツジュースに含まれるフラノクマリン（成分としてフラノクマリン）はCYP3A4で代謝されるHMG-CoA還元酵素阻害薬（アトルバスタチンなど）と相互作用を起こす。なお、CYP3A4により代謝されないプラバスタチンやロスバスタチンは、グレープフルーツによりその体内動態の影響をほとんど受けない。
例）アトルバスタチンとグレープフルーツジュース			アトルバスタチンやシンバスタチンを服用中はグレープフルーツおよびグレープフルーツを含む飲食物を摂取させないようにし、摂取する場合は薬物を内服後2～3時間以降に摂取させる。

疾患	相互作用を起こす薬物の例	相互作用の分類	相互作用の機序	使用上の注意（相互作用回避のための方法等）
虚血性心疾患	1) 硝酸薬とシルデナフィル	薬力学的	シルデナフィルによる硝酸薬の作用の増強	
	例）ニトログリセリンとシルデナフィル		ニトログリセリン等の硝酸薬は、薬物中に含まれる NO_2 基が血管平滑筋内で一酸化窒素（NO）となり、これが可溶性グアニル酸シクラーゼ（sGC）を活性化し、グアノシン三リン酸からサイクリックグアノシン一リン酸（cGMP）への代謝が促進される。その結果、細胞内のcGMP濃度が上昇し、血管平滑筋を弛緩するため、血管拡張作用が起こる。一方、シルデナフィルはホスホジエステラーゼ-V（PDE-5）を阻害するため、cGMPの分解が抑制され、細胞内cGMP濃度増加する。したがって、硝酸薬とシルデナフィルを併用するとcGMP濃度上昇に基づく血管拡張作用から生じるNOによるcGMP濃度上昇し、著しい血圧低下をきたす。	勃起不全改善薬として適用されるシルデナフィル（PDE-5阻害薬）は、医師の厳重な管理のもとに実施し必要がある患者に投与する薬物であり、十分な検査等を実施し必要がある患者に投与する薬物である。シルデナフィルと硝酸薬の併用は禁忌である。シルデナフィル同様に用いられる他のPDE-5阻害薬（バルデナフィル、タダラフィル）も同様に硝酸薬とは併用禁忌である。
	2) ワルファリンとビタミンK含有食品	薬力学的	ビタミンKによるワルファリンの効果の減弱	
	例）ワルファリンと納豆・クロレラ		肝臓でビタミンKの存在下で合成されるビタミンK依存性凝固因子（血液凝固因子第II（プロトロンビン）、VII、IX、X因子）がある。ビタミンKはビタミンK依存性凝固因子の生合成過程で、ワルファリンはビタミンK依存性エポキシドレダクターゼおよびビタミンKキノンレダクターゼの活性を非可逆的に阻害する。その結果、凝固活性を有しない凝固因子を増加させることにより、その抗凝固作用を示す。納豆やクロレラはビタミンKを含有しており、これらを摂取すると腸管からビタミンKが吸収されることにより、ワルファリンの作用が減弱される。	ワルファリンは多くの薬物や食物質との相互作用を有する。薬物相互作用のほか食物摂取によってもワルファリンの治療効果が変動することがあり、ワルファリンを投与する時に、日常生活上の注意、服薬、他の医療機関等の受診などについて十分な情報収集と指導を行う。

心不全	1) ジゴキシンとマクロライド系抗生物質またはアゾール系抗真菌薬	薬物学的	マクロライド系抗生物質やアゾール系抗真菌薬によるジゴキシンの作用の増強
			ジゴキシンは，60〜80％が消化管から吸収され，大部分が未変化体のまま尿中へ排泄される。約10％の患者では，ジゴキシンは吸収される前に腸内細菌叢によって一部が不活化される。この場合，ジゴキシンとエリスロマイシン（抗生物質）とジゴキシンを併用すると，ジゴキシンを不活化させる嫌気性菌（Eubacterium lentum）によるエリスロマイシン（抗生物質）の生物学的利用能が増加する可能性がある。ジゴキシンの尿細管分泌にはP-糖タンパク質が関与している。クラリスロマイシンがP-糖タンパク質を阻害することによりジゴキシンの腎排泄が減少し，その結果血中ジゴキシン濃度が上昇し，中毒症状が発現する場合もある。	血中ジゴキシンの治療域は，0.8〜2.0 ng/mLとされており，2.0 ng/mLを超えると嘔吐，めまい，徐脈などの中毒症状が生じやすくなる。ジゴキシンとエリスロマイシンやクラリスロマイシンを併用し，血中ジゴキシンの中毒症状の発現に注意し，中ジゴキシン濃度や心電図をモニターし，投与量や投与間隔を調節する必要がある。
	例) ジゴキシンとイトラコナゾール		上記に述べたように，薬物の尿細管分泌機構の1つとしてP-糖タンパク質の役割が明らかになり，ジゴキシンの尿細管分泌にはP-糖タンパク質が関与していると考えられている。したがって，P-糖タンパク質を阻害する薬物（キニジン，ベラパミル，シクロスポリンなど）を併用すると，ジゴキシンの尿細管分泌は抑制される。イトラコナゾールはCYP3A4を阻害するほか，P-糖タンパク質を介したジゴキシンの輸送系を阻害するため，この輸送系によるジゴキシンの尿細管分泌が抑制され血中ジゴキシン濃度が増加する。	血中ジゴキシン濃度の尿中排泄量はクレアチニンクリアランスと相関するとされており，腎障害のある患者に適用するときはジゴキシン投与量を調節する必要がある。腎機能が正常であっても，血中ジゴキシン濃度を調節する薬物と併用する場合は，血中ジゴキシン濃度や心電図をモニターし，投与量や投与間隔を調節する必要がある。
	2) ACE阻害薬とカリウム保持性利尿薬	薬力学的	ACE阻害薬とカリウム保持性利尿薬との併用による高カリウム血症
	例) エナラプリルとスピロノラクトン		エナラプリル（ACE阻害薬）は，アンギオテンシンIからアンギオテンシンIIへの変換酵素を阻害するためアンギオテンシンIIが減少し，アルドステロンの分泌低下をきたし，その結果尿細管からのカリウムイオンの分泌が低下するために高カリウム血症を起こす。一方，スピロノラクトン（カリウム保持性利尿薬）は，アルドステロンに対して拮抗作用を有し，腎からのカリウム排泄を低下させる。したがって，両薬物を併用すると重篤な高カリウム血症になりやすい。	腎機能の低下した患者では，ACE阻害薬による高カリウム血症の発現頻度が高くなるとされている。カリウム保持性利尿薬やカリウム補給剤と併用する場合は特に注意を払う。ACE阻害薬をカリウム保持性利尿薬やカリウム補給剤と併用する場合は患者の細胞外液のカリウムの減少した，ACE阻害薬は少量から開始し，カリウム補給剤やカリウム保持性利尿薬の併用は避ける。

疾患	相互作用を起こす薬物の例	相互作用の分類	相互作用の機序	使用上の注意（相互作用回避のための方法等）
不整脈	1) ジソピラミドとマクロライド系抗生物質	薬動学的、薬力学的	ジソピラミドとマクロライド系抗生物質との併用による不整脈の発現	
	例）ジソピラミドとエリスロマイシン（重篤な心室性不整脈の出現）		エリスロマイシンの併用で、ジソピラミドの代謝が抑制されるために血中ジソピラミド濃度が上昇する。ジソピラミドは、刺激伝導系、心室筋および心房筋における活動電位持続時間と有効不応期を延長させる。心電図上ではQRS幅とQT間隔延長を誘発する。	ジソピラミドを投与されている患者に抗菌薬を併用する場合、エリスロマイシンやクラリスロマイシンを併用する場合は注意する。スパルフロキサシンは併用禁忌である。腎機能に障害がある患者では、ジソピラミドの排泄が遅延し血中ジソピラミド濃度が高まりやすくいので、観察を十分に行いながら患者毎に投与量、投与間隔を調整することが望ましい。
	例）ジソピラミドとクラリスロマイシン（重篤な低血糖の発現）		ジソピラミドの抗不整脈作用は主に心筋のNaチャネル抑制に基づくが、ATP感受性K⁺チャネル（K⁺-ATPチャネル）も抑制する。K⁺-ATPチャネルを抑制するIa群抗不整脈薬は血糖低下作用を示す。クラリスロマイシンは、ジソピラミドの代謝を阻害するため血中ジソピラミド濃度上昇により血糖低下作用が増強されるものと考えられる。	
	2) ジゴキシンとマクロライド系抗生物質またはアゾール系抗真菌薬	薬動学的	上記、「心不全」の項を参照	
	3) アミオダロンとワルファリン	薬動学的	アミオダロンがワルファリンの代謝（水酸化）を阻害することにより血中ワルファリン濃度が上昇する。その結果、ワルファリンの抗凝固作用が増強するものと考えられる。	ワルファリンの水酸化は、CYP1A2、CYP2C9およびCYP3A4が関与している。ワルファリンは多くの薬物と相互作用するため併用については常に注意が必要である。アミオダロンはCYP3A4、CYP2D1、CYP2C9およびCYP3A4などに多くを阻害するとされている。CYP3A4およびCYP2D6などの併用で有害反応の発現が報告されている。アミオダロンとの併用は多い。アミオダロンを併用された抗不整脈薬は、避けるか投与量を減量する。
	4) 抗不整脈薬とリファンピシン	薬動学的	リファンピシンによる抗不整脈薬の作用の減弱	

分類		区分	相互作用する薬物	内容
			例）アミオダロンとリファンピシン	リファンピシンは肝および腸管のCYP3A4を誘導するため、アミオダロンの代謝が亢進し血中アミオダロン濃度が低下、効果が減弱する。リファンピシンを投与されている患者に、リファンピシンの影響で血中薬物濃度が低下する抗不整脈薬を投与する場合は、通常の用量では十分な効果が得られないことが予想される。リファンピシンを追加投与する場合は、抗不整脈薬の効果が減弱し、不整脈が増悪する恐れがあるので注意する。
			例）ジゴキシンとリファンピシン	リファンピシンによって腸管におけるP-糖タンパク質の発現量が増加し、ジゴキシンの吸収量が減少するために経口投与後のジゴキシン濃度が低下する。なお、両薬物を静脈内投与で併用した場合は、血中ジゴキシン濃度は単独で投与した場合と有意差が見られないとの報告がある。
消化器疾患	1）シサプリド（販売中止）とマクロライド系抗生物質またはアゾール系抗真菌薬	薬動学的		マクロライド系生物質またはアゾール系抗真菌薬によるシサプリドの代謝阻害
			例）シサプリド（販売中止）とクラリスロマイシンまたはフルコナゾール	シサプリドは肝でCYP3A4により代謝される。クラリスロマイシン（マクロライド系）やフルコナゾール（アゾール系）によりシサプリドの代謝が抑制され、その結果、血中シサプリド濃度が上昇しシサプリドの不整脈誘発（QT間隔の延長等）が現れやすくなるものと考えられる。シサプリドの不整脈発現は、多くの薬物との併用で認められている。左記のマクロライド系抗生物質、アゾール系抗真菌薬などの他、抗HIV薬（インジナビル、リトナビルなど）はシサプリドと併用原則併用禁忌である。抗うつ薬のフルボキサミンは原則併用禁忌である。また、ワルファリン、ジアゼパム、抗コリン薬などとは併用注意である。
	2）制吐薬（5-HT$_3$受容体拮抗薬）とリファンピシン	薬動学的		リファンピシンによる5-HT$_3$受容体拮抗薬のクリアランスの増大
			例）オンダンセトロンとリファンピシン	オンダンセトロンは主に肝でCYP1A1、CYP1A2、CYP3A4等により水酸化や脱メチル化などの酸化を受けた後、グルクロン酸あるいは硫酸抱合され尿中に排泄される。リファンピシンによりこれらのCYPが誘導され、オンダンセトロンのクリアランスが増加する。オンダンセトロンが投与されている患者にリファンピシンを併用する場合は、オンダンセトロン量を増加するか、他の制吐薬に変更する必要がある。他の制吐薬（グラニセトロン、トロピセトロンなど）もCYPで代謝されるので同様な影響を受ける可能性がある。他の5-HT$_3$受容体拮抗薬（グラニセトロン、トロピセトロンなど）もCYPで代謝されるので同様な影響を受ける可能性がある。

疾患	相互作用を起こす薬物の例	相互作用の分類	相互作用の機序	使用上の注意（相互作用回避のための方法等）
慢性閉塞性肺疾患	1) テオフィリンとマクロライド系抗生物質	薬動学的	マクロライド系抗生物質によるテオフィリンの代謝阻害	
	例）テオフィリンとエリスロマイシン		テオフィリンの治療域濃度は、10〜20μg/mLとされている。血中テオフィリン濃度上昇に伴い、有害反応（消化器症状、不整脈、痙れん等）の発現頻度も増加する。テオフィリンの代謝に関与するものは、主にCYP1A2であるが、CYP3A4およびCPY2E1も関与している。エリスロマイシンとの併用によりテオフィリンの代謝が阻害され、血中テオフィリン濃度が上昇し中毒症状が発現する。	テオフィリンとエリスロマイシン等の併用は避けることが望ましいが、エリスロマイシンを併用する時はテオフィリンの投与量を減量し、血中テオフィリン濃度モニタリングを行い、必要に応じて投与量を調節する．代謝阻害作用が弱いマクロライド系生物質（アジスロマイシンなど）を選択すれば相互作用による有害反応の危険性は小さくなる．
	2) テオフィリンとフルオロキノロン系抗菌薬	薬動学的	フルオロキノロン系抗菌薬によるテオフィリンの代謝阻害	
	例）テオフィリンとノルフロキサシン		フルオロキノロン系抗菌薬は、CYP1A2を特異的に阻害する。したがって、これらの抗菌薬をテオフィリンに併用すると血中テオフィリン濃度が上昇し、有害反応が起こりやすくなる。	テオフィリンとフルオロキノロン系抗菌薬を併用する時は、血中テオフィリン濃度モニタリングを行いながら、必要に応じてテオフィリンの投与量を調節する。
	3) テオフィリンとH₂受容体拮抗薬	薬動学的	H₂受容体拮抗薬によるテオフィリンの代謝阻害	
	例）テオフィリンとシメチジン		シメチジンは分子種にかかわらず非特異的にCYPを阻害する可能性がある。特に、CYP3A4に対する阻害作用が強い。シメチジンとの併用で、テオフィリンの代謝が抑制され、血中テオフィリン濃度が上昇し、有害反応が発現する。	テオフィリンとシメチジンを併用する時は、同じH₂受容体拮抗薬で血中テオフィリン濃度に影響を及ぼさないとされているファモチジンを選択する。
	4) テオフィリンとリファンピシン	薬動学的	リファンピシンは肝のCYP3A4を誘導するため、テオフィリンの代謝が亢進し血中テオフィリン濃度が低下、効果が減弱する。なお、リファンピシンは、CYP2C9、CYP2C19をも誘導することが知られている。	リファンピシン併用により血中テオフィリン濃度が低下し、喘息発作が起こる可能性があるため、血中テオフィリン濃度を測定してリファンピシンによる誘導してテオフィリンを増量する。リファンピシンによる酵素誘導は、投与後5〜8日経過してから発現し、投与を中止してから7日間続くため、このことを注意して血中テオフィリン濃度をモニタリングする．リファンピシン投与中止後の血中テオフィリン濃度の上昇にも注意が必要である。

	5) テオフィリンとアロプリノール	薬動学的	アロプリノール（痛風・高尿酸血症治療薬）は、キサンチンオキシダーゼを阻害して尿酸の生成を抑制する。アロプリノールによりキサンチンオキシダーゼが阻害されるとテオフィリンの代謝が抑制され、血中テオフィリン濃度が上昇し、有害反応が発現する。	尿酸排泄促進薬としてアロプリノールに代えてプロベネシドなどを併用するか、アロプリノールを併用する時は血中テオフィリン濃度モニタリングを行うことが好ましい。
	6) メチルプレドニゾロンとエリスロマイシン	薬動学的	テオフィリンと同様に、エリスロマイシンに基づくCYP3A4阻害によって血中メチルプレドニゾロン濃度上昇と有害反応発現の危険性が増大する。	血中メチルプレドニゾロン濃度上昇に伴う有害反応の発現に注意し、必要に応じて減量する。
	7) メチルプレドニゾロンとリファンピシン	薬動学的	テオフィリンと同様に、リファンピシンによるCYP3A4誘導に基づく血中メチルプレドニゾロン濃度低下と薬効減弱による喘息発作発現の危険性が増大する。	リファンピシンとの併用する場合は、併用する時は、血中メチルプレドニゾロン濃度低下に伴う症状の悪化に注意し、必要に応じてメチルプレドニゾロンを増量する。
関節リウマチ	1) メトトレキサートと非ステロイド系抗炎症薬 (NSAIDs)	薬動学的	メトトレキサートは、糸球体ろ過および尿細管分泌により尿中に排泄される。NSAIDsは腎のプロスタグランジン産生を抑制し腎血流量を減少させるため、これらを併用するとメトトレキサートの糸球体ろ過量は低下する。また、NSAIDsを併用するとメトトレキサートの尿細管分泌が阻害されるため、尿中への排泄が遅延する。有害反応を増強させる他の相互作用機構として、NSAIDsがメトトレキサートと血漿タンパク質との結合を阻害して非結合形薬物の割合を増加させることも考えられる。	低用量のメトトレキサートとNSAIDsを併用しても多くの患者では重篤な有害反応は発現しない。高齢、肥満、腎障害、低アルブミン血症、糖尿病などはメトトレキサートによる骨髄抑制の危険因子と考えられ、これらを有する患者ではメトトレキサートとNSAIDsの併用は避けることが望ましい。やむを得ず併用する時は、頻回に諸検査を行い注意深く観察し、有害反応の発現が危惧されるときは直ちにメトトレキサートを減量または投与中止にする。
	2) ペニシラミンと鉄剤・制酸薬	薬動学的	ペニシラミン（ウィルソン病治療薬）は、血清銅と可溶性のキレートを形成して銅の尿中への排泄を促進させる。したがって、鉄剤あるいは他の金属を含有する薬剤（制酸薬）との併用により、不溶性キレート形成によりペニシラミンの消化管吸収が低下する可能性がある。	著しい吸収量の減少、効果の減弱につながるものであり、ペニシラミンと鉄剤等の同時投与は避けるべきである。両薬物を併用する場合は、十分な投与間隔（少なくとも3時間以上）をあけて服用する。

疾患	相互作用を起こす薬物の例	相互作用の分類	相互作用の機序	使用上の注意（相互作用回避のための方法等）
悪性腫瘍	1）イリノテカンとフェニトイン	薬動学的	抗悪性腫瘍薬イリノテカンは、主としてカルボキシエステラーゼにより活性代謝物のSN-38に代謝される。また、他の経路を介してCYP3A4で活性代謝されない化合物（APC）に変換される。CYP3A4誘導薬であるフェニトインとの併用結果、イリノテカンと活性代謝物SN-38が減少し、活性のないAPCが増加した。	フェニトイン以外の薬物との併用で相互作用がCYP阻害薬との併用で相互作用が報告されている。CYP誘導薬やCYPイリノテカンの場合、CYP3A4が主代謝経路に関与しているわけではないが、CYP阻害薬と併用する時は活性代謝物SN-38の血中濃度上昇による有害反応には注意し、CYP誘導薬との併用時はSN-38の濃度低下による効果の減弱に注意する。
	2）メトトレキサートとオメプラゾール	薬動学的	メトトレキサートは、ジカルボン酸／有機アニオン交換輸送系（トランスポーター）によって血液中より主に遠位尿細管から分泌されて体外に排泄される。メトトレキサートは、水素イオンとともに腎H$^+$/K$^+$ATPaseポンプにより尿細管腔へ排泄される。オメプラゾールは、水素イオンとメトトレキサートの尿中への排泄を阻害するため、メトトレキサートの消失半減期が延長し、血中メトトレキサート濃度が上昇する。	メトトレキサート投与時には、オメプラゾールの代替薬を考慮する。
	3）イマチニブとシンバスタチン	薬動学的	イマチニブ（チロシンキナーゼ阻害薬）はCYP3A4で代謝される。したがって、CYPで代謝される薬物を併用すると併用された薬物の体内動態に影響を与え、有害反応の発現を増加させる可能性がある。シンバスタチンはCYP3A4で代謝されるので、シンバスタチン単独投与時に比べイマチニブ併用時では血中シンバスタチン濃度が高くなる。なお、イマチニブの体内動態には有意な変化はないと報告されている。	イマチニブとシンバスタチン（HMG-CoA還元酵素阻害薬）とを併用する場合は、横紋筋融解症や筋炎が発現する可能性が増加するので、十分に注意する。なお、イマチニブとリファンピシンの併用では、イマチニブのクリアランスが増加し、血中イマチニブ濃度が低下し効果が減弱するのでこの点も注意する。
感染症	1）ニューキノロン系抗菌薬とNSAIDs	薬力学的	NSAIDsによるニューキノロン系抗菌薬の痙攣誘発作用の増強	
	例）エノキサシンとフェンブフェン		ニューキノロン系抗菌薬は、γ-アミノ酪酸（GABA）の受容体（シナプス後ニューロンのGABA$_A$受容体）との結合を阻害し、この阻害作用がニューキノロン系抗菌薬の痙攣誘発作用に関与しているものと考えられている。フェンブフェンの活性代謝物である4-ビフェニル酢酸はそれ自体はGABA$_A$受容体に影響しないが、GABAとGABA$_A$受容体との結合に反発ぼすニューキノロン系抗菌薬の阻害作用を増強する結果としてニューキノロン系抗菌薬は痙攣を誘発しやすくなる。他のNSAIDs（インドメタシン、ナプロキセンなど）においても4-ビフェニル酢酸と同様な作用が認められており、NSAIDsがGABA$_A$受容体に対するニューキノロン系抗菌薬の阻害作用を増強する機構は明らかではない。	ニューキノロン系抗菌薬とNSAIDsとの併用は避けるか注意して併用する。エノキサシン、ノルフロキサシン、ロメフロキサシンとフェルビナクプロフェンまたはフェンブフェン、シプロフロキサシンとケトプロフェン、パルフロキサシン、トスフロキサシン、プレロキサシン、レボフロキサシンは痙攣誘発作用に対する増強効果が比較的弱く、NSAIDsによる痙攣誘発作用に対する増強効果はあまり大きくないといわれている。

2) ニューキノロン系抗菌薬と制酸薬・消化性潰瘍治療薬（金属カチオン含有）	薬動学的	金属カチオン含有制酸薬などによるニューキノロン系抗菌薬の消化管吸収抑制	ニューキノロン系抗菌薬の消化管吸収低下を避けるために，金属カチオンを含有していない制酸薬・消化性潰瘍治療薬を用いる．どうしても併用しなければならない時は，相互作用の少ない（金属カチオンの影響が少ない）ニューキノロン系抗菌薬を選択する．ニューキノロン系抗菌薬を服用する3〜6時間前，または服用してから2時間以後に金属カチオン含有制酸薬等を投与する．このような措置で，ある程度のニューキノロン系抗菌薬は吸収される．
例）ノルフロキサシンと酸化マグネシウム		金属カチオンは，ニューキノロン系抗菌薬と金属キレートを形成し，ニューキノロン系抗菌薬の消化管吸収を低下させる．多くの金属カチオンは，アルミニウムが最も形成しやすく，次いで銅，亜鉛，マグネシウム，カルシウムの順である．制酸薬量のカルシウムを含む牛乳や乳製品を摂取した場合は，制酸薬と同様にニューキノロン系抗菌薬の消化管吸収が阻害される．金属キレート形成のほかに，水酸化アルミニウムにはノルフロキサシンなどが物理的に吸着することとも考えられる．	
3) テトラサイクリン系抗生物質と制酸薬・消化性潰瘍治療薬（金属カチオン含有）	薬動学的	ニューキノロン系抗菌薬と同様に，金属キレート形成により，テトラサイクリン系抗生物質（テトラサイクリン，ドキシサイクリン，ミノサイクリンなど）の消化管吸収が抑制される．	ニューキノロン系抗菌薬と同様な措置をとる．
4) 抗HIV薬（HIVプロテアーゼ阻害薬）と抗菌薬	薬動学的	アゾール系抗真菌薬などによる抗HIV薬の代謝阻害および促進	HIVプロテアーゼ阻害薬は主にCYP3A4で代謝される．アゾール系抗真菌薬やマクロライド系抗生物質もCYP3A4で代謝される．これらの抗真菌薬やマクロライド系抗生物質をHIVプロテアーゼ阻害薬と併用すると代謝が競合的に阻害され，血中HIVプロテアーゼ阻害薬濃度が上昇して有害反応が発現しやすくなる．	CYP3A4を阻害する薬物の代替薬を検討する．抗真菌薬のテルビナフィンやマクロライド系抗生物質のアジスロマイシンはCYP阻害作用を持たない．なお，CYP阻害作用を有する薬物（上記で説明）を併用する場合は，HIVプロテアーゼ阻害薬の有害反応の発現を注意し，必要な場合はHIVプロテアーゼ阻害薬の減量を行う．
例）HIVプロテアーゼ阻害薬とアゾール系抗真菌薬（リトナビルとイトラコナゾール）			
例）抗HIV薬（HIVプロテアーゼ阻害薬）とリファンピシン		リファンピシンはCYP3A4を促進するため，HIVプロテアーゼ阻害薬の代謝が促進し，その血中濃度が低下する．抗ウイルス（HIV）効果が減弱する．	リファンピシンほかCYP3A4を誘導する薬物の代替薬を検討する．CYP3A4誘導薬は，血中HIVプロテアーゼ阻害薬濃度を低下させ，効果を減弱させるので注意する．

疾患	相互作用を起こす薬物の例	相互作用の分類	相互作用の機序	使用上の注意（相互作用回避のための方法等）
うつ病	1) フルボキサミンと各種の薬物 例) フルボキサミンとカルバマゼピン、フェニトイン、ワルファリン等	薬動学的	フルボキサミンによる併用された薬物の代謝阻害 フルボキサミンは、各種のCYPを阻害する。中でもCYP1A2に対する阻害は強力で、他にCYP2C9、CYP2C19およびCYP3A4を阻害する。例としてカルバマゼピンはCYP3A4、フェニトインはCYP2C9および2C19、ワルファリン(S体)はCYP2C9によって代謝されることから、フルボキサミンがこれらのCYPを阻害すると各基質となる薬物の血中濃度が上昇し、有害反応が発現する可能性がある。	フルボキサミンは、各種のCYPに対する阻害作用が強いため、CYPで代謝を受けかつ治療域が狭い薬物との併用には特に注意を要する。
	2) リスペリドンとフルボキサミン	薬力学的 （薬動学的）	ドパミンD₂受容体/セロトニン 5-HT₂受容体拮抗薬のリスペリドンとフルボキサミンとの併用で、神経遮断薬悪性症候群あるいはセロトニン症候群が生じた。フルボキサミンのCYP阻害によるリスペリドンの代謝抑制により神経遮断薬悪性症候群が生じた可能性も否定できない。	セロトニン作動薬どうしの併用でセロトニン症候群が生じるので注意が必要である。可能な限りセロトニン作動薬どうしの併用およびセロトニン作動薬とモノアミン酸化酵素（MAO）阻害薬との併用は避ける。MAO阻害薬と抗うつ薬との併用でセロトニン症候群が高率で生じるため、併用は禁忌である。
	3) アミトリプチリンとフルコナゾール	薬動学的	抗うつ薬のアミトリプチリンは、CYP群で脱メチル化(CYP2C19の寄与率、50%)され、活性代謝物のノルトリプチリンとなる。フルコナゾールがCYP2C19を阻害するため、併用時には血中アミトリプチリン濃度が上昇し、有害反応が生じる可能性がある。	アミトリプチリンを投与中にフルコナゾールを投与する場合、アミトリプチリンの有害反応の発現に注意するとともに、アミトリプチリンの減量を考慮する。日本人におけるCYP2C19の代謝活性が低い患者（poor metabolizer）の頻度は約20%とされており、白色人種に比べて大きい。したがって、わが国ではこの薬物の併用に注意が必要である。
てんかん	1) バルプロ酸とカルバペネム系抗生物質（パニペネム・ベタミプロン、メロペネム）	薬動学的	バルプロ酸とカルバペネム系薬物を併用すると、両薬合剤間で血漿タンパク結合部位における競合が起こる。非結合形バルプロ酸の割合が増加し、体外への排泄が亢進するため血中バルプロ酸濃度が低下する。脳内で、抗てんかん作用を示すタンパク質と結合していない（非結合形）バルプロ酸の濃度は血中総バルプロ酸濃度に比例して増加する。しかし、血中の非結合形バルプロ酸濃度が前述の理由で低下すると、結果として脳内のバルプロ酸濃度が低下し、抗てんかん作用が減弱するものと考えられている。	バルプロ酸を服用している患者では、パニペネム・ベタミプロン、メロペネムなどカルバペネム系抗生物質の併用は避ける。また、バルプロ酸は多数の薬物と相互作用を生じるので、定期的に血中バルプロ酸濃度を測定し、投与方法を検討する。

	2) フェニトインとチクロピジン	薬動学的	脳血管障害や虚血性心疾患に広く使用されるチクロピジンは、大部分が血漿タンパク質と結合している（結合率95%以上）が、フェニトインの血漿タンパク質との結合に影響を及ぼさないとされている。チクロピジンとフェニトインを併用した時は、チクロピジンがCYP2C19を阻害し、その結果、血中フェニトイン濃度が上昇するものと考えられる。	フェニトインとチクロピジンを併用する時、または併用していたチクロピジンの投与を中止する場合は、臨床症状の変化に注意し、血中フェニトイン濃度を測定する。フェニトインは多くの薬物と相互作用するので、血中濃度を定期的に調べる。
移植	1) シクロスポリンとCa拮抗薬（ジルチアゼム）	薬動学的	シクロスポリンとジルチアゼムはCYP3A4で代謝されるため、両薬物を併用するとシクロスポリンの代謝が競合的に阻害され、血中シクロスポリン濃度が上昇しやすくなる。	Ca拮抗薬と併用する時は血中シクロスポリン濃度を定期的に測定しながら、必要に応じてシクロスポリン投与量を減ずる。頻回に腎機能検査を行う。血中シクロスポリン濃度に応じてシクロスポリン投与量を調節すべく、血中シクロスポリン濃度に影響しないとされているCa拮抗薬（ニフェジピン、ニトレンジピンなど）を選択する。
	2) シクロスポリンとリファンピシン	薬動学的	リファンピシンは、特にCYP3A4を誘導する。シクロスポリンはCYP3A4で代謝されるため、リファンピシンとの併用によりCYP3A4の代謝が促進され、血中シクロスポリン濃度が低下し、移植者では拒絶反応が起こる危険性が大きくなる。	移植患者では、リファンピシンの併用によって拒絶反応が起こる可能性があるため、血中シクロスポリン濃度を測定し必要に応じてシクロスポリンを増量する。
	3) タクロリムスとエリスロマイシン	薬動学的	タクロリムスはCYP3A4で代謝される。エリスロマイシンはCYP3A4と解離しにくい複合体を形成し代謝活性を阻害する。したがって、エリスロマイシンの併用でCYP3A4が阻害されるとタクロリムスの代謝が阻害され、血中タクロリムス濃度が上昇し、腎毒性が発現しやすくなる。	両薬物の併用時には、血中タクロリムス濃度を定期的に測定し、必要に応じてタクロリムス投与量を調節（増減）する。また、腎機能検査を頻回に実施する。
	4) アザチオプリンとアロプリノール	薬動学的	アザチオプリンは体内で6-メルカプトプリン（6-MP）に変換され、さらに免疫抑制作用を示すチオイノシン酸や6-チオグアニンヌクレオチド（6-TGN）に代謝される。チオイノシン酸や6-TGNは骨髄抑制作用を示す。アロプリノールでの活性代謝物のオキシプリノールはキサンチンオキシダーゼを阻害するためにアザチオプリンや6-MPの代謝（不活性化）が抑制され、チオイノシン酸や6-TGNの生成が亢進する。その結果、これらの活性代謝物の濃度が上昇し、免疫抑制作用が増加すると共に骨髄抑制作用も強くなる。	アザチオプリンが投与されている患者に対しては、アロプリノールの併用は避ける。ベンズブロマロンなどの尿酸排泄促進薬を使用する。やむを得ずアロプリノールを用いる時は、アザチオプリンの投与量を通常の2/4〜1/4に減量し、頻回に骨髄機能検査を実施する。

臨床編

第1章 薬物投与計画の個別化

はじめに

　医薬品の用法・用量は，添付文書において定められている．しかし同じ量の医薬品を投与しても，得られる効果の強さは患者によって異なる．この違いの理由には大きく二つがあげられる．一つめの理由は，ファーマコキネティクス pharmacokinetics（PK）の個体差であり，具体的には，薬物の吸収，分布，タンパク結合，代謝，排泄における個体差である．薬物血中濃度は，多くの薬物において作用部位の薬物濃度と平衡関係が成り立つことから，PK の個体差に基づく薬物血中濃度のバラツキは，薬理効果発現のバラツキへとつながる．そして二つめの理由は，ファーマコダイナミクス pharmacodynamics（PD），つまり薬物の感受性の個体差である．作用部位に到達した薬物の量が同じであっても，PD の個体差により，患者によって発現する薬理効果の強さは異なる．したがって，各々の患者に最適な薬物療法を提供するためには，PK および PD の個体差を考慮した薬物投与計画の個別化が必要である．

　本章では，第2章からの薬物投与設計の具体的対応に入る前に必要な知識として，薬物投与計画の個別化のために用いられる考え方や理論（ポピュレーションファーマコキネティクス，ベイジアン法，PK/PD パラメーター，薬物の薬効および体内動態の日内変動）について説明する．

到達目標

1) ポピュレーションファーマコキネティクスの概念と応用について概説できる．
2) 患者固有の薬動学的パラメーターを用いて投与設計ができる．
3) 薬動力学的パラメーターを用いて投与設計ができる．
4) 薬物作用の日内変動を考慮した用法について概説できる．

1.1 ポピュレーションファーマコキネティクスの概念と応用

　薬物投与計画の個別化のためには，対象患者における薬物の PK および PD に関する情報を知る必要がある．このうち，PK については，薬物投与後に薬物動態解析に耐えうる回数（薬物吸収過程を含めて最低6〜7点以上）の採血があれば，そのデータを基に患者個人における薬物動態パラメータ

ーを推定できる．しかしながら，このような採血は，患者，医療スタッフ双方ともに大きな負担となり，現実的にはほぼ不可能である．

患者個人の薬物体内動態パラメーターが得られない場合，対象薬物の平均的な体内動態パラメーターを用いて投与計画を立案することができる．このパラメーターを母集団パラメーター population parameters と呼ぶ．また，母集団パラメーターを得るための方法論をポピュレーションファーマコキネティクス population pharmacokinetics（PPK）という．母集団パラメーターの推定方法について表1.1にまとめる．

1投与区間内に，ある程度の薬物血中濃度測定値が得られているデータが複数例ある場合，それを1人の被験者から得られたデータとして非線形最小二乗法 non-linear least squared method により当てはめ計算することで，対象薬物の母集団パラメーターを得る方法がある．これをNPD（naive pooled data）法という．特に，すべての被験者における血中濃度の採血時間が同じ場合には，各採血時間における血中濃度測定値の平均値をとり，これら平均値に対して当てはめ計算を行うことで母集団パラメーターを得る方法もある．これをNAD（naive averaging of data）法という．これら二つの方法は比較的簡単に母集団パラメーターを得ることができるが，体内動態パラメーターの個体差に関する情報がまったく得られないという欠点がある．

各被験者において，薬物体内動態パラメーターを得るのに十分な採血ポイントがある場合は，その血中濃度データを用いた当てはめ計算により各被験者における薬物体内動態パラメーターを求め，得られた全パラメーターの平均および分散を求める方法がある．これをSTS（standard two-stage）法あるいは2段階法という（図1.1）．この方法は，各パラメーターの個体差（個体間変動 inter-individual variability）を得ることができる点で前述の二つの方法よりも優れている．しかしながら，この方法でも同一被験者内における薬物体内動態の日間変動（個体内変動 intra-individual variability）を知ることはできない．STS法においては，ある特定の背景をもつ被験者からなる母集団を対象に解析が行われることが多い．そのため，得られる母集団パラメーターの個体間変動は，比較的小さくなる傾向が認められる．

これらに対し，非線形混合効果モデル non-linear mixed effect model（NONMEM）法は，このような欠点を克服した方法である．現在，PPKといえばNONMEM法を指すことがほとんどであるの

表1.1 母集団パラメーターの推定方法

方　法	データの特徴	利　点	欠　点
NPD法	1投与区間内にある程度の採血点があるデータが複数例	計算が簡単．	個体間変動が推定できない．
NAD法	すべての対象において，1投与区間内にある程度の採血点があり，かつ採血時間が一定	計算が簡単．	個体間変動が推定できない．
STS法	各被験者において，薬物体内動態パラメーターを得るのに十分な採血点	個体間変動が推定できる．	個体内変動が推定できない．
NONMEM法	数百〜数千例における最低1点／名の採血点（臨床現場で得られるような断片的データ）	個体間変動，個体内変動が推定できる．薬物動態パラメーターに対する変動要因が得られる．	特別な解析ソフトが必要．

で，以下，NONMEM 法について詳しく説明する．

1 NONMEM 法の特徴

通常，臨床現場で薬物血中濃度測定のために採血されるような断片的な血中濃度データでは，患者個人の薬物の体内動態パラメーターを求めることができない．NONMEM 法では，このような限られた点数の血中濃度データ（最低1人当たり1点，できれば個体内変動に関する情報を得るために2点以上）を，多数（数百〜数千例）集めて，一括して解析する．その結果，患者個人の薬物動態パラメーターを得ることはできないが，対象薬物の平均的な体内動態パラメーターと個体間変動，個体内変動を同時に得ることができる（図1.2）．さらに，NONMEM 法の大きな特徴として，解析過程においてさまざまな変動要因（例えば，体重，年齢，疾病，肝・腎機能，併用薬など）をパラメーター式に組み込むことで，薬物の体内動態パラメーターに対する変動要因を知ることができる．

NONMEM 法の名前は，パラメーターの変動に対する2種類の効果を同時に得ることができるところに由来している．そのうちの一つである固定効果 fixed effects は，解析対象となった母集団における，薬物の平均的なパラメーターおよびその変動要因を指す．これに対し，変量効果 random effects は，個体間変動および個体内変動を指す．個体間変動は，変動要因では説明できない各パラ

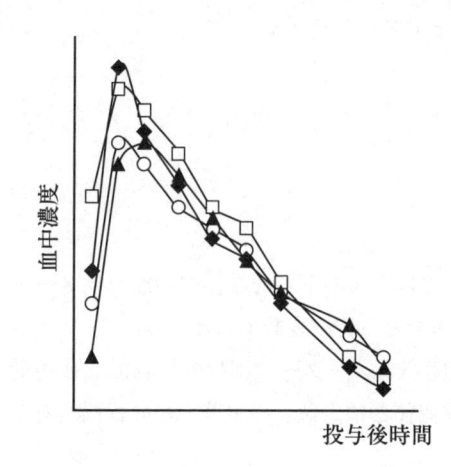

	クリアランス	分布容積	吸収速度定数
□	○○	○○	○○
◆	○○	○○	○○
○	○○	○○	○○
▲	○○	○○	○○
平均（分散）	○○（○○）	○○（○○）	○○（○○）

図 1.1 STS 法

	クリアランス	分布容積	吸収速度定数
平均（分散）	○○（○○）	○○（○○）	○○（○○）

図 1.2 NONMEM 法

メーターにおける個体差を表している．また，個体内変動は，言い換えると同一個体内における体内動態パラメーターの日内変動であり，解析式では血中濃度の測定誤差として表される．

NONMEM 法における個体内変動は，絶対誤差モデル，相対誤差モデル，あるいは混合誤差モデルで表される．一般的に，血中濃度が低値では絶対誤差，高値では相対誤差が誤差の大部分を占めるといわれている．したがって，個体内変動のモデル化においては，解析に用いる血中濃度値の範囲，血中濃度測定法における定量限界などを考慮しなくてはならない．

$$絶対誤差モデル：y = F + \varepsilon_1$$
$$相対誤差モデル：y = F \cdot (1 + \varepsilon_1)$$
$$混合誤差モデル：y = F \cdot (1 + \varepsilon_1) + \varepsilon_2$$

ここで，y は血中濃度実測値，F は血中濃度推定値，ε_1 および ε_2 は，それぞれ平均 0，分散 σ_1^2 あるいは σ_2^2 の正規分布に従う確率変数である．

個体間変動は，絶対誤差モデル，比例誤差（CCV）モデル，あるいは指数誤差モデルで表される．比例誤差モデルと指数誤差モデルは，誤差の大きさを表す η 値が小さい場合には同一の式に近似できる．この中では，指数誤差が最も適切な個体間変動のモデルである．なぜなら，指数誤差モデルでは，すべての η 値においてパラメーター（P）が必ず正の値を示すからである．

$$絶対誤差モデル：P = \theta + \eta$$
$$比例誤差モデル：P = \theta \cdot (1 + \eta)$$
$$指数誤差モデル：P = \theta \cdot \exp(\eta)$$

ここで，P は個人における薬物の体内動態パラメーター，θ は薬物の平均的な体内動態パラメーター（＝母集団パラメーター），η は平均 0，分散 ω^2 の正規分布をとる確率変数である．

詳しい式は示さないが，NONMEM 法で推定される母集団パラメーター（薬物の平均的な体内動態パラメーター，個体間変動，個体内変動）は，血中濃度実測値と推定値との誤差の和の指標である目的関数を最小にする組合せとして提示される．

2 NONMEM 法解析の注意点

次に，NONMEM 法による解析における注意点を述べる．

(1) 解析できるパラメーター

解析に用いる血中濃度データで説明できないパラメーターについては，推定することができない．例えば，ある薬物について数千人のトラフ値データが揃っていたとしても，吸収過程における血中濃度データがなければ，その薬物の吸収速度定数の母集団パラメーターを推定することはできない．さらに，集めたデータが定常状態におけるトラフ値がほとんどである場合は，正確な分布容積の母集団パラメーターを求めることも困難であろう．このような場合は，適宜，解析に用いるコンパートメントモデルを簡略化する，一部のパラメーターの個体間変動を推定させない，あるいは一部のパラメーターを固定値として解析するなどの工夫が必要である．

(2) 1 人当たりに必要な採血点数

前述のとおり，NONMEM 法では 1 人当たりの採血点数が少なくても，そのようなデータを大量

に集めて解析することで母集団パラメーターを得ることができる．しかしながら，NONMEM 法であっても，1人当たりの採血点が多いほど，より正確な母集団パラメーターが得られることはもちろんである．特に，吸収過程の変動を知りたい場合や分布容積を正確に求めたい場合などでは，通常，入院患者から得られるトラフ値データのみの蓄積では解析できないので，健常成人などにおける薬物投与後の経時的採血の血中濃度データも必要である．

(3) パラメーターに対する変動要因

パラメーターに対する影響について検討したい要因がある場合には，その要因に対してさまざまな背景をもった患者群から血中濃度データを集めなくてはならない．したがって，検討したい要因が増えれば増えるほど，解析に必要な例数も増えていく．

3 NONMEM 法解析のためのソフトウェア

NONMEM 法による PPK 解析のためには専用のソフトウェアが必要である．ここでは，特に有名な2種類のソフト，NONMEM および WinNonmix について紹介する．

(1) NONMEM

最も歴史があり，かつ有名な母集団パラメーター解析ソフトは，カリフォルニア大学サンフランシスコ校（USCF）の Dr. Sheiner & Dr. Beal が開発した NONMEM であり，PPK 解析における "gold standard" といわれている．最新ヴァージョンはⅦである．NONMEM は，NONMEM 本体，種々の解析モデルが組み込まれたサブルーチン群 PREDPP，および NONMEM 解析におけるコントロールストリーム作成用のプログラムやデータ入力を簡便にするためのユーザーインターフェースとなる NM-TRAN の三つのプログラムで構成されている．以前は UCSF がユーザー管理を行っていたが，現在は ICON（米国）が窓口となっている．NONMEM そのものはグラフィック機能をもっていないが，PDx-POP，visual-NM などのソフトウェアを購入・使用することで，解析結果を簡単にグラフ化でき，それを他のアプリケーションにコピーすることが可能となる．また，NONMEM 解析を効率的に行うことができるバッチファイルのライブラリである Wings for NONMEM（フリーソフト，URL：http://wfn.sourceforge.net/）がインターネット上で公開されている．NONMEM を動かすためには，別途 Fortran が必要である．NONMEM 実行方法に関しては，成書[1]に詳しく書かれている．

(2) WinNonmix

薬物動態解析の PK/PD 解析に使用される WinNonlin の開発元 Pharsight 社が提供する母集団薬物動態解析ソフトである．操作性が WinNonlin とほとんど同じなため，WinNonlin のユーザーにとっては，比較的抵抗なく PPK 解析を実施することができる．NONMEM と違い，グラフィック機能を備えているため，グラフのコピー，加工などが簡単に行える．多少の制約はあるが，1年ごとに更新のアカデミックライセンス（無料）が準備されている．日本における代理店は，ベルキーサイエンスである．ソフトを動かすためには，別途 Fortran が必要である．

1.2 患者固有の薬動学的パラメーターを用いた投与設計

PPK により推定された母集団パラメーターからは，その薬物の平均的な体内動態パラメーターお

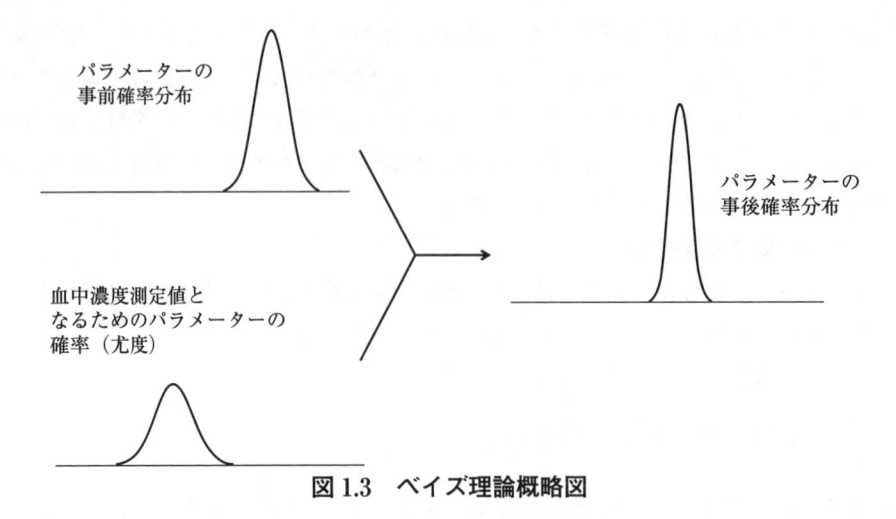

図中ラベル：
- パラメーターの事前確率分布
- 血中濃度測定値となるためのパラメーターの確率（尤度）
- パラメーターの事後確率分布

図1.3 ベイズ理論概略図

よび個体間変動，個体内変動を知ることができる．しかしながらこれだけでは，患者個人の薬物体内動態パラメーターを知ることはできない．一方で，臨床現場で汎用されている薬物治療モニタリング therapeutic drug monitoring（TDM）用の解析ソフトでは，患者の個人情報や対象薬物の体内動態に影響する因子，患者から得られた薬物血中濃度データ（多くの場合は1点）を入力することで，その患者個人の薬物動態パラメーターが推定できる．どうしてそんなことが可能なのだろうか．

1 ベイズ理論を用いた投与設計

　TDM用解析ソフトには，解析対象薬物の母集団パラメーターがあらかじめ組み込まれている．そして，そのパラメーターから患者個人の薬物体内動態パラメーターを推定するために，**ベイズ理論**（**ベイジアン法** Bayesian method）を用いている．図1.3にベイズ理論の概略を示す．ベイズ理論では，母集団パラメーターからわかる体内動態パラメーターの分布（事前確率分布）が，観察値（患者の血中濃度値）データが加わることによってその分布が変化する（事後確率分布）ことを利用し，その患者における最も確からしいパラメーター（個人パラメーター）を推定する．表1.2に主なベイジアン法を用いたTDM用体内動態解析ソフトウェアを示す．

　ベイジアン法では，次の式で表される目的関数（OBJ）を最小にするように，患者個人のパラメーター値を母集団パラメーター値から動かしていく．

$$OBJ = \sum_{i}^{n} \frac{\{C_{pi} - f(t_i, P)\}^2}{\sigma^2} + \sum_{j}^{m} \frac{(\overline{P}_j - P_j)^2}{\omega_j^2}$$

ここで，C_{pi}はi番目の血中濃度実測値，$f(t_i, P)$はi番目の血中濃度推定値，σ^2は個体内変動の分散，$\overline{P}_j$はj番目の母集団パラメーター，P_jは患者個人におけるj番目のパラメーター，ω_j^2はj番目のパラメーターにおける個体間変動の分散を表している．ただしこの式は，個体間変動，個体内変動ともに絶対誤差モデルを用いたときのものである．

　目的関数式の分母に母集団パラメーターの分散が入っていることから，ベイジアン法による患者個人パラメーターの推定では，個体間変動の大きな（＝ω^2が大きい）パラメーターは，母集団パラメーターの平均値にとらわれずに自由に動きやすく，逆に個体間変動の小さいパラメーターは，母集団パラメーターの平均値の近くで収束しやすいことがわかる．

　以下に，ベイジアン法を用いた解析における注意点をあげる．

表1.2 主なベイジアン法を用いたTDM用体内動態解析ソフトウェア

ソフトウェア名	提供元, 作者	解析薬物	OS, その他
テイコプラニンTDM解析ソフト支援ソフトウェア Ver.2.0	アステラス製薬	テイコプラニン	Windows, Mac (Excel)
塩酸バンコマイシンTDM解析システム	塩野義製薬	バンコマイシン	Windows, Mac (Excel)
バンコマイシン「MEEK」TDM解析ソフト	明治製菓	バンコマイシン	Windows
ハベカシン® TDM解析ソフト	明治製菓	アルベカシン	Windows, Mac
ハベカシン® 小児用TDM解析ソフト	明治製菓	アルベカシン	Windows
オメガシン® 点滴用専用ソフト「オメガモン博士」	明治製菓	ビアペネム	Windows
シベンゾリンTDM解析プログラム	アステラス製薬	シベンゾリン	Windows, Mac (Excel) 要会員登録
PEDA-VB（「PEDAによるTDMの実際 薬物治療の個別化に向けて」（じほう）にCD-ROMとして添付）	編集代表 松山賢治	フェニトイン, カルバマゼピン, バルプロ酸, フェノバルビタール, テオフィリン, ジゴキシン, リドカイン, アミカシン, カナマイシン, トブラマイシン, ゲンタマイシン, ジベカシン, バンコマイシン, アルベカシン, テイコプラニン, リチウム	Windows
OptjpWin（「だれでもできるTDMの実践―QflexとOptjpWinを利用した薬物投与設計―」（テクノミック）にCD-ROMとして添付）	監修 篠崎公一	テオフィリン, ジソピラミド, ジゴキシン, リドカイン, プロカインアミド, フェニトイン, バルプロ酸, ゲンタマイシン, ネチルマイシン, アミカシン, トブラマイシン, カルバマゼピン, メキシレチン, リチウム, フレカイニド	Windows
TDM-Cal	平木洋一	ジゴキシン, テオフィリン, カルバマゼピン, バルプロ酸, フェノバルビタール, フェニトイン, バンコマイシン, アルベカシン, メキシレチン,	Windows ホームページは閉鎖中

(1) 採血情報

　ベイジアン法を用いて血中薬物濃度を解析するときには，採血が投与後何時間目に行われたかが極めて重要である．そのため，薬の服用時間および血液の採血時間に関しては，正確な記録が必要となる．

(2) 解析対象

　解析対象となっている患者が，薬物の母集団パラメーター推定における母集団に含まれない特徴をもっている場合には，ベイジアン法によっても正しく患者個人パラメーターを推定できない．極端な例としては，成人を対象に得られた母集団パラメーターを用いて，小児におけるデータをベイジアン

解析したような場合である．他にも，薬物代謝酵素の遺伝子多型により薬物代謝速度が大きく変動するような薬物の場合，wild type の集団から得られた母集団パラメーターからは，変異型をもつ患者のパラメーターを正しく推定することはできない．さらに，併用薬（薬物相互作用），肝・腎機能異常などが母集団パラメーター推定時の母集団に含まれない場合においても同様である．このような場合は，対象とする患者における母集団パラメーター値に関する情報を文献検索などにより得て，そのパラメーターを基としてベイジアン法を行う必要がある．

(3) 採血時間とパラメーターの変動

ベイジアン法においては，個体間変動の大きいパラメーターほど動きやすいといっても，採血時間によっては情報が得られないパラメーターがある．特に，1点採血によるベイジアン法では，採血時間により動くパラメーターが限定される傾向にある．トラフ値採血のデータをベイジアン法で解析し患者パラメーターを得る場合には，ほとんどの場合クリアランスの変動で説明してしまい，吸収速度定数や分布容積は母集団パラメーターの平均値のまま動かないことが多い．

2 シミュレーションによる投与設計

患者固有の薬動学的パラメーターを用いた投与設計には，もう一つ，体内動態パラメーターを直接入力してシミュレーションカーブを作成し，血中濃度実測値とのフィッティング性をみながら最適なパラメーターの組合せを推定する方法もある．この方法ではベイジアン法は用いないので，対象となる薬物の母集団パラメーターが存在しない場合でも，薬物の投与計画を立案することができる．薬物血中濃度シミュレーションソフトは，Excel などの表計算ソフトを用いて自作することも可能であるが，作成のためには，ある程度の慣れが必要である．現在入手可能なシミュレーションソフトについて表 1.3 に示す．

ここまで紹介したようなソフトウェアがない場合でも，薬物の服用期間が十分に長く，かつ，薬物の体内動態に影響を及ぼすような因子に変動がないと仮定できるのであれば，トラフ値採血のデータから，薬物血中濃度が治療域に入っているかどうか判断し，投与計画を立案することができる．ただし，フェニトインやサリチル酸など，薬物代謝において飽和現象が認められる薬物に関しては，投与量の増量以上に薬物血中濃度が上昇することがあるので，この考え方を応用することはできない．また，定常状態における平均薬物血中濃度の目標値と対象薬物の経口クリアランス（CL_{po}）がわかっていれば，次式により薬物の1回投与量を計算することが可能である．この式は，投与開始時の薬物投与量を決定するときに利用できる．

$$\overline{C_{ss}} = \frac{D}{CL_{po} \cdot \tau}$$

表 1.3　主な薬物血中濃度シミュレーションソフト

ソフトウェア名	作者	解析モデル	OS，その他
ClinKinetics-K[*1]（「図解　よくわかる TDM 第2版」（じほう）に CD-ROM として添付）	木村利美	1-コンパートメントモデル	Windows，Mac（Excel）
Qflex[*2]（「だれでもできる TDM の実践 ― Qflex と OptjpWin を利用した薬物投与設計 ―」（テクノミック）に CD-ROM として添付）	渋谷正則	1-コンパートメントモデル 2-コンパートメントモデル	Windows，Mac

[*1] http://www.khp.kitasato-u.ac.jp/Bumon/Drug/tdm/tdm_main.htm からダウンロード可能

[*2] http://www.asahi-net.or.jp/~ui6m-sby/ から最新版のダウンロードが可能

ここで，$\overline{C_{ss}}$ は定常状態における平均血中濃度，D は1回投与量，τ は投与間隔を示す．

ベイジアン法を用いた TDM 用解析ソフトについては，表1.2 に示したものの他，「Therapeutic Drug Monitoring」，「TDM 研究」などの学術雑誌に報告されているものが多数あるので，参考にされたい．

1.3 PK/PD パラメーターを用いた投与設計

すでに述べたように，薬物投与後の薬理効果発現の強さは，PK および PD の個体差のため，患者により異なる．有効域が狭い，PK の個体差が大きいなどの理由により，TDM が行われる薬物については，一部の例外を除き，血清あるいは血漿中の薬物濃度をモニタリングすることで，投与計画が立案される．本来，薬理効果発現の強さを推定するためには，作用部位における薬物濃度を測定する必要があるが，通常その測定は困難である．そこで，作用部位および血中における遊離形薬物濃度の間に平衡関係が成り立つこと，血中における薬物のタンパク結合率が一定であることの2点を仮定し，血中の薬物濃度を作用部位の濃度の代替とすることで TDM 業務は行われてきた．

近年，PD の指標と血中濃度データを，PK モデルと PD モデルを結合した PK/PD モデルを用いて解析し，そこで得られたパラメーター（PK/PD パラメーター PK/PD parameters）から投与計画を立案する方法が行われるようになってきた．PK/PD モデルを用いない場合であっても，PD に関する指標と PK パラメーターを組み合わせることで得られる指標もまた，PK/PD パラメーターと呼ばれ，投与計画の立案に利用されている．本項では，まず，PK モデル，PD モデルについて説明したあと，PK/PD パラメーターを用いた投与設計について紹介する．

1.3.1 PK モデル

PK は，生体内での薬物濃度あるいは薬物量の時間推移を表す学問である．PK では，投与後の薬物血中濃度の変動を，薬物の吸収，分布，代謝，排泄すなわち ADME を通して説明する．薬物の ADME は，製剤からの薬物の溶解度，トランスポーター・代謝酵素の遺伝子多型，肝・腎機能，疾病，併用薬等により変動する．

PK モデルには，コンパートメントモデルが汎用されている．コンパートメントモデルとは，薬物投与後の薬物の体内分布について，生体をいくつかの分画に分けて説明する方法である．よく使われるモデルに，1-コンパートメントモデルと2-コンパートメントモデルがある．三つ以上の多コンパートメントモデルの設定も可能であるが，パラメーターが多くなること，および解析に耐えられるだけの採血が難しいことなどから，あまり用いられていない．

1-コンパートメントモデルは，最も簡単なコンパートメントモデルである．臨床データ解析においてはサンプルの収集に限界があるため，通常1-コンパートメントモデルが用いられる．1-コンパートメントモデルでは，生体を一つの大きな入れ物と仮定する．したがって，薬物投与後の濃度は，血液を含め，瞬間的にどの部位，組織でも同じになる．y 軸に血中濃度の対数値，x 軸に薬物投与後の時間を取ったとき，血中濃度は直線的に減少する（図1.4）．

2-コンパートメントモデルは，生体を二つの入れ物として考えるモデルである．薬物の移行が素

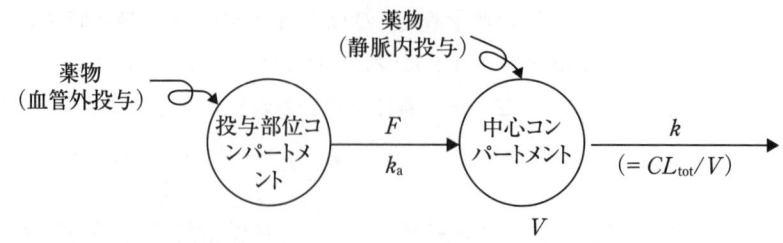

F：生物学的利用能，k_a：吸収速度定数，k：消失速度定数
CL_{tot}：全身クリアランス，V：分布容積

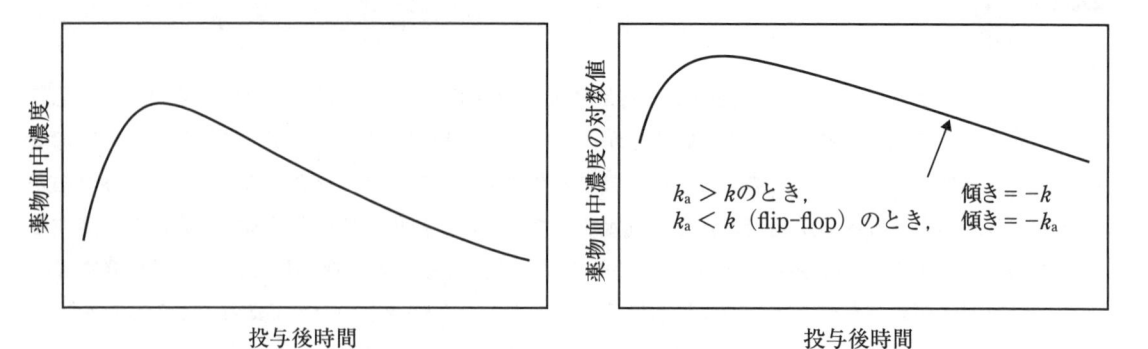

$k_a > k$ のとき，　　　傾き $= -k$
$k_a < k$（flip-flop）のとき，　傾き $= -k_a$

図1.4　1-コンパートメントモデルおよび経口投与時のグラフ

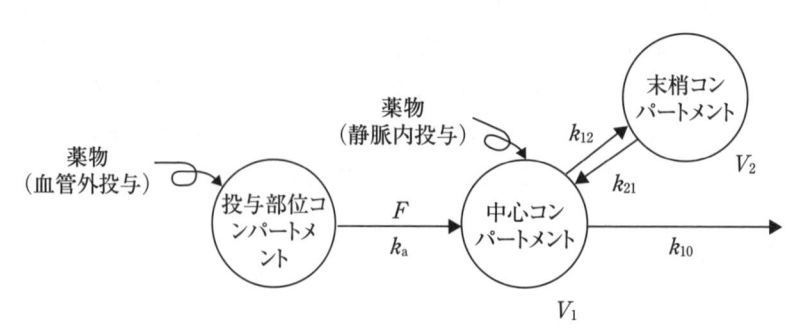

V_1：中心コンパートメントの分布容積
V_2：末梢コンパートメントの分布容積
k_{12}, k_{21}：コンパートメント間の薬物移行速度定数
k_{10}：消失速度定数

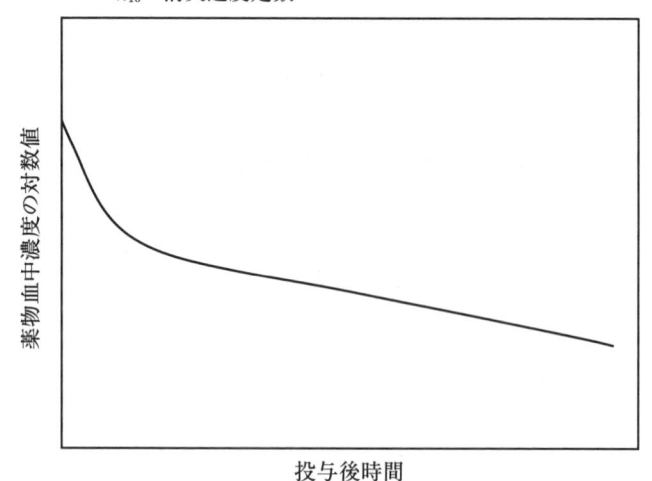

図1.5　2-コンパートメントモデルおよび急速静注時のグラフ

早く起こり,血液との平衡が瞬時に起こる中心コンパートメントと,薬物の移行が遅く,血液との平衡に時間がかかる末梢コンパートメントに分けられる.y軸に血中濃度の対数値,x軸に薬物投与後の時間を取ったとき,血中濃度は素早く減少する相と,ゆっくり減少する相の2相に分かれて減少する(図1.5).本来,このモデルに従った血中濃度推移を示す薬物も多く認められるが,2-コンパートメントモデルによる解析には,血中濃度が素早く減少する相のパラメーターを正確に得るために,服用直後の採血が多数必要である.薬物によっては,末梢コンパートメントの薬物量が薬効を適切に表現できることがある.

1.3.2 PDモデル

PDでは,作用部位における薬物濃度と薬効との関係を研究する.従来PDは,濃度-作用曲線に代表されるように,時間経過を考慮せず,定常状態を仮定して考えられてきた.PDパラメーターの変動要因はあまり明らかになっていないが,加齢の影響などが報告されている.

臨床的に真のエンドポイント(クリニカルエンドポイント)は,疾患の治癒,死亡率の減少,ADL (activities of daily living) やQOL (quality of life) の改善などとなる.しかし,これらは数値として取り扱うのは難しく,このままPDの指標として用いるのは困難な場合が多い.そこで通常,生物学的指標(バイオマーカー,サロゲートマーカー)のような代替エンドポイントをPDの指標として用いる.バイオマーカーには,薬物投与後に現れる薬理反応,病理反応,生化学反応などを用いる.例えば,血圧降下薬ならば血圧,血糖降下薬であれば血糖値などである.この場合,真のエンドポイントと代替エンドポイントとの相関性が非常に重要となる.また,期待される作用ではなく,有害作用に関するエンドポイントを解析に用いる場合もある.

薬物の作用機序によって,選択するモデルは異なる.作用機序が明確であれば,それに基づいたPDモデルを選択するのが望ましい.以下,主なPDモデルについてまとめる.

1 直接反応モデル

薬物が作用部位のレセプターなどに結合して効果が直接発現する場合のように,薬物濃度と効果の強さが直接関連するときのモデルである.直接反応モデルでは,血中濃度と作用部位の濃度は瞬時に平衡に到達すると仮定する.y軸に効果の強さを,x軸に薬物濃度を取ったとき,低濃度域では,薬物濃度の上昇とともに効果が直線的に上昇する.また,横軸に薬物濃度の対数値を取ると,効果-濃度グラフはS字型となり,最大効果の20〜80%の範囲でほぼ直線となる(図1.6).このような関係を表すモデルとして大きく四つのモデルがある(図1.7).

1) E_{max}モデル

レセプター理論に基づき,濃度と効果との関係を考えたときに得られる式で,レセプターと薬物は1:1で結合していることが前提となる.

$$E = \frac{E_{max} \cdot C}{EC_{50} + C}$$

ここで,Eは薬物の効果,E_{max}は最大効果,Cは薬物濃度,EC_{50}は,$1/2\,E_{max}$を与える薬物濃度を表している.EC_{50}は重要なパラメーターであり,この値が小さいほど,少ない投与量でE_{max}の50%の効果が得られることから,同効薬の薬効の強さをこの値で比較することができる.

図1.6 直接反応モデルにおける薬効と薬物濃度との関係

図1.7 各モデルにおける薬理効果と薬物濃度の関係

2）Sigmoid E_{max} モデル

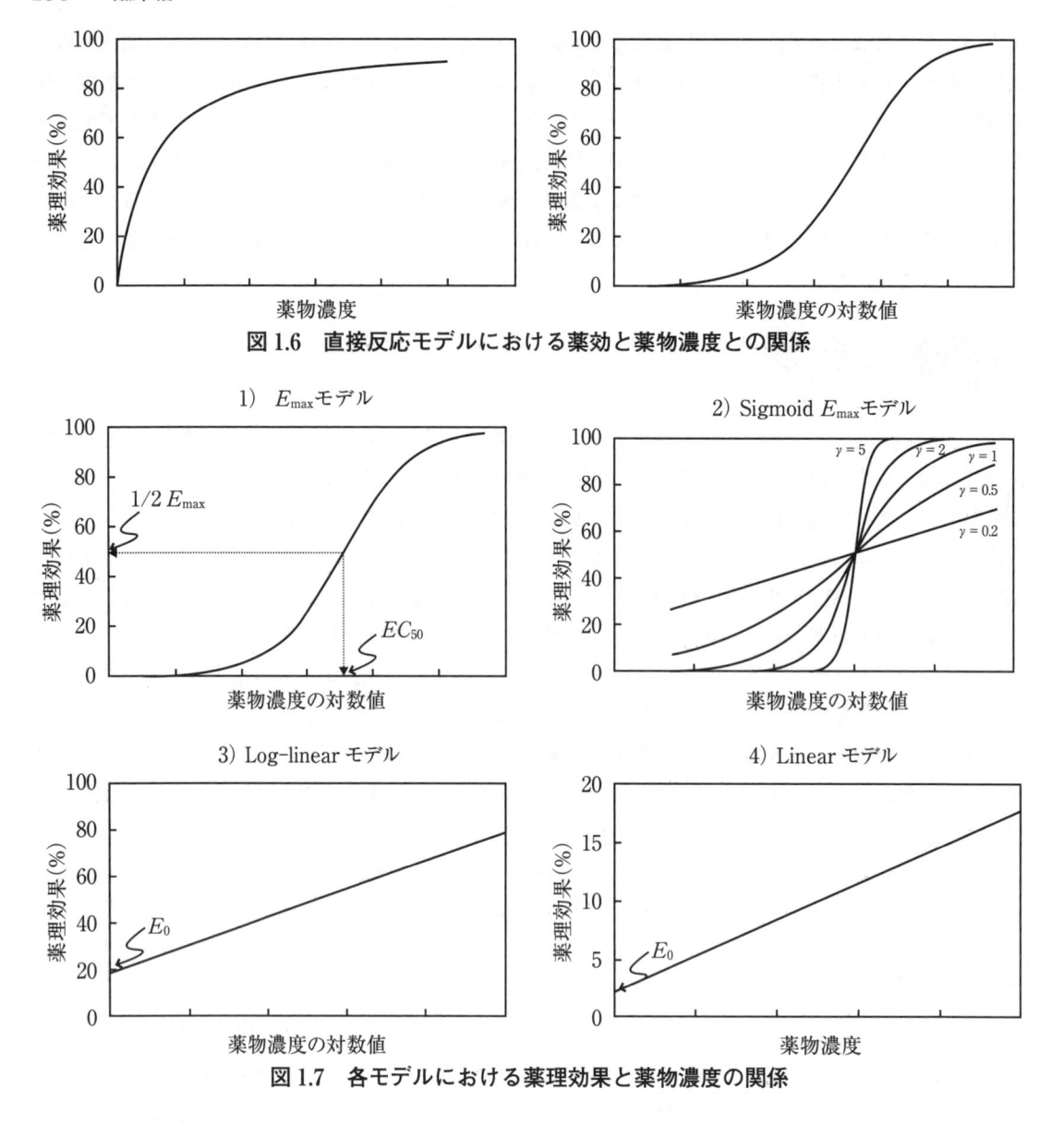

Sigmoid E_{max} モデルは，E_{max} モデルの式の C および EC_{50} が，ヒル係数 γ でべき乗された式で表される．$\gamma = 1$ のとき，E_{max} モデルと等しくなる．γ は，効果に対する薬物濃度の影響の強さを表しており，γ が小さくなるほど薬物濃度の対数値に対する効果の変化は直線的になり，大きくなるほど EC_{50} 付近での傾き（濃度変化に対する効果の上昇度）は大きくなる．

$$E = \frac{E_{max} \cdot C^{\gamma}}{EC_{50}^{\gamma} + C^{\gamma}}$$

E_{max} モデル，Sigmoid E_{max} モデルによる解析では，正確なパラメーターを推定するために，幅広い効果範囲をカバーする薬物濃度データが必要となる．

3）Log-linear モデル

対数線形モデルともいう．すでに述べたように，直接反応モデルでは，最大効果の20〜80%ま

での効果を示すときの，効果と薬物濃度の対数値との関係は，直線で近似することができる．Log-linear モデルはこの関係を用いたモデルであり，次式で表される．

$$E = E_0 + \alpha \log C$$

ここで，E は薬物の効果，E_0 は直線の y 切片，α は直線の傾き，$\log C$ は薬物濃度の対数値を表す．

4）Linear モデル

すでに述べたように，直接反応モデルでは，最大効果の 0 〜 20% までの効果は血中濃度にほぼ比例して上昇する．Linear モデルはこの関係を用いたモデルであり，次式で表される．

$$E = E_0 + \alpha \cdot C$$

ここで，E は薬物の効果，E_0 は直線の y 切片，α は直線の傾き，C は薬物濃度を表す．

2 間接反応モデル[2]

薬物が生理活性物質の生成，消失過程を阻害あるいは促進したり，代謝酵素を誘導・阻害するように，薬効が生体内の反応物質を介して二次的に現れる場合に用いられるモデルである（図1.8）．この場合，血中濃度推移と薬効との間には平衡関係は成り立たず，薬物血中濃度の変動に対して効果は遅れて現れ，また，消失していく．間接反応モデルは四つのタイプに分類されており，促進・阻害の形式には一般的に E_{max} モデルを用いる．生体内物質の生成速度定数を k_{in}（0 次速度定数），消失速度定数を k_{out}（1 次速度定数）としたとき，薬物が投与されていないときの生理活性物質や代謝酵素の量は，時間によって変化せず，k_{in}/k_{out} で表される．解析の際には，微分方程式のまま解く必要があるため，計算に時間を要するのが欠点である．

3 薬効コンパートメントモデル[3]

薬理反応が作用部位での薬物濃度に直接関連するが，作用部位への移行の遅れ，活性代謝物の存在，レセプターへの結合・解離・反応の遅れなどにより，血中濃度推移に対し効果発現が遅れるときのモデルである．このとき薬物濃度に対する効果のグラフを描くと，時間推移に伴い，左回りにプロットが移動する，いわゆる反時計回りのヒステレシスカーブとなる．薬効コンパートメントモデルでは，薬物の移動とは無関係の薬効コンパートメントを想定することにより，血中濃度推移に対する薬効発現の遅れを表すことができる（図1.9）．薬効コンパートメントに移行する薬物量は非常に微量で，生体内の薬物量には影響しないと考える．また，中心コンパートメントから薬効コンパートメントへの移行，および薬効コンパートメントからの薬物の消失は 1 次速度定数 k_{e0} によって表され，薬物は体外に消失すると置く．薬効コンパートメントの分布容積は十分に小さいと考える．平衡状態では，薬効コンパートメントにおける薬物濃度（Ce）は C と等しくなり，薬物が薬効コンパートメントモデルへ移行する速度と，そこから出ていく速度は等しくなるため，k_{e0} は薬効発現の平衡定数ともいわれている．そのとき，薬効コンパートメントモデルにおける薬物濃度の時間推移は，次式で表すことができる．

$$\frac{dCe}{dt} = k_{e0} \cdot (C - Ce)$$

薬効コンパートメントモデルは，薬物の作用機序が不明であっても PD を表すことができる．薬効コンパートメントからの消失速度定数 k_{e0} が大きいほど直接反応モデルに，小さいほどヒステレシス

生理活性物質量が減少するモデル

$$\frac{dR}{dt} = k_{in} \cdot \left(1 - \frac{C}{IC_{50} + C}\right) - k_{out} \cdot R$$

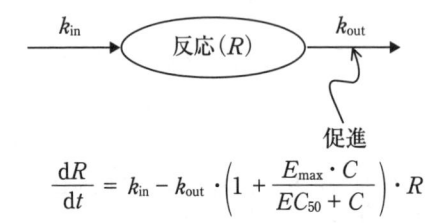

（k_{in}に阻害）

生理活性物質量が増加するモデル

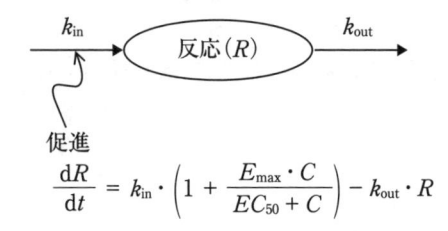

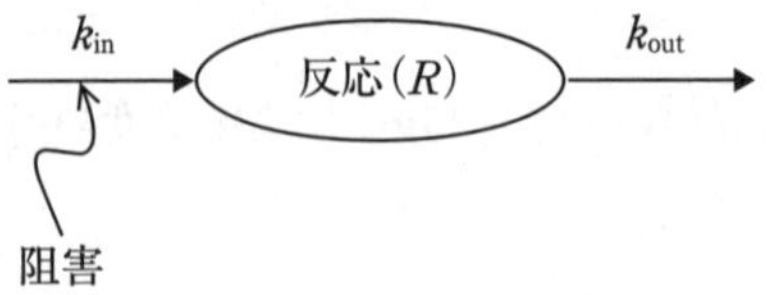

$$\frac{dR}{dt} = k_{in} \cdot \left(1 + \frac{E_{max} \cdot C}{EC_{50} + C}\right) - k_{out} \cdot R$$

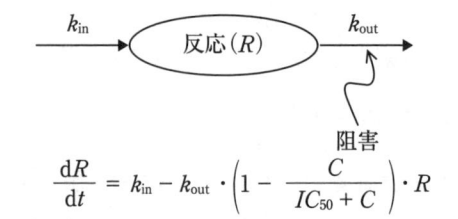

（k_{in}に促進）

$$\frac{dR}{dt} = k_{in} - k_{out} \cdot \left(1 + \frac{E_{max} \cdot C}{EC_{50} + C}\right) \cdot R$$

（k_{out}に促進）

$$\frac{dR}{dt} = k_{in} - k_{out} \cdot \left(1 - \frac{C}{IC_{50} + C}\right) \cdot R$$

（k_{out}に阻害）

図1.8　間接反応モデル

k_{in}：生成速度定数，k_{out}：消失速度定数，
IC_{50}：最大阻害の1/2（＝1/2 E_{max}）を与える薬物濃度

a）ヒステレシスカーブ（矢印は時間経過を表す）

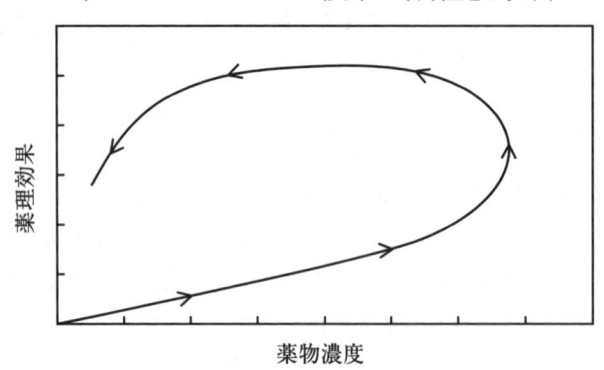

（薬理効果 vs 薬物濃度のヒステレシスカーブ図）

b）薬効コンパートメントモデル

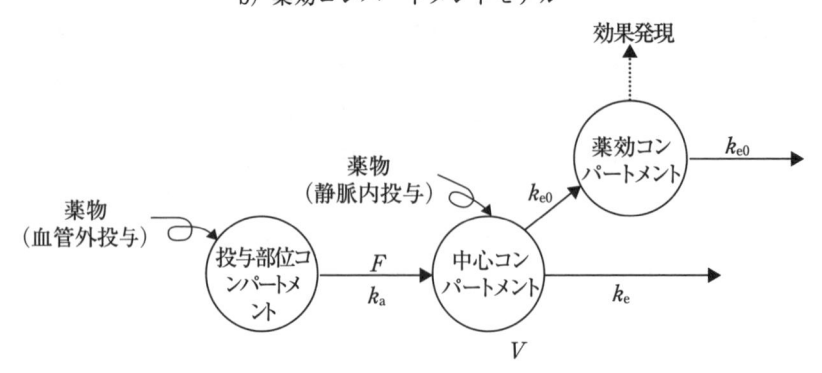

（薬物（血管外投与）→投与部位コンパートメント →F, k_a→ 中心コンパートメント V →k_e→；薬物（静脈内投与）→中心コンパートメント →k_{e0}→ 薬効コンパートメント →k_{e0}→効果発現）

k_{e0}：薬効コンパートメントにかかわる移行定数

図1.9　ヒステレシスカーブと薬効コンパートメントモデル

が強くなり間接反応モデルに近くなる．また，薬効発現時間で考えた場合，k_{e0} が小さいほど，薬効発現に要する時間は長くなる．薬効コンパートメントにおける薬効発現のモデルは，直接反応モデルと同様，E_{max}，Sigmoid E_{max}，Log-linear，Linear のいずれかのモデルで表される．

1.3.3 PK/PD パラメーターを用いた投与設計

抗生物質においては，PD の指標である起炎菌の薬物感受性（MIC）と薬物動態パラメーターを組み合わせた PK/PD パラメーターにより，その有効性が評価されている．濃度依存的な作用を示す抗菌薬であるアミノグリコシド系抗生物質，キノロン系抗菌薬などでは C_{max}/MIC（定常状態における C_{max} に対する MIC の比率），キノロン薬，ケトライド薬，アジスロマイシンでは AUC/MIC（定常状態における 24 時間値），これに対し，時間依存的な作用を示す抗菌薬であるペニシリン系抗生物質，セフェム系抗生物質，カルバペネム系抗生物質などでは，T>MIC（time above MIC）（定常状態において MIC 以上の濃度が維持される時間の投与間隔に対する割合（%））が薬効との間によい相関のあることが明らかとなっている[4]．詳細は臨床編 2.4 を参照のこと．また最近では，抗真菌薬についても抗生物質と同様のアプローチが行われている[5]．

抗癌薬は，薬物血中濃度のみで効果，副作用を予測するのは非常に困難な薬物であるため，PK/PD パラメーターによる投与設計が有用な薬物である．しかしながら，腫瘍の種類により薬物の感受性が大きく異なることなどから，抗腫瘍効果を PD の指標とすることは難しい．そこで，白血球数減少などの副作用を PD の指標とした PK/PD 解析を行い，血中濃度や AUC から副作用発現を予測している[6]．

1.4 薬物の薬効，体内動態の日内変動を考慮した投与設計

人間の身体の中には約 24 時間周期の体内時計が存在し，人体のさまざまな働きは，それに基づき変動する．これをサーカディアンリズム（概日リズム circadian rhythm）という．そして，このリズムを考慮した薬物療法をクロノテラピー（時間治療 chronotherapy）と呼んでいる．以下，クロノテラピーの実例について紹介する．

1.4.1 降圧薬

血圧は，通常夜間に下降し，早朝目覚めとともに上昇するサーカディアンリズムをもっている．高血圧の治療に関しては，夜間の不十分な降圧が高血圧性臓器障害の進展に関与すること，高血圧の合併症である脳卒中や心筋梗塞などは早朝から午前中にかけて多発することが明らかになってきている．これらを防ぐためには，夜間の血圧のコントロール，起床時の急激な血圧上昇の予防が重要である．

高血圧治療薬の一つである ACE 阻害薬については，朝 1 回投与では，昼間は十分な降圧効果が得られるものの，その効果は 24 時間持続しないのに対し，夜 1 回投与では，十分な降圧効果が 24 時間持続することが認められている．さらにエナラプリルにおいては，空咳の原因となるブラジキニン

の血中濃度については，夜1回服用にすることでほとんど上昇が認められなかった[7]．したがって，ACE 阻害薬を夜1回就寝前に服用することで，早朝から午前中にかけての脳卒中や心筋梗塞などの発現を予防でき，かつ，空咳を予防できる可能性がある．

カルシウム拮抗薬やα遮断薬を，高齢者によくみられる non-dipper（夜間降圧が昼間の 10% 未満）型の高血圧患者に投与する際，夜に投与することで夜間血圧が十分に下がり，治療効果が高いと報告されている[8]．

1.4.2 抗癌薬

正常細胞の分裂・増殖は，午前中から昼にかけて活発化した後，夕方から夜にかけて低下し，真夜中に最も沈静化する．一方，癌細胞の分裂・増殖は，真夜中などの就寝時に活発になり，昼間は低下していることが多い．この時間のずれを抗癌薬療法に利用することで，正常細胞への毒性を極力抑えつつ，抗癌薬の投与量を増やして癌細胞に，より大きなダメージを与えることができる．また，多くの抗癌薬に共通した副作用である血液障害は，骨髄細胞へのダメージが原因として起こる．したがって，抗癌薬を夜に投与することで，血液障害の副作用を軽減することができる．

抗癌薬のクロノテラピーで最も有名なものは，フランスを中心に行われた臨床試験である[9]．この試験では，転移を有する大腸癌の患者 186 人に対し，5-フルオロウラシル（5-FU）＋オキサリプラチン＋ロイコボリンの 3 剤併用療法を行う際に，クロノテラピー群と通常投与群の二つのグループに分け，その治療効果が調査された．クロノテラピー群では，5-FU ＋ロイコボリンが午後 10 時から投与開始され，翌朝午前 4 時に最大投与量とした後，午前 10 時に投与が終了された．またオキサリプラチンは，午前 10 時から投与が開始され，午後 4 時に最大投与量とした後，午後 10 時に投与が終了された．これに対し通常投与群には，すべての薬剤が一定速度で投与された．転移巣の腫瘍が半分以下に縮小した割合は，通常投与群では 29% だったのに対し，クロノテラピー群では 51% と明らかな治療効果の向上が認められた．さらに，悪心や嘔吐等の副作用が現れた割合および白血球減少等により治療が中止された割合は，通常投与群ではそれぞれ 76%，51% だったのに対し，クロノテラピー群では 14%，29% と大きく減少した．これは，クロノテラピーでは，正常細胞への毒性が弱まる時間帯に 5-FU が投与されたためと考えられている．

もう一つ，抗癌薬のクロノテラピーについて紹介する．この臨床試験では，第 3 および第 4 期の卵巣癌をもつ患者 63 人に対するドキソルビシン＋シスプラチンの 2 剤併用療法が，4 通り（パターン 1. 通常投与群，パターン 2. 午前 6 時にドキソルビシン／午後 6 時にシスプラチン投与群，パターン 3. 午前 6 時にシスプラチン／午後 6 時にドキソルビシン投与群，パターン 4. パターン 2 と 3 を繰り返す群）行われた．その結果，5 年生存率が最も高かったのはパターン 4（78%）であり，次いでパターン 2（50%），パターン 3（11%）となり，パターン 1 に至っては 0% であった．この理由としては，朝投与よりも夕投与のほうがドキソルビシンの骨髄細胞に対する毒性が強く，夕投与よりも朝投与のほうが吐き気や腎障害等のシスプラチンの毒性が強いためと考えられている（図 1.10）．

抗癌薬による時間治療は夜間の人手が必要なため，病院の負担が大きく治療費も高額になる．また，投与量や投与速度等を調節するには，クロノポンプというタイマー付きの装置が必要となる．そのため，現状では，一部の施設で重症患者に限って行われているのみである．

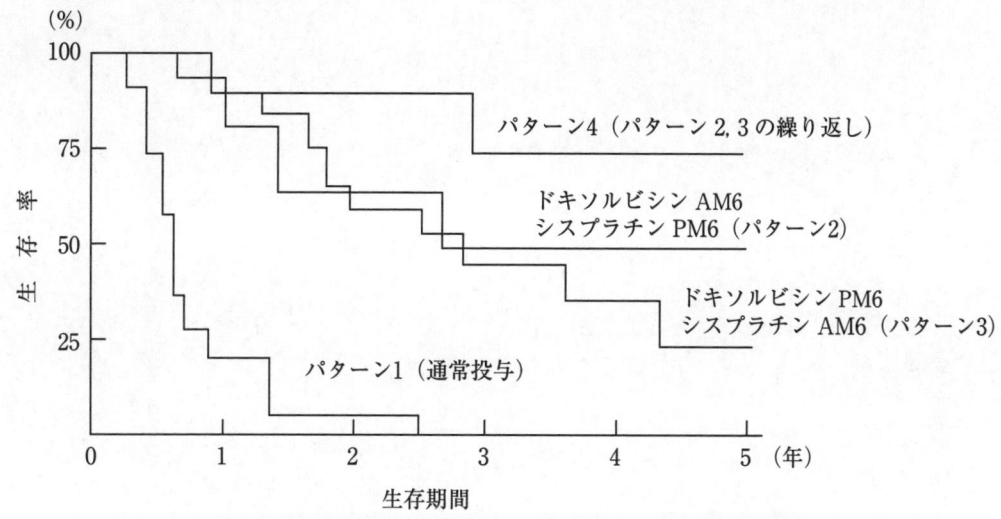

図1.10　卵巣癌患者の延命効果に及ぼす時間治療の実際
（吉山友二，大戸茂弘著（2006）生体リズムと時間治療，p.61，薬事日報社より改変）

1.4.3　気管支喘息治療薬

　気管支喘息は，気道の慢性的な炎症と気流制限により，発作性の咳や呼吸困難を伴う．夜間喘息の発作は，夜間から早朝にかけて生じることが知られている．最も気管支が細くなって発作が頻発するのは，明け方の午前4時前後である．喘息治療薬テオフィリンは，1日の血中濃度を比較的一定に保つために，食事時間に関係なく投与間隔を固定した投与方法（RTC療法）により投与されてきていた．しかしながら，前述のように喘息の発作は夜間から早朝にかけて出やすいため，この時間帯のテオフィリン血中濃度を高く保ち，発作が出にくい昼間の血中濃度は低く抑えることで，より効果的な喘息治療が行えると考えられる．

参考文献
1) 緒方宏泰編著（2004）医薬品開発における臨床薬物動態試験の理論と実践，p.117-181，丸善
2) Dayneka, N. L., Garg, V., Jusko, W. J. (1993) *J. Pharmacokinet. Biopharm.*, **21**(4), 457-478
3) Sheiner, L. B., Stanski, D. R., Vozeh, S., Miller, R. D., Ham, J. (1979) *Clin. Pharmacol. Ther.*, **25**(3), 358-371
4) 堀誠治（2007）薬学雑誌，**127**(6), 931-937
5) Andes, D. (2003) *Antimicrob. Agents Chemother.*, **47**(4), 1179-1186
6) Minami, H., Sasaki, Y., Saijo, N., Ohtsu, T., Fujii, H., Igarashi, T., Itoh, K. (1998) *Clin. Pharmacol. Ther.*, **64**(5), 511-521
7) Sunaga, K., Fujimura, A., Shiga, T., Ebihara, A. (1995) *Eur. J. Clin. Pharmacol.*, **48**(6), 441-445
8) 藤村昭夫（2001）日本病院薬剤師会雑誌，**37**(1), 25-27
9) Lévi, F., Zidani, R., Misset, J. L. (1997) *Lancet*, **350**(9079), 681-686

参考書
・緒方宏泰編著（2004）医薬品開発における臨床薬物動態試験の理論と実践，丸善
・杉山雄一，山下伸二，加藤基浩編（2003）ファーマコキネティクス　演習による理解，南山堂
・大戸茂弘，吉山友二監修（2007）時間治療の基礎と実践，丸善

第2章 症例検討による薬物投与設計の具体的対応

はじめに ―全体を統合して―

　薬物の適正な投与設計は非常に難しいことは周知のことであるが，その対策として重要なことは，患者の背景の把握と投与する薬物の体内動態の把握である．それにより患者の特徴に応じた薬物の選択および投与設計が可能となる．しかし，臨床で理論に基づく予測と実際の投与設計の結果との乖離をよく経験する．そこには異なった因子が考えられる場合，あるいは複合因子の重なりで説明がつく場合などがある．したがって，医療現場で薬物の投与設計を実施する場合，理論的背景だけでなく，経験が必要な場合もある．また，臨床現場では確率論が問題とされる場合もある．

　本章においては種々の薬物の体内動態の特徴を具体的に記載するだけでなく，患者背景を考慮した投与設計および医療現場での経験に基づいた投与設計を記載する．

到達目標

1) TDM が必要とされる代表的な薬物を列挙できる．
2) 代表的な薬物についてのモデルデータから投与計画をシミュレートできる．

2.1 ジゴキシンの投与設計

はじめに

　心不全は高齢者の死亡原因で最も多い疾患の一つで，古くからこの治療に用いられ，いまだに用いられているのはジゴキシンに代表される強心配糖体ジギタリス製剤である．ジギタリスの薬理作用は心収縮力増強作用である．そのメカニズムは完全には解明されていないが，Na^+-K^+/ATPase の抑制による細胞内 Ca^{2+} の増大である．洞調律の心不全患者に対しては症状を改善させる．また，心房細動を合併した心不全に対して，徐拍化や症状の改善目的に使用される．主として腎から排泄される腎排泄型薬物である．個体間変動が大きいこと，有効治療濃度が狭いこと，相互作用が非常に多いこと，また，物性として水にほとんど溶けない難溶性物質であることより，製剤からのジゴキシンの溶出性に起因する剤形の違いによる吸収率の違いなどにより投与量の設定が難しい薬物である．しかし，

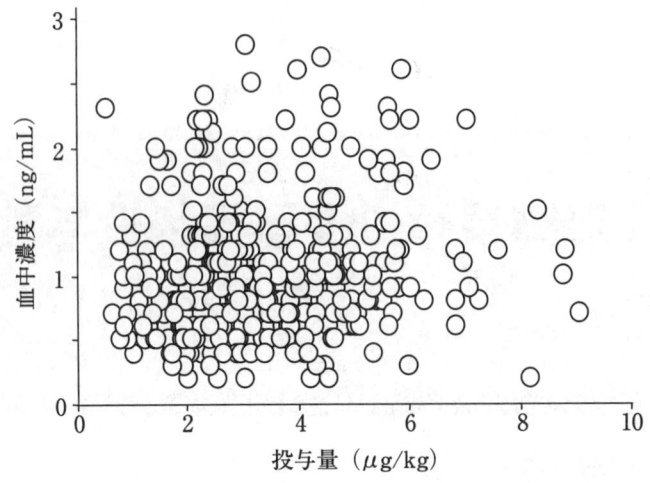

図 2.1　ジゴキシン投与量と血中濃度の関係

近年，薬物動態に関する P-糖タンパク質の関与が明らかになり，また，製剤としてこれまでの 0.25 mg 錠だけでなく 0.125 mg 錠が市販され比較的適正使用が容易になってきたことも事実である．個体間変動を図 2.1 に示す．個体間変動は非常に大きいことが理解できる．

2.1.1　薬物動態の特徴

1 吸　収

　消化管からの吸収としては，大部分は小腸上部であるため，吸収率は剤形間で差がある．また，胃内容物排出速度 gastric empting rate（GER）による影響もある．吸収率は錠剤では 70～80%，エリキシル剤では 75～85% である．また，剤形間だけでなく銘柄により差が出る場合もある．一方，一部腸管内での細菌による代謝の影響もある．ジゴキシンからヒドロキシジゴキシンへの代謝がある．また，ジゴキシンは P-糖タンパク質の基質となるため，いったん小腸上皮細胞内に取り込まれたジゴキシンは一部 P-糖タンパク質により消化管へ排出される．したがって，製剤からの主薬の溶出性の問題，消化管内での細菌による代謝，そして P-糖タンパク質の基質となることより吸収には色々問題がある．また，甲状腺ホルモン・チロキシンにより P-糖タンパク質の発現量が誘導されることにより，ジゴキシンの消化管からの吸収率が低下する場合もあると報告されている．ジゴキシンは初回通過効果を受けない．錠剤投与時の最高血中濃度到達時間は約 1 時間である．

2 分　布

　組織によりジゴキシンの移行は大きく異なる．心筋組織への移行は非常に大きく，血中濃度の約 30 倍ともいわれている．唾液中への移行も大きく血中濃度の 60～90 倍ともいわれている．しかし，脂肪組織や脳内への移行は小さい．これは血液脳関門に発現する P-糖タンパク質により血管内へ排出されるためである．血液胎盤関門を通過するため胎児へ移行する．また，乳汁へ移行する．組織への移行が大きいため，投与後経口時では約 8 時間程度，静脈内投与でも約 6 時間程度経過しないと血中濃度と組織中濃度とは平衡に達しない．したがって，一般に 2-コンパートメントで解析される．タンパク結合率は約 25% で比較的低い．また，分布容積（V_d）は大きく約 7 L/kg である．したがっ

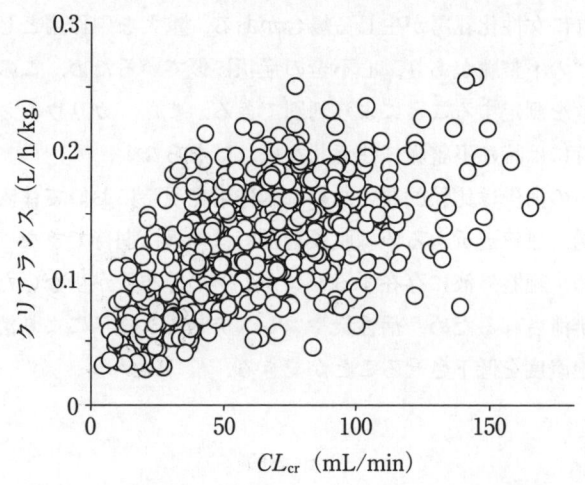

図2.2 腎機能とジゴキシンクリアランスの関係

て，タンパク結合率は低いが，分布容積が大きいため，血液透析によるジゴキシンの除去はできない．

3 代　謝

ジゴキシンは主として未変化体で腎から排泄される．約20％程度は代謝されるが，水酸化か配糖体部分の代謝である．前者には薬理作用はないが，後者は薬理作用を有する．

4 排　泄

吸収量の約80％程度は未変化体として腎から排泄される．腎からの排泄は糸球体でのろ過と尿細管への分泌である．尿細管への分泌はP-糖タンパク質により輸送される．また，ジゴキシンは肝から胆汁中へも排泄されるが，これもP-糖タンパク質が関与する．すなわち腸肝循環する．腎排泄型薬物であるため，腎機能を指標とした投与量の設定が重要である．図2.2に腎機能としてクレアチニンクリアランスとジゴキシンクリアランスの関係を示した．腎機能低下患者では急激なジゴキシンクリアランスが低下することが理解できる．

2.1.2 濃度と薬効・副作用

1 有効血中治療濃度域

ジゴキシンの有効血中治療濃度域は古くから0.5～2.0 ng/mLといわれてきたが，わが国での報告から1.5～2.0 ng/mLの患者では消化器症状の副作用が65％という報告がある．また，洞調律の心不全患者における死亡率のエンドポイントにおける試験では0.5～0.8 ng/mLが治療域と報告されている．心房細動治療では0.5～0.8 ng/mLといわれている．したがって，ジゴキシンの有効治療濃度域は0.5～1.5 ng/mLとするのがよいであろう．

2 副作用

副作用としては食欲不振，悪心，嘔吐などの消化器症状，視覚異常，めまい，頭痛などの中枢神経

系の副作用がある．まれに女性化乳房が生じる場合がある．重大な副作用としては高度の徐脈，二段脈，心室性期外収縮などの不整脈があり，心不全の症状に似ているため，このような症状が現れた場合は血中ジゴキシン濃度を測定することにより判別できる．また，カリウム，カルシウム，マグネシウムなどの電解質異常時には特に不整脈に注意しなければならない．

　ジゴキシンの体内からの消失は比較的遅いため，副作用発現時において体内からのジゴキシンの除去方法として，血液ろ過，血液透析あるいは腹膜透析では効果は期待できない．その理由として分布容積が非常に大きいため，細胞外液に存在するジゴキシンの分布量が少ないためである．一方，ジゴキシンは一部胆汁中に排泄されるため，活性炭やコレスチラミン投与により消化管内のジゴキシンを吸着させることで，血中濃度を低下させることができる．

2.1.3　相互作用

　ジゴキシンは相互作用が多いことでも知られているが，その機序としては，①P-糖タンパク質を介する相互作用，②消化管内での相互作用に大別できる．表2.1にジゴキシンの体内動態に影響を与える薬物とその影響度を示す．活性炭，コレスチラミン，制酸剤においては消化管内でのジゴキシンが吸着され，吸収率が低下する．またジゴキシンはGERにより吸収率が影響される．プロパンテリンなどの抗コリン作用を有する薬物は腸管蠕動運動を抑制するため腸内での溶解性が向上し，吸収率が増大する．反対に腸管蠕動運動を亢進させるメトクロプラミドは吸収率を低下させる．また，抗生物質投与により腸内細菌による配糖体の代謝が抑制されるため，血中濃度が上昇することがある．

表2.1　ジゴキシンの相互作用

薬　物	血中ジゴキシン濃度	機　序
コレスチラミン	↓	吸着
制酸剤	↓	吸着
メトクロプラミド	↓	腸管蠕動運動↑
プロパンテリン	↑	腸管蠕動運動↓
広域抗生物質	↑	腸内細菌による糖の代謝↓
アカルボース	↓	生理学機序？
オメプラゾール	10%↑（?）	酸分泌抑制→分解抑制 →吸収率↑
キニジン	2〜3倍	P-糖タンパク質阻害
アミオダロン	2倍	P-糖タンパク質阻害
クラリスロマイシン	2倍	P-糖タンパク質阻害
イトラコナゾール	↑↑	P-糖タンパク質阻害
プロパフェノン	30〜50%↑	P-糖タンパク質阻害
ベラパミル	↑	P-糖タンパク質阻害
スピロノラクトン	10%↑（?）	P-糖タンパク質阻害
シメチジン	10%↑（?）	
リファンピシン	↓	代謝誘導
St. John's wort	25%↓	P-糖タンパク質誘導
甲状腺ホルモン	↓	P-糖タンパク質誘導

2.1.4 TDMのポイント

ジゴキシンの投与設計における基本は患者の腎機能の評価である．また，腎機能に与える影響因子も非常に多いため，種々の因子を総合的に評価し，投与設計を実施しなければならない．一方，ジゴキシンの母集団解析に基づく体内動態パラメーターやそれを用いたコンピュータソフトが報告されている．あるいはジゴキシン初期投与ノモグラム（図2.3）なども報告されている．TDMではジゴキシンの体内動態の特徴を把握し，このような情報を活用することが求められる．そこで，最初に影響因子を解説後，症例を検討する．

1 年齢の影響

通常，成人におけるジゴキシンの消失半減期は約40時間である．また，腎排泄型薬物の特徴として年齢がクリアランスに与える影響は比較的大きい．特に新生児においては腎機能が未発達であり，排泄が非常に遅くなり，慎重な投与設計が求められる．かつ成長に伴い消失半減期が短くなるため，経時的なモニタリングがより必要である．生後約1年では消失半減期は15〜30時間になる．したがって，未熟児ではより慎重な投与が求められるとともに，腎機能の発達を考えるために新生児においては出生以後の日数よりも受胎後の日数を指標とするほうが有用である．一方，加齢に伴う生理機能の低下として，腎血流量の低下あるいは糸球体ろ過速度の低下が，大きく薬物クリアランスに影響する．一般的に腎排泄型薬物では加齢の影響が大きい．ジゴキシン服用患者で相互作用を有する薬物を併用していない患者を対象とした年齢とクリアランスの関係を図2.4に示した．60歳を過ぎればクリ

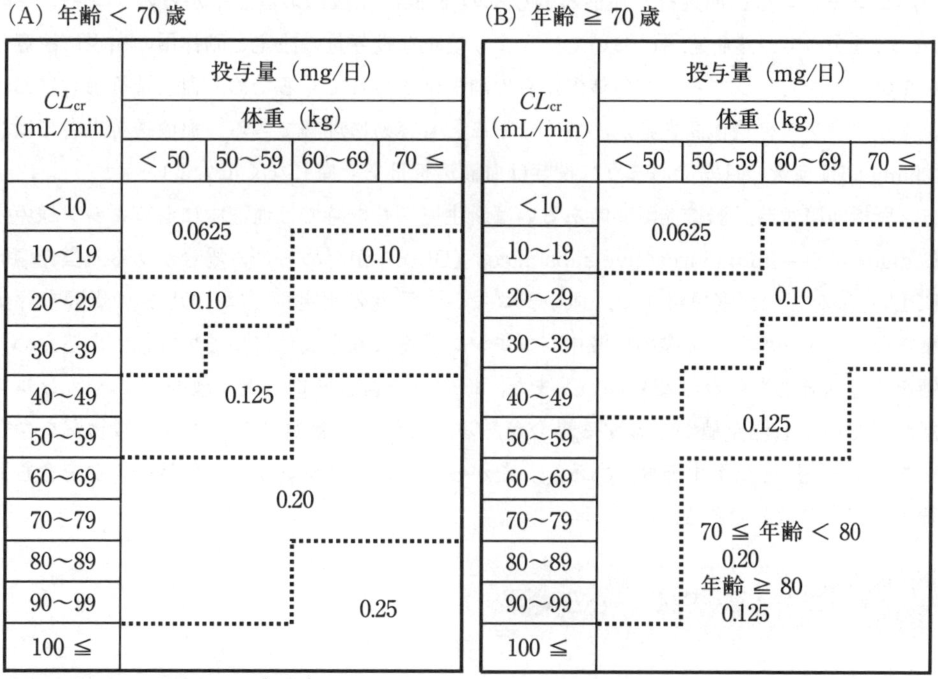

(A) 年齢 < 70 歳

CL_{cr} (mL/min)	投与量（mg/日） 体重（kg）			
	< 50	50〜59	60〜69	70 ≦
<10	0.0625			
10〜19				0.10
20〜29	0.10			
30〜39				
40〜49		0.125		
50〜59				
60〜69				
70〜79		0.20		
80〜89				
90〜99				0.25
100 ≦				

(B) 年齢 ≧ 70 歳

CL_{cr} (mL/min)	投与量（mg/日） 体重（kg）			
	< 50	50〜59	60〜69	70 ≦
<10	0.0625			
10〜19			0.10	
20〜29				
30〜39				
40〜49			0.125	
50〜59				
60〜69				
70〜79		70 ≦ 年齢 < 80 0.20 年齢 ≧ 80 0.125		
80〜89				
90〜99				
100 ≦				

クレアチニンクリアランス（CL_{cr}）
　CL_{cr}（男性）= {(140 − 年齢) × 体重} / (72 × S_{cr})
　CL_{cr}（女性）= 男性値 × 0.85
S_{cr}：血清クレアチニン値（mg/dL）

図 2.3　ジゴキシン初期投与ノモグラム

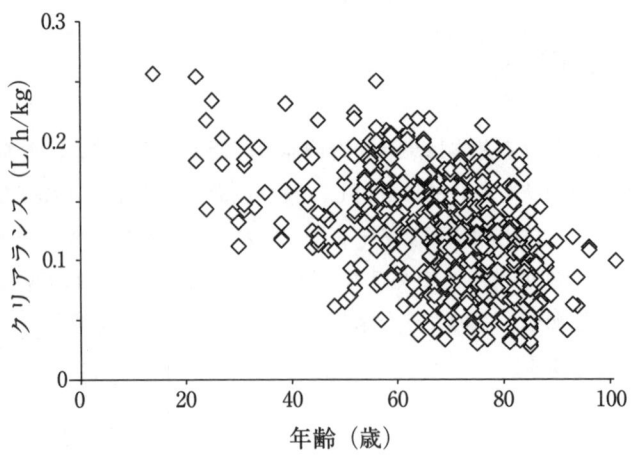

図 2.4　年齢とジゴキシンクリアランスの関係

アランスが大きく低下することが認められる．したがって，新生児や高齢者などでは初期投与量および慎重な投与が必要であり，血中濃度のモニタリングや心電図の監視が必要である．

2　腎機能の影響

　腎機能はジゴキシンのクリアランスに大きく影響する．図 2.2 より腎機能として中等度以上であれば，CL_{cr} の変動に伴うジゴキシンクリアランスの変動は比較的小さいが，腎機能低下と考えられる場合ではその変動はより大きくなる．したがって，腎機能低下患者や腎機能の変動が大きい患者では，より慎重な投与量の設定と TDM の必要性が高い．

　一方，ジゴキシンは血液透析や血液ろ過などの血液浄化法による血中からのジゴキシンの除去は難しい．したがって，透析患者においては，より慎重な投与量の設定と副作用の出現に注意しなければならない．しかし，ジゴキシンの体内からの消失は限られてくるため，血液透析患者におけるジゴキシンクリアランスの個体間変動が小さくなることも容易に理解できる．血液透析患者では 3～4 日に 0.125 mg が投与量の目安であろう．投与は血液透析日を考慮しなくてもよい．

　一方，腎機能障害時，肝機能障害時あるいは新生児，妊娠時では血液中にジゴキシン様免疫反応疑似物質 digoxin-like immunoreactive substances（DLIS）が認められる場合がある．蛍光偏向免疫測定（FPIA）法などの酵素免疫法で，血中ジゴキシン濃度の測定時では，DLIS の影響を評価しなければならない．すなわち，実際の血液中ジゴキシン濃度よりも高値に出る可能性があるため，測定値の評価を十分検証しなければならない．また，センソを含む薬剤（例：救心^{TM}）やカンレノ酸製剤の服用時においても測定値が上昇する場合がある．これらの物質はジゴキシン様物質を含むため，FPIA 法では交差反応を示す場合がある．したがって，ジゴキシン投与時ではセンソを含む薬物の服用は避けることが重要である．

2.1.5　ジゴキシンの TDM の実際

1　ジゴキシンとキニジンの相互作用の症例（図 2.5）

　ジゴキシンとキニジンの相互作用は古くから知られている．そのメカニズムも腎尿細管における P 糖タンパク質によるジゴキシンの輸送をキニジンが阻害することも知られている．A 図の症例は年

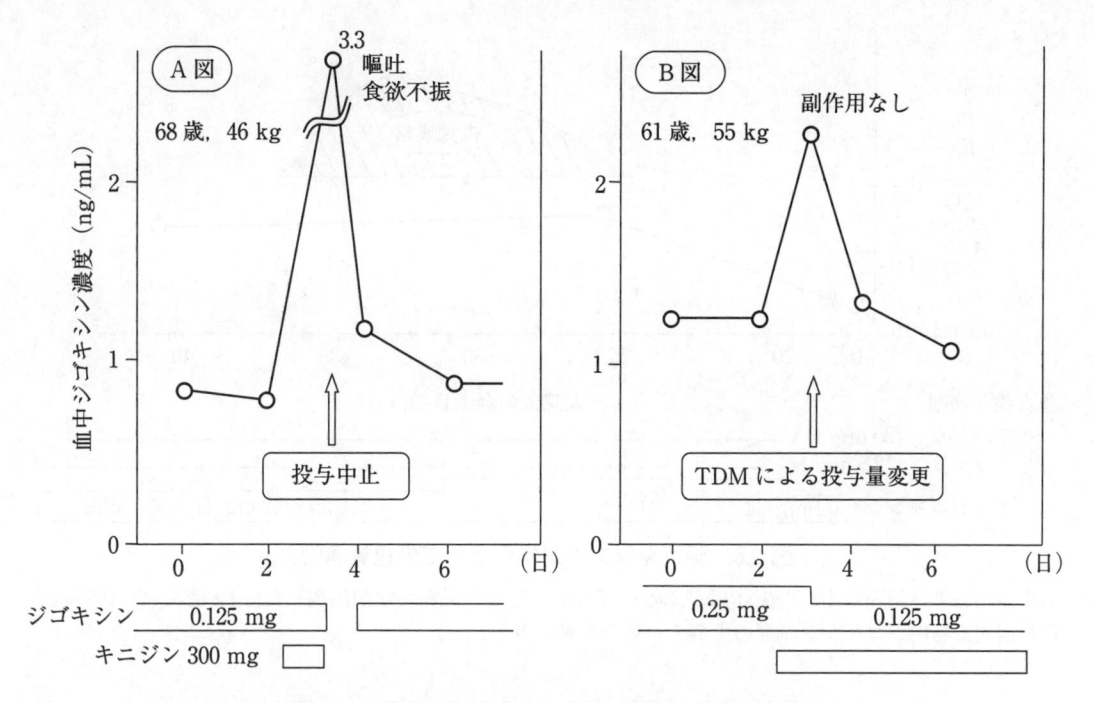

図 2.5 ジゴキシンとキニジン併用による TDM

齢 68 歳，体重 46 kg，女性．腎機能は血清クレアチニン（S_{cr}）が 0.8 mg/dL で正常であった．ジゴキシン維持投与量 0.125 mg/日であったが，キニジン 300 mg/日を併用後，食欲不振，嘔吐を訴え，その時の血中ジゴキシン濃度は 3.3 ng/mL と副作用域であった．当然の結果であるが，併用中止した結果，副作用も解消し，血中ジゴキシン濃度も低下した．一方，B 図の症例は年齢 61 歳，体重 55 kg，男性．腎機能は S_{cr} が 0.8 mg/dL で正常であった．ジゴキシン維持投与量は 0.25 mg/日であった．キニジン 300 mg/日を併用 2 日後，血中ジゴキシン濃度を測定した結果，2.1 ng/mL であった．本症例の場合，消化器症状や循環器における副作用が認められなかったが，血中濃度が有効治療濃度域を超えているため，ジゴキシンの投与量を 0.125 mg/日に減量した．その後，血中濃度をフォローした結果，1.25 ng/mL および 1.1 ng/mL で有効治療濃度域に入っていた．両症例を考えた場合，ともに血中濃度が倍増したが，前者では副作用が発現し，後者では発現が認められなかった．A 図の症例では血中濃度を測定しない場合においても，副作用が発現したことより，併用は中止できたと考えられるが，B 図の症例では血中濃度を測定しない場合では併用後もジゴキシンの維持投与量は変更されなかったと考えられる．また，投与量をそのまま維持した場合，後日副作用が発現した可能性が予測できる．したがって，B 図の症例ではジゴキシンの TDM が有効に利用できたと考えられる．

2 ジゴキシンによる視覚異常を訴えた症例（図 2.6）

症例は年齢 65 歳，体重 71 kg，女性．腎機能としては S_{cr} が 0.7 mg/dL で正常であった．僧帽弁狭窄，心房細動治療でメチルジゴキシン 0.1 mg/日，ベラパミル 120 mg/日，ワルファリンカリウム 2.5 mg/日にて治療中の入院患者であった．入院 10 日後，ジゴキシンの血中濃度は 0.7 ng/mL であった．この時点でジゴキシンによると考えられる副作用は発現していなかった．入院 10 日後，メチルジゴキシンの投薬量を 0.2 mg/日に増量した．血中ジゴキシン濃度は増量 6 日後で 1.4 ng/mL で有効治療濃度域を維持していた．また，消化器系あるいは循環器系の副作用の訴えおよび症状が認められなかった．その 5 日後，服薬指導時にジゴキシンによる一般的な副作用および視覚異常の説明をした

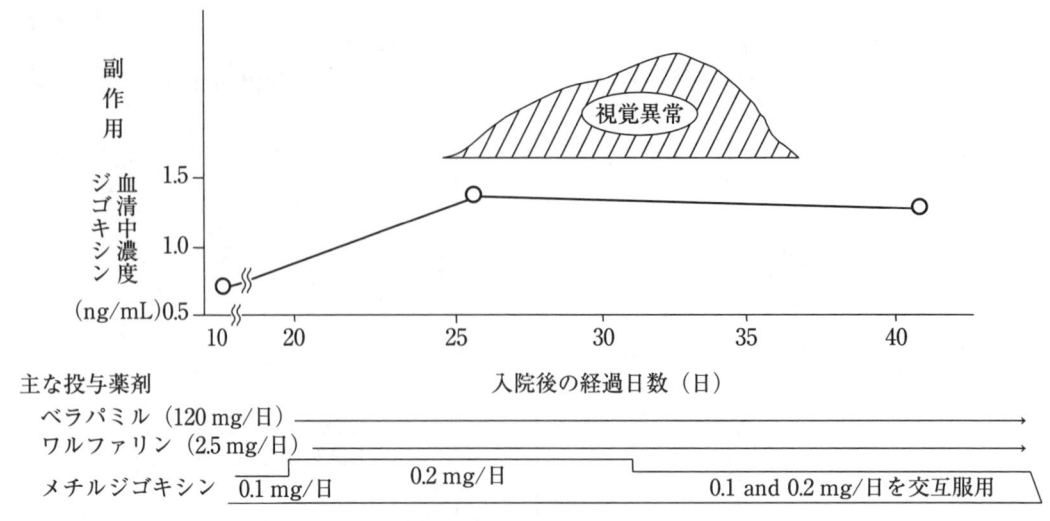

図2.6 ジゴキシンの副作用としての視覚異常

消化器系および循環器系への副作用が認められなかったが，視覚異常が出現した．P-糖タンパク質阻害に起因する脳内ジゴキシン濃度の上昇の可能性が疑われる．

結果，患者の訴えとして，近頃まぶしく，キラキラ感じるという訴えがあった．本症状は4〜5日前から少しずつ出現してきたとのことであった．しかし，食欲不振など消化器系や循環器系への副作用がないとのことであった．そこで，血中濃度としては有効治療濃度域ではあるが，ジゴキシンによる副作用としての視覚異常と判断し，メチルジゴキシンの投薬量（0.1 mg/日と0.2 mg/日を交互服用）を減量した．減量後約5日経過時点で副作用としての視覚異常は消失した．

本症例の場合，血中ジゴキシン濃度は有効治療濃度域に維持できているが，副作用，特に視覚異常が発現した．本機序としては以下のことが考えられる．ジゴキシンは一般に脳内への移行が少ないことで知られている．しかし，ジゴキシンの物性から考えれば脳内への移行は十分考えられる．それは血液脳関門に存在するP-糖タンパク質によるものであり，ジゴキシンが血管から刷子縁膜を通過して細胞内に入った後，再度P-糖タンパク質により血管内へジゴキシンが汲み出される結果として，ジゴキシンの脳内への移行が低くなったと考えられる．一方，ベラパミルはP-糖タンパク質阻害作用を有することが知られている．すなわち，P-糖タンパク質を阻害することで，血液中のジゴキシン濃度から予測される以上に脳内ジゴキシン濃度が上昇している可能性が考えられる．その結果として本症例の場合，視覚異常という脳を介したジゴキシンの副作用が発現したと考えられる．

本症例の場合のように，ジゴキシンとP-糖タンパク質阻害薬併用時では，単にジゴキシンの血中濃度が上昇するだけでなく，血中濃度と組織中濃度の平衡が変化することが考えられる．有効治療濃度域であっても脳を介する副作用出現の可能性が示唆される．

3 経時的なモニタリング

年齢52歳男性．体重68 kg．心不全治療でジゴキシン1回0.25 mg，1日1回，朝服用していた．腎機能は正常で血清クレアチニン値は0.7 mg/dLであった．また，ジゴキシンの血中濃度もトラフ値が0.8 ng/mLであり副作用もなかった．その後，アミオダロンが併用された．アミオダロン投与量は最初の2週間は1回200 mg，1日2回投与で，3週目より1回100 mg，1日2回の維持投与量であった．併用1か月程度までは副作用の訴えもなかったが，その後，軽い食欲不振を訴えるように

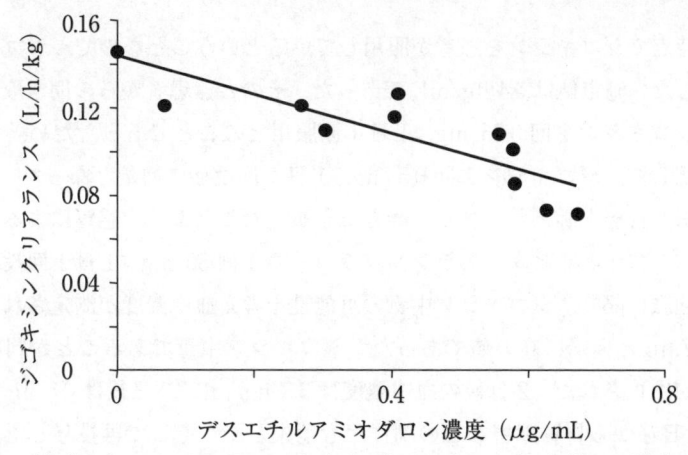

図2.7 ジゴキシンクリアランスと血中デスエチルアミオダロン濃度の関係

なり，血中濃度測定と解析の依頼があった．測定結果は1.7 ng/mLであり，ジゴキシンの副作用の可能性が示唆されたため，3日間のジゴキシン投与中止し，その後，ジゴキシンの投与量が半量に減量した．その結果，食欲不振も解消された．本症例はアミオダロン併用によりジゴキシンの血中濃度が上昇した結果，ジゴキシンによる副作用が発現した症例であるが，TDMにより適正投与量が設定できた症例である．

本症例はジゴキシンとアミオダロンの相互作用の症例であるが，その作用機序はP-糖タンパク質阻害である．しかし，本症例の場合，副作用の発現はアミオダロン併用1か月以上経過時点で発現している．この理由はアミオダロンの血中濃度の上昇は非常に緩慢であり，特にP-糖タンパク質阻害作用はアミオダロンよりも，むしろその活性代謝物デスエチルアミオダロンがはるかに強力であり，その血中濃度の上昇もまた緩慢である．一方，阻害作用はデスエチルアミオダロン濃度に比例するため，ジゴキシンとアミオダロン併用時では併用直後ではほとんど影響はないが，経時的に血中デスエチルアミオダロン濃度の上昇に伴い，相互作用の影響が出てくる．図2.7に血中デスエチルアミオダロン濃度とジゴキシンクリアランスの関係を示した．本症例のように，併用後1か月以上経過後に相互作用による影響が現れる場合もある．したがって，本症例のような場合では，ジゴキシン血中濃度や副作用の発現を経時的にモニタリングする必要性がある．本症例のように，相互作用の影響度は時間のパラメーターも考慮しなければならない．相互作用の機序を考慮してモニタリングを実施しなければならない．

4 コンプライアンスとTDM

TDM実施時の大きな問題の一つに，患者の服薬コンプライアンスの評価があげられる．コンプライアンスが正確でない場合，TDM時点の投与量を基本に次の投与量を設定した場合，かえって危険な結果に陥る可能性がある．したがって，TDM実施時においては投与設計時，患者に対して十分な説明を行って理解が得られなければならないと同時に，コンプライアンスの評価が非常に大きな問題となる．以下，コンプライアンスが問題となった症例を提示し，問題点を考えてみる．

> **症例** 年齢75歳女性．体重45 kg．この患者はある病院で基礎疾患として心不全治療を受けていたが，感冒により別の近隣の病院に受診した．その時の診断結果より，感冒よりもむしろ心不全の悪化を指摘され，心臓の専門病院に搬送になった．搬送病院で緊急入院とな

り，その時点でジゴキシンを患者が服用しているということなので，ジゴキシンの血中濃度を測定した．測定値は 0.4 ng/mL であった．そのとき患者からの聞き取りなどにより，それまでジゴキシン 1 回 0.25 mg，1 日 1 回服用とのことであったため，ジゴキシンの有効域を考慮して，ジゴキシン 1 回 0.5 mg，1 日 1 回投与に増量となった．2 日目より患者は食欲不振，胃痛を訴えた．また，吐き気を訴えたことより，感冒による可能性を考え，プロトンポンプインヒビターのランソプラゾール 1 回 30 mg，1 日 1 回投与となった．入院 3 日後徐脈に陥り，ジゴキシン中毒の可能性を考え血中濃度が測定された．早朝服用前で 6.4 ng/mL と極端に高い値であった．ジゴキシン中毒であることが判明し，ジゴキシンの投与が中止された．2 日後の血中濃度は 3.3 ng/mL，7 日後は 0.8 ng/mL であった．中止 3，4 日後から胃腸障害などの副作用も消失した．そこで再投与した．投与設計はジゴキシン中止後の血中濃度測定値より消失速度係数を算出，トラフ値が 0.75 ng/mL で副作用もなく退院となった．分布容積を 7 L/kg，ジゴキシンの生物学的利用能を 0.8 として，血中濃度を 0.8 ng/mL に維持するための投与量を算出した結果，維持投与量は 0.1 mg/日であった．そこで投与中止 7 日目より 0.1 mg，1 日 1 回投与で維持した．その後，再度血中濃度を測定した結果，トラフ値が 0.75 ng/mL で副作用もなく退院となった．

[解説]

本症例は TDM の失敗例であるが，非常に多くの問題点が示唆される症例である．大きな問題点 3 点を下記に記した．

1) ジゴキシン初期投与量設定のミス：TDM の実施
2) 患者のコンプライアンス不良：服薬の指導
3) TDM のミス：データの妥当性の判断ミス

本症例は結果的には維持投与量 0.1 mg/日が適正な投与量であったが，最初の病院での投与量は 0.25 mg/日であった．それでは，なぜ最初の投与量が 0.25 mg/日で維持されてしまったのかが疑問である．実は患者は最初の病院でジゴキシンを 0.25 mg/日処方されたが，服用後，食欲不振を経験したため，患者自身でジゴキシンの服用を中断し，その後，時々服用するようになったとのことである．いわば，poor コンプライアンスに陥った患者である．この場合，最初から TDM を実施していれば適正な投与量の設定が可能となり，その後の不幸な結果がなかった可能性が考えられる．また，副作用が出た段階で，患者が医療従事者に対して副作用を訴えていたら，ジゴキシンの投与量が減量になった可能性も考えられる．あるいはジゴキシンを投与した段階で，患者に対して副作用に対するインフォームド・コンセントが十分行われていれば，ジゴキシンの投与量が減量となった可能性も示唆される．しかし，本症例において最も重大な問題は，入院時血中ジゴキシン濃度測定結果より 0.4 ng/mL という値を十分に評価することができず，ジゴキシンの投与量が増量されたことである．すなわち，年齢 75 歳，体重 45 kg の女性患者で腎機能が正常であってもジゴキシンの投与量が 0.25 mg/日で血中濃度が 0.4 ng/mL という非常に低値になっているということの妥当性の判断に大きな誤りがあったと考えられる．TDM 実施により患者個々の投与量の設定が可能になり，医薬品適正使用においては非常に有用なツールではあるが，本症例の場合では血中濃度測定によりかえって不適正な投与量が設定されてしまった．すなわち，測定値の評価ミスが TDM の失敗を招いたといえる．したがって，TDM 時においてはデータの適正な評価とそれによる投与設計が最も重要であり，その点を十分理解した上で投与量の設定を行わねばならない．測定値の裏に隠れた情報を判断できなけれ

ば，本症例のような不幸な結果になる可能性がある．本症例は，TDM 時における測定値の解釈に関する大きな示唆を与える症例でもある．ジゴキシンの投与経験の少ない場合，このような結果を招く可能性も考えられる．したがって，TDM 実施には経験も非常に重要な因子である．また，ジゴキシンは腎排泄型薬物であり，腎機能を指標とした初期投与ノモグラムが報告されているため，そのような情報を利用することも推奨される．

2.2 抗てんかん薬の投与設計

　てんかんの薬物療法は，単剤療法が基本で，かつ，てんかんの発作型に適した副作用の少ない抗てんかん薬を選択することである．てんかん発作は部分発作型と全般発作型に大別される．てんかん発作型に対する代表的な抗てんかん薬を表 2.2 に示す．

　しかし，抗てんかん薬は，実際には長期間，多剤併用されることが多いので，副作用や薬物相互作用を最小限に抑えるために，その薬物動態の特徴を把握することに加え，個々の患者における TDM（therapeutic drug monitoring）が有用である．抗てんかん薬の TDM の目的としては，① 抗てんかん薬の無効時の原因判定，② 発作の再発時の原因判定，③ 副作用発現時の原因判定，④ コンプライアンスの判定，⑤ 抗てんかん薬の投与量や他の抗てんかん薬へ変更後の効果判定，⑥ 急性中毒時の予後の判定，などがある．

　抗てんかん薬は経口投与後よく吸収され，生物学的利用能が高く，そのほとんどが肝臓中の酵素によって代謝されるので，その薬物動態は肝機能や肝薬物代謝活性に左右される．通常，抗てんかん薬は単剤で開始されるが，多剤併用を余儀なくされることが多い．多くの抗てんかん薬は肝シトクロム P450（CYP）分子種によって代謝を受けること，また，酵素誘導作用を有する（フェニトイン，フェノバルビタール，カルバマゼピン，プリミドン）ことから，多剤併用時には代謝過程における薬物

表 2.2 てんかん発作型と抗てんかん薬

発作型			第一選択薬	第二選択薬	無効薬
部分発作	単純部分発作		カルバマゼピン	バルプロ酸，フェニトイン	エトスクシミド
	複雑部分発作		カルバマゼピン	バルプロ酸，フェニトイン	エトスクシミド
	二次性全般発作		カルバマゼピン	バルプロ酸，フェニトイン	エトスクシミド
全般発作	欠神発作		バルプロ酸	フェニトイン，カルバマゼピン	フェノバルビタール，フェニトイン
	ミオクロニー発作		バルプロ酸	フェニトイン，カルバマゼピン	カルバマゼピン，フェニトイン
	強直間代発作	成人	バルプロ酸	フェニトイン，カルバマゼピン	エトスクシミド
		小児	フェノバルビタール	フェニトイン	
その他	新生児発作		フェノバルビタール	フェニトイン	

表 2.3 主な抗てんかん薬の薬物動態パラメーター

薬物	消失半減期 (h)			分布容積 (L/kg)	タンパク結合率 (%)	有効血中濃度 (μg/mL)	定常状態到達時間(日)	主要代謝酵素
	新生児	小児	成人					
フェニトイン	10〜60	5〜14	12〜36	0.64	90	10〜20	4	CYP2C9
フェノバルビタール	120	37〜73	40〜136	0.54	45	10〜25	20	CYP2C9
カルバマゼピン	8〜28	14〜27	14〜27	1.4	70〜80	4〜12	4〜6	CYP3A4
バルプロ酸	10〜67	8〜15	6〜15	0.2	90	50〜100	2〜4	UGT
プリミドン	−	5〜11	8〜12	0.59	20	3〜12	2〜7	CYP3A4
ゾニサミド			63	1.2	50	15〜40	7〜10	UGT
クロナゼパム		20〜40	20〜40	3.2	86	0.02〜0.07	4〜6	CYP1A2
エトスクシミド	−	20〜60	20〜40	2.5	0	40〜100	10	CYP3A4

UGT：UDP-グルクロノシルトランスフェラーゼ

相互作用が発現する可能性のあることを理解しておく必要がある．

　これまでに，バルプロ酸，カルバマゼピン，フェニトインおよびゾニサミドなどの抗てんかん薬については，日本人における母集団薬物動態パラメーターが解析され，設定された有効域に患者の血中濃度を維持するように個別投与設計を行うことが容易になった．現在では，抗てんかん薬の投与量，血中濃度，併用薬や患者の生理的要因，病態的要因等に加えて，各種薬物代謝酵素や薬物トランスポーターの遺伝子型に基づいた薬物治療の最適化が図られている．

　抗てんかん薬の投与設計で注意すべきことは，治療有効濃度域はあくまでも目安と考え，治療有効濃度域以下でも発作のコントロールが良好であるならば増量は不要であるということである．また，副作用がなければ治療有効濃度域以上の濃度であっても問題ない場合があることを理解した上でTDMを行うべきである．主な抗てんかん薬の薬物動態パラメーターを表2.3に示す．以下に，代表的な抗てんかん薬の薬物動態学的特性と薬物投与設計について概説する．

2.2.1　フェニトイン

　フェニトイン phenytoin は，単純部分発作や急性けいれん発作に対して多く用いられるが，複雑部分発作に対してはカルバマゼピン，バルプロ酸あるいはクロナゼパムなどと併用されることが多い．フェニトインは剤形として注射剤，細粒剤および錠剤が市販されているが，いずれの経口製剤もほぼ完全に消化管から吸収され，投与後3〜4時間で最高血中濃度に到達する．フェニトインは脂溶性が高く，組織への移行性に優れ，静脈内投与後20〜30分で脳内に移行するといわれている．フェニトインの分布容積は約0.7 L/kgである．タンパク結合率は約90%と高いため，体内動態に及ぼすタンパク結合率の影響は大きい．フェニトインのタンパク結合率は新生児，低アルブミン血症患者，尿毒症患者で低下する．例えば，尿毒症患者ではタンパク結合率が低下することによって分布容積が著しく増加する（2 L/kg）．フェニトインの脳内濃度は非結合形濃度とよく相関することが報告されている．フェニトインの髄液中濃度は血中の非結合形濃度に等しい．

　フェニトインは主にCYP2C9により，一部はCYP2C19により代謝される．主な代謝物は5-(p-ヒドロキシフェニル)-5-フェニルヒダントイン（p-HPPH）で，その大部分はグルクロン酸抱合されて尿中や胆汁中に排泄される．p-HPPHに代謝される過程においては有効濃度域内で飽和することが知られている．すなわち，フェニトインの血中濃度が低濃度域では濃度と投与量の間に比例関係が認められるが，有効血中濃度（10〜20 μg/mL）付近では代謝が飽和し非線形性の血中濃度を示

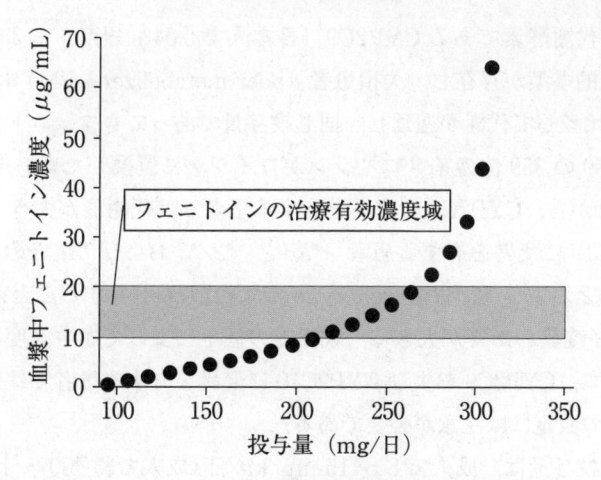

図 2.8 フェニトインの投与量と血中濃度の関係

す．したがって，投与量がわずかな増加であっても血中濃度が急激に上昇し中毒域に到達する危険性がある（図 2.8）．一般に，非線形性を示す投与量の目安は 200 mg/日である．フェニトインは血中濃度が 20 μg/mL を超えると複視，眼球振盪，30 μg/mL を超えると運動失調，歩行困難，40 μg/mL を超えると傾眠，構音障害，70 μg/mL を超えると意識障害などの重篤な中毒症状が生じる．このような体内動態と副作用をもつために，フェニトインの投与設計にあたっては TDM を行いつつ，十分な注意のもとで投与量の調節を行うことが不可欠とされている．

フェニトインの代謝はミカエリス・メンテン Michaelis-Menten 式に基づいて次のように表される．酵素反応で V は代謝速度，S は基質濃度とすると，

$$V = \frac{V_{\max} \cdot S}{K_m + S} \longrightarrow D = \frac{V_{\max} \cdot C_{ss}}{K_m + C_{ss}} \quad (1)$$

D は投与量，C_{ss} は定常状態における血中フェニトイン濃度，$V_{\max}$ は患者固有のフェニトインの最大代謝速度，K_m はみかけのミカエリス定数を表す．K_m は $V_{\max}$ の半分の代謝速度のときのフェニトインの血中濃度を表す．この投与量を超えるあたりから血中濃度は急激に上昇する．$V_{\max}$ と K_m の値を用いて個々の患者のフェニトインの至適投与量を決めることができる．フェニトインの薬物動態パラメーターを表 2.4 に示す．なお，（1）式を変形した（2）式を用いて，x 軸に［投与量 / 血中濃度］を，y 軸に［投与量］をプロットすることによって，y 切片から $V_{\max}$ を，傾きから K_m を求めることができる．

$$D = -K_m \frac{D}{C_{ss}} + V_{\max} \quad (2)$$

フェニトインの代謝速度はフェノバルビタールやカルバマゼピンと同様に，成人よりも幼児（生後 1〜12 か月）や小児において速く，新生児・乳児における代謝速度は幼児・小児よりも遅い．

表 2.4 フェニトインの薬物動態パラメーター

生物学的利用能 (%)	タンパク結合率 (%)	クリアランス		分布容積 (L/kg)	半減期 (h)
		K_m (μg/mL)	$V_{\max}$ (mg/day/kg)		
100	90	4 (1〜20)	7 (5〜15)	0.65	血中濃度により異なる

フェニトインの主要代謝酵素である CYP2C9（日本人で 0.04% 程度）および CYP2C19（日本人で 20% 程度）には遺伝的多型が存在し，欠損患者（poor metabolizer：PM）は正常患者（extensive metabolizer：EM）と比較して代謝が遅延し，同じ投与量であってもフェニトインの血中濃度が高くなる．例えば，CYP2C9 の 359 位のイソロイシンがロイシンに置換した変異を有する患者では V_{max} が約 40% 低下することから，CYP2C9 に変異を有する患者では代謝能が大きく低下すると報告されている．一方，CYP2C19 に変異を有する患者（*2/*2，*2/*3 および *3/*3 の genotype）では，K_m が約 50% 上昇し，*1/*2 および *2/*3 の genotype では約 20% 上昇することから，高投与量においては CYP2C19 の遺伝子変異の影響が大きく，代謝能の低下によって血中濃度の上昇が起こると報告されている．したがって，CYP2C9 および CYP2C19 に変異を有する患者では代謝能が大きく低下すると考えられ，投与量の設定には注意が必要である．

経口投与による初回投与量は，成人で 8～15 mg/kg/日（成人で約 400～1,000 mg/日）を 1 日 3 回に分割して投与することが一般的である．フェニトイン注射液は，プロピレングリコールが添加されているので心毒性に注意することに加え，また，注射液は強アルカリ性（pH 12）であるため組織障害や血管外漏出による壊死が起こる危険性があるので動注，皮下注，筋注は避け，静注で使用する．静注の場合は，徐脈・心室ブロック，呼吸抑制，血圧低下が現れることがあるため，および，静注静脈炎や血管痛を回避するために注入速度をできるだけ遅くする（＜50 mg/分）．また，過剰投与の防止のために，初回投与量を 100～150 mg/日とし，以後 1～2 週間ごとに 1 日量を 50～100 mg 増量していく方法もある．初回投与を行った後は維持投与量（成人で 200～400 mg/日）を行う．

フェニトインの投与設計を行うための採血時間は，治療している疾患の程度や患者の臨床状態によって異なる．フェニトインを急速に治療域に到達させ，維持することが必要な患者の場合には，通常治療開始後 2～3 日の間にフェニトイン濃度をモニターするほうがよい．2 回目のフェニトイン濃度は，通常 1 回目の測定から 3～5 日後に測定し，そのときにフェニトインの維持量を調節する．フェニトインの血中濃度が 3～5 日の間に変化がみられない場合には，モニタリングは通常 1 週間に 1 回の間隔で行う．患者の状態が安定し長期治療に移行した場合は，一般的に 3～6 か月の間隔でモニターすればよい．静脈内投与の場合は，投与終了後 1～2 時間以内の採血は分布がまだ終了していないので避けるべきである．投与量変更時，多剤併用開始および中止時，投与剤形変更時などでは，血中濃度が変動することがあるので，TDM に基づいて投与量を調節する．また，TDM の測定値は血中総薬物濃度（結合形＋非結合形濃度の和）であるため，血清アルブミン濃度が低下した病態（低アルブミン血症）では，非結合形濃度を考慮する必要がある．さらに，フェニトインの有効治療濃度域は，血中総薬物濃度では 10～20 μg/mL であるのに対し，非結合形濃度では 0.5～2 μg/mL といわれていることから，血清アルブミン濃度が低下した場合，フェニトインの血中総濃度は低下する一方で，非結合形分率が増加するため，絶対的な非結合形濃度は変化しない（図 2.9）．例えば，フェニトインの全身クリアランスは血漿中の非結合形分率の増加に伴って増加すること，また，尿毒症患者やネフローゼ患者においては，フェニトインの肝クリアランスが増加することが報告されている．これは尿毒症によって血漿中に蓄積した有機酸との競合拮抗，また，ネフローゼによる血清アルブミン濃度の低下によって，血漿中非結合形分率が増大するためである．したがって，予測した非結合形濃度が治療濃度域内であるならば投与量を変更する必要はない．

フェニトインは，主にタンパク結合率の高い薬物の代謝に関与する酵素である CYP2C9 によって代謝されるので，CYP2C9 の基質や阻害薬との併用で血漿中濃度が上昇する危険性がある．主に CYP2C9 によって代謝されるワルファリンカリウムと併用した場合，CYP2C9 に対する親和性はワル

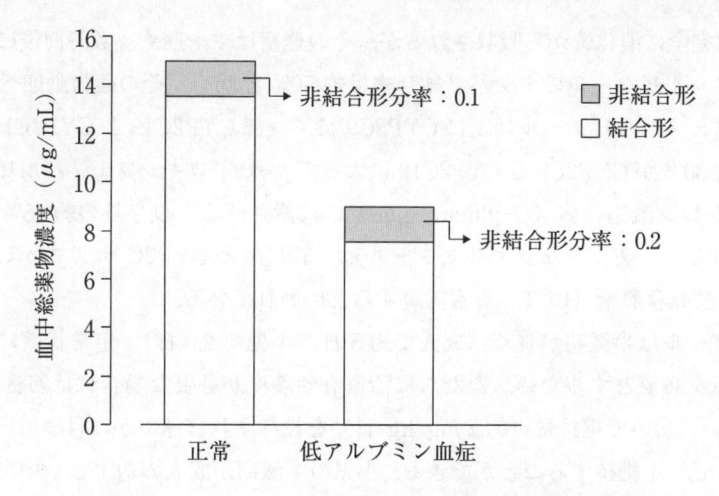

図 2.9 フェニトインの血中総薬物濃度と非結合形分率
非結合形分率は増加したが，絶対的な非結合形薬物濃度は同じである．

ファリンカリウムのほうが高いためフェニトインの代謝が競合的に阻害される．その結果として，フェニトインの血中濃度が上昇し副作用が発現する可能性がある．また，CYP2C9 阻害薬（サルファ剤など）や CYP2C19 阻害薬（オメプラゾールなど）はフェニトインの代謝を阻害することによって，フェニトインの血中濃度が上昇し副作用が発現する可能性もある．一方でフェニトインの代謝酵素を誘導する作用をもつ薬物との併用により，フェニトインの血中濃度が低下し効果が減弱することもある．さらにフェニトイン自身も酵素誘導作用を有し，その中でも CYP3A4，CYP2B6，CYP1A2 などを誘導することが知られているため，この分子種の基質となる薬物と併用した場合，併用薬の代謝を促進し血中濃度を低下させることがある．例えば，フェニトインは主に CYP3A4 で代謝される経口避妊薬の代謝を促進し，避妊効果がみられないことがあるので，フェニトインと経口避妊薬の併用には注意すべきである．また，フェニトインは，シクロスポリンの主要代謝酵素である CYP3A4 を誘導することによってシクロスポリンの血中濃度を低下させるとの報告があることから，シクロスポリン投与中に，これら抗てんかん薬を併用する場合には，血中濃度を頻回に測定してシクロスポリンの投与量を調節する必要がある．

　フェニトインは弱酸性薬物で主に血漿アルブミンと結合し，そのタンパク結合率が高い．バルプロ酸ナトリウムは血清アルブミンの結合部位においてフェニトインと競合するため，フェニトインのタンパク結合が阻害される．その結果，フェニトインの総薬物血中濃度（結合形＋非結合形濃度の和）の低下がみられる．ここでは血中総濃度の変化を誤って解釈しないよう注意が必要である．この場合，前述したように非結合形濃度は変化しないため，推定非結合形濃度が治療域であれば，投与量の変更は必要ない．したがって，総薬物血中濃度の低下に基づき投与量を増加すると，フェニトイン中毒を引き起こす可能性もあるため，フェニトインの TDM では非結合形濃度の予測を行うことが重要となる．

2.2.2 フェノバルビタール，プリミドン

　フェノバルビタール phenobarbital は，単純部分発作，強直間代発作やミオクロニー発作の治療に用いられる．フェノバルビタールは，剤形として注射剤，錠剤および坐剤が市販されている．経口製

剤はいずれもほぼ完全に消化管から吸収されるが，その速度はやや遅く，数時間後に最高血中濃度に到達する．フェノバルビタールのタンパク結合率は約50%と低く，その薬物動態への影響は小さいと考えられる．フェノバルビタールは主にCYP2C9に，一部CYP2C19とCYP2E1によって代謝される．投与量の約30%がCYP2C9とCYP2C19によってp-ヒドロキシフェノバルビタールとなり，その60%がグルクロン酸抱合体（O-glucuronide）に代謝される．投与量の約25%が未変化体として尿中に排泄される．一方，フェノバルビタールはCYP3AとCYP2Cサブファミリーに加えて，UDP-グルクロン酸転移酵素（UGT）をも誘導するといわれている．

フェノバルビタールは半減期が長く（成人で約5日，小児で2.5日），定常状態に到達するまでに長時間（数週間）を必要とするため，ただちに治療有効濃度が必要な場合には初日負荷投与（約15 mg/kg/日）を行い，次いで維持量（約2 mg/kg/日）を投与すれば速やかに目標の定常状態の血中濃度（10〜25 μg/mL）を維持することができる．小児の半減期が成人の約1/2（クリアランスが2倍）であることから，小児の維持量は約4 mg/kg/日に増量する必要がある．

フェノバルビタールの母集団薬物動態解析によると，フェノバルビタールの投与量と定常状態における血中濃度は比例し，その体重当たりのクリアランスは単剤投与時，カルバマゼピンあるいはバルプロ酸ナトリウム併用時のいずれにおいても体重の増加に伴って低下することが示されている．また，CYP2C19に変異を有する患者（*2/*2および*2/*3のgenotype）では，フェニトイン併用時のフェノバルビタールのクリアランスは約20%低下すると報告されている．したがって，CYP2C9およびCYP2C19に変異を有する患者，また，フェニトイン併用患者ではフェノバルビタールの薬物動態が変動することに注意すべきである．

プリミドン primidoneは，単純部分発作や強直間代発作の治療に用いられる．プリミドンは経口投与後速やかに，ほぼ完全に吸収される．その最高血中濃度は投与後約2〜3時間で到達する．プリミドンは，主にCYP2C9とCYP2C19によって代謝される．プリミドンは活性体であるフェノバルビタール（約25%）と弱い活性を有するフェニルエチルマロンアミド phenylethylmalonamide（PEMA）（約35%）に代謝され，残りの約45%が未変化体として尿中に排泄される．したがって，プリミドンは他の抗けいれん薬と異なり，腎機能障害時においてはクレアチニンクリアランス値に基づいた投与量の調節が必要である．プリミドンとPEMAのタンパク結合率はフェノバルビタールのそれよりも低いので，その薬物動態に対するタンパク結合率の影響は無視できると考えられる．プリミドンはフェノバルビタールと同様に，CYP3AとCYP2Cサブファミリーを誘導するといわれている．

PEMAの半減期はフェノバルビタールのそれと比較して著しく短い（約15時間）．したがって，主要活性代謝物であるフェノバルビタールの半減期が長いことから，てんかん発作をコントロールできるまでに数週間かかることを考慮して，フェノバルビタールの血中濃度をも測定して投与量を調節する必要がある．プリミドンの治療有効濃度域は3〜12 μg/mLである．プリミドンは半減期が短い（成人で約8時間）ため，投与開始約2日後には定常状態に到達する（図2.10）．

フェノバルビタールなどのバルビツール酸系はCYP2C9，CYP2C19およびCYP3A4を誘導する．フェノバルビタールはCYP2C9で代謝されるワルファリンの代謝を促進することによって，効果を減弱させる危険性がある．この効果を相殺するためには，ワルファリンの投与量を増やす必要がある．ワルファリンの増量後にフェノバルビタールの投与を中止すると，ワルファリンの濃度が劇的に上昇して，出血傾向の危険性が高まるおそれがある．このような場合は，患者の血液凝固能 international normalized ratio（INR）を頻繁にモニターし，ワルファリンの投与量を調節する必要

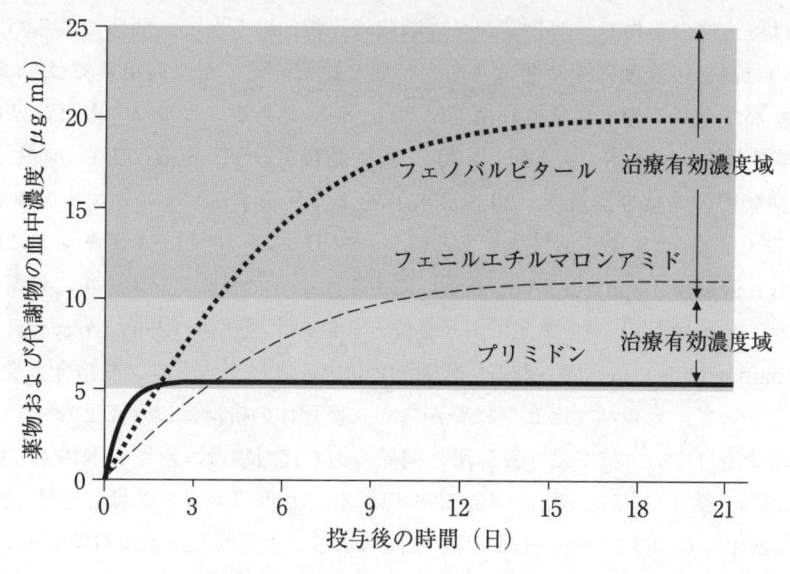

図 2.10 プリミドン投与後のプリミドンとフェノバルビタールの血中濃度推移

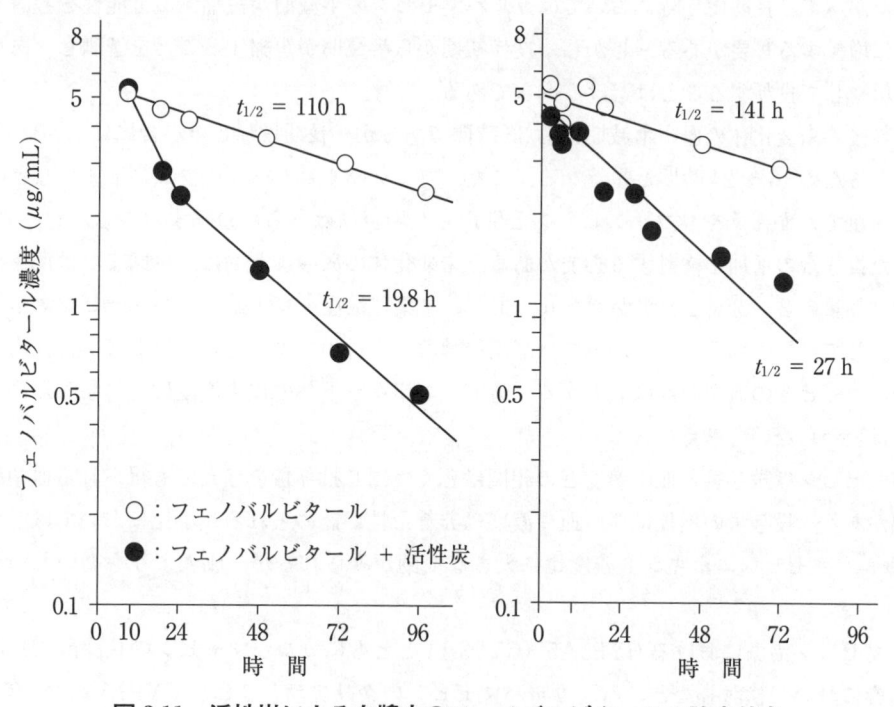

図 2.11 活性炭による血漿中のフェノバルビタールの除去効率

がある．

　フェノバルビタールの過剰投与や薬物相互作用による血漿中濃度が著しく高い場合の処置法として，フェノバルビタールが弱酸性薬物である特性を生かした尿アルカリ化と活性炭の経口投与の有用性が報告されている（図 2.11）．

2.2.3 カルバマゼピン

　カルバマゼピン carbamazepine は，部分発作の第一選択薬で，三叉神経痛にも有効である．カ

ルバマゼピンは難溶性の薬物で，消化管からの吸収は比較的緩やかで，個体によるバラツキが大きく，常用量での最高血中濃度到達時間は4〜8時間と比較的遅いが，高用量では24時間になることもある．カルバマゼピンの生物学的利用能は70〜80%である．カルバマゼピンは血漿中のアルブミンやα_1-酸性糖タンパク質（AAG）と70〜80%結合するが，組織に広く分布し，唾液中の未変化体濃度は血漿中の非結合形濃度（20〜30%）をよく反映する．カルバマゼピンは，主としてCYP3A4およびCYP3A5により活性体であるカルバマゼピン-10,11-エポキシドに代謝され，さらにEPHX1（microsomal epoxide hydrolase）によりカルバマゼピンジオールに代謝されるといわれている．また，一部はCYP1A2などにより2位と3位の水酸化体（2-hydroxycarbamazepine, 3-hydroxycarbamazepine）に代謝される．代謝物のほとんどはグルクロン酸抱合を受け，尿中に排泄される．したがって，カルバマゼピンは腎からの未変化体の排泄はほとんどなく，その薬物動態は腎機能に影響を受けない．抗てんかん作用と関係のある代謝物はエポキシド体で，血漿中に約10%，脳内に約75%，髄液に45%，乳汁中に50%現れる．カルバマゼピンはCYP1A2，CYP2B6，CYP2C9，CYP2C19，CYP3A4を，一部UGTを誘導する．すなわち，カルバマゼピンは投与3〜5日で自己の代謝酵素を誘導（自己誘導）するため，長期投与時では血中のカルバマゼピン濃度は低下する．したがって，長期投与時においてはカルバマゼピンの半減期が短縮する可能性を考慮して投与量を徐々に増量する必要がある．しかし，投与初期から半減期が短縮することを予測し，あらかじめ投与量を増やして投与することは避けるべきである．

単回投与後の未変化体の血中半減期は約36時間であるが，長期投与した場合にはCYP3A4の自己誘導が起こるため16〜24時間と短くなる．また，フェノバルビタールやフェニトインなどの酵素誘導を起こす抗てんかん薬やリファンピシンと併用した場合にはさらに短縮する．したがって，TDMに基づいた投与量の増加を検討する必要がある．未変化体の尿中排泄率は，単回または反復投与にかかわらず投与量の2〜3%とわずかであり，主として薬理活性を有するカルバマゼピンエポキシド等の代謝物として排泄される．したがって，酵素誘導薬との併用によりカルバマゼピンの代謝が促進され，カルバマゼピンの血中濃度は低下する一方で，エポキシド体の血中濃度は上昇するため，抗けいれん作用は変わらないと考えられる．

カルバマゼピンは投与量と血中濃度との相関は悪く，同じ投与量を与えても得られる血中濃度には大きな幅があり，投与量の増加に伴い血中濃度は非線形性が認められる．小児においては，カルバマゼピン/カルバマゼピンエポキシド濃度比に大きな変動がみられるが，成人よりも高いといわれている．

カルバマゼピン治療におけるCYP3A5（CYP3A4とともにカルバマゼピンの代謝酵素）の遺伝子多型の影響について検討したところ，カルバマゼピンのクリアランスは肝CYP3A5の酵素活性を有する患者よりもCYP3A5を発現しない遺伝子型 *CYP3A5*3/*3* を有する患者において有意に高くなることが報告されている．

カルバマゼピンは主にCYP3A4によって代謝されることから，CYP3A4阻害薬（ジルチアゼム，エリスロマイシン，クラリスロマイシン，イソニアジドなど）やCYP3A4で代謝される薬物との併用によりカルバマゼピンの代謝が阻害され，血中濃度が上昇して，眠気，悪心・嘔吐などの副作用が起こる危険性がある．一方，セントジョーンズワート St. John's wort やリファンピシンなどのCYP3A4誘導薬との併用によりカルバマゼピンの代謝が促進され，血中濃度が低下するものの，活性代謝物であるカルバマゼピンのエポキシド体が増加するため，治療効果はあまり変化しない．また，カルバマゼピンは酵素誘導作用を有することから，CYP3A4，CYP2C9，CYP2D6などで代謝さ

表 2.5 カルバマゼピン（CBZ）の血中濃度を変化させる代表的な薬物

CBZ の血中濃度を上昇させる薬物	CBZ の血中濃度を低下させる薬物
エリスロマイシン	フェノバルビタール
クラリスロマイシン	フェニトイン
イトラコナゾール	プリミドン
フルコナゾール	バルプロ酸
ベラパミル	リファンピシン
シメチジン	テオフィリン
リトナビル	
フルボキサミン	
バルプロ酸	

れる薬物との併用により，併用薬の血中濃度を低下させ，効果を減弱させる．例えば，主に CYP2C9 による代謝を受けるワルファリンとの併用で，ワルファリンの代謝が促進されるため，併用時には定期的な INR のモニタリングの上，ワルファリンの投与量を調節する必要がある．また，カルバマゼピン長期服用患者で経口避妊薬を服用する場合には経口避妊薬の用量を増加する必要がある．カルバマゼピンは三叉神経痛や鎮痛補助薬としても繁用されていることを考慮すると，それ自身の血中濃度を定期的に測定することに加え，併用薬をも考慮した投与設計の調節が不可欠である．

カルバマゼピンの過剰投与や薬物相互作用による血漿中濃度が著しく高い場合の治療法の一つとして，活性炭の経口投与（数回）の有用性が報告されている．一方，カルバマゼピンはタンパク結合率が高いこと，また，分布容積が大きいことから血液透析は除去効率が悪い．代謝過程における薬物相互作用によりカルバマゼピンの血中濃度を変化させる代表的な薬物を表 2.5 に示す．

2.2.4 バルプロ酸

バルプロ酸 valproic acid は単剤療法で全般発作すべてに有効で，第一選択薬であるが，単純部分発作や複雑部分発作に対してはカルバマゼピンに劣る．バルプロ酸は剤形としてシロップ剤，散剤および錠剤が市販されているが，いずれの経口製剤もほぼ完全に消化管から吸収される．しかし，その吸収速度は剤形によって異なることに注意しなければならない．バルプロ酸は肝初回通過効果を受けないので，生物学的利用能は，ほぼ100％である．例えば，バルプロ酸は徐放性製剤が広く用いられており，その体内からの消失速度に比べて吸収速度が小さくなる（フリップ・フロップ現象）．バルプロ酸は肝でほとんどが代謝され，未変化体の尿中排泄率は5％以下である．その主代謝経路はβ酸化とグルクロン酸抱合（UGT）代謝で，一部 CYP2C9 と CYP2C19 による代謝がある．その代謝物の中で，2-propyl-2-pentenoic acid と 2-propyl-4-pentenoic acid は親薬物と同等の抗けいれん作用を有する．前者は中枢毒性に，後者は肝毒性に関与するといわれている．

バルプロ酸は弱酸性薬物で，血漿中のアルブミンと強く結合する．タンパク結合率は治療濃度域で約 90％，治療濃度域（150 μg/mL）を超えると飽和するといわれている（濃度依存的）．バルプロ酸は速やかに組織（主に細胞外液）に分布し，その見かけの分布容積は 0.2 L/kg である．バルプロ酸は有機アニオン輸送担体を介して脳脊髄液内外へ輸送されるといわれている．バルプロ酸の全身クリアランスは主に肝固有クリアランスとタンパク結合率の影響を受ける．例えば，低アルブミン血症やネフローゼ症候群を伴う患者および血漿中アルブミン濃度が減少していることが多い高齢者では，非結合形薬物濃度は高くなる可能性があるので投与量を調節する必要がある．透析患者におけるバル

表 2.6　バルプロ酸の薬物動態特性

薬物速度論的パラメーター	
治療有効濃度域	50〜150 μg/mL
生物学的利用能（F）	100%
分布容積（V_d）	0.1〜0.4 L/kg
クリアランス（CL_{tot}）	成人：6〜8 mL/h/kg 小児：13〜18 mL/h/kg
半減期（$t_{1/2}$）	成人：10〜12 h 小児：6〜8 h
未変化体の尿中排泄率	1〜3%

プロ酸のタンパク結合率は血漿中アルブミン濃度に基づいて推定することができる．例えば，太田らは透析患者におけるバルプロ酸のタンパク結合率を予測するためのノモグラム［推定タンパク結合率 = 13.4 × アルブミン濃度 + 24.03］を提示している．このノモグラムから非結合形濃度が推定できる．この推定非結合形濃度が非結合形有効治療濃度域内（5〜10 μg/mL）であれば，総薬物濃度に関係なく投与量の変更は必要ない．

バルプロ酸の有効血中濃度は 40〜120 μg/mL といわれている．ただし，その下限が 50 μg/mL，上限が 150 μg/mL とする報告もある（50〜150 μg/mL）．バルプロ酸のクリアランスは成人（8 mL/h/kg）よりも小児において大きい（約 13 mL/h/kg）．また，バルプロ酸の TDM 解析は剤形および採血時間を考慮して行う必要がある．すなわち，速放製剤は服用後 2〜3 日，徐放製剤は服用後 4〜5 日で定常状態に到達するので，それぞれ 3 日および 5 日以降に採血し TDM 解析することが望ましい．なお，定常状態における血中濃度と抗けいれん作用は必ずしも一致しないことがあるので，投与後 1 週間以上の観察期間をもって効果を判定する必要がある．また，UDP-グルクロン酸転移酵素遺伝子（UGT1）に遺伝子多型が報告されていることから，バルプロ酸の代謝遅延に遺伝子多型が関与している可能性がある．バルプロ酸の薬物動態特性を表 2.6 に示す．

バルプロ酸の薬物動態に影響を与える薬物としては，カルバペネム系抗生物質（パニペネム・ベタミプロン，メロペネム三水和物，イミペネム・シラスタチンナトリウム，ビアペネム，ドリペネム水和物）がよく知られている．バルプロ酸はカルバペネム系抗生物質との併用で，その投与量と投与期間に比例して血中濃度が低下し，てんかんの発作が再発するおそれがあることから，両者の併用は禁忌である（図 2.12）．この相互作用の機序は明らかにされていないが，カルバペネム系抗生物質がバルプロ酸のグルクロン酸抱合反応を促進することによってバルプロ酸の血中濃度が低下するものと考えられている．最近，カルバペネム系抗生物質がバルプロ酸グルクロナイド抱合体からバルプロ酸へ脱抱合する酵素（acylpeptide hydrolase）を阻害するとの新たな知見が報告されている．また，バルプロ酸はカルバマゼピン，フェノバルビタール，プリミドンなどの抗てんかん薬と併用するとCYP2C9 の誘導により血中濃度が低下すること，エリスロマイシンやシメチジンと併用するとCYP2C9 の阻害により血中濃度が上昇することが知られている．一方で，バルプロ酸は主に CYP2C9 の基質であるフェニトイン，フェノバルビタール，カルバマゼピンや主に UGT によって代謝を受けるロラゼパムの代謝を阻害することによって血中濃度を上昇させるとの報告もある．バルプロ酸はアスピリンとの併用で非結合形薬物濃度が上昇する一方で，ジアゼパムやワルファリンの非結合形薬物濃度を上昇させることが知られている．したがって，バルプロ酸の TDM に基づいた投与設計は併用薬をも考慮して行う必要がある．

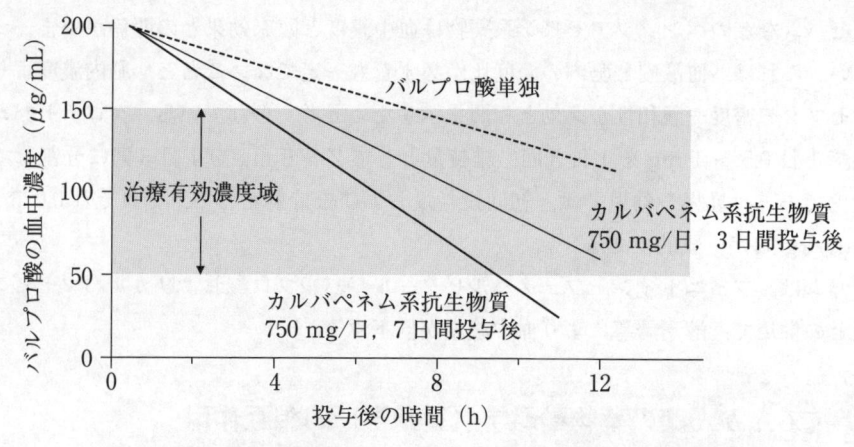

図 2.12 バルプロ酸とカルバペネム系抗生物質との相互作用

2.2.5 ゾニサミド

　ゾニサミド zonisamide は部分発作と欠神発作に対して第二選択薬として用いられる．ゾニサミドは剤形として散剤と錠剤が市販されているが，いずれの経口製剤もほぼ完全に消化管から吸収され，投与後約 5 時間で最高血中濃度に到達し，定常状態に到達するまでに約 7〜10 日を要する．ゾニサミドの分布容積は 1.2 L/kg で，タンパク結合率は約 50% と低く，その薬物動態に対するタンパク結合率の影響は無視できると考えられる．ゾニサミドは主に CYP3A4 によって代謝され，その代謝物（sulfamoylacetyl phenol）は UGT によって代謝される．ゾニサミドは投与量の約 35% が未変化体として尿中に排泄される．ゾニサミドは非線形性の体内動態を示す患者がいる．ゾニサミドの投与量と血中濃度の関係に飽和がみられるのは肝での代謝過程での飽和に加えて，ゾニサミドが赤血球に取り込まれやすい特徴を有することから，赤血球内分布の飽和によって血漿中濃度が上昇することが考えられている．小児におけるゾニサミドのクリアランスは成人に比べて高いことから，小児においてより高用量が必要である．ゾニサミドはフェニトイン，カルバマゼピンおよびバルプロ酸などの抗てんかん薬と併用すると，酵素誘導のため血中濃度が低下する．したがって，これら抗てんかん薬を減量する，あるいは併用を中止する際には血中濃度が上昇することに注意する．

2.2.6 クロナゼパム

　クロナゼパム clonazepam はベンゾジアゼピン系抗てんかん薬で，主にミオクロニー発作や脱力発作の治療に用いられることが多い．クロナゼパムは脂溶性が高い塩基性薬物で，剤形として散剤および錠剤が市販されている．いずれの経口製剤も消化管からの吸収が良好（> 80%）かつ速やかで，投与後約 2 時間で最高血中濃度に到達する．クロナゼパムの分布容積は 3.2 L/kg と大きく，脳内移行性が高い．タンパク結合率は約 90% と高く，その半減期は約 27 時間と長く，4〜6 日で定常状態となる．クロナゼパムは約 50〜60% が代謝され非活性体の 7-アミノ体および 7-アセチルアミノ体となり，最終的にグルクロン酸抱合体として尿中に排泄される．クロナゼパムの代謝には CYP3A4 が関与しているといわれている．他のベンゾジアゼピン系抗てんかん薬に，他の抗てんかん薬に効果不十分の難治性てんかんに他の抗てんかん薬との併用で用いられているクロバザム clobazam があ

る．クロナゼパムなどのベンゾジアゼピン系薬物は血中濃度と臨床効果との関係がいま一つ明らかになっていない．これは，血液内と脳内の濃度比が必ずしも一定でないことと，脳内濃度よりもむしろ脳内薬物レセプター密度や親和性が薬効と相関を示すためと考えられている．クロナゼパムの初回投与量は成人で1日0.5～1 mgを1日3回，維持量として2～6 mgを1日3回に分割して投与することが一般的である．乳児や幼児では，初回投与量および維持量として，それぞれ0.025 mg/kg/日および0.1 mg/kg/日が一般的である．

クロナゼパムは，フェニトイン，フェノバルビタール，バルプロ酸およびカルバマゼピンなどの抗てんかん薬との併用で，酵素誘導により血中濃度が低下する．

2.2.7 抗てんかん薬の薬物動態学（薬動学）的相互作用

フェニトイン，フェノバルビタール，カルバマゼピンなどの抗てんかん薬は，多種のCYP分子種（CYP1A2，CYP2C9，CYP2C19，CYP3A4など）を誘導するので，これらのCYPで代謝される薬物の代謝を促進することによって血中濃度を低下させ，薬効を減弱させる可能性がある．バルプロ酸においてはCYP2C9やCYP2C19を誘導する一方で，CYP2C9を阻害する作用を有するので，他の抗てんかん薬との併用には注意が必要である．また，バルプロ酸はUGTを阻害するので，主にUGTで代謝される薬物（ロラゼパムなど）の代謝を阻害する．したがって，特に治療域が狭く，あるいは強力な薬効を有するため厳密な薬物投与設計が要求されるワルファリン，抗癌薬，プロテアーゼ阻害薬，免疫抑制薬，抗不整脈薬，テオフィリンなどとの併用に注意が必要である．抗てんかん薬同士および併用薬による薬物動態学（薬動学）的相互作用を表2.7に示す．

抗てんかん薬の薬物動態学的相互作用の多くは代謝阻害あるいは誘導によるところが多いが，最近，抗てんかん薬が薬物を細胞内から細胞外に汲み出す代表的な排出トランスポーターであるP-糖タンパク質P-glycoproteinを誘導することが明らかにされている．例えば，カルバマゼピンはジゴキシンの血中濃度を低下させることが報告されているが，これはカルバマゼピンが腎臓あるいは小腸に発現しているP-糖タンパク質を誘導することによってジゴキシンの尿細管分泌を促進する，あ

表2.7 抗てんかん薬同士および併用薬による薬物相互作用

	フェニトイン	フェノバルビタール	プリミドン	カルバマゼピン	バルプロ酸	ゾニサミド	クロナゼパム
フェニトイン		↑		↓	↓	↓	↓
フェノバルビタール	↓↑			↓	↓		
プリミドン				↓	↓		
カルバマゼピン	↓↑		↓		↓	↓	↓
バルプロ酸	↓↑	↑		↓↑		↓↑	↑
ゾニサミド	↑			↑			
クロナゼパム	↓↑						
シメチジン	↑			↑	↑		
テガフール	↑						
イソニアジド	↑			↑			↑
ベラパミル				↑			
エリスロマイシン				↑	↑		
テオフィリン	↑	↑		↑			

↑：血中濃度が上昇，↓：血中濃度が低下

るいは小腸でのP-糖タンパク質による排出を促進することによることが示唆されている．したがって，カルバマゼピンと他のP-糖タンパク質の基質を併用する際には，P-糖タンパク質の基質の血中濃度が低下する可能性がある．

最近，健康食品やサプリメントの使用人口が増加している．健康食品やサプリメントを自己判断で服用する場合を考慮すると，健康食品を含めた食品や嗜好品，サプリメントと医薬品との薬物相互作用についても注意が必要である．例えば，セントジョーンズワートはCYP1A2とCYP3A4を誘導することに加え，P-糖タンパク質をも誘導することから，カルバマゼピン，フェニトイン，フェノバルビタールの血中濃度を低下させる可能性がある．グレープフルーツジュースは，その成分であるフラノクマリン系化合物が小腸のCYP3A4を不可逆的に阻害する結果，カルバマゼピンの代謝を阻害し，血中濃度を上昇させる．この効果は2日～1週間持続するといわれている．イチョウ葉エキスは，CYP2C9やCYP2C19を誘導することが報告されており，フェニトインやバルプロ酸の代謝を促進し，血中濃度を低下させる可能性がある．一方で，イチョウ葉エキスはCYP3A4を阻害するとの報告もあるので，カルバマゼピンやゾニサミドの血中濃度を上昇させる可能性がある．

2.2.8 抗てんかん薬の副作用と催奇形性

抗てんかん薬はさまざまな副作用を発現するが，共通した重大な副作用として薬剤性肝障害，皮膚粘膜眼症候群（Stevens-Johnson syndrome），中毒性表皮壊死症，再生不良性貧血，血小板減少症などがある．抗てんかん薬の重大な副作用を表2.8に示す．

抗てんかん薬服用時の催奇形性率は通常の妊娠と比較して高くなるが，多剤併用時には催奇形性率がより高くなる危険性がある．トリメタジオンは妊婦に対して禁忌である唯一の抗てんかん薬であるが，他の抗てんかん薬は催奇形性の危険性があるため，妊婦には有益性が危険性を上回ると判断された場合のみ投与でき，かつ催奇形性の危険率を最小限に抑えるために可能な限り単剤投与すべきであ

表2.8 抗てんかん薬の重大な副作用

重大な副作用	PHT	PB	PRM	CBZ	VPA	ZNS	ESM	CZP
皮膚粘膜眼症候群	○	○	○	○	○	○	○	
中毒性表皮壊死症	○	○	○	○	○	○		
SLE様症状	○						○	
過敏症症候群	○	○	○	○	○	○		
再生不良性貧血	○	○	○	○	○		○	
溶血性貧血	○							
血小板減少	○			○	○			
顆粒球減少	○	○		○		○		
汎血球減少	○						○	
肝機能障害	○	○	○	○	○			○
劇症肝炎	○			○	○			
急性腎不全					○			
横紋筋融解症					○	○		
心停止・呼吸停止	○							

PHT：フェニトイン，PB：フェノバルビタール，PRM：プリミドン，CBZ：カルバマゼピン，VPA：バルプロ酸，ZNS：ゾニサミド，ESM：エトスクシミド，CZP：クロナゼパム

る．乳汁中への移行性を示す母乳中濃度（M）/血漿中濃度（P）比は，フェニトインが0.29，クロナゼパムが0.33，カルバマゼピンが0.5，フェノバルビタールが0.64，ゾニサミドが最も高く0.93である．このように，抗てんかん薬は乳汁中に移行しやすいので，抗てんかん薬服用中の授乳は避けるべきである．

　フェニトインは，長期服用2～3か月後に歯肉増殖や多毛症が高頻度（40～60％）に出現する．また，葉酸の消化管吸収を阻害することにより巨赤芽球性貧血とビタミンD代謝障害による骨軟化症を起こすことがある．最も注意すべき副作用は肝障害で，劇症肝炎に至ることである．フェニトインは単剤投与においても口唇，口蓋裂などの催奇形性を起こす．

　フェノバルビタールは，40μg/mL以上の濃度で，眠気，運動失調が現れ，さらに高濃度になると混迷を来すことがある．一般に，フェノバルビタールの副作用発現率はフェニトインよりも低いといわれている．抗てんかん薬の共通の副作用以外では，呼吸抑制，顆粒球減少，血小板減少，肝機能障害などがある．フェノバルビタールの単剤使用時における催奇形性率は抗てんかん薬の中で最も低いといわれているが，フェニトインやカルバマゼピンとの併用により催奇形性率は増加するといわれている．また，フェノバルビタールの出産前の長期服用は新生児に出血傾向，呼吸抑制，多動・振せん・反射亢進などを起こすことがある．一方，プリミドンの重大な副作用は再生不良性貧血と皮膚粘膜眼症候群にとどまっているものの，抗てんかん薬の中で最も高い催奇形性率を有する薬物といわれている．

　カルバマゼピンは，抗てんかん薬の中で重篤な副作用を最も発現しやすい薬物であるといわれている．カルバマゼピンは，うっ血性心不全，房室ブロック，洞機能不全，徐脈などの循環器系の副作用を起こす危険性があるので特に注意が必要である．また，過量投与で複視，眼振，霧視などの視覚系副作用が起こることがある．さらに，カルバマゼピンは骨髄抑制を起こすので注意を要する．カルバマゼピンは神経管欠損（二分脊椎）を生じる催奇形性の危険性があるが，バルプロ酸やフェノバルビタールとの併用で，その危険性が高くなる．

　バルプロ酸は，投与初期に一過性の悪心・嘔吐，眠気を発現させることがある．特に注意すべき副作用に肝障害に伴う劇症肝炎，高アンモニア血症を伴う意識障害および横紋筋融解症がある．したがって，バルプロ酸の長期投与時には定期的な肝機能検査（アンモニア値測定など）が必要である．血液障害として，血小板減少，汎血球減少（骨髄抑制），顆粒球減少などがみられるので注意を要する．バルプロ酸はトリメタジオンやプリミドンに次いで催奇形性率の高い抗てんかん薬である．

　ゾニサミドは，抗てんかん薬の中で最も多くの重篤な副作用を起こす薬物であり，他の抗てんかん薬ではあまりみられない急性腎不全，肝機能障害，横紋筋融解症，腎・尿路結石，発汗減少に伴う熱中症などの副作用を起こす．したがって，ゾニサミド長期投与時には定期的な肝・腎機能，血液検査が必要である．ゾニサミドは，催奇形性の危険率が高いことから妊婦への投与に注意が必要である．妊娠後期の長期投与で，新生児に呼吸障害が起こる．

　クロナゼパムは，投与初期に眠気，嗜眠を発現させる．しかし，長期投与することによって耐性が生じる．クロナゼパムの重大な副作用に，肝機能障害の他に依存性，呼吸抑制，睡眠中の多呼吸発作などがある．クロナゼパムは，ベンゾジアゼピン系の特徴である高い催奇形性率を有することから妊婦への投与は禁忌である．妊娠後期の長期投与で，新生児に哺乳困難，筋緊張低下，嗜眠，黄疸の増強が，また，分娩前の長期服用で新生児に禁断症状が起こる．

2.3 抗不整脈薬の投与設計

はじめに

不整脈の薬物治療としては，NaチャネルあるいはKチャネル抑制作用を有する抗不整脈薬，β遮断薬あるいはベラパミルなどのCa拮抗薬などがある．現在，わが国で市販されているVaughan Williamsの分類でクラスⅠ群あるいはⅢ群に属する抗不整脈薬は十数種類あるが，抗不整脈薬の投与設計に必要な体内動態や副作用などを考える場合，薬物の脂溶性を念頭に入れると比較的容易に理解できる．薬物の体内からの消失は，薬物の物性としての脂溶性が高くなれば，全身クリアランスに及ぼす腎クリアランスの割合が低下する．反対に肝などにおける薬物代謝の寄与率が大きくなる．また薬物の脂溶性が高くなれば，組織への薬物分布，血液–脳関門透過性などが高まることにより，薬物の分布容積，あるいは副作用などが変化してくる．抗不整脈薬の分類にはVaughan Williamsの分類あるいはSicilian Gambitの考えによる分類などが知られているが，体内動態を考える場合は物性による分類は理解しやすい．各種抗不整脈薬の物性による分類，体内動態の特徴や有効治療濃度域などを表2.9に示した．アミオダロンからメキシレチンは肝代謝型薬物，ピルメノールからソタロールは腎排泄型薬物，ジソピラミド，フレカイニド，プロカインアミドは中間型といえる．

そこで表2.9をもとにクラスⅠ群およびⅢ群に属する抗不整脈薬，および近年心房細動治療に対する有効性の高いクラスⅣ群薬に分類できるベプリジルの投与設計の具体的対応について述べる．

表2.9 抗不整脈薬の体内動態の特徴と有効治療濃度域

抗不整脈薬	分配係数[1]	主たる排泄経路	代謝の比率（%）	CYP分子種	有効治療濃度域（μg/mL）
アミオダロン[2]	1000以上	肝	100	3A4, 2C8	0.5～2.5（?）
ニフェカラント	85.7（pH 7）	肝	95以上	抱合	
リドカイン[2]	65	肝	90以上	3A4	2～5
キニジン	36	肝	90以上	3A4	2～5
アプリンジン[5]	17	肝	100	2D6	0.25～1.25
プロパフェノン[2,5]	13（pH 7）	肝	90以上	2D6	0.05～1（?）
メキシレチン	1.5（pH 7）	肝	85以上	2D6, 1A2	0.5～2.0
ジソピラミド[3]	0.66	肝・腎	40～50	3A4	2～5
フレカイニド	0.34	肝・腎	40～50	2D6	0.2～1
プロカインアミド[2]	0.38	肝・腎	40～50	NAT[4]	4～10
ピルメノール	1.25（pH 7）	腎	30～40	3A4（?）	0.4～（?）
シベンゾリン	0.13	腎	20～30	2D6	0.2～0.8
ピルジカイニド	0.26（?）	腎	5	—	0.2～0.9
ソタロール	0.02（pH 6.8）	腎	0	—	?

[1] n-オクタノール/水系分配係数
[2] 活性代謝物あり
[3] 代謝物の抗コリン作用が強力
[4] N-アセチルトランスフェラーゼ
[5] 非線形

2.3.1 クラスI群薬

クラスI群薬ではNaチャネルを抑制することで，脱分極を抑制し，伝導速度を低下させ抗不整脈作用を示す．チャネルに対する結合・解離の速度によりfast, intermediate, slowに分類され，fast drugは結合・解離が早く，リドカイン，メキシレチンなどがある．intermediate drugはプロカインアミド，キニジン，プロパフェノン，アプリンジン，slow drugはジソピラミド，シベンゾリン，ピルメノール，フレカイニド，ピルジカイニドである．クラスIII群ではKチャネル抑制作用を有する．

1 クラスIa群薬

心房細動・粗動，発作性上室性頻拍などの上室性不整脈に有効であり，また心室性期外収縮，心室性頻拍などの心室性不整脈にも用いられる．副作用として心機能の抑制，刺激伝導性障害やQT延長による催不整脈作用などがある．以下，主な薬物について記載する．

1）プロカインアミド

腎からの排泄と肝での代謝の両方を有する中間型に分類できる．消化管からの吸収は高く，生物学的利用能は80〜100%である．肝でN-アセチルトランスフェラーゼ（NAT）により代謝される．代謝物（NAPA；N-アセチルプロカインアミド）はプロカインアミドと同程度の薬理活性を有する．NATは遺伝的多型性が知られており，プロカインアミドと同じようにNATで代謝されるイソニアジドにおいては，欧米人ではPM患者は約50%存在するが，日本人では約10%である．プロカインアミドは腎からの排泄もあるため腎機能低下患者でない限り，PMは大きな問題とはならない．しかし，腎機能低下患者ではPM患者が問題となると同時に，活性代謝物NAPAが問題となる．NAPAはほとんど腎から排泄されるため，腎機能低下患者ではプロカインアミドだけでなくNAPAの体内動態に注意しなければならない．分布容積，タンパク結合率はプロカインアミド，NAPAともに比較的小さい．プロカインアミドおよびNAPAの有効治療濃度域はそれぞれ4〜10および6〜20 μg/mLである．成人腎機能正常者での消失半減期はプロカインアミドおよびNAPAはそれぞれ，3〜5および6〜10時間である．TDM実施時ではNAPAを含めたモニタリングが不可欠である．

2）ジソピラミド

腎からの排泄と肝での代謝の両方を有する中間型に分類できる．消化管からの吸収は良好で生物学的利用能は80〜100%である．肝での代謝は主にCYP3A4により代謝（脱エチル）される．代謝物モノN-デアルキルジソピラミド（NMD）は主に腎から排泄され，かつ抗コリン作用が非常に強いため，腎機能低下患者あるいは高齢者では抗コリン作用に基づく副作用（口渇，排尿困難，胃腸障害，視覚異常など）が現れやすいので特に注意が必要である．図2.13にジソピラミド投与後，抗コリン作用に基づく副作用により投与を中止せざるを得なかった患者の血中ジソピラミドおよびNMD濃度を示した．抗コリン作用に基づく副作用はジソピラミド濃度よりもNMD濃度に依存すること，かつ血中NMD濃度が1μg/mLでは抗コリン作用に基づく副作用が発現しやすいことが認められる．したがって腎機能低下患者あるいは高齢者ではジソピラミドだけではなくNMD濃度のモニタリングも不可欠といえる．特に血液透析患者ではジソピラミドより血中濃度が上昇する場合もあり，より注

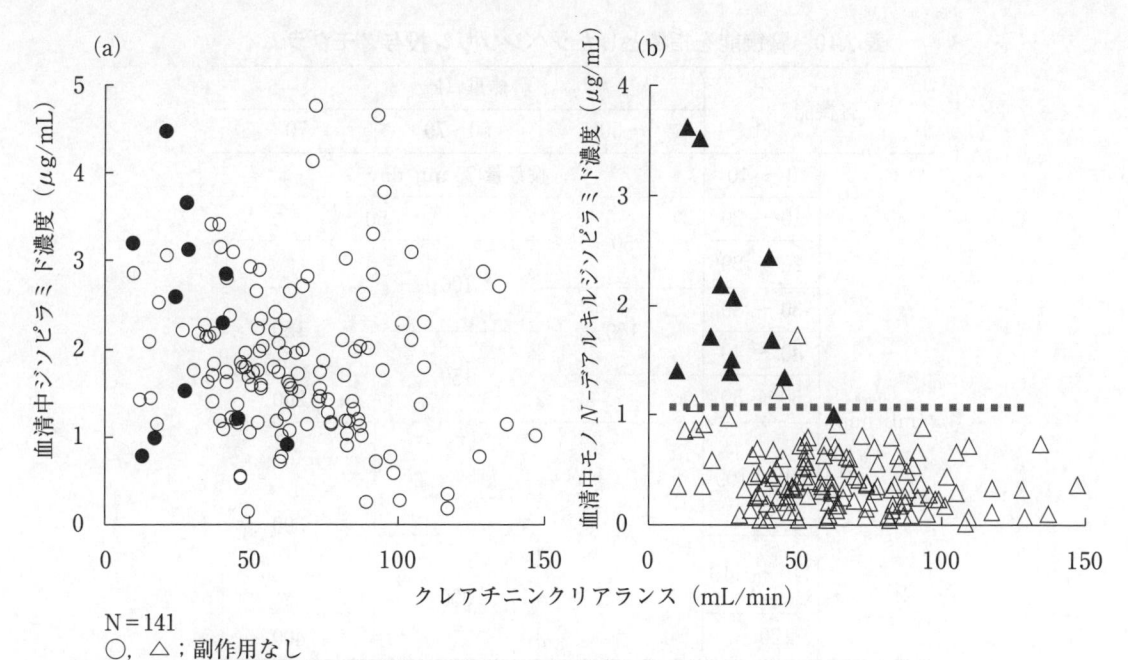

図2.13 ジソピラミド投与患者における副作用と血中濃度の関係

(a), (b)の凡例：
N = 141
○, △；副作用なし
●, ▲；副作用（抗コリン作用）口渇, 排尿困難

意が必要である．ジソピラミドによる抗コリン作用の予防目的で，コリン作動薬ベタネコール塩化物を併用する場合がある．

　一方，多くの薬物は一般的にアルブミンと結合するが，ジソピラミドはα_1-酸性糖タンパク質（AAG）と結合し，そのタンパク結合率はジソピラミドの濃度依存的で20～75%と大きく変動する．またAAG濃度の変動の幅はアルブミンと異なり，かなり大きく，かつ炎症性のタンパク質であるためタンパク結合率が疾患時などに変動する．感染時，血液透析施行時，心筋梗塞患者などでは高くなり，血中ジソピラミド総濃度が有効域内であっても，非結合形濃度が低く効果が期待できない場合もある．またその場合，投与量の増量で効果が現れても，AAGの減少によりタンパク結合率が低下した場合，非結合形濃度の上昇により予期せぬ副作用が出現する場合も考えられ，投与量設定が難しいとされている．血中タンパク非結合形（遊離形）濃度をモニタリングすれば安全である．

3）シベンゾリン

　消化管からの吸収は良好で，生物学的利用能は90%以上である．主として腎から排泄される腎排泄型薬物である．腎機能正常患者であれば20～30%程度CYP2D6およびCYP3A4で代謝される．基本的には腎機能を指標として投与できるが，腎機能低下患者では個体間変動が大きい．また腎機能の変動によりクリアランスが大きく変動する場合があるので，投与量設定時は注意が必要である．腎機能を指標とした初期投与ノモグラムを表2.10に示した．腎機能低下患者あるいは高齢者では慎重な投与量の設定が望まれるが，本ノモグラムの活用も望まれる．一方，シベンゾリンやジソピラミドは膵臓のKチャネル抑制に基づくインスリンの分泌作用があり，低血糖を引き起こす．特にシベンゾリンの作用は強く，血中濃度依存的であるため，血中濃度の高い患者では低血糖に基づくめまい，ふらつきなどの副作用に注意しなければならない．有効治療濃度域は200～800 ng/mLであるが，トラフ濃度としては150～350 ng/mLが目安である．トラフ値として，この程度であれば低血糖を

表 2.10　腎機能を指標としたシベンゾリン投与ノモグラム

腎機能	体重（kg）		
CL_{cr} (mL/min)	～50	50～70	70～
0～10	投与量 25 mg/day		
10～20	50	50	50
20～29	50	100	50
30～39	100	100	150
40～49	100	150	150
50～59	100	150	200
60～109	200	150	300
110～119	200	300	300
120～	200	300	400

クレアチニンクリアランス CL_{cr}（男性）＝（140－年齢）× 体重 /（72×S_{cr}），女性＝男性値 ×0.85

引き起こさない．またクラス Ia 群の抗不整脈薬投与時では過量投与などによる催不整脈作用が問題となる場合があるが，血中濃度のモニタリングにより回避が可能である．血中シベンゾリン濃度を測定できない場合，低血糖に基づく副作用が発現するため，低血糖によるふらつきなどを指標とするのも，催不整脈作用の回避法の一つである．腎機能に基づく初期投与量設定および投与後の血中濃度解析ソフトも公開されているので利用できる．

2 クラス Ib 群薬

伝導抑制作用としては弱いが，心抑制や催不整脈作用はほとんどないので，心機能の抑制，血圧には影響しない．

1）リドカイン

初回通過効果が大きく，バイオアベイラビリティが低いこと，有効治療濃度域が狭いことなどにより，抗不整脈薬としては静脈内投与のみ利用できる．CYP3A4 により代謝される．代謝物のmonoethylglycinexylidide（MEGX）は薬理作用を有するが血中濃度としては低いため，臨床上問題にはならない．全身クリアランスが非常に大きく，消失半減期が非常に短いため，肝実質における代謝能力だけでなく肝血流量にも影響を受ける．また相互作用が非常に多い．循環不全，肝障害，心筋梗塞の患者や β 遮断薬併用時には肝血流量減少により血中濃度が上昇する．また定常状態に達する時間が延長する．このような場合には血中濃度のモニタリングの有用性がより高い．副作用として，中枢神経系の副作用が問題となる．過量投与時では，けいれんなどが出現する．一般的に静注時の投与量は 1 mg/kg，点滴静注時は 1～2 mg/min であるが，点滴時の投与量は個人差が大きい．

2）メキシレチン

メキシレチンはリドカインと化学構造式が類似していること，薬理作用も類似しているが，薬物動

態は大きく異なる．メキシレチンの消化管からの吸収は良好で，バイオアベイラビリティは約90%である．体内からの消失は主として肝で代謝される．CYP2D6およびCYP1A2で代謝され，その後抱合反応を受けた後，主として腎から排泄される．CYP2D6で代謝されるためPM患者の存在が予測できるが，CYP1A2も関与しているため表現型としてPMは存在しないと考えられる．目標とする十分な有効血中濃度を得るためには比較的高用量が必要であるが，胃腸障害などにより増量できない場合がある．投与量は7〜10 mg/日程度は必要である．血中濃度上昇に伴い，振せんなどの中枢神経系の副作用が現れる．一方メキシレチンは心機能には影響を与えないため，心不全患者にも用いられているが，心不全患者ではクリアランスが小さくなるので，投与量に注意しなければならない．心不全のグレードとしてのNYHA3あるいは4に分類される患者では，心不全を併発していない患者に比べてクリアランスは半減する．

相互作用としては，テオフィリンの代謝を抑制する．テオフィリンは主としてCYP1A2で代謝される薬物であり，メキシレチンとの相互作用の機序はCYP1A2を介する競合阻害である．メキシレチン併用によりテオフィリンのクリアランスは半減するので注意しなければならない．

3）アプリンジン

消化管からの吸収は良好で生物学的利用能は約100%である．肝代謝型薬物で，主にCYP2D6で代謝されるが，通常投与量の範囲内で非線形な体内動態を示す．また個体間・個体内変動が大きい．したがって投与量変更時あるいは肝機能変動時には，特に十分なモニタリングが必要である．炎症時においてクリアランスが変動したという報告もある．また通常定常状態に達するのに約2〜3週間必要であるが，定常状態に達するまで十分なモニタリングが必要であり，血中濃度測定の重要性が高い．血中濃度上昇に伴う精神神経系の副作用として，振せん，幻覚などが現れる場合がある．

3 クラスIc群薬

クラスIa群と同様に，上室性，心室性の不整脈に用いられる．心房細動停止作用はクラスIa群より強力である．心機能抑制作用が強いので，心機能正常者が適応である．

1）ピルシカイニド

消化管からの吸収は良好で，生物学的利用能は約90%である．代謝の寄与率は非常に小さく，腎排泄型薬物である．図2.14および図2.15に腎機能としてクレアチニンクリアランスとピルシカイニドクリアランス，および年齢とピルシカイニドクリアランスの関係を示したが，腎機能低下患者および高齢者ではクリアランスは大きく低下すること認められる．CL_{cr} 20 mL/min以下では透析患者と同程度のクリアランスである．したがって，腎機能低下，あるいは高齢者に投与する場合，特に注意しなければならない．高齢者では多くても75 mg/日から開始すべきである．また投与開始後少なくとも1回は血中濃度のモニタリングが不可欠である．初回投与時の指針の一つとして初期投与ノモグラムを表2.11に示した．初回投与時の指標として有用である．一方ピルシカイニドのタンパク結合率は約30%であり，主にAAGに結合する．したがって，AAG濃度が上昇する場合，例えばC反応性タンパク（CRP）値が高い場合はタンパク結合率が上昇する．タンパク結合率が上昇すれば遊離型濃度が低くなり，その結果，薬物クリアランスが小さくなる．CRP，AAGはともに炎症性のタンパク質であり，一般的に相関する．一方I群薬の多くはNaチャネル以外の阻害作用も有するため，血中濃度上昇時には心外性の副作用が問題となる場合が多いが，ピルシカイニドはNaチャネル以外

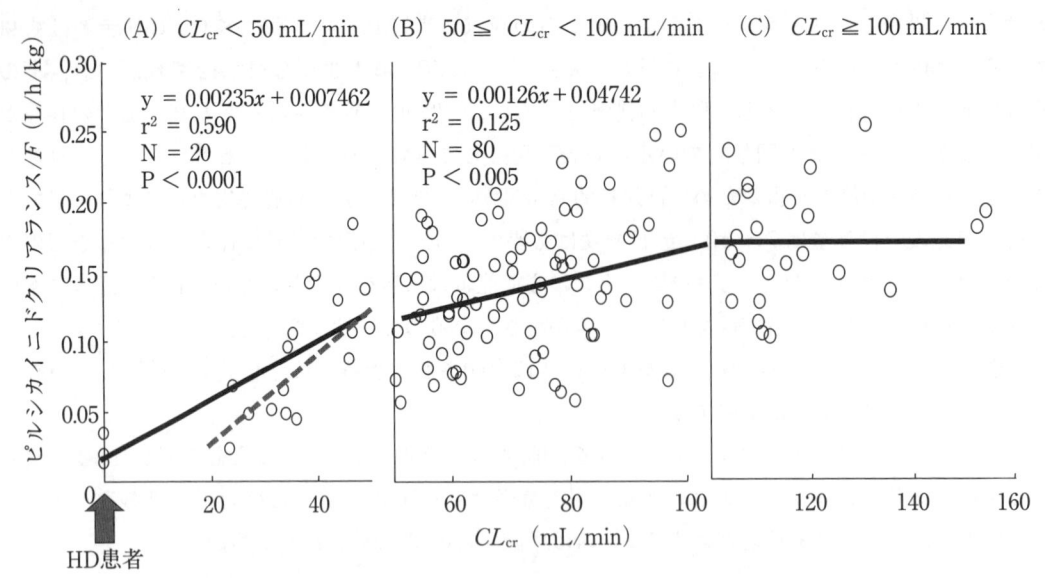

図 2.14　ピルシカイニドクリアランスと腎機能の関係

F：生物学的利用能，CL_{cr}：クレアチニンクリアランス．

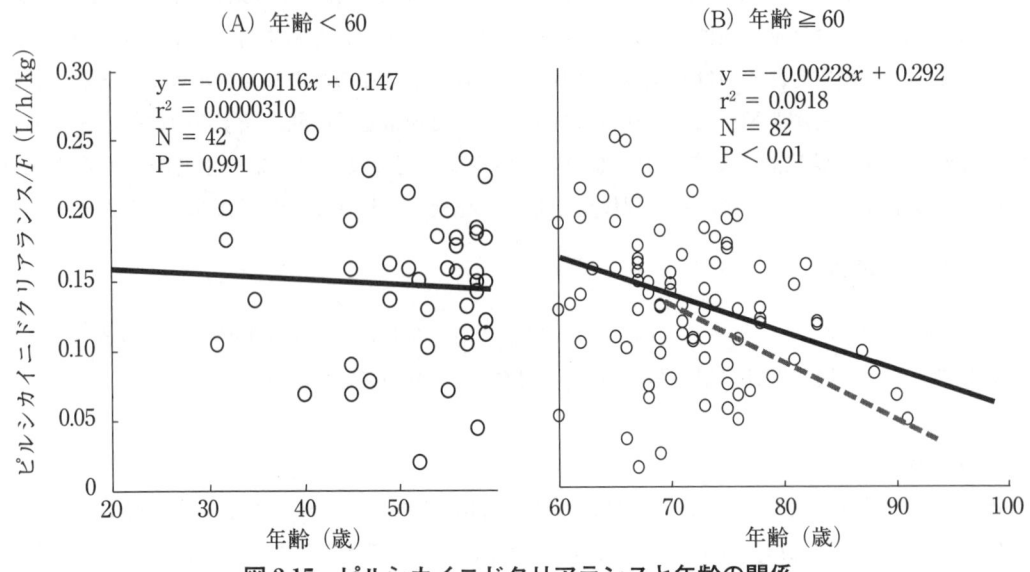

(A) $CL_{cr} < 50$ mL/min
$y = 0.00235x + 0.007462$
$r^2 = 0.590$
$N = 20$
$P < 0.0001$

(B) $50 \leq CL_{cr} < 100$ mL/min
$y = 0.00126x + 0.04742$
$r^2 = 0.125$
$N = 80$
$P < 0.005$

(C) $CL_{cr} \geq 100$ mL/min

(A) 年齢 < 60
$y = -0.0000116x + 0.147$
$r^2 = 0.0000310$
$N = 42$
$P = 0.991$

(B) 年齢 ≥ 60
$y = -0.00228x + 0.292$
$r^2 = 0.0918$
$N = 82$
$P < 0.01$

図 2.15　ピルシカイニドクリアランスと年齢の関係

F：生物学的利用能．

の阻害作用はほとんど持たないため，血中濃度上昇に伴う患者の心外性の副作用に基づく訴えが少なく，いきなり伝導障害，循環器障害などに陥る場合もある．したがって，腎機能低下患者あるいは高齢者の場合は，より慎重な投与計画が必要となる．なお，注射薬は Brugada 症候群の診断にも用いられている．

2）フレカイニド

消化管からの吸収は良好であり，生物学的利用能は約 70% である．体内からの消失は中間型である．肝での代謝は主として CYP2D6 である．代謝における poor metabolizer（PM）患者の問題，また個体間変動の大きさの問題もあるが，腎からの排泄が寄与するため，PM 患者であっても腎機能障

表 2.11　腎機能を指標としたピルシカイニド初期投与ノモグラム

C_{cr} (mL/min) ＼ 体重 (kg)	～50	50～70	70～
0～19	25 mg/ 2 days		
20～29	25		50
30～39		50	75
40～59	50	75	100
60～79			
80～99	75	100	150
100～			

クレアチニンクリアランス CL_{cr}（男性）＝（140－年齢）× 体重 /（72 × S_{cr}），
女性 ＝ 男性値 × 0.85

害患者でない限り，プロパフェノンのように血中濃度が異常に上昇する可能性は小さい．しかし腎機能障害患者では代謝の寄与率が大きくなるので，個体間変動が大きくなり，血中濃度モニタリングによる投与量設定が必要となる．

3）プロパフェノン

消化管からの吸収過程に非線形性があり，生物学的利用能は高くない．肝での代謝は主にCYP2D6 で代謝され，その代謝物（5-ヒドロキシプロパフェノン：5-OH PPF）も同程度の薬理作用がある．かつ体内動態が非線形性である．プロパフェノンはβ遮断作用もあり，抗不整脈薬としての大きな特徴であるが，CYP2D6 の PM 患者ではプロパフェノンの血中濃度上昇に伴うβ遮断効果が増大するので特に注意が必要である．PM 患者あるいは代謝能の非常に小さい患者では，通常投与量を投与した場合，顕著な血圧低下，心拍数減少などの症状が現れる場合がある．投与後少なくとも1回は血中濃度のモニタリングが必要であるが，血中濃度のモニタリングができない場合は，初回投与から1週間程度は，特に血圧低下，心拍数減少などの副作用の出現に注意する必要がある．

2.3.2　クラスⅢ群薬

現在わが国で使用されている薬物としては，経口薬ではアミオダロン，ソタロール，静注薬ではアミオダロン，ニフェカラントである．上室性，心室性両方の不整脈に有効であり，致死性心室性不整脈にはクラスⅠ群薬より効果が強い．心筋抑制作用も比較的弱く，アミオダロンの使用頻度が増加しているが，心外性の副作用も問題である．

1 アミオダロン

特徴的な薬物動態を示すこと，相互作用が非常に多いことでも適正使用の難しい薬物の一つである．物性として脂溶性が極端に高い．消化管からの吸収は良好であるが，初回通過効果があり，生物学的利用能は低く，30～65% である．タンパク結合率も非常に高く，また分布容積も極端に大きい（表 2.12）．特に脂肪組織への移行が大きく，ついで，肺＞肝＞甲状腺＞脾臓，副腎，心臓，腎＞骨格筋，脳に分布する．肺あるいは甲状腺への特異的な分布は副作用とも関連する．副作用としては間質性肺炎，肺線維症などの肺障害，肝障害，甲状腺機能障害などがある．また分布容積が極端に大きいため，投与中止後においても体内からの消失には，かなり長期間必要とする．定常状態に達

表 2.12　アミオダロンの体内動態の特徴

物性：脂溶性が非常に高く，分配係数は 1,000 以上（大きいほど脂溶性↑）
　　　分子内にヨウ素を含む．
吸収：吸収率は非常に高く，しかし生物学的利用能は 30〜65%．
　　　腸肝循環する．
分布：分布容積は非常に大きく 100 L/kg 以上である．
　　　組織移行性に組織・臓器特異性がある．
　　　　　　脂肪組織＞肺＞肝＞甲状腺＞脾，副腎，心，腎＞骨格筋，脳
　　　タンパク結合率は 96%．　　　透析性（−）
代謝：主として CYP3A4，CYP2C8 で代謝される．
　　　代謝物（DEA）は薬理活性を有する．
排泄：腎からの未変化体での排泄はない．
　　　胆汁中へ排泄される．
　　　単回投与時と連続投与時の $t_{1/2}$ が大きく異なる（13 時間 vs 30 日）．

表 2.13　CYP 分子種に対するアミオダロンの阻害係数

薬物	K_i values for CYP（μM）				
	2C9	2D6	3A4	2C19	1A2
アミオダロン	94.6	45.1	*	*	*
デスエチルアミオダロン	2.3	4.5	12.1	15.7	18.8

* 100 μM 以上

している場合では，消失に数か月は必要である．アミオダロンの代謝を担う分子種は主に CYP3A4 と CYP2C8 であり，また P-糖タンパク質の基質でもある．代謝物デスエチルアミオダロン（DEA）は同等の薬理作用を有する．また DEA は種々の代謝酵素，P-糖タンパク質活性を阻害するため，種々の薬物と相互作用がある．特に CYP2C9 に対する阻害作用が強く，ついで CYP2D6，CYP3A4 である．CYP1A2 には臨床的には影響はないと考えられる．したがって CYP2C9 で代謝される薬物や CYP2D6 で代謝される薬物の併用時では注意が必要である（表 2.13）．アミオダロンの消失半減期は単回投与時では約 10 時間程度であるが，長期投与後では 1 か月以上になる理由として代謝物 DEA による親化合物の代謝阻害（吸収部位および代謝部位）が考えられる．排泄は主に胆汁中であり，一部アミオダロンは腸肝循環すると考えられる．近年アミオダロン療法においては低用量療法が広く実施されているが，有効血中濃度域は必ずしも明らかではない．投与量としては，導入時 2 週間は 400 mg/日，その後維持量は 200 mg/日でよいと考えられる．

2 ニフェカラント

わが国で開発された薬物であり，難治性心室性不整脈治療に必須な薬物である．主にグルクロン酸抱合により代謝される．代謝速度は非常に速く，消失半減期は約 1 時間である．有効治療血中濃度域に関する報告はない．投与時の注意点は薬物クリアランスが血流量に影響されるので，心不全患者では低用量からの開始が望まれる．分布容積が小さい（約 0.15 L/kg）が，タンパク結合率が高い（約 90%）ため，血液透析では除去できない．また，持続点滴時の薬物の使用濃度は少なくとも 2 mg/mL 以下にすべきである．

3 ソタロール

消化管からの吸収は良好であり，生物学的利用能は約70%程度である．ほとんど代謝されず，未変化体で腎より排泄される．β遮断作用も強いため，腎機能低下患者あるいは高齢者ではより慎重な投与量設定が求められる．

2.3.3 ベプリジル

ベプリジルは抗狭心症薬として開発され，わが国ではCaチャネル遮断薬として発売されたが，Caチャネル遮断作用（Ⅳ群）だけでなく，Naチャネル遮断作用（Ⅰ群）や強いKチャネル遮断作用（Ⅲ群）も有する抗不整脈として臨床で使用されている．特に近年心房細動治療に有用であると報告され，脚光を浴びている薬物の一つである．物性としては，脂溶性が高い．消化管からの吸収は良好で，生物学的利用能は約60%である．分布容積は約8 L/kg，タンパク結合率は約99%で非常に高い．肝代謝型薬物で，代謝酵素に関しては主にCYP2D6であるが，CYP2C9，3A4も関与する可能性もある．不整脈に対する有効治療濃度域に関する報告は少ない．重篤な副作用としては催不整脈作用がある．今後の臨床における薬物動態が期待されているところでもあり，有効治療濃度域などが明らかになればより有用性が高くなると考えられる．

[症例1] メキシレチンのTDMによる投与設計（図2.16）

年齢65歳男性．心不全，心室性の不整脈，呼吸困難で緊急入院した患者である．メキシレチン450 mg/日投与により呼吸困難は改善したが，期外収縮は認められた．血中濃度は投与1週間後0.5 μg/mLであった．その時点で自覚症状もあったため，血中濃度から考えて，増量は可能であったので，600 mg/日に増量した．数日後自覚症状が消失，期外収縮もほとんどなく，メキシレチンが著効と判断できた．しかし患者は少し手指の振せんがあることを訴えた．そこで，メキシレチンによる副作用である可能性を説明し，再度450 mg/日に減量した．減量後期外収縮は増加したが，自覚症状はなかったため，他の抗不整脈薬の併用はせず，本維持投与量で退院となった．

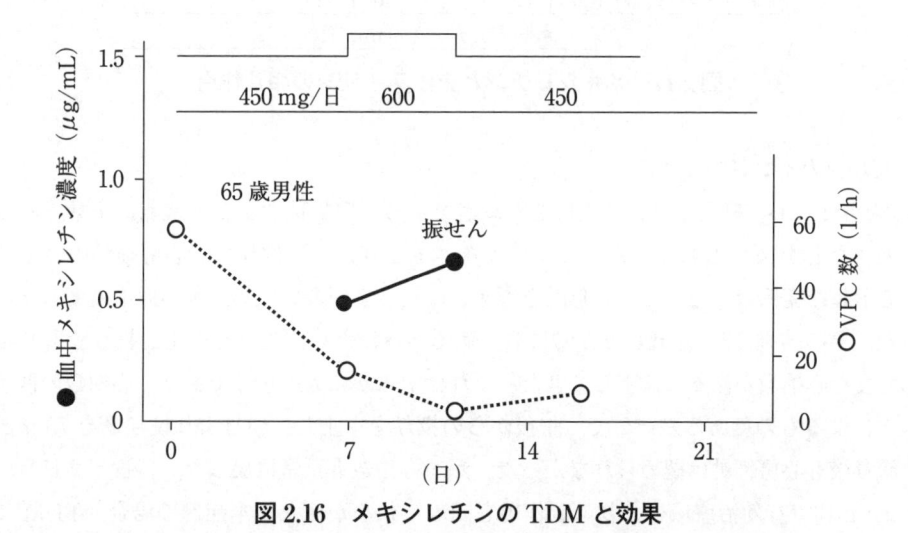

図2.16 メキシレチンのTDMと効果

[症例2] テオフィリンとメキシレチンの相互作用（図2.17）

　年齢73歳，体重42 kgの男性．テオフィリン600 mg/日で気管支喘息がコントロールできていた．心室性期外収縮があり，メキシレチン150 mg/日を投与した2日後に食欲不振，吐き気を訴えた．併用前のテオフィリンの血中濃度は約8 μg/mLであったが，併用後は22.6 μg/mLまで上昇していた．メキシレチンの血中濃度は0.5 μg/mLであった．テオフィリンおよびメキシレチンともに消化器系の副作用が知られているが，血中濃度がテオフィリンは中毒域（有効治療濃度域：8～20 μg/mL）に達していたが，メキシレチンは有効濃度域内であった．したがって，テオフィリンによる副作用であることが判明し，テオフィリンの投与量を減量することで，副作用が消失した．本症例はテオフィリンとメキシレチンの相互作用である．メキシレチンの併用によりテオフィリンの血中濃度が約2倍に上昇していることが認められた．本メカニズムとして，テオフィリンは主としてCYP1A2で代謝される薬物であり，またメキシレチンはCYP2D6およびCYP1A2で代謝される．CYP1A2に対する親和性はメキシレチンのほうが高く，両者の併用はCYP1A2を介する競合阻害である．本相互作用は，臨床における影響度を考えれば非常に危険性の高い相互作用でもある．一般にテオフィリン投与患者にメキシレチンを併用した場合，テオフィリンの血中濃度が約2倍になる．

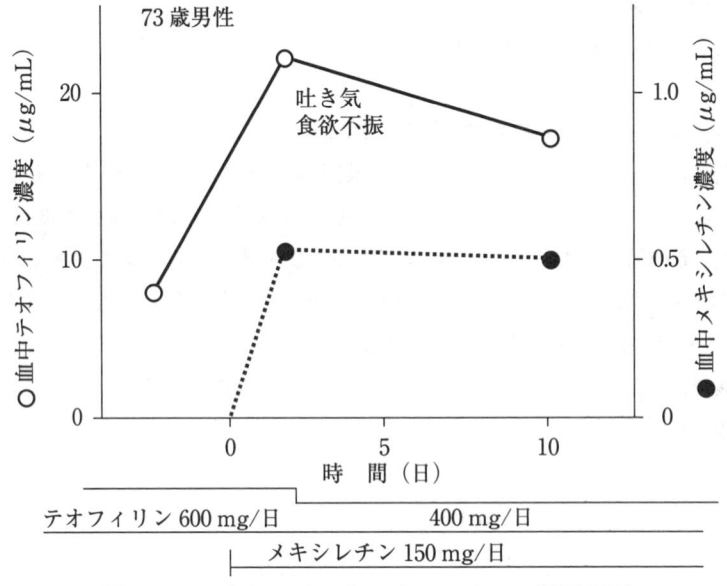

図2.17　メキシレチンとテオフィリンの相互作用

[症例3] ピルシカイニドのTDM

　年齢75歳男性．心房細動治療にて入院した患者である．腎機能および肝機能は正常であった．処方された薬物などを図2.18に示した．ピルシカイニド200 mg/日投与で，心房細動の停止が認められ，著効を示した症例だった．しかし年齢を考えれば投与量が多いため，翌朝血中濃度のモニタリングを行った．その結果2.3 μg/mLで非常に高い値であったため，投与を中止し投与設計を再度行った．そしてまた心拍数が徐々に低下してきた．これは明らかに過剰投与であり，心拍数の低下はピルシカイニドによるものである．そこで，午後からの投与を中止し，翌日より投与量を75 mg/日に減量した．減量後も心房細動は認められなかった．かつ心拍数も正常に戻った．再投与2日目の血中濃度は0.5 μg/mLで有効治療域に入り，副作用も認められなかった．本症例の場合，TDMにより副

```
処方                          臨床検査データ
年齢：75歳      ヘルベッサーR    1C 朝     BUN 16   $S_{cr}$ 0.9
体重：59 kg     ワーファリン      3T 夕     ALT 20   AST 12
男性            ハーフジゴキシン   1T 朝     TP 7.1   AL 4.2
疾患名：心房細動  サンリズム 50    4C 分 4
```

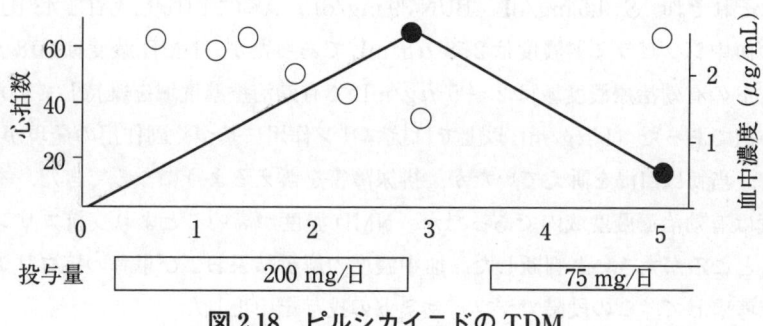

図 2.18　ピルシカイニドの TDM

作用の発現が予防でき，また患者背景から TDM が実施できた症例でもあり，TDM が有効利用できた症例でもある．

[症例 4] アプリンジンの TDM　（炎症時の TDM）（図 2.19）

　年齢 74 歳，体重 52 kg 女性．心室性不整脈にてアプリンジンの投与を受けた．投与 3 日経過時点で不整脈も消失したが，そのままの投与量で維持した．投与 1 週間後の血中濃度は 0.7 μg/mL であった．また 2 週間後の血中濃度は 1.2 μg/mL まで上昇していた．この時点で不整脈もなく，かつ副作用も認められなかった．しかし投与 2 週間時点の血中濃度が有効治療濃度域（0.25 〜 1.25 μg/mL）を維持していたが，アプリンジンの薬物動態の特徴（非線形性である）を考慮して，このままの投与量（40 mg/日）を維持した場合，より血中濃度が上昇する可能性があり，その結果として副作用の発現の可能性があるため，投与量を 30 mg/日に減量した．減量 1 週間後の血中濃度は 0.48 μg/mL であり，有効治療濃度域を維持し，かつ不整脈，副作用も発現していなかった．その後 2 か月後，3

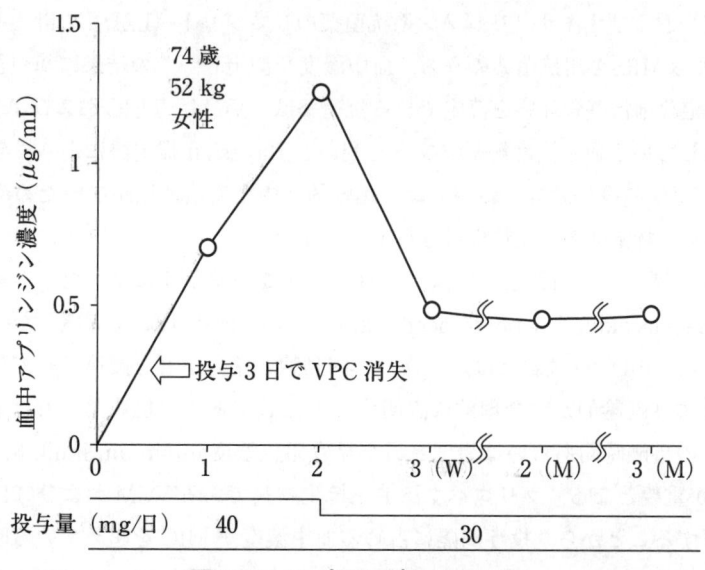

図 2.19　アプリンジンの TDM

か月後も定期的にフォローしたが，血中濃度も有効域を維持でき，かつ効果も十分であった．本症例は薬物の体内動態の特徴を考慮して，適正な投与量を設定できた症例である．

[症例5] ジソピラミドのTDM

年齢77歳，体重52 kg女性．心房細動治療としてジソピラミド300 mg/日を投与された．腎機能および肝機能はそれぞれ，S_{cr} 1.6 mg/dL，BUN 39 mg/dL，AST 21 IU/L，ALT 43 IU/Lであった．投与1週間後の血中ジソピラミド濃度は2.58 μg/mLであったが，NMD濃度は2.18 μg/mLであった．ジソピラミドの有効治療濃度域は2～5 μg/mLで有効治療濃度域を維持していたが，NMD濃度はかなり高い値であった（1 μg/mL以上では抗コリン作用に基づく副作用の発現が高い）．一方患者の訴えとして，当初は口渇を訴えていたが，排尿障害を訴えるようになってきた．本症例の場合ジソピラミド濃度は有効治療濃度域内であったが，NMD濃度が高いことより，抗コリン作用の副作用はNMDによるところが大きいと判断した．血中濃度の解析結果および患者の抗コリン作用に基づく副作用の訴えを考慮して，この段階でジソピラミドの投与を中止した．

NMDの抗コリン作用はジソピラミドの約20倍という報告もある．一方，本症例の場合，NMD濃度の高くなった理由として，高齢者であることとあわせてS_{cr}値およびBUN値から判断して腎機能が低下していることに起因すると考えられる．代謝物を含めたTDMが投与の判断に貢献できた症例でもある．

2.4 抗菌薬の投与計画

2.4.1 MRSA用抗菌薬

わが国において，MRSAの治療に適応が認められている抗菌薬は，グリコペプチド系抗生物質のバンコマイシン塩酸塩（VCM），テイコプラニン（TEIC），アミノグリコシド系抗生物質のアルベカシン硫酸塩（ABK）およびオキサゾリジノン系抗菌薬のリネゾリド（LZD）の計4薬物である（2008年4月現在）．これらMRSA用抗菌薬のうち，血中濃度を測定し，その結果に基づき投与量を精密に管理することで特定薬剤治療管理料を算定できる抗菌薬は，VCM，TEICおよびABKであり，各製薬メーカーが配布している血中濃度解析ソフトを利用しBayesian推定法により投与設計を行うことができる．一方，LZDの投与設計においては，比較的血中濃度治療域が広いため厳密な患者個別化を行う必要性は低く，特定薬剤治療管理料も算定できない．

MRSA用抗菌薬に関する体内動態，抗菌作用および特徴を表2.14に示した．近年，抗菌薬の薬物療法において，pharmacokinetics-pharmacodynamics（PK/PD）理論を考慮した投与設計が行われるようになってきた．PK/PD理論とは，薬物の体内動態と薬力学とを関連させて解析することにより，薬物の作用をより理論的かつ合理的に説明する方法論である．抗菌薬におけるPK/PD解析では，菌と抗菌薬との接触時間あるいは濃度と最小発育阻止濃度minimum inhibitory concentration（MIC）との関係が重要となる．グリコペプチド系抗生物質であるVCMおよびTEICは時間依存的に殺菌作用を発揮することから，投与間隔に占める血中濃度がMICを超えている時間の割合（% T > MIC）を効果の指標とする．一方，アミノグリコシド系抗生物質であるABKは濃度依存的に殺菌

表 2.14　MRSA 用抗菌薬の特徴

	バンコマイシン	テイコプラニン	アルベカシン	リネゾリド
作　用	時間依存的 （細胞壁合成阻害）	時間依存的 （細胞壁合成阻害）	濃度依存的 （タンパク合成阻害）	濃度依存的 （タンパク合成阻害）
血中濃度測定の意義	（効果確認） 副作用予防	効果確認 （副作用予防）	効果確認 副作用予防	必要なし
推奨濃度域（目安） 　C_{max} 　トラフ	 — $5 \sim 15 \mu g/mL$	 — $10 \sim 20 \mu g/mL$	 $9 \sim 20 \mu g/mL$ $< 2 \mu g/mL$	 — —
PK/PD パラメーター	%T > MIC（AUC/MIC）	%T > MIC	C_{max} > MIC	AUC/MIC
分子量	1,485.71	$1,564.25 \sim 1,893.68$	556.62	337.35
経口投与	可（腸管内感染のみ）	不可	不可	可
タンパク結合率	34.4%	90%	$3 \sim 12\%$	31%
代謝・排泄	未変化体で腎排泄	未変化体で腎排泄	未変化体で腎排泄	非酵素的代謝
半減期（腎機能正常時）	約 6 時間	約 85 時間	約 3 時間	約 6 時間

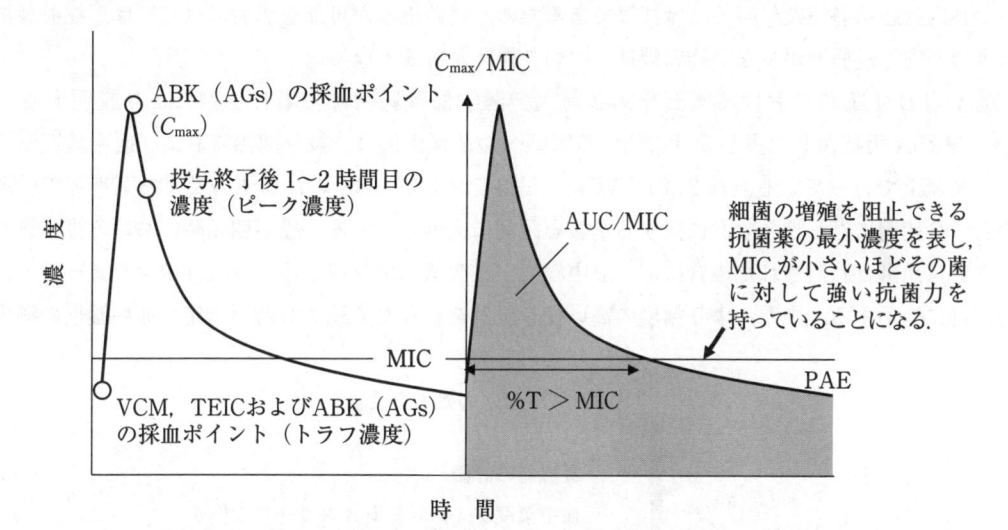

図 2.20　MRSA 用抗菌薬の採血ポイントおよび PK/PD パラメーター

効果を発揮することから，MIC に対する最高血中濃度（C_{max}）の比（C_{max}/MIC）を効果の指標とする．

　PK-PD 理論に基づき therapeutic drug monitoring（TDM）における採血ポイントを考慮すると，VCM および TEIC の血中濃度モニタリングにおいては，MIC とトラフ濃度とを比較することで %T > MIC を評価しやすくなるため，効果の指標として次回投与直前の濃度が TDM に使用される場合が多い（図 2.20）．一方，ABK の血中濃度モニタリングにおいては，C_{max}/MIC が効果の指標となるため，投与終了直後の濃度が TDM に使用される場合が多い（図 2.20）．また，これらすべての薬物において，トラフ濃度は腎機能障害などの副作用の指標として有用であることが古くから知られている．一般的な目安として使用されている推奨濃度を表 2.14 に示した．これらの推奨濃度はあくまでも目安であり，各抗菌薬の組織移行性，患者背景および併用薬なども考慮し，患者個々に適用する必要がある．最近では，黄色ブドウ球菌による人工呼吸器関連肺炎患者において，血中濃度-時間曲線下面積 area under the blood concentration-time curve（AUC）と MIC との比（AUC/MIC）が 345 以上で良好な治療効果が得られたとの報告があり，新たな PK/PD パラメーターとして AUC が注目されはじめている．また，LZD 使用時においては，通常，血中濃度測定は行わないが，AUC/MIC

が治療効果の指標として有用であると報告されている．

　MRSA用抗菌薬の組織移行性は感染部位により大きく異なることを認識しておく必要がある．VCM，TEICおよびABKは未変化体のまま腎臓から排泄される典型的な腎排泄型薬物であるため，ブドウ球菌による尿路感染症には極めて有用であり，血中濃度が推奨濃度域下限でも十分効果を発揮する．肺組織や喀痰にも移行するため肺炎などに対しても使用されるが，肺組織では血中濃度の1/3程度，喀痰では1/10〜1/5程度しか移行しないため，血中濃度は可能な限り推奨濃度域上限で管理する必要がある．しかしながら，VCMに感受性を示すブドウ球菌であっても，MICが2μg/mL以上に達すると血中濃度推奨域内では十分な効果を期待できない可能性があるため，肺組織濃度が血中濃度の4倍に達するLZDが推奨される場合もある．

　また，VCMとLZDの体内動態は経口投与時において大きく異なる．分子量が500以上のVCMは消化管に損傷がない限りほとんど吸収されず同部位に留まるため，経口投与はMRSAやクロストリジウム腸炎などの消化管内感染において有効である．一方，分子量が400以下のLZDは消化管からほぼ100％吸収されるため，消化管内感染には不適である．しかしながら，LZDの経口投与時における体内動態は静注投与時とほぼ同等であるため，経口摂取が可能な患者に対しては，注射製剤よりも薬価が安く侵襲性が少ない経口製剤への切り換えが可能となる．

　実際のTDM業務における概要を，弘前大学医学部附属病院の場合を例にとり説明する（図2.21）．MRSA用抗菌薬の投与設計に関する医師への情報提供は，投与開始時および血中濃度測定時において紙上で行っている（図2.22）．VCM，TEICおよびABKの注射処方せんを薬剤部で受理した場合，全症例に対し投与設計に関する情報を医師に提供している．投与開始時における投与量が不足あるいは過剰と判断された場合には，血中濃度が推奨域内で推移するよう投与スケジュールの改善案を医師に提示する．また，より精度の高い投与設計を行うために，日時を指定し血中濃度の測定を

```
VCM，TEICおよびABKの処方を受理
        ↓
    腎機能の評価
    血中濃度シミュレーションカーブの作成
    組織移行性およびMICの確認
    血中濃度レベルの評価
        ↓
医師への投与計画フィードバック
    血中濃度確認の依頼
        ↓
血中濃度測定
    Bayesian測定法を用いた血中濃度解析他，
    処方開始時と同様
        ↓（必要時）
医師への投与計画のフィードバック
    WBC，CRP，S-CREなどの継続モニタリング
        ↓
    投与終了
```

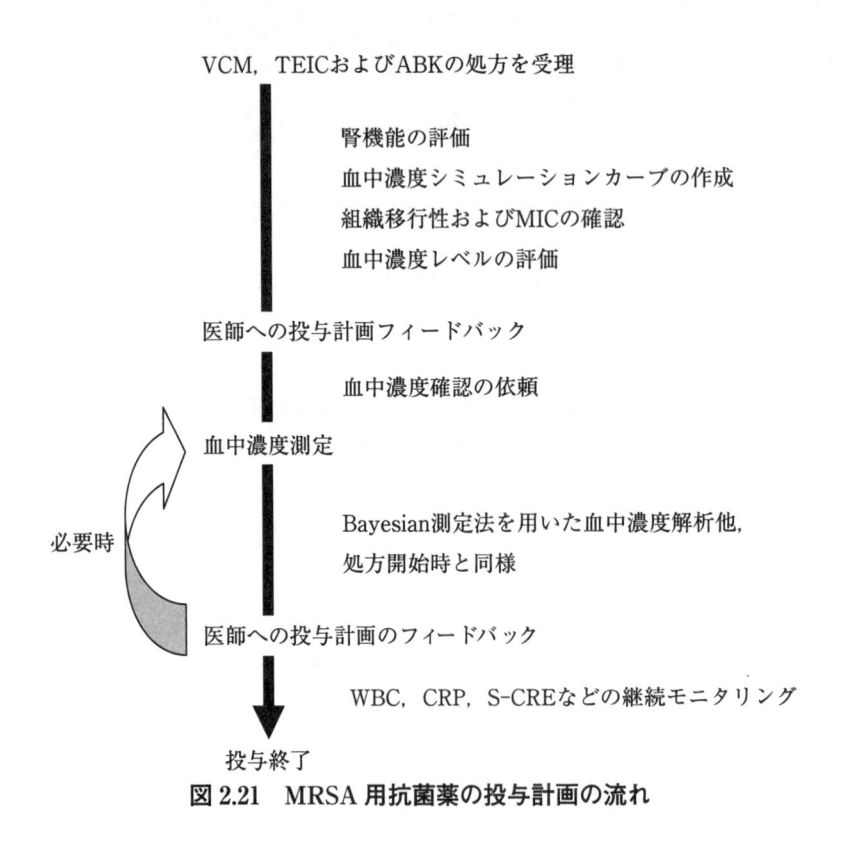

図2.21　MRSA用抗菌薬の投与計画の流れ

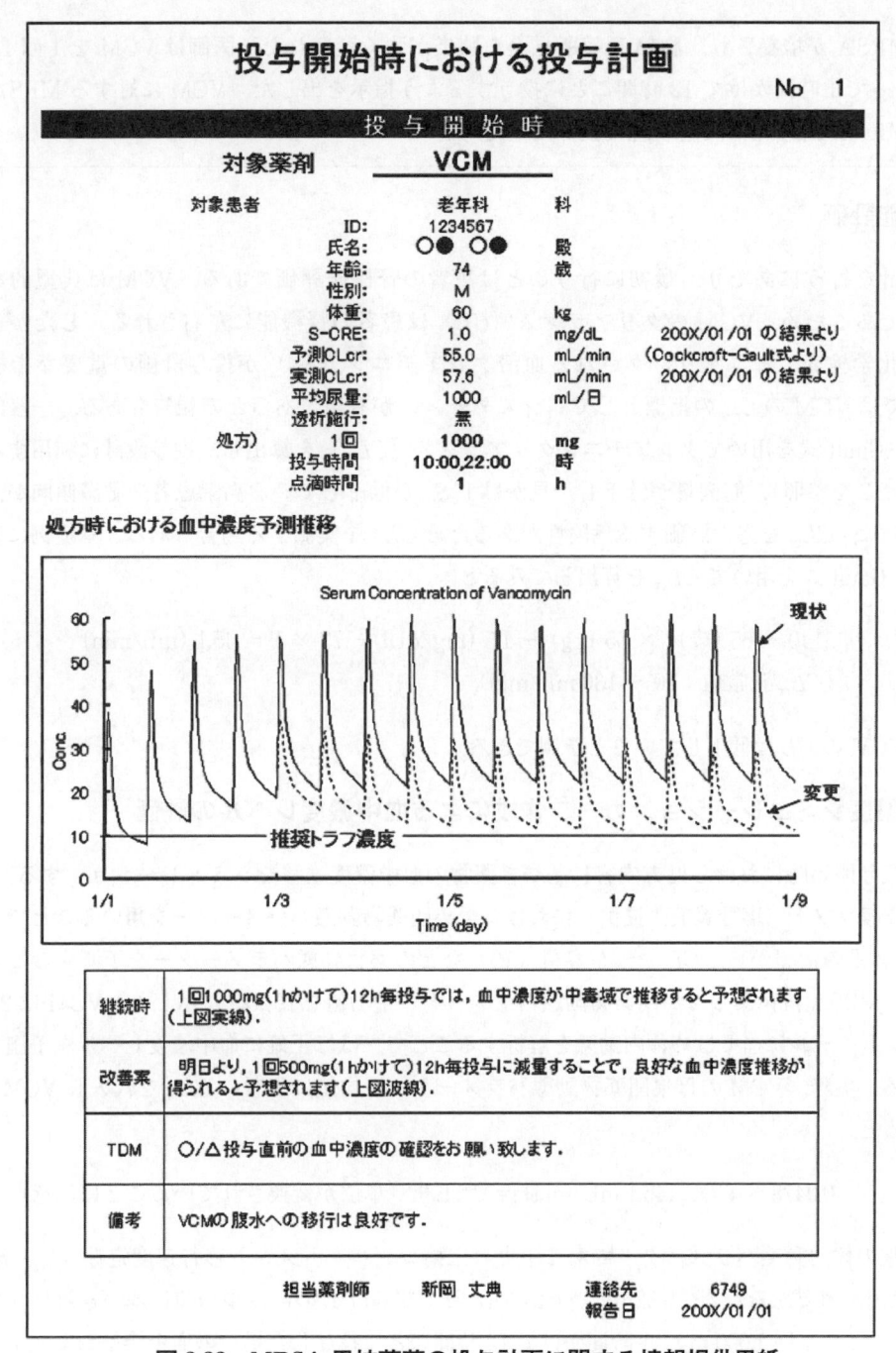

```
                投与開始時における投与計画
                                                                No  1
                         投 与 開 始 時
         対象薬剤          VCM
   対象患者                    老年科      科
             ID:     1234567
             氏名:     ○● ○●        殿
             年齢:       74        歳
             性別:        M
             体重:       60        kg
             S-CRE:      1.0       mg/dL    200X/01/01 の結果より
             予測CLcr:    55.0      mL/min   (Cockcroft-Gault式より)
             実測CLcr:    57.6      mL/min   200X/01/01 の結果より
             平均尿量:    1000      mL/日
             透析施行:      無
         処方)   1回       1000      mg
             投与時間    10:00,22:00   時
             点滴時間       1        h

処方時における血中濃度予測推移
```

（図：Serum Concentration of Vancomycin。現状（実線）と変更（波線）の推移、推奨トラフ濃度のライン）

継続時	1回1000mg(1hかけて)12h毎投与では，血中濃度が中毒域で推移すると予想されます（上図実線）．
改善案	明日より，1回500mg(1hかけて)12h毎投与に減量することで，良好な血中濃度推移が得られると予想されます（上図波線）．
TDM	○/△投与直前の血中濃度の確認をお願い致します．
備考	VCMの腹水への移行は良好です．

担当薬剤師　新岡 丈典　　　連絡先　6749
　　　　　　　　　　　　　　報告日　200X/01/01

図 2.22 MRSA 用抗菌薬の投与計画に関する情報提供用紙

依頼する．血中濃度の測定結果が判明したときには，原則的に Bayesian 推定法により血中濃度解析を行い，その後の投与スケジュールを立案し改めて医師に情報を提供する．血中濃度の再確認が必要と判断された場合には再測定を依頼する．以下に，VCM 投与時における TDM 業務の詳細な手順を実際の症例に基づき示す．

症例 1　年齢 65 歳男性，身長 170 cm，体重 65 kg．血清クレアチニン（S_{cr}）は 1.5 mg/dL で安定している．ここ 2〜3 日 38℃ 台の発熱が続き，細菌検査の結果において喀痰から

> MRSAが培養され，胸部X線所見から肺炎が強く疑われた．医師はVCMを1回1,000 mgで1時間かけて12時間ごとに投与するよう指示を出した．VCMに対するMRSAのMICは1 μg/mLで感受性は良好だった．

1 腎機能評価

投与設計を行うにあたり，最初に行うことは患者の腎機能評価である．VCMは典型的な腎排泄型薬物であるため，VCMのクリアランス（CL）は患者の腎機能に左右される．したがって，日常の生化学検査でモニタリングされる血清クレアチニン（S_{cr}）が投与計画の重要な指標となる．最近ではVCMのCLの指標として，シスタチンCが有用であるとの報告もある．一般的にはCockcroft-Gault式を用いてクレアチニンクリアランス（CL_{cr}）を算出し，投与設計に利用する場合が多い（1.2.2を参照）．筋肉量が低下し，見かけ上S_{cr}が低下している高齢患者や肥満傾向が認められる患者では，CL_{cr}を過大評価する危険性があるためCL_{cr}を実測する場合もある．本症例に基づきCockcroft-Gault式を用いてCL_{cr}を算出してみると，

$$\{140 - 65 (歳)\} \times 65 (kg) \div 1.5 (mg/dL) \div 72 \times 1 = 45.1 (mL/min)$$
（CL_{cr}正常値：70〜130 mL/min）

となり，VCMのCLは低下していると予測できる．

2 血中濃度シミュレーションカーブ作成による血中濃度レベルの評価

次に，投与開始時における処方内容に基づき薬物の血中濃度推移をシミュレーションする．VCM投与設計支援ソフト（塩野義製薬提供）における母集団薬物動態パラメーターを用いることで，患者のCL_{cr}や体重の情報から，CLや分布容積（V_d）などの薬物動態パラメーターを予測することが可能となる．MRSA抗菌薬の母集団薬物動態パラメーター平均値を表2.15に示した．VCMは2-コンパートメントモデルに当てはめ体内動態を解析することで，ほぼ正確に血中濃度レベルを予測することができる．実際，VCMの母集団薬物動態パラメーター平均値に患者のCL_{cr}を代入しVCMのCLを予測すると，

$$0.0478 \times CL_{cr} (45.1\ mL/min) = 2.2\ L/h （単位が変換されていることに注意）$$

となる．他の体内動態パラメーターである中央⇔末梢コンパートメント移行速度定数（k_{12}, k_{21}）およびV_dは固定値であるため，0.525 h^{-1}，0.213 h^{-1}および60.7 Lの計四つの値に基づき解析ソフトを用いて，VCMを1回1,000 mg，1時間かけて12時間ごとに投与した場合の血中濃度シミュレーションカーブを作成すると，図2.23の実線のようになる．

推奨域内に血中濃度レベルを設定する際，抗菌薬の組織移行性および抗菌薬に対する細菌のMICも考慮する必要がある．VCMのMRSAに対するMICは，0.5〜2 μg/mLで感受性と判断され，本症例の感受性（1 μg/mL）は良好と判断される．一方，本症例では喀痰（肺組織）が感染部位であることから，VCMの移行はあまり良くないと予想されるため，トラフ濃度推奨域（5〜15 μg/mL）の上限付近で血中濃度が推移するよう投与設計することが望ましいと考えられる．しかしながら，投与開始時における処方内容に基づき1回1,000 mgを1時間かけて12時間ごとに投与すると，血中濃度レベルは明らかに推奨域を逸脱し，最悪の場合，腎機能障害が発現してしまう可能性も考えられ

表 2.15　MRSA 用抗菌薬の母集団薬物動態パラメーター（成人）

治療薬	モデル	パラメーター	母集団平均値	個体間変動	個体内変動
VCM	2-コンパートメント	CL_{tot} (L/h)	$0.0478 \times CL_{cr}$	38.5%	23.7%
		k_{12} (/h)	0.525	50.0%	
		k_{21} (/h)	0.213	28.6%	
		V_{ss} (L)	60.7	25.4%	
TEIC	2-コンパートメント	CL_{tot} (L/h)	$0.00498 \times CL_{cr} + 0.00426 \times 体重$	22.1%	15.6%
		k_{12} (/h)	0.380	20.0%	
		k_{21} (/h)	0.0485	—	
		V_c (L)	10.4	24.5%	
ABK	2-コンパートメント	CL_{tot} (L/h)	$0.0319 \times CL_{cr} + 26.5 \div 年齢$（$CL_{cr} < 80$） $0.0130 \times CL_{cr} + 0.0342 \times 体重 + 26.5 \div 年齢$（$CL_{cr} \geq 80$）	38.8%	1.07 μg/mL
		V_1 (L)	$0.170 \times 体重$（非感染症） $0.272 \times 体重$（肺炎または敗血症） $0.238 \times 体重$（肺炎，敗血症以外の感染症） V_1（80歳以上）= $1.19 \times V_1$（非高齢者）	37.1%	
		V_2 (L)	15.7（非感染症） 50.6（肺炎） 24.3（肺炎以外の感染症）	164.6%	
		Q (L/h)	3.84	—	

(VCM：Yasuhara M., *et al.* (1998) *Ther. Drug. Monit.*, **20**, 139-148, TEIC：中山貴美子ら (2006) 日本化学療法学会雑誌, **54**, 1-6, ABK：Tanigawara Y., *et al.* (2006) *Antimicrob. Agents Chemother.*, **50**, 3754-3762)

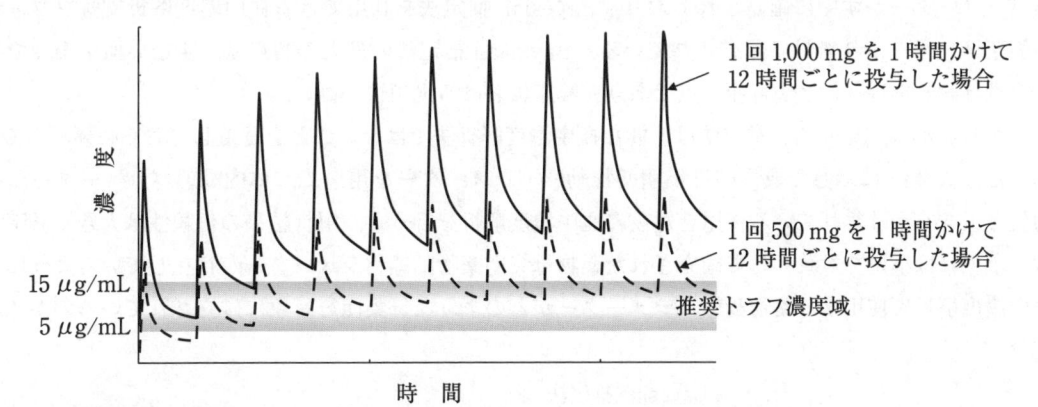

図 2.23　母集団薬物動態パラメーターを用いて作成された VCM の血中濃度シミュレーションカーブ

る．したがって，1 回 500 mg に減量して再度シミュレーションを行うと，図 2.23 の波線で示したように推奨域内でトラフ濃度が推移すると予測できる．本解析結果を医師に伝え，投与量を 1 回 1,000 mg から 500 mg へ変更することとする．また，VCM を急速に静注すると，ヒスタミン遊離によるレッドネック症候群（顔，頸，躯幹の紅斑性充血，瘙痒等）を発症する危険性があるため，必ず 1 時間以上かけて点滴静注しているかを確認することも重要である．これらの解析結果を紙上（図 2.22）で医師にフィードバックする．

3 血中濃度測定および解析

次に，実際に血中濃度を測定し，投与開始時において作成した血中濃度シミュレーションカーブが正確であるかを確認する．トラフ濃度の推奨値は定常状態における値で評価されているため，採血は原則，投与開始後3～4日目の投与直前に実施するよう医師に依頼する．血中濃度の測定は操作が簡便な蛍光偏光免疫測定法（FPIA法，TDXダイナボット）を用いて行われる場合が多い．

本法は，結果が判明するまでの時間が30分程度と短く，かつ，手技が簡便であることから測定者の経験不足による測定結果のバラツキを生じにくく，臨床現場において実用的な血中濃度測定法である．血中濃度の測定結果が判明すると，Bayesian推定法を用いて投与計画を立案する．本症例におけるVCMトラフ濃度実測値は10.9 μg/mLであり，投与開始時において母集団薬物動態パラメーター平均値より算出された血中濃度予測値と比較しやや高かった．しかしながら，図2.24に示すように，血中濃度実測値と予測値との「ずれ」がBayesian推定法による解析後に修正することができる．Bayesian推定法で修正された新たな体内動態パラメーターに基づき，その後の投与設計を行い再度医師に情報をフィードバックする．本症例では，投与開始時における母集団薬物動態パラメーターに基づき作成した血中濃度シミュレーションカーブとBayesian推定法で再評価された血中濃度シミュレーションカーブとの間に大きな隔たりはなく，予想通り500 mgを1時間かけて12時間ごとに投与を継続することで，良好な血中濃度推移が得られることを確認できる．

4 血中濃度解析における注意点

VCM，TEICおよびABKに関しては，日本人を対象に作成された成人および小児の母集団薬物動態パラメーターがすでに確立されており，Bayesian推定法を利用できる血中濃度解析支援ソフトが各製薬メーカーより無料で配布されている．Bayesian推定法の最大の利点は，少ない血中濃度で正確な投与設計を行うことが可能な点であり，臨床における汎用性が高い．

しかしながら，Bayesian推定法は万能な血中濃度解析法ではないことを認識しておく必要がある．例えば，表2.15に示した成人の母集団薬物動態パラメーターを用いて，体内動態パラメーターが平均値と大きくかけ離れている小児を対象に血中濃度解析を行うと，解析結果の信頼性は大きく低下する．小児には小児を対象として確立された薬物母集団薬物動態パラメーターが存在しているように，血中濃度解析に使用する薬物動態パラメーターがどのような母集団を対象に確立されているのか認識

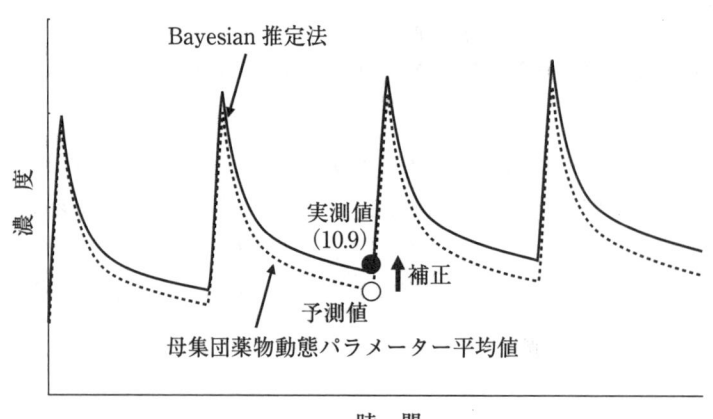

図2.24 Bayesian推定法により修正された血中濃度シミュレーションカーブ

しておく必要があり，必ずその母集団背景を逸脱していない患者に適応することが大切である．加えて，血中濃度解析後の予測値と実測値との間に誤差が生じた場合，血中濃度解析ソフトにおける薬物動態パラメーターの算出理論を知らないと，その誤差がどのような原因で生じたか予測することが困難となる．さらに，誤差をどの程度まで許容するかは，TDM 対象患者にどの程度まで厳密な血中濃度管理が要求されているか，その背景を把握しておく必要がある．もし，薬物動態学の基礎知識や患者背景を把握せずに投与設計支援ソフトを乱用すると，解析結果に致命的な過ちがあったとしても，それに気付かずに解析を進めてしまうので注意が必要である．投与設計支援ソフトによる血中濃度解析結果は単なる計算結果にすぎないことを認識し，決して過信せず，その結果が臨床的にどのような意味を持つか必ず再評価を行う必要がある．したがって，TDM 業務は薬物動態学を学んだ薬剤師が行うべきであり，感染制御のチーム医療における重要な役割となる．

5 血中濃度解析後のモニタリング

血中濃度を測定し解析結果を医師にフィードバックしたからといって TDM 業務が終了したわけではない．S_{cr}，白血球数（WBC），C 反応性タンパク質（CRP），肝逸脱酵素（AST，ALT）などの検査値のモニタリングは，投与終了時まで必要不可欠となる．投与継続中に腎機能が悪化し，その発見が遅れ血中濃度が上昇し，さらなる腎機能の悪化を招くこともある．TDM を実施しているにもかかわらず血中濃度が中毒域に達する場合は，このような症例において起こりがちなので，患者の検査値を投与終了時までモニタリングすることは大変重要である．また，MRSA 用抗菌薬の血中濃度が適切であるにもかかわらず，WBC あるいは CRP などの検査値が改善されない場合には，必ずしも想定した菌が感染の原因菌ではないこと（菌交代症など），患者の栄養状態が不良であること，膿瘍や医療用器具などの持続感染源が存在していることなども理由として考えられる．このような場合には，MRSA 用抗菌薬の血中濃度を含めて総合的に治療方針を再考する必要がある．本症例では，投与開始時における投与設計により血中濃度が適正に管理されたため，VCM を 10 日間使用した後に菌の陰性化が認められ，肺炎症状も改善した．また，投与期間中に腎機能障害などの副作用症状は認められなかった．

6 VCM 以外の MRSA 用抗菌薬の投与設計

VCM は古くから使用されている MRSA 用抗菌薬であり，体内動態，臨床効果および透析時などの特殊な投与方法などにおいてもエビデンスが大変豊富である．近年，わが国でも経済性や溶解性の面において改善された VCM のジェネリック医薬品が登場した．VCM のジェネリック医薬品の中にも，点滴静注用バンコマイシン「MEEK®」など，専用の投与設計支援ソフトが用意されている場合もあるが，VCM 自体の体内動態は同等であると考えられる．一方，VCM 以外の MRSA 用抗菌薬においても，各々の体内動態を反映した投与設計が行われる．

TEIC は VCM の腎機能障害を軽減した MRSA 用抗菌薬であるため，腎機能障害を発症するリスクの高い高齢者などに対して有用である．また，VCM と比較しタンパク結合率が非常に高く，$t_{1/2}$ も非常に長いため（表 2.14），通常は 24 時間ごとに投与され，頻回投与の煩雑性を回避できる．一方，これらの特性ゆえに，血中濃度が定常状態に達するまでに時間を要する．したがって，血中濃度を速やかに治療域に到達する目的で，ローディングドーズ（負荷投与量：TEIC 投与初期に維持量を 12 時間ごとに投与する方法）が必要となる．添付文書上では，1 回 200〜400 mg のローディングドーズを行うことと記載されているが，成人症例の大部分において，1 回 200 mg のローディングド

ーズでは血中濃度が速やかに治療域（10 μg/mL以上）まで到達せず，さらに，400 mg以上を必要とする症例も少なからず存在することから，ローディングドーズ終了時においてはトラフ濃度を確認し，血中濃度レベルが低いと判断された場合には追加投与を行う必要がある．したがって，VCMのトラフ濃度モニタリングは副作用発現防止目的で行われるが，TEICのトラフ濃度モニタリングは良好な効果を確実に得るために行われる．トラフ濃度は通常10～20 μg/mLに設定されるが，重篤な患者に対しては20 μg/mL以上で使用される場合もある．脱水症状や腎機能障害を発症しやすい薬物を併用しているなどの背景がない限り，トラフ濃度が20 μg/mLを超えても腎機能障害はほとんど発現しないが，VCMと比較し軽度な肝機能障害を発現する場合がある．

ABKに関しては2.4.2で触れるため，ここでは簡単に記載するに留める．ABKは殺菌効果が強いためMRSA肺炎などに有効であり，さらに，グラム陰性桿菌にも有効であるため，MRSAとの複合感染時においてABK単独投与で効果が得られる場合がある．一方，VCMやTEICが良好な感受性を示すグラム陽性菌のエンテロコッカス属に対しては感受性を示さない．

LZDは血中濃度の測定を必要とせず，通常，1回600 mgを1日2回で投与される．LZDは非酵素的に体内で代謝されるため，腎機能が低下している患者に対しても通常投与量で使用可能である．さらに，肺組織においては良好な移行性を示すため，VCM，TEICおよびABKの効果が不十分な肺炎患者に対しては，LZDに切り換え治療を継続する場合もある．このような症例では，血中濃度レベルを議論しながら先行薬物の投与を長引かせるよりも，LDZへの切り換え投与のタイミングを迅速に見極めることがTDM業務において重要かも知れない．しかしながら，安易な使用は，MRSA用抗菌薬の中で最も高価なLZDの使用による医療費の増加や耐性化の助長につながり，さらには，長期投与（2週間以上）により血小板減少などの骨髄抑制発現リスクが高まるため，適正使用の啓発や投与終了時までの継続した検査値のモニタリングが必要不可欠となる．また，グラム陽性菌に対する殺菌効果が強力であるため菌交代症も起こりやすい．したがって，LZD投与後に感染症状が一時改善し，その後，再び感染症状が認められた場合には，緑膿菌などのグラム陰性桿菌感染も視野に入れた，他の抗菌薬の追加あるいは切り換え投与も検討すべきである．

2.4.2 アミノグリコシド系抗生物質

アミノグリコシド系抗生物質（AGs）はブドウ球菌や緑膿菌に対して優れた殺菌力を示すため，重症感染症に対して用いられることも多い．しかしながら，過剰投与により腎機能障害や聴覚障害などの副作用症状が発現するため，AGs使用時においてはTDMが推奨されている．わが国で使用頻度が高いAGsは，ゲンタマイシン硫酸塩（GM），アミカシン硫酸塩（AMK）およびABKなどである．参考値ではあるが，表2.14に記載したABK以外のAGsの血中濃度モニタリングにおける推奨値は，ゲンタマイシン硫酸塩（GM）がピーク濃度で5～10 μg/mL，トラフ濃度で＜2μg/mL，アミカシン硫酸塩（AMK）がピーク濃度で15～30 μg/mL，トラフ濃度で＜5 μg/mLである．

AGsの投与設計においてもPK/PD理論が適応される．AGsの殺菌効果は濃度依存的であるため，PK/PDパラメーターとしてC_{max}/MICが有用となる（図2.20）．また，AGsは血中濃度がMIC以下になっても，ある程度効果が持続するpost antibiotic effect（PAE）を有する（図2.20）．免疫状態は患者個々で異なるため，共通した推奨値を定めることはできないが，一般的にはPAEと副作用を考慮しトラフ濃度をなるべく低めに設定するよう投与設計を行う．上記のPK/PD理論を考慮すると，AGsの投与法は，1日量を分割で投与するより1回で投与するほうがよりよい効果を得やすいと考え

られる．米国ではAGsの1日1回投与が既に定着しているが，わが国では添付文書に記載されている分割投与が多く見受けられる．したがって，AGs投与時のTDM業務においては，分割投与と同等以上の効果が得られ，かつ，副作用の発現率を低下しうる1日1回投与の有用性をいかに啓発できるかが，今後のカギになると考えられる．

わが国でも古くから使用されているGMの腎機能障害発現頻度は比較的高かったが，その後に発売されたAMKなどでは発現頻度がやや低下した．AMKはニューキノロン系抗菌薬やカルバペネム系抗生物質が無効な緑膿菌に対しても良好な感受性を示すことがあるため，臨床において有用性が高いAGsである．また，ABKはMRSA感染症のみに適応が認められているAGsである．すべてのAGsは未変化体として糸球体で濾過され，90％以上が尿中に排泄される典型的な腎排泄型薬物である．また，AGsのタンパク結合率は10％程度であり，体重の約20％に相当する細胞外液に分布する．したがって，尿路感染や腹水，胸水などの体液感染には非常に適している．しかしながら，患者間における分布のバラツキは大きく，年齢，体重，炎症の程度および疾患によっても大きく左右される．喀痰への移行性は不良であるが，殺菌力が強いため肺炎などにも使用される．一方，腎組織には高濃度で移行するため，近位尿細管において腎機能障害が起こりやすい．近位尿細管における腎機能障害を防止するためには，持続的なAGsの上皮細胞内への取り込みを低下させる必要があり，そのためには，血中濃度（組織濃度）が十分に低下する時間を必要とする．トラフ濃度を可能な限り低く設定する理由はこのためである．また，一定濃度を超えると細胞内への取り込みが濃度依存的ではなくなるため，一過性の濃度上昇はあまり問題とはならない．したがって，最大限の効果を得るためにC_{max}をなるべく高く設定することが推奨される．

AGsの投与設計においても，原則的にBayesian推定法により血中濃度解析を行い，その後の投与スケジュールを立案する．すべてのAGsの投与設計において，血中濃度を測定し，その結果に基づき投与量を精密に管理することで特定薬剤治療管理料を算定できる．ABKに関しては，日本人を対象として全国51施設，546症例，2,003ポイントの血中濃度に基づいたエビデンスレベルの高いPK-PD解析が実施され，さらに，その解析結果に基づいたABK投与支援ソフトも開発されたため，本節ではMRSA用抗菌薬であるABKに関し投与設計の実例を示す．

> **症例2** 年齢45歳女性．身長155 cm，体重52 kg．S_{cr}は0.5 mg/dLで安定している．ここ2～3日38℃台の発熱が続き，細菌検査の結果において喀痰からMRSAが培養され，胸部X線所見から肺炎が強く疑われた．医師はABKを1回100 mgで1時間かけて12時間ごとに投与するよう指示を出した．ABKに対するMRSAのMICは1 μg/mLで感受性を示した．

1 腎機能および分布容積の評価

AGsの投与設計を行うにあたり最初に行うことは，VCMやTEIC投与時と同様に，患者の腎機能を評価することである．前述した通り，ABKは典型的な腎排泄型薬物であるため，Cockcroft-Gault式あるいは尿量，尿中クレアチニン濃度からCL_{cr}を算出する．本患者情報に基づきCockcroft-Gault式を用いてCL_{cr}を算出してみると116.6 mL/minとなる．加えて，AGsの場合はC_{max}も効果の指標として重要となるため，患者のV_dも評価する必要がある．ABKは体重の約30％に分布するが，肺炎患者では他感染症患者と比較しV_dが増大するため，C_{max}が治療域に到達せず十分な効果が得られない可能性も考えられる．したがって，本症例では，腎機能が良好であることからABKが体内に蓄

積する可能性も少なく，かつ，C_{max} が上昇しづらいことを，投与開始時において認識しておく必要がある．

2 血中濃度シミュレーションカーブ作成による血中濃度レベルの評価

次に，投与開始時における投与計画に基づき薬物の血中濃度推移をシミュレーションする．本血中濃度解析では，ABK 投与設計支援ソフト（明治製菓提供）における母集団薬物動態パラメーターを用いる（表 2.15）．VCM と同様，2-コンパートメントモデルに当てはめ体内動態解析を行うことで，ほぼ正確に血中濃度レベルを予測することができるが，CL_{tot} は CL_{cr} 以外にも年齢および体重に左右され，かつ V_d は疾患にも左右されるため，これらの患者要因を正しく認識しておく必要がある．実際に，ABK の母集団薬物動態パラメーター平均値に各患者要因を代入し，ABK の CL_{tot}，V_1（中央コンパートメントの分布容積）および V_2（末梢コンパートメントの分布容積）を予測すると，

$$CL_{tot}：0.0319 \times CL_{cr}（116.6\,mL/min）+ 26.5 \div 年齢（45\,歳）= 3.9\,L/h$$
$$V_1：0.272 \times 体重（52\,kg）= 14.1\,L$$
$$V_2：50.6\,L（80\,歳以下の肺炎患者の場合）$$

となる．コンパートメント間のクリアランスは固定値であるため 3.84 L/h をそのまま使用し，計四つの値に基づき投与設計支援ソフトを用いて血中濃度シミュレーションカーブを作成すると，図 2.25 の実線のようになる．ABK のトラフ濃度が 2 μg/mL 以上で持続的に推移すると，腎機能障害を発症する危険性が高まると報告されているが，本症例では 2 μg/mL 以下で推移すると予想されるため，副作用に関しては，1 回 100 mg を 1 時間かけて 12 時間ごとに投与することで予防できると考えられる．一方，肺炎患者に対しては，C_{max} を 10 μg/mL 以上に設定すると良好な効果が得られる可能性が高いと報告されていることから，1 回 100 mg を 1 時間かけて 12 時間ごとに投与すると血中濃度レベルは推奨域に到達せず，治療効果が十分得られない可能性も考えられる．したがって，1 回 100 mg ではなく 200 mg に増量し，1 日 1 回投与に変更し，再度シミュレーションを行うと，ほぼ推奨域内で C_{max} が推移すると予想される．これらの解析結果を紙上（図 2.22 と同様の雛形）で医師にフィードバックする．本症例においては，現状の投与方法のままで 2〜3 日経過観察し，もし，感染症状の改善が認められなければ，投与方法の変更を試みる治療方針となった．

3 血中濃度測定および解析

実際に血中濃度を測定し，投与開始時において作成した血中濃度シミュレーションカーブが正確であるか，また感染症状の改善が認められているかを確認する．腎機能が正常な患者における AGs の $t_{1/2}$ は短い（ABK で約 3 時間，表 2.14）ため，血中濃度は速やかに定常状態に達する．したがって，血中濃度の測定は投与開始後 1〜2 日目に実施するよう医師に依頼する．血中濃度の測定は，VCM 同様，操作が簡便な蛍光偏光免疫測定法（FPIA 法，TDX ダイナボット）を用いて行う場合が多い．投与開始後 2 日目におけるトラフ濃度は 0.6 μg/mL，C_{max} は 6.1 μg/mL であり，投与開始時の予測通り C_{max} は推奨域に到達していなかった．また，解熱傾向はやや認められたが，CRP の顕著な改善は認められなかった（図 2.25）．Bayesian 推定法による解析結果から，投与方法を 2 分割から 1 回投与に変更することで，C_{max} およびトラフ濃度が推奨域で推移する理想的な血中濃度推移が得られると予想された．したがって，医師に投与方法の変更を依頼し，同意を得て，さらに 3 日後に血中濃度を再度確認してもらった結果，トラフ濃度は 0.4 μg/mL，C_{max} は 10.8 μg/mL となり，CRP も低下

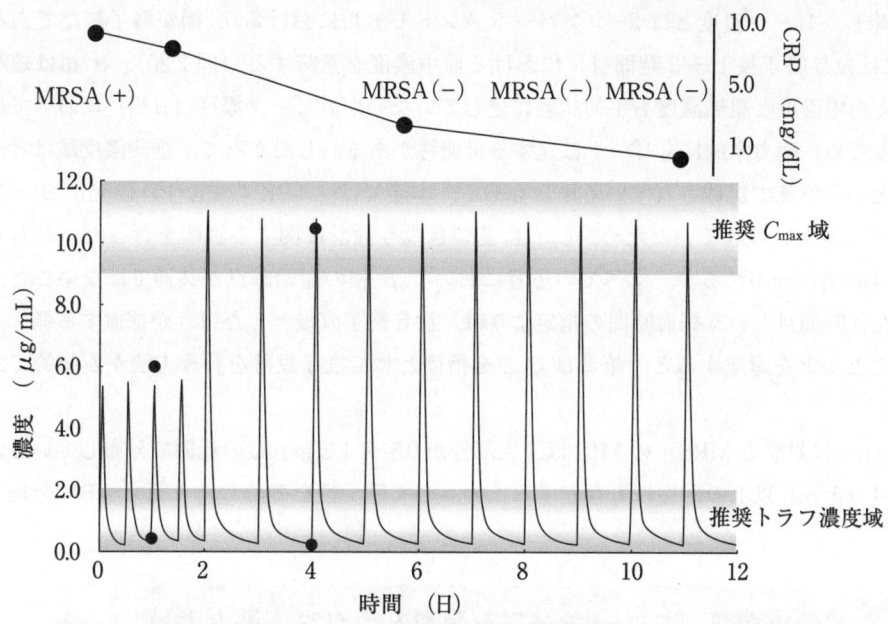

図 2.25　症例 2 における ABK の血中濃度予測推移と CRP の経時的変化

した（図 2.25）．血中濃度レベルのみが患者の感染症状を改善する要因となりうることは決して多くはないが，本症例のように，分割投与から 1 日 1 回投与に変更することで，感染症状の良好な改善が認められる場合もある．投与終了後まで患者の状態や検査値の変動を継続的にモニタリングした結果，ABK を 12 日間使用した後に菌の陰性化が認められ，肺炎症状も改善した．また，投与期間中に腎機能障害などの副作用症状は認められなかった．

4　血中濃度解析における注意点

　血中濃度の予測精度は高濃度域ほど低下し，かつ，変動は消失相より分布相において大きくなるため，血中濃度予測値はトラフ濃度より C_{max} の誤差が大きくなる可能性が高い．したがって，Bayesian 推定法における解析では，トラフ濃度を重視し，仮に C_{max} が投与開始時に作成したシミュレーションカーブ上にプロットされなくても，C_{max} が推奨域まで到達していれば，そのままの解析結果で投与設計を行うべきである．腎機能が正常な症例の場合，1 日必要量を 1 回で投与すると，大部分の症例において C_{max} は推奨域に到達するため，もし，投与開始時における指示が 1 日 1 回投与ならば，肥満あるいは腹水などのサードスペースが存在しない限り，投与終了直後の濃度を確認する意義は低いかも知れない．一方，腎機能が低下している患者に ABK を投与した場合，腎クリアランスの低下により $t_{1/2}$ が延長する．このような症例（筆者らは CL_{cr} が 50 mL/min 以下を目安にしている）では，原則，AGs 以外の抗菌薬の使用を医師に推奨している．なぜなら，効果を最大限に発揮するために C_{max} を推奨域レベルに設定すると，トラフ濃度が推奨域以下になるまで時間を要し，腎機能の悪化を招くおそれがあるからである．C_{max} およびトラフ濃度の両方を推奨域に設定するためには ABK を 48〜72 時間ごとに投与し続けなければならず，この場合，投与開始日においてはトラフ濃度が推奨域まで低下せず，かつ，翌日以降，次回投与日までは，C_{max} が推奨域に到達しない血中濃度推移となるため，PK/PD 理論を考慮すると AGs は腎機能障害患者には適さないと考えられる．

　治療効果の指標として AGs の血中濃度をモニタリングする場合，最高血中濃度あるいはピーク濃度という表現が混在して用いられる場合がある．最高血中濃度とは，投与終了直後の濃度，すなわち

C_max を意味し，ピーク濃度とは2-コンパートメントモデルにおける α 相が終了したであろう時点（一般的には投与終了後1～2時間目）における血中濃度を意味する（図2.20）．α 相は短時間で終了するうえ血中濃度と組織濃度も平衡状態に達していないが，ピーク濃度（β相）においては平衡状態に達するため，薬力学的にもピークに達する可能性がある．したがって，推奨濃度域はピーク濃度の推奨域という意味で記載されている場合もある．本節では，ABK の PK/PD 研究において C_max を指標に効果判定が行われていたため，C_max に基づき投与設計に関する説明を行った．どちらを用いるべきかは議論が分かれるが，すべての患者において β 相の開始時点が共通ではないこと，また，投与終了後何時間目という採血時間の指定よりは，投与終了直後としたほうが採血する側にも理解されやすいことなどを考慮すると，筆者は C_max を指標として投与設計を行う方法が臨床的であると考える．

また，ABK に対する MRSA の MIC は，大部分が 0.5～4 μg/mL の範囲で分布しているが，わずかながら 8 μg/mL 以上の耐性株も存在するため，必ず感受性を確認したうえで ABK を使用すべきである．

2.4.3 他の抗菌薬（ニューキノロン系や β ラクタム系など）

グリコペプチド系およびアミノグリコシド系以外の抗菌薬の投与設計においては，血中濃度治療域が広いため厳密な患者個別化を行う必要性は低く，特定薬剤治療管理料も算定できない．しかしながら，PK/PD 理論を無視して投与設計を行うわけではない．セフェム系抗生物質，ペニシリン系抗生物質およびカルバペネム系抗菌薬などは時間依存的に殺菌作用を発揮することから，％ T＞MIC が効果の指標として有用となる．一方，ニューキノロン系抗菌薬などは濃度依存的に殺菌効果を発揮することから，C_max/MIC あるいは AUC/MIC が治療効果の指標として有用となる（図2.20）．

時間依存的に殺菌作用を発揮する抗菌薬の中では，切り札的に使用されるカルバペネム系抗菌薬使用時において PK/PD 理論が適応される場合が多い．わが国において，メロペネム三水和物（MEPM）は1日最大2gまでの投与が認められているが，殺菌力が強く抗菌スペクトルも広いため，1回1バイアル（0.5g）を 0.5 時間かけて 12 時間ごとに投与する症例が多い．感染部位によって抗菌薬の組織移行性も異なることから，すべての感染症に対して同一の PK/PD パラメーターを用いて効果を予測できないが，モンテカルロシミュレーションの結果では，大腸菌感染時に対する MEPM の血中濃度は 40％ T＞MIC で推移すると良好な効果が得られると報告されている．わが国における MEPM に対する大腸菌の MIC 分布を考慮すると，1回 0.5g を 12 時間ごとに投与しても 40％ T＞MIC に達すると予想されるが，緑膿菌に対しては，本投与量では不十分であると報告されている．重症感染症時において抗菌薬の効果を最大限に発揮するためには，可能な限り投与量を増加させることが好ましい．MEPM の最大投与量である 1日 2g を分割投与する場合，1g を 12 時間ごとに，あるいは 0.5g を 6 時間ごとに投与する方法がある．腎機能が正常な成人患者ならば，血中濃度が副作用発現域まで到達することなく％ T＞MIC をさらに増加させるため，1日 2g を投与することは可能であるが，1回 1g を 12 時間ごとに投与するより，1回 0.5g を 6 時間ごとに投与するほうが％ T＞MIC を増加できる（図2.26）．また，一般的な投与方法である 0.5 時間かけて点滴静注するより，3 時間かけて点滴静注することで，さらに％ T＞MIC を増加できる（図2.26）．しかしながら，投与回数および点滴時間を増やすことは，投与の煩雑性や患者の束縛時間の増加につながるため，必ずしも臨床的な投与方法とはいえないが，重症感染症においては抗菌薬の使用方法が患者の予後を左右する場合もあ

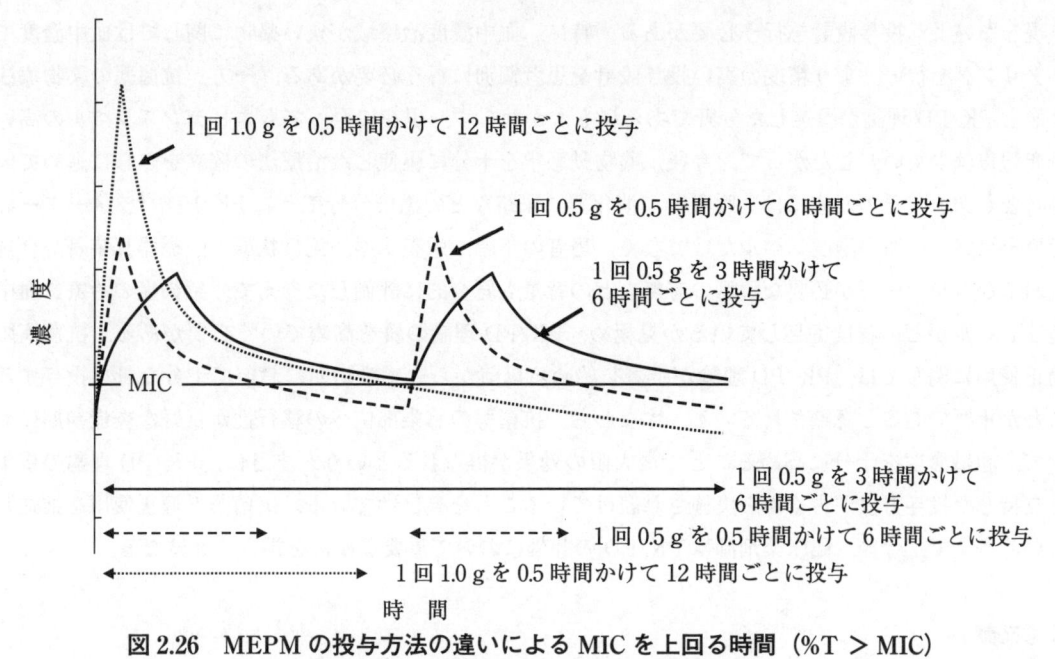

図 2.26　MEPM の投与方法の違いによる MIC を上回る時間（%T ＞ MIC）

るため，理想的な PK/PD 理論に基づき抗菌薬の投与設計を立案することは重要と考えられる．

　このように，安全性の高い抗菌薬を最大限の効果で使用するためには，十分量を最適な投与間隔および点滴時間で投与する必要がある．一方，いくら安全性が高いといえども，腎排泄型薬物のカルバペネム系抗生物質を常用量で腎機能低下患者に投与し続ければ，体内への蓄積が認められ痙攣などの重篤な副作用症状も発現しかねない．したがって，例えば MEPM の場合，CL_{cr} 30 以上 50 mL/min 未満の症例では常用量の 1/2 を，CL_{cr} 30 mL/min 未満の症例では常用量の 1/4 を投与するよう推奨されている．

　濃度依存的に殺菌作用を発揮する抗菌薬の中では，肺組織に移行性が優れているニューキノロン系抗菌薬使用時において PK/PD 理論が適応される場合が多い．ニューキノロン系抗菌薬はグラム陽性球菌感染において AUC/MIC ≧ 20 〜 30 で良好な効果を示し，グラム陰性桿菌感染においては AUC/MIC ≧ 100 〜 125 で良好な効果を示すことが報告されている．モンテカルロシミュレーションの結果では，LVFX を 1 日 400 mg 分 2 で投与すると，AUC/MIC ≧ 30 の条件を満たすと推定され，実際，肺炎球菌による肺炎患者に対しても，LVFX を 1 日 400 mg 分 2 で使用すれば AUC/MIC ≧ 30 の条件を満たし，かつ，90% 以上の有効率が得られることも報告されている．加えて，PK/PD パラメーターは臨床効果だけでなく，耐性菌発現の予測にも使用することができるという報告もある．耐性菌が発現もしくは変異株が選択される濃度を mutant selection window（MSW）といい，それを阻止する濃度を mutant prevention concentration（MPC）という．実際に生体内で証明された事実ではないが，今後，ニューキノロン系抗菌薬の投与設計において考慮すべき指標となるか注目される．これらの PK/PD 理論を考慮すると，ニューキノロン系抗菌薬を適正に使用するためには，AUC のみならず C_{max} も高める必要があり，海外では LVFX の 1 日 500 mg 分 1 投与が推奨されている．

　以上，PK/PD 理論に基づいた抗菌薬の投与設計に関して説明した．抗菌薬の薬物療法においては，効果が最大限に発揮される十分な用量を最適な用法で，かつ，体内への蓄積による副作用症状が

発現しないよう投与設計を行う必要がある．特に，血中濃度治療域が狭い薬物に関しては血中濃度モニタリングを行い，より精度の高い投与設計を患者個別に行う必要がある．一方，抗菌薬の薬物療法は最も PK/PD 理論が浸透した分野であるにもかかわらず，現在に至ってもエビデンスレベルの高い研究報告は少ない．したがって，今後，薬物動態学を十分に駆使した治療法の確立をさらに進めていく必要がある．そのためには，呼吸器，消化器，尿路などの感染分野ごとに PK/PD パラメーターの指標を設定し，血中濃度レベルだけでなく，患者の年齢，栄養状態，免疫状態，医療器具装着，合併症およびドレナージが必要な膿瘍の有無などの背景も総合的に評価したうえで，感染症の治療に血中濃度レベルがどの程度寄与しているか見極め，PK/PD 理論の質を高めていく必要がある．抗菌薬の適正使用に関しては，PK/PD 理論が定着し始める以前から，感染初期において十分な量を投与することが重要であると認識されている．すなわち，抗菌薬の感染部位への移行性が良好な炎症初期において，組織濃度を十分に高めることで最大限の効果が得られるという，まさに，PK/PD 理論の根本を支持した投与方法が古くから実施され続けていることを裏付けている．抗菌薬の適正使用を推進していくうえで，今後，臨床薬剤師は PK/PD の評価において重要な役割を担うことになる．

参考文献

1) Begg E. J., Barclay M. L., Kirkpatrick C. M. (2001) *Br. J. Clin. Pharmacol.*, **52**, 35-43
2) Sato R., Tanigawara Y., Kaku M., Aikawa N., Shimizu K. (2006) *Antimicrob. Agents Chemother.*, **50**, 3763-3769
3) Boak L. M., Li J., Rayner CR, Nation R. L. (2007) *Antimicrob. Agents Chemother.*, **51**, 1287-1292
4) Rayner C. R., Forrest A., Meagher A. K., Birmingham M. C., Schentag J. J. (2003) *Clin. Pharmacokinet.*, **42**, 1411-1423
5) Conte, J. E. Jr., Golden, J. A., Kipps, J., Zurlinden, E. (2002) *Antimicrob. Agents Chemother.*, **46**, 1475-1480
6) Wunderink, R.G., Rello, J., Cammarata, S. K., Croos-Dabrera, R. V., Kollef, M. H. (2003) *Chest*, **124**, 777-778
7) Rubinstein, E., Cammarata, S., Oliphant, T., Wunderink, R. (2001) *Clin. Infect. Dis.*, **32**, 402-412
8) Tanigawara, Y., Sato, R., Morita, K., Kaku, M., Aikawa, N., Shimizu, K. (2006) *Antimicrob. Agents Chemother.*, **50**, 3754-3762
9) Yasuhara, M., Iga, T., Zenda, H., Okumura, K., Oguma, T., Yano, Y., Hori, R. (1998) *Ther. Drug Monit.*, **20**, 139-148
10) 中山貴美子，源馬均，貝原徳紀，丹羽俊朗 (2006) 日本化学療法学会雑誌，**54**, 1-6
11) Yasuhara, M., Iga, T., Zenda, H., Okumura, K., Oguma, T., Yano, Y., Hori, R. (1998) *Ther. Drug Monit.*, **20**, 612-618
12) Wilson, A. P. (2000) *Clin. Pharmacokinet.*, **39**, 167-183
13) Harding, I., MacGowan, A. P., White, L. O., Darley, E. S., Reed, V. (2000) *J. Antimicrob. Chemother.*, **45**, 835-841
14) Pea, F., Brollo, L., Viale, P., Pavan, F., Furlanut, M. (2003) *J. Antimicrob. Chemother.*, **51**, 971-975
15) Kuti, J. L., Dandekar, P. K., Nightingale, C. H., Nicolau, D. P. (2003) *J. Clin. Pharmacol.*, **43**, 1116-1123
16) 三鴨廣繁，戸塚恭一 (2005) *Jpn. J. Antibiot.*, **58**, 159-167
17) Ambrose, P. G., Grasela, D. M. (2000) *Diagn. Microbiol. Infect. Dis.*, **38**, 151-157
18) 二木芳人，松島敏春，山口惠三，河野茂，渡辺彰，小田切繁樹，青木信樹，斎藤厚 (2004) 日本化学療法学会雑誌，**52**, 793-803
19) Firsov, A. A., Vostrov, S. N., Lubenko, I. Y., Drlica, K., Portnoy, Y. A., Zinner, S. H. (2003) *Antimicrob. Agents Chemother.*, **47**, 1604-1613
20) 乾賢一，土井俊夫 (2006) 腎機能別薬剤使用マニュアル，改正2版，じほう

2.5 テオフィリンの投与設計

はじめに

　テオフィリンは強い気管支平滑筋の弛緩作用を有するメチルキサンチン誘導体の一つであり，気管支喘息をはじめ，多くの閉塞性肺疾患の治療に広く用いられている．気管支喘息患者における肺機能改善度と血清中（血漿中）テオフィリン濃度との関係から，テオフィリンの最小治療有効濃度は 10 μg/mL であるといわれており，血清中テオフィリン濃度の上昇に従ってその効果は高くなる（図 2.27）．しかし，血清中テオフィリン濃度が 20 μg/mL を超えた場合には悪心，嘔吐，下痢，頭痛，食欲不振，不安などの軽度の副作用が現れ，30〜40 μg/mL では期外収縮を伴わない心拍数の増加（毎分 120 以上）や心室性不整脈，40 μg/mL 以上では心室性不整脈，痙攣など，死亡に至る重篤な副作用が認められる（図 2.28）．このため，テオフィリンは安全有効治療域が狭い（10〜20 μg/mL）薬物とされている．しかし，この安全有効濃度域は絶対的なものでなく，たとえ患者の血清中濃度がこの範囲にあっても，すべての患者において十分な治療効果が得られるとは限らない．また，副作用が発現する可能性も，少ないながら存在することを考慮すべきである．特に治療開始時には，その投与量あるいは血清中濃度に関係なく悪心，頭痛，不眠などのカフェイン様の副作用が認められる．しかし，この副作用は，多くの患者では一過性のものであり，薬物投与を低用量から徐々に増加することによって回避できる．したがって，テオフィリンの真の有効治療濃度域は個々の患者において決定されることが望ましく，血清中濃度の測定（TDM）に基づいた薬物投与計画の実施が不可欠である．また，経口投与または静脈内投与されたテオフィリンは，そのほとんどが肝臓においてシトクロム P450（CYP）のアイソザイムである CYP1A2（一部は CYP3A4）により酸化的に代謝され，尿中へ排泄されることが知られている．したがって，これらの薬物代謝酵素を誘導，あるいは阻

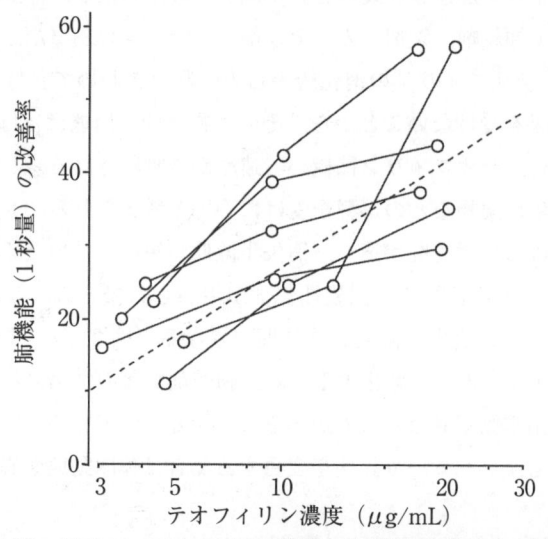

図 2.27　テオフィリンの血中濃度と肺機能改善率との関係
(Mitenko, P. A., et al. (1973) N. Engl. J. Med. 289：600-603 より引用改変)

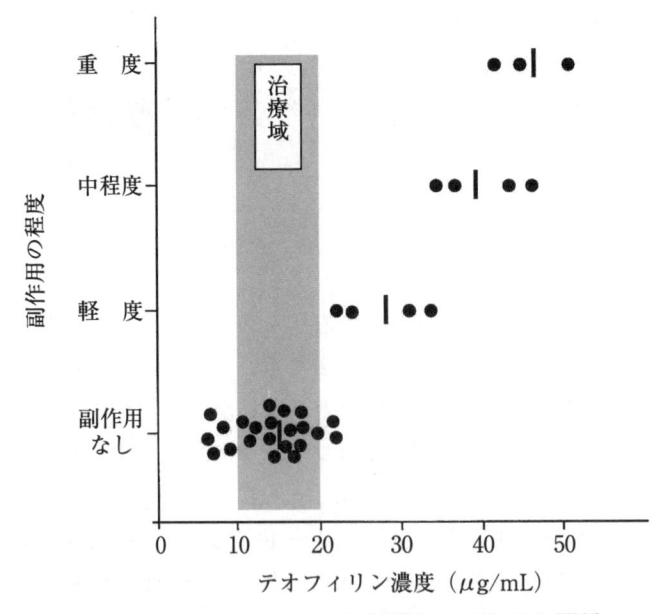

図2.28 テオフィリンの血中濃度と副作用の関係
(Hendeles, L., et al. (1977) Drug Intell. Clin. Pharm. 11：12-18 より引用改変)

害するような薬物が併用される場合には，その血清中濃度が著しく変化することが報告されており，この結果，治療効果が減弱したり，副作用が発現する．

2.5.1 テオフィリンの体内動態

1 吸収

わが国において，テオフィリンは多岐にわたる製剤が市販されており，テオフィリンのエチレンジアミン塩であるアミノフィリンが速放性製剤として散剤，錠剤のほか，注射剤と坐剤が，またテオフィリンの徐放性製剤として顆粒剤，錠剤，カプセル剤，ドライシロップ剤，シロップ剤が市販されている（表2.16）．一般に，テオフィリンの消化管からの吸収はきわめて良好であり，また，消化管や肝臓における初回通過効果を受けないことから，その生物学的利用能はほぼ100%である．また，速放性製剤で投与された場合，テオフィリンは極めて速やかに吸収される．したがって，消化管吸収において，テオフィリンは併用薬物などの影響を受けにくいと考えられる．しかし，後述するように，テオフィリンは肝臓における代謝速度が速く，消失半減期が短い．このため臨床では，安全有効濃度域をできるだけ長時間持続する目的で，徐放性製剤が用いられている．しかし，各徐放性製剤間では，服用後の最高血中濃度や最高血中濃度到達時間が異なる（図2.29）．また，製剤によっては，テオフィリンの溶出が胃内pHによって変化するため，制酸剤などの併用に注意を要するもの，食事摂取やその内容によって溶出挙動が異なるものがあることが知られている．したがって，同じ徐放性テオフィリン製剤であっても，メーカーや銘柄を変更する場合は体内動態が異なることに注意が必要である．

また，小児喘息患者に対してテオフィリン徐放性製剤を投与した場合，投与量の10%以上が糞便中に排泄されたとの報告がある．この原因として，下痢等によって消化管の通過時間が短縮されるこ

表 2.16 市販されているテオフィリン製剤

薬物名	商品名（メーカー）	剤　型	特　徴
テオフィリン	テオドール（田辺三菱）	G 顆粒：20%（200 mg/g） 錠：50 mg, 100 mg, 200 mg シロップ：20 mg/mL ドライシロップ：20%（200 mg/g）	徐放性製剤
	テオロング（エーザイ）	顆粒：50%（500 mg/g） 錠：50 mg, 100 mg, 200 mg 顆粒：20%（200 mg/g）	徐放性製剤
	スロービッド（サンド）	ドライシロップ：20%（200 mg/g） カプセル：100 mg, 200 mg	徐放性製剤
	テオドリップ（興和創薬）	点滴静注用：200 mg/200 mL	
	アプネカット（興和創薬）	液：10 mg/2.5 mL	
	ユニフィル LA（大塚）	錠：100 mg, 200 mg, 400 mg	徐放性製剤
	ユニコン（日医工）	錠：100 mg, 200 mg, 400 mg	徐放性製剤
	ユニコン CR（日医工）	ドライシロップ：20%（200 mg/g）	徐放性製剤
アミノフィリン	ネオフィリン（エーザイ）	末：原末（製造サンノーバ） 錠：100 mg 注：250 mg/10 mL 点滴用バッグ：250 mg/250 mL	
	アルピナ（久光）	坐剤：50 mg, 100 mg, 200 mg, 400 mg	
	アプニション（エーザイ）	注：15 mg/3 mL	未熟児無呼吸発作に使用

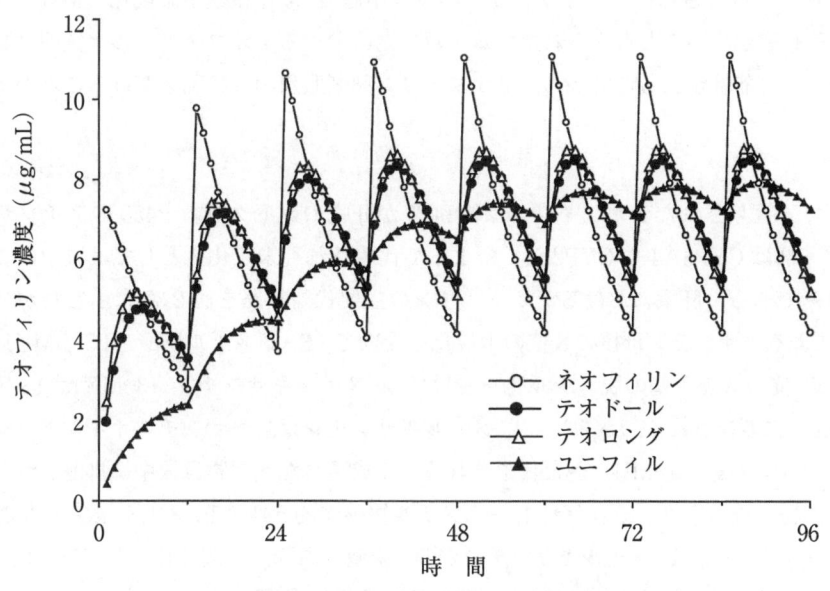

図 2.29　各種徐放性製剤投与後の血中濃度推移の比較

各製剤 200 mg を 1 日 2 回，12 時間ごとに投与した場合

とによりテオフィリン徐放性製剤からの溶出が不十分となる可能性が示唆されているが，特に小児では成人に比べて腸管が短いので注意が必要である．

2 分　布

　テオフィリンは，体内で脂肪組織を除く各組織に広く分布し，その見かけの分布容積は平均 0.45 L/kg であり，個体間での変動も小さい．また，テオフィリンの血清中タンパク質（アルブミン）との結合率は健常成人において約 40～60% であり，血清中濃度に関わりなく一定である．このため，一般的には，併用薬物などによるタンパク結合率の変化が，臨床的に問題となることは少ない．しかし，新生児や幼児，あるいは高齢者や肝硬変患者など，血清中のタンパク質濃度が低い場合には，その結合率が低下する．さらに，テオフィリンのタンパク結合率は血液の pH によっても変動し，血液がアルカリ化した場合には増加，酸性化した場合には低下することが知られている．したがって，テオフィリンの見かけの分布容積は，肥満患者では低下すること，また，新生児（特に低出生体重児），肝硬変患者，アシドーシスの患者，高齢者等では血清タンパク結合率が低く，わずかではあるが分布容積が増大することに注意が必要である．

　テオフィリンは血液-脳関門を通過することが知られており，脳への移行によって中枢性の副作用を発現する．このテオフィリンの中枢神経系に対する作用機序は，アデノシン拮抗作用によるものと考えられている．また，テオフィリンは胎盤関門を通過することが知られている．テオフィリンのヒト臍帯血清中濃度は母体の血清中濃度と同程度であり，アミノフィリン 250 mg/日の静脈内投与を受けている妊婦 11 例において，テオフィリンの臍帯静脈血清中濃度は 4.20 μg/mL，臍帯動脈血清中濃度は 3.99 μg/mL であったことが報告されている．したがって，テオフィリンは胎盤を通過して胎児に移行し，新生児に嘔吐，神経過敏等の症状が認められることがあるため，妊婦または妊娠している可能性のある婦人に対しては，治療上の有益性が危険性を上回ると判断される場合にのみ投与することが求められている．さらに，テオフィリンの母乳中濃度/母体血漿中濃度比（M/P 値）は約 0.7 と母乳中への移行率が高いことも知られている．新生児におけるテオフィリンの半減期は長く，何らかの影響を及ぼす可能性があることから，テオフィリン製剤服用中は授乳を避けることが望ましい．

3 代　謝

　ヒトにおいて，投与されたテオフィリンは約 90% が肝臓のシトクロム P450 のアイソザイムである CYP1A2（一部は CYP3A4 や CYP2E1）によって代謝され，未変化体としては尿中にごく微量が排泄されるのみである．肝臓におけるテオフィリンの主要代謝経路を図 2.30 に示したが，テオフィリンは CYP によるキサンチン母核の 8 位の水酸化を受けて 1,3-ジメチル尿酸（1,3-DMU）に，また N^1 位および N^3 位のメチル基の脱メチル化を受けて 3-メチルキサンチン（3-MX），1-メチルキサンチン（1-MX）に変換される．さらに，1-メチルキサンチンは，キサンチンオキシダーゼによって酸化され，1-メチル尿酸（1-MU）へと代謝される．生成された代謝物は尿中に排泄されるが，成人における各代謝物の排泄率は，それぞれ 1,3-ジメチル尿酸が約 50%，1-メチル尿酸が約 20%，3-メチルキサンチンが約 15%，1-メチルキサンチンが 5% 未満であり，未変化体としては 10～15% が排泄される．これら代謝物のうち，3-メチルキサンチンは活性を有することが知られているが，その生成速度より排泄速度のほうが大きいことから，血清中濃度は低く，薬効や副作用への関与はごくわずかであると考えられる．また，テオフィリンの代謝経路には，成人と小児で大きな差はみられないが，新生児（特に低出生体重児）では，約 50% が未変化体として尿中に排泄されるとともに，投与量の 5～10% は 7 位がメチル化されることによりカフェインに変換され排泄されるほか，1,3-ジメチル尿酸として約 30%，1-メチルキサンチンとして約 10% と，3-メチルキサンチンとテオブロミン

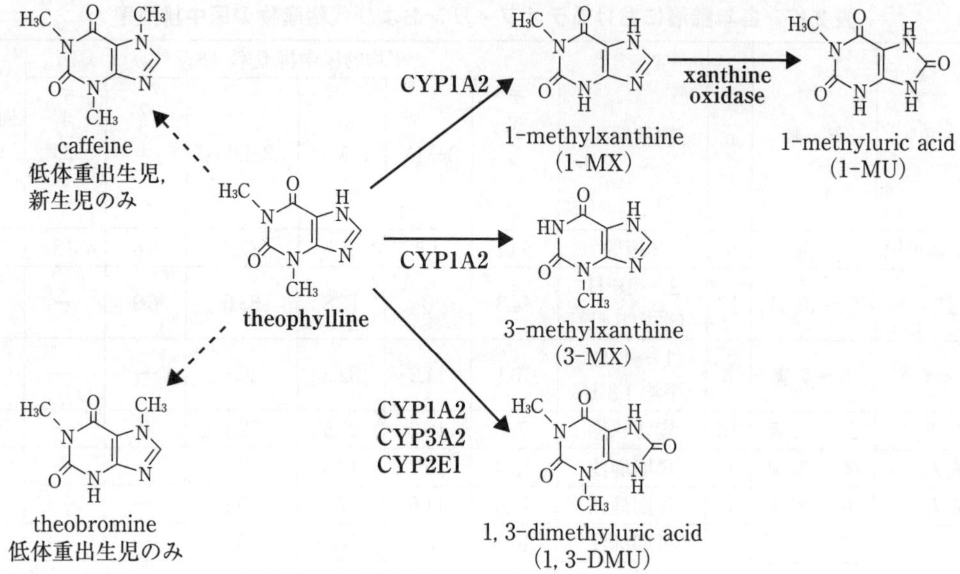

図 2.30　テオフィリンの代謝経路

としてごくわずかに排泄される（表 2.17）．テオフィリンは気管支拡張薬としてのみならず，新生児（未熟児）の無呼吸発作に対して用いられるが，カフェインも同様の作用を有することから，この場合にはテオフィリンとカフェインの両者が薬効発現に関与していると考えられている．なお，無呼吸発作に対してテオフィリンを用いる場合の有効血清中濃度は 5〜10 μg/mL とされている．

また，一部の患者においてテオフィリンの代謝に飽和が生じ，ミカエリス-メンテン型の薬物動態を示すことが知られている．小児喘息患者を対象にした検討では，その 15% においてミカエリス-メンテン型の薬物動態が認められることが報告されている（図 2.31）．前述したように，テオフィリンは安全有効血中濃度域が狭いことから，ミカエリス-メンテン型の薬物動態を示す患者に対して投与量の増減を図る場合には注意が必要であり，特にテオフィリンの投与量を増量する場合には，漸増していくことが望ましい．

4 排　泄

　新生児（未熟児）を除くヒトにおいて，テオフィリンは投与量の約 10% が未変化体として尿中に排泄されるのみであることから，テオフィリンの投与量の設定に対して患者の腎機能や，主に腎臓から尿中へ排泄される併用薬との相互作用を考慮する必要はないとされている．その一方で，テオフィリンの腎クリアランスが，尿量依存的に変化することが報告されている．テオフィリンは腎尿細管から受動的に再吸収されると考えられているが，尿量が増加して尿中濃度が低下した場合には，再吸収量が減少することにより，腎クリアランスが増大する．テオフィリンは，薬理効果の一つとして利尿作用を有していることから，血清中濃度が高い場合には尿量が多く，腎クリアランスが大きいのに対し，血中濃度の低下とともに尿量が減少すると，腎クリアランスが低下する可能性がある．さらに，肝臓での代謝によって生成された代謝物も尿中へ排泄されることから，腎機能が低下した患者では，代謝物が蓄積する可能性がある．

　また，テオフィリンの中毒時において，体内からの排泄を促進する方法として，活性炭の経口投与が有効であることが知られている．経口投与された活性炭は，テオフィリン経口投与後，消化管内に残存するテオフィリンを吸着するのみならず，テオフィリンを静脈内投与した場合においても，血管

表 2.17　各年齢層におけるテオフィリンおよび代謝産物の尿中排泄率

対象	年齢	n	投与期間	平均的尿中排泄率（%）						回収率（%）
				テオフィリン	3-MX	1-MU	1,3-DMU	カフェイン	テオブロミン	
低出生体重児	2週	10	2週間	50.4	1.3	9.3	27.7	9.6	3.8	NR*
新生児	2〜31日	12	2〜16日（平均5日）	44.8	0	13.8	33.6	6.9	—	
幼児	1〜7歳	6	1〜8日（平均1.8日）	10.1	11.2	32.5	46.1	—	—	NR*
小児**	2〜12歳	16	定常状態	7.1	16.2	23.5	52.8	0	—	98.7
健康成人**	24〜32歳	6	単回静注	13.3	15.7	19.8	39.1	0	—	89.7
健康成人**	20〜27歳	6	単回静注	17.6	11.6	17.6	35.1	—	—	82.0
高齢者**	65〜77歳	6	単回静注	16.2	11	16.7	36.9	—	—	80.7

1) 回収率は，投与量に対するテオフィリンおよび代謝物の排泄量の和を比率で示した．
2) 健康成人における検討では，喫煙歴は記されていない．また，尿中排泄率の和が回収率よりわずかに低値を示すが，尿中代謝物排泄パターンを検討した研究の中では最も信頼できる研究である．
* 投与量に対する回収率は報告されていない．したがって尿中排泄率は，テオフィリンおよび各代謝物について報告されている値を尿中の総メチルキサンチン量に対する比で示した．
** 投与量に対する比（%）で示した．
(Hendelea, L., et al. (1983) *Pharmacotherapy*, 3, 2-44 より引用改変)

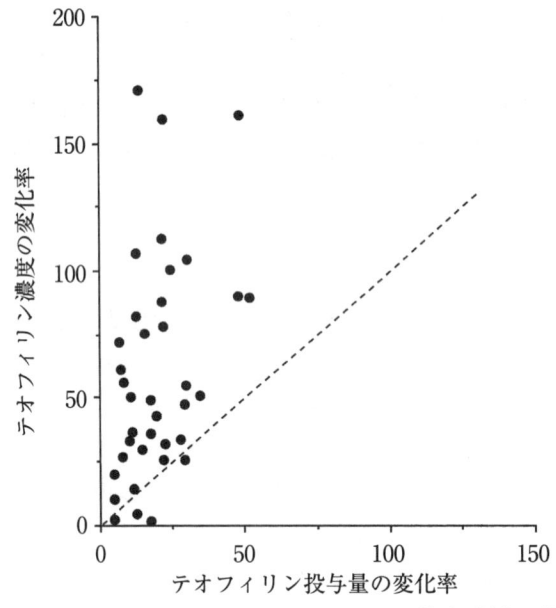

図 2.31　小児喘息患者におけるテオフィリンの体内動態の非線形性
(Sarrazin, E., et al. (1980) *J. Pediatr.*, 97：825-828 より引用改変)

から消化管内に漏出したテオフィリンを吸着することにより排泄を促進する（図 2.32）．

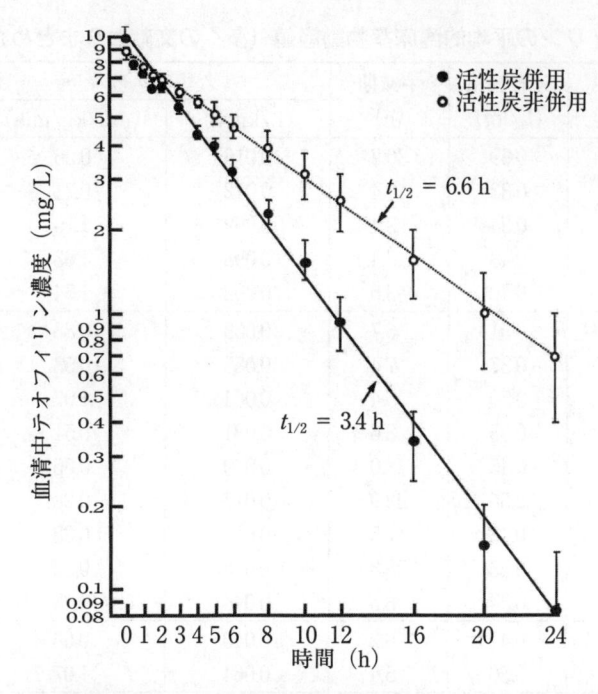

図 2.32 活性炭併用および非併用時におけるアミノフィリン定速静注後の
平均血清中テオフィリン濃度-時間推移

最小二乗回帰直線は実線と波線により示した．半減期は回帰直線より算出した．
(Berlinger, W.G., *et al.* (1983) *Clin. Pharmacol. Ther.* 33：351-354 より引用改変)

2.5.2 テオフィリンの体内動態を変動させる要因

　テオフィリンの体内動態は患者個々で大きく異なる．例えば，同一量のテオフィリンを投与しても，その血清中濃度やクリアランスは，年齢，併発疾患（肝障害，心疾患など），喘息の重症度，喫煙，併用薬など，多くの要因により，個々の患者で異なることが知られている（表2.18）．しかし，見かけの分布容積に関しては，前述したように，肥満や血清中タンパク濃度の低下に伴うタンパク結合率の変動に起因する若干の変動はあるものの，患者間において著しい差異は認められない．したがって，テオフィリンの血清中濃度およびクリアランスの変動は，主に肝臓での代謝能の変化に基づくものと考えられる．

1 生体側の要因

1）年　齢

　テオフィリンのクリアランスは，患者の年齢によって大きく異なることが知られている．表2.18に示したように，未熟児ではテオフィリンの見かけの分布容積が大きく，またクリアランスが小さいことから，その半減期は約30時間と，他の年齢層に比べて著しく長い．これは，新生児において，テオフィリンの代謝に関わる薬物酵素活性が低いことによると考えられる．しかし，肝臓の薬物代謝酵素活性はその後急速に成熟し，生後6か月の乳児期では約5時間に短縮する．さらに4歳前後の幼児期では，クリアランスは全年齢層の中で最大となり，半減期は3～4時間程度である．テオフィリンのクリアランスは，その後成長につれて徐々に低下し，成人では幼児期の約1/2（半減期は6～7

表2.18 テオフィリンの平均的臨床薬物動態値（多くの文献からまとめたもの）

対象		分布容積 (L/kg)	半減期 (h)	クリアランス (L/kg/h)	クリアランス (mL/kg/min)	補正係数*
小児	未熟児	0.69	30.2	0.016	0.26	0.30
	＜6か月	0.33	5.4	0.042	0.71	0.81
	6〜12か月	0.34	3.4	0.069	1.15	1.31
	1〜4歳	0.48	3.4	0.098	1.63	1.85
	4〜17歳	0.40	3.0	0.092	1.54	1.75
成人	18〜60歳の喘息患者	0.51	6.7	0.053	0.88	(1.0)
	60歳以上の高齢喘息患者	0.37	7.4	0.035	0.58	0.66
	喫煙喘息患者	0.50	5.4	0.064	1.07	1.22
	肥満喘息患者	0.38	8.6	0.031	0.51	0.58
	慢性閉塞性肺疾患	0.45	8.0	0.039	0.65	0.74
	肺浮腫および心臓喘息	0.56	22.9	0.017	0.28	0.32
	心不全および強度の肺炎	0.43	17.5	0.017	0.28	0.32
	肝硬変	0.56	28.8	0.013	0.22	0.25
	妊婦	0.54	8.5	0.044	0.73	0.83
	健康成人非喫煙者	0.47	8.2	0.040	0.66	0.75
	健康成人喫煙者	0.50	5.4	0.064	1.07	1.22

＊成人喘息患者のクリアランスを基準とした場合，慢性投与下での投与量の目安になる．肝硬変合併喘息患者の投与量は1/4でよいことになる．
(Horai, Y., et al. (1982) Eur. J. Clin. Pharmacol., 23, 111-121 より引用)

時間）となり，さらに加齢に伴って低下することが知られている．

2）併発疾患および喘息の重症度

テオフィリンは主に肝臓において代謝を受けて消失するが，肝臓での抽出率が低く，そのクリアランスは肝固有クリアランスに依存して変動する．したがって，肝機能の低下を伴う疾患時では，クリアランスが大きく低下する．最も影響が大きい併発疾患は肝硬変であり，クリアランスが著しく低下し，半減期は健常成人の約4倍にまで延長する．また，うっ血性心不全などの心疾患により，血液の循環動態が悪化した場合には，肝臓への酸素供給が低下することによって，テオフィリンのクリアランスが低下する．テオフィリンのクリアランスは甲状腺機能障害を有する患者でも変動することが知られており，機能亢進患者では半減期が短縮，機能低下者では延長する．

テオフィリンのクリアランスは，喘息の重症度によっても変動する．特に喘息発作時や慢性閉塞性肺疾患（COPD）の患者では，肺のガス交換機能が低下することによって低酸素状態およびアシドーシス状態に陥るが，このような患者ではテオフィリンのクリアランスが低下することが報告されている．

2 生体外の要因

1）喫煙および嗜好品

タバコの煙に含まれる多環炭化水素の代謝に関わるCYP1A2は，喫煙によって誘導される．したがって，喫煙者ではテオフィリンのクリアランスが大きく，同一量のテオフィリンを服用した場合の血清中濃度は，非喫煙者に比べて低下する（図2.36参照）．また，CYP1A2の誘導の程度は喫煙本数によっても変化することから，テオフィリンを長期にわたり服用するような患者では，その喫煙習慣

が重要な問題となる．また，タバコの副流煙でも同様の作用が認められる．

コーヒーなどのカフェイン含有飲食物の摂取も，テオフィリンの血中濃度に影響を及ぼすことが知られている．これは，カフェインがテオフィリンと同族のメチルキサンチン誘導体であり，その代謝経路が共通していることに加え，これらキサンチンの代謝に濃度依存的な飽和現象が認められることによる．すなわち，服用したテオフィリンの代謝には十分であった酵素活性が，カフェインの摂取により飽和し，テオフィリンの半減期が遅延する．

2) 併用薬

肝臓の薬物代謝酵素を阻害あるいは誘導する薬物を併用した場合には，テオフィリンのクリアランスが変動し，薬効や副作用の発現強度が変化する．したがって，テオフィリン服用時には，併用薬の種類や投与量に十分な注意が必要である（表 2.19）．

A. テオフィリンの代謝を阻害する薬物

テオフィリンの代謝を阻害することによりクリアランスを低下，すなわち血清中濃度を上昇させ，副作用を発現する可能性を高める薬物としては，キノロン系抗菌薬，マクロライド系抗生物質，ヒスタミン H_2 受容体拮抗薬など，多くの薬物が知られている（図 2.33）．

(1) キノロン系抗菌薬

キノロン系抗菌薬は，喘息患者における上気道感染症の治療にしばしば併用されるが，これら抗菌薬の中には，テオフィリンの代謝酵素である CYP1A2 を阻害し，テオフィリンの代謝を抑制するものがある（図 2.34）．テオフィリンの代謝阻害作用を有するキノロン系抗菌薬としては，ピペミド酸三水和物，エノキサシン，シプロフロキサシン，トスフロキサシン，ノルフロキサシンなどがある（表 2.20）．エノキサシンは投与量依存的にテオフィリンの代謝を阻害し，エノキサシン 400 mg を 12 時間ごとに併用投与することによりテオフィリンのクリアランスは約 70% も減少することが報告されている．また，この代謝阻害作用は，キノロン系抗菌薬の併用投与を中止すると消失し，血清中テオフィリン濃度は，併用前の濃度まで低下する．しかし，血清中テオフィリン濃度が再び定常状態に達するまでに約 3 日を要することから，キノロン系抗菌薬との相互作用により副作用が発現した場合には，キノロン系抗菌薬の投与中止後，数日間に渡りテオフィリン投与量を調節する必要がある（図 2.35）．しかし，オフロキサシン，レボフロキサシン，ロメフロキサシン，スパルフロキサシンでは，このようなテオフィリンの代謝阻害作用は認められない．

(2) マクロライド系抗生物質

14 員環系マクロライド系抗生物質であるエリスロマイシンやクラリスロマイシンは，慢性気管支炎，気管支拡張症，びまん性汎細気管支炎などの慢性難治性気道感染症に有用であるとの臨床成績により，気管支拡張薬であるテオフィリンと併用される症例が多くみられる．しかし，エリスロマイシン，クラリスロマイシンおよびロキシスロマイシンは，テオフィリンとの併用により，そのクリアランスを減少させることが報告されている．また，16 員環系マクロライド系抗生物質や，ペニシリン系，セファロスポリン系，テトラサイクリン系抗生物質は，テオフィリンのクリアランスに影響を及ぼさない．

(3) ヒスタミン H_2 受容体拮抗薬

胃潰瘍等の治療に用いられるヒスタミン H_2 受容体拮抗薬シメチジンは，テオフィリンの代謝に関わる CYP1A2，CYP3A4 をはじめ，すべての CYP 分子種を阻害することによりテオフィリンのクリ

表 2.19 テオフィリンクリアランスに影響を与える薬物

	薬効分類	薬物名
クリアランスを低下させる薬物	マクロライド系抗生物質	エリスロマイシン クラリスロマイシン ロキシスロマイシン トリアセチルオレアンドマイシン*
	抗結核薬	イソニアジド
	キノロン系抗菌薬	ノルフロキサシン エノキサシン* シプロフロキサシン* トスフロキサシン* ピペミド酸*
	H_2受容体遮断薬	シメチジン*
	β遮断薬	プロプラノロール*
	カルシウム拮抗薬	ジルチアゼム ベラパミル
	その他	アロプリノール イプリフラボン フロセミド BCGワクチン アミオダロン* インターフェロン* インフルエンザワクチン* 経口避妊薬* チアベンダゾール* チクロピジン* メキシレチン*
クリアランスを増加させる薬物	抗結核薬	リファンピシン*
	抗てんかん薬	フェニトイン* フェノバルビタール*
	β刺激薬	イソプロテレロール* テルブタリン
	その他	活性炭* ランソプラゾール

*有意に増大または低下

アランスを著しく減少させ，血清中濃度を上昇させる．このシメチジンによる代謝酵素活性の低下は，服用開始当日から生じるが，服用を中止すると2～3日以内に影響が消失する．また，シメチジン以外のH_2受容体拮抗薬（ファモチジン，ラニチジンなど）は薬物代謝酵素活性の阻害作用を認めない．

(4) 尿酸合成阻害薬

アロプリノールは，キサンチンオキシダーゼの活性を阻害することにより1-メチルキサンチンから1-メチル尿酸への変換を阻害し，1-メチルキサンチンの尿中排泄率を増加させることが知られている．しかし，テオフィリンから3-メチルキサンチンおよび1,3-ジメチル尿酸への代謝経路ならびにテオフィリンの尿中排泄率には影響を及ぼさないことから，テオフィリンのクリアランスには顕著な影響を及ぼさないと考えられる．

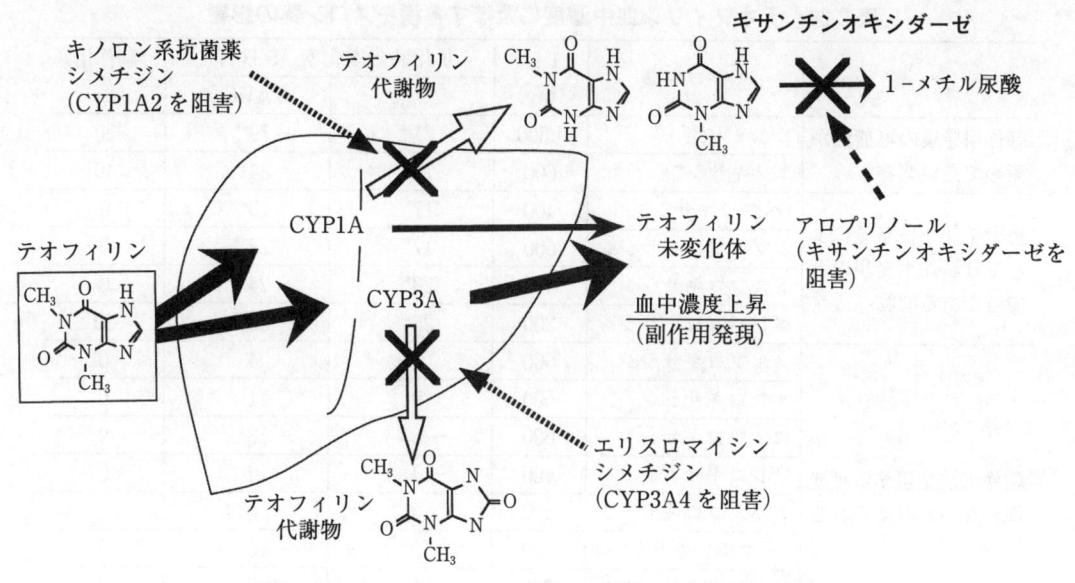

図2.33 テオフィリンの代謝を阻害する代表的な薬物

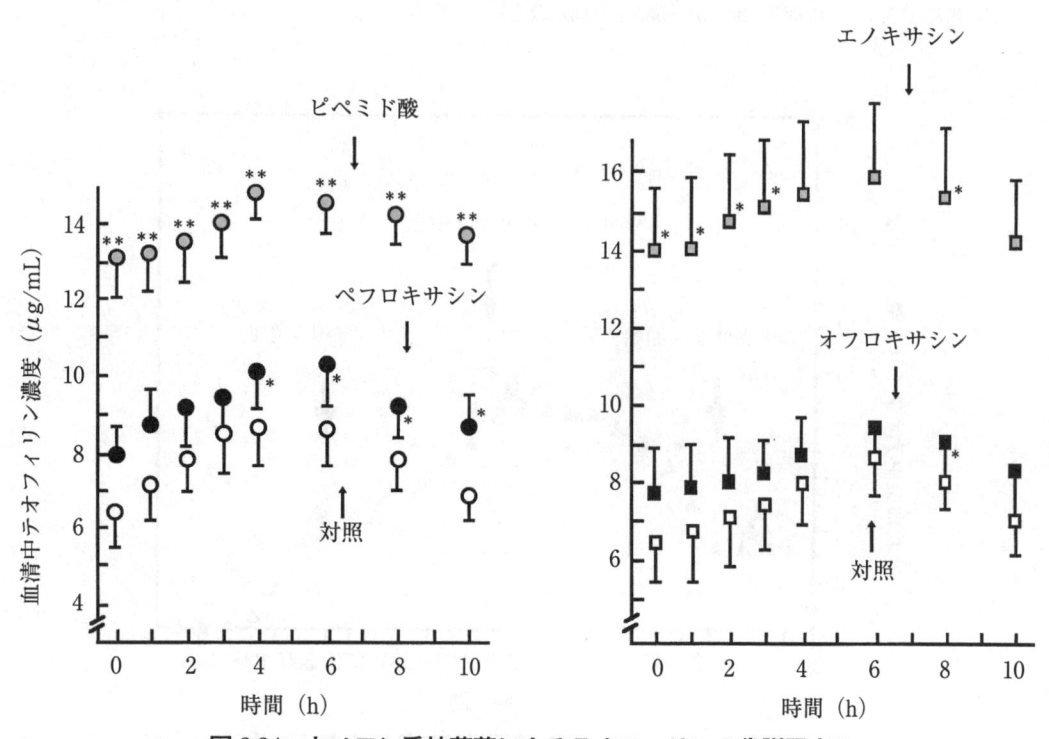

図2.34 キノロン系抗菌薬によるテオフィリンの代謝阻害

テオフィリンの治療中にキノロン系抗菌薬を5日間連続投与して，血清テオフィリン濃度を経時的に測定．テオフィリンの投与量は200 mg 1日2回，キノロン系抗菌薬は200 mg 1日3回，しかしピペミド酸は500 mg 1日3回．
(Niki, Y., et al. (1987) Chest, **92**, 663-669 より引用改変)

表 2.20　テオフィリン血中濃度に及ぼす各種キノロン薬の影響

分類	キノロン薬	1日 (mg)	併用時の変化率（5日目） C_{max}	併用時の変化率（5日目） AUC	副作用 (％)
副作用発現の可能性が極めて高い薬物	ピペミド酸	1,500	71**	79**	20
	エノキサシン	600	74*	84**	40
患者条件や投与量によっては副作用発現の可能性がある薬物	(ペフロキサシン)	400	17*	19*	0
	シプロフロキサシン	600	17*	22**	0
	トスフロキサシン	450	23*	24*	0
	グレパフロキサシン	200	28**	33**	20
副作用が発現する可能性がないと考えられる薬物	ノルフロキサシン	600	4	4	0
	オフロキサシン	600	9	11	0
	ロメフロキサシン	600	−8	−13	0
	フレロキサシン	400	−4	−4	0
	スパルフロキサシン	300	0***	0***	0
	(テマフロキサシン)	600	−12	−10	0
	レボフロキサシン	300	3	2	0
	(バロフロキサシン)	300	0.3	−1.3	0
	パズフロキサシン	600	−3	−3.9	0

*：$P < 0.05$，**：$P < 0.01$，***：7日目　(　)：わが国で未発売
(二木芳人 (1996) 月刊薬事，38, 549-555 より引用改変)

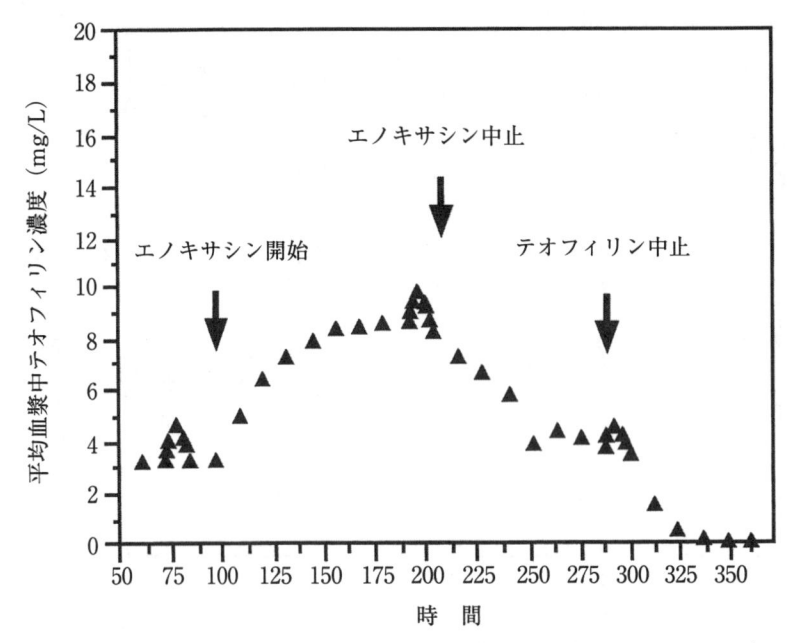

図 2.35　平均血漿中テオフィリン濃度−時間推移に及ぼすエノキサシン (400 mg) 併用投与の影響

　図に示した時間内 (60〜360 時間) は，三つの定常状態時間を含む．テオフィリンはテオドール錠 150 mg として，12時間ごとに 300 時間後まで投与．テオフィリン投与後の頻回試料採取期間内 (72〜84，192〜204，288〜300 時間) では，血清中テオフィリン値の上昇が認められる．
(Rogge, M. C., et al. (1989) Clin. Pharmacol. Ther., 147：420-428 より引用改変)

(5) その他の薬物

β遮断薬プロプラノロールは，テオフィリンのクリアランスを投与量依存的に低下させることが報告されている．しかし，同様のβ遮断薬であるメトプロロールやアテノロールは，テオフィリン血清中濃度に影響を及ぼさない．

抗結核薬イソニアジドも，テオフィリンの代謝を阻害し，クリアランスを低下させることが報告されている．しかし，逆にクリアランスを増加させたとの報告もあり，統一された見解は得られていない．

選択的セロトニン再取込み阻害薬（SSRI）フルボキサミンは，CYP1A2を阻害することにより，テオフィリン血清中濃度を上昇させることが報告されている．

B. テオフィリンの代謝を促進する薬物

肝臓の薬物代謝酵素（CYP1A2およびCYP3A4）の誘導作用を有する薬物は，テオフィリンの代謝を促進し，血清中濃度を低下，薬効を減弱する．このような薬物として，抗てんかん薬フェニトイン，フェノバルビタール，カルバマゼピンや抗結核薬リファンピシンが知られている．

(1) 抗てんかん薬

抗てんかん薬フェニトインは，てんかん患者の痙攣発作の治療だけでなく，テオフィリンの副作用による痙攣に対しても使用される．しかし，フェニトインは薬物代謝酵素の誘導作用を有し，テオフィリンのクリアランスを上昇させ，半減期を短縮する（図2.36）．フェノバルビタールも薬物代謝酵素を誘導する薬物としてよく知られているが，テオフィリンのクリアランスを30%程度上昇させることが報告されている．また，カルバマゼピンについても，肝薬物代謝酵素を誘導することにより，テオフィリンの半減期を約50%短縮させたとの報告がある．一方，テオフィリンは，中枢刺激作用によりてんかん発作発現の閾値を下げ，フェノバルビタールの作用を減弱させる可能性があることにも注意を要する．

(2) 抗結核薬

抗結核薬リファンピシンは，CYP2C9，CYP2C19，CYP3A4など，多くのCYP分子種を誘導することが知られており，リファンピシン600 mgを6日〜14日間連続投与することにより，テオフィリンのクリアランスが20〜82%増加することが報告されている．

2.5.3 テオフィリンの投与設計

テオフィリンの気管支拡張作用は，その血清中濃度に強く依存することから，薬物の血中濃度を指標とした薬物投与計画の立案が不可欠である．特に，併発疾患や喘息の重症度が変化したり，併用薬の種類と投与量などが変更された場合については，TDMを実施することにより血中濃度を把握するとともに，患者の状態を十分に観察した上で投与計画を修正すべきである．

テオフィリンは，喘息発作の予防を目的として経口的に投与されることが多い．一般的に，テオフィリンを経口投与する場合には，RTC（round the clock）療法，もしくは時間薬理学を考慮したchronotherapyに基づいた投与計画が立案される．RTC療法は，血中テオフィリン濃度を安全有効濃度域内で極力一定に保つことにより喘息発作の予防を図る考え方であり，この場合には，1日2回の投与によって血中濃度を維持するように製剤化された徐放性製剤テオドール®，テオロング®，スロ

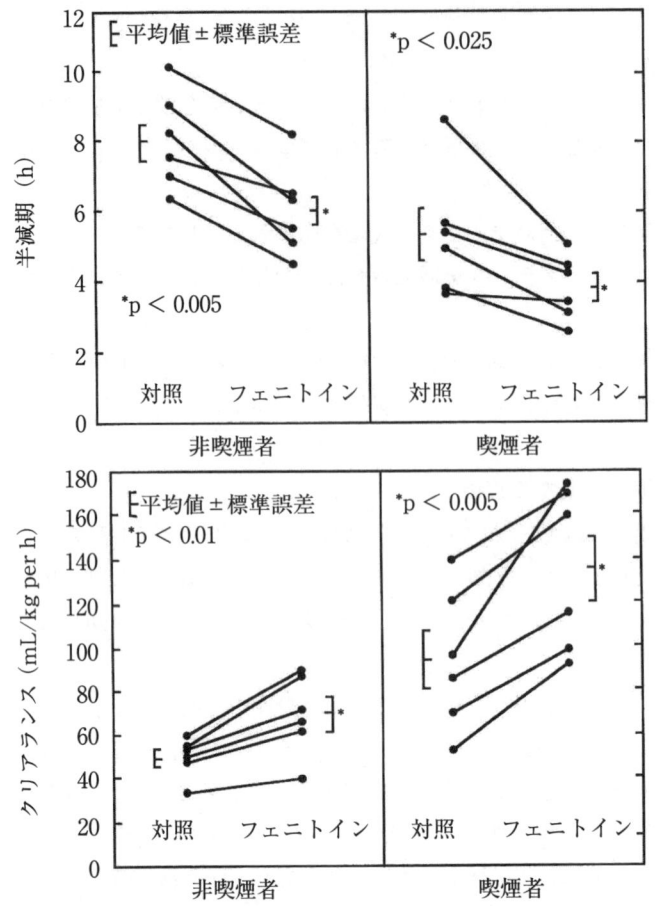

図 2.36 喫煙者および非喫煙者におけるテオフィリン消失半減期（上）と血漿クリアランス（下）に対するフェニトインの影響

(Crowley, J. J., et al. (1987) Clin. Pharmacol. Ther., 42：334-340 より引用改変)

ービッド®などが用いられる．一方，chronotherapy に基づいた考え方は，喘息発作が明け方の時間帯において最も発現しやすいことから，テオフィリンの血清中濃度が明け方に最も高くなるように投与を行うものであり，ユニフィル®など1日1回の投与が必要な製剤を，夕食後から就寝前の時間に投与する方法である．実際にこの投与法によって，morning dip と呼ばれる，明け方の喘息発作が抑制できることが報告されている．

これらテオフィリンの徐放性製剤を用いて投与設計を行う際には，テオフィリンのクリアランスを用いて目標とする血清中濃度を得るための投与量，投与間隔を，以下の式を用いて設定する．

$$\text{目標とする血清中濃度 (μg/mL)} = \frac{F \cdot \text{投与量 (mg)} / \text{投与間隔 (hr)}}{\text{クリアランス (L/hr)}}$$

ここで F はテオフィリンの生物学的利用能であり，通常は1として考えることができる．また，投与間隔は，RTC 療法の場合は12時間，chronotherapy の考え方に基づけば24時間となる．

この式に従ってテオフィリンの投与量を決定し，投与を開始した後，TDM によって目標血清中濃度が得られているかどうかを検証することとなるが，徐放性テオフィリン製剤投与時には，血清中濃度の日内変動が小さいことから，通常，RTC 療法における1日2回 朝・就寝前の投与では朝の薬物投与前のトラフ値が，また chronotherapy による1日1回 就寝前の投与ではトラフ値の測定が難し

いので，血清中濃度がピークを過ぎたあたりの時間帯での濃度が測定される．TDMの結果，もし目標濃度と実際の血清中濃度に大きな差異が認められる場合には，患者のコンプライアンスやテオフィリンの体内動態に影響を及ぼす要因の有無を確認した上で，患者のクリアランスを再検討し，投与量を修正する．実際には，多くの製剤について，各販売メーカーから体内動態解析用のソフトが提供されており，コンピュータを用いた患者個々における体内動態の解析，クリアランスの評価が比較的容易に実施できるので有用である．

また，テオフィリンは喘息発作に対して，静脈内投与が行われる場合がある．一般的に持続投与を行った場合の定常状態血清中濃度は，薬物の投与速度（mg/h あるいは mg/min）を患者におけるクリアランス（L/h もしくは L/min）で除することによって算出される．しかし，薬物の血清中濃度が定常状態に達するまでに，臨床的にはその薬物の半減期の3～5倍の時間が必要である．テオフィリンは，健常成人における半減期が6～7時間であることから，目標とするテオフィリンの定常状態血清中濃度は，持続投与開始から少なくとも18～21時間後にしか得られない．そこで，より短時間で目標血清中濃度を得るため，しばしば初回負荷投与が行われる．この場合には，急激な血清中濃度の上昇を避けるため，テオフィリンを30～60分かけて投与するが，その際の血清中濃度（C）は以下の式によって表される．

$$C = \frac{k_0}{k \cdot V_d}(1 - e^{-k_{el} \cdot T})$$

ここで，k_0はテオフィリンの投与速度（mg/h），kは消失速度定数（1/h），V_dは分布容積（L），Tは持続投与開始からの時間である．例えば，30分間で目標血清中濃度（C_{target}）を得るために必要なテオフィリンの負荷投与の速度は以下のように算出される．

$$k_0 = \frac{C_{target} \cdot k \cdot V_d}{(1 - e^{-k_{el} \cdot 0.5})}$$

すなわち，この投与速度で30分間の負荷投与を行い，引き続いて目標血清中濃度とクリアランスの積で得られる維持投与速度で持続投与を行うことにより，目標とする定常状態血清中濃度を短時間で得ることが可能である．臨床現場では，このような投与計画に従ってテオフィリンの投与を開始した後にTDMを行い，目標とした血清中濃度と，患者で実際に測定された血中濃度を比較し，その差に基づいて投与計画を修正することが行われる．

2.6　免疫抑制薬の投与設計

臓器移植においては，ヒトからヒトへの移植であっても免疫機能により移植された臓器を異物として認識し，排除しようとする免疫反応（拒絶反応）が引き起こされる．この拒絶反応を防止する目的で免疫抑制薬の服用が必要となり，移植医療に果たす役割もきわめて大きい．その一方で，タクロリムス（TAC）やシクロスポリン（CyA）などの免疫抑制薬の血中濃度治療域は非常に狭く，投与量に対する血中濃度の比（C/D比）の個体間および個体内変動は非常に大きい．また，拒絶反応を防止すると同時に，細菌やウィルスに対する免疫力も抑えるため，感染症が併発する場合も多く，さら

表 2.21 免疫抑制薬の特徴

	タクロリムス	シクロスポリン	ミコフェノール酸モフェチル
商品名	プログラフ®	ネオーラル®	セルセプト®
分子量	822.03	1202.61	433.49
作用機序	IL-2 合成阻害	IL-2 合成阻害	核酸合成阻害
生物学的利用能*	20%	38%	100%（MMF）
分布容積*	1 L/kg	6 L/kg	-
タンパク結合率*	99%	90%	97%
代謝酵素	CYP3A4 および 5	CYP3A4 および 5	グルクロン酸転移酵素（MPA → MPAG）
投与設計における指標	トラフ濃度	AUC_{0-4}（C_2）	AUC_{0-12}
血中濃度治療域**	5〜20 ng/mL	2000〜5000 ng・h/mL（800〜1800 ng/mL）	30〜60 μg・h/mL

* 平均値（個体間変動が大きい）
** 目安（移植臓器あるいは移植後経過日数により異なる）

に，過剰投与により，腎機能障害，高カリウム血症，高血糖，高脂血症，中枢神経障害など，さまざまな副作用症状も発現する．したがって，拒絶反応を起こさず，かつ，感染症や副作用も発症しない適正な投与量を設定するために，血中濃度レベルを指標とした TDM が必要不可欠となる．移植後の拒絶反応の防止に用いられる免疫抑制薬はいくつかあるが，わが国において，特定薬剤治療管理料を算定できる薬物は TAC と CyA の 2 剤のみである（2008 年 4 月現在）．近年，TAC あるいは CyA の補助的免疫抑制薬として併用されるミコフェノール酸モフェチル（MMF）においても，その活性代謝物であるミコフェノール酸（MPA）の血中濃度を指標とした投与設計が行われるようになってきた．これら 3 剤の主な特徴を表 2.21 に示したが，ここでは臓器移植後の免疫抑制療法を中心に，TAC, CyA および MMF（MPA）の TDM について解説する．

2.6.1 タクロリムス（TAC）

TAC は，1985 年に筑波山麓の土壌中から発見された放線菌の一種である *Streptomyces tsukubaensis* から精製・単離され，その後，臨床で使用可能な免疫抑制薬として開発された．TAC の免疫抑制作用の機序は，ヘルパー T 細胞において FK506 結合タンパク質と複合体を形成してカルシニューリンの活性化を阻害し，細胞内情報伝達系を抑制してインターロイキン-2（IL-2）などのサイトカインの産生を抑制することによる．これにより，脱リン酸化による転写因子（nuclear factor of activated T cells：NFAT）の細胞質成分の核内移行が阻止され，IL-2 に代表されるサイトカインの産生が抑制される．剤形としては注射剤，経口剤および軟膏剤があり，軟膏剤はアトピー性皮膚炎の治療にも用いられている．

1 TAC の体内動態

TAC は吸収された後，90% 以上が赤血球に取り込まれ，残りの 99% はアルブミンなどの血漿タンパクと結合する．その後，主として肝臓に発現するシトクロム P4503A（CYP3A）によって代謝され，代謝物は P-糖タンパク質（P-gp）を介して胆汁中に排泄されることが知られている．また，CYP3A や P-gp は小腸粘膜にも発現し，経口投与されたこれら薬物の吸収過程における代謝・排泄

を媒介し，TACの体内動態を支配する重要な生体因子となっている．したがって，小腸のP-gpやCYP3Aの個体内における発現変動や個人差に関する情報は，免疫抑制薬の個別投与設計を行ううえで有用な情報になる．

TACの血中濃度は，CYP3Aを阻害および誘導する薬物あるいは食品との併用で大きく変動する可能性がある．また，CYP3Aを阻害または誘導する薬物の多くは，P-gpの阻害または発現量を増加させることが知られている．TACの相互作用については双方が寄与すると考えられており，併用禁忌または注意すべき薬物が多い．TACの血中濃度を上昇させる薬物には，アゾール系抗真菌薬，マクロライド系抗菌薬，カルシウム拮抗薬などがある．特に，アゾール系抗真菌薬は，免疫抑制状態にある患者の感染症に用いる場合も多いため，同薬物の併用時においては頻繁に血中濃度をモニタリングするなどの対策が必要となる．また，グレープフルーツ（果汁100％のジュースも含む）は，小腸においてTACのCYP3Aによる代謝を阻害するため，吸収率の増加に伴い血中濃度が上昇する原因となる．一方，CYP3Aを誘導することによりTACの血中濃度を低下させる薬物には，カルバマゼピン，フェニトイン，フェノバルビタールおよびリファンピシンなどがある．また，セント・ジョーンズ・ワート（西洋オトギリ草）を含む健康食品を摂取すると，CYP3AおよびP-gpの誘導により血中濃度が低下することが報告されている．これらの相互作用は重篤な副作用および拒絶反応の原因となる可能性が高いため，併用が避けられない場合には，血中濃度管理に厳重な注意を要する．

近年，TACの体内動態に影響を及ぼす薬物代謝酵素の一塩基多型 single nucleotide polymorphism（SNP）に関する研究報告が相次いでいる．TACは小腸および肝臓でCYP3Aファミリーの分子種により代謝されるが，CYP3A5の遺伝子にはSNPが存在し，生体内におけるTACの体内動態に影響を及ぼすことが報告されている．野生型である *CYP3A5*1* 遺伝子を少なくとも一つもつことでCYP3A5タンパク質を発現することとなり，*CYP3A5*3/*3* の遺伝子型をもつ患者と同等の血中濃度を得るためには，1.5倍程度の投与量が必要になる．したがって，腎移植患者や移植後2週間以上が経過した肝移植患者では，CYP3A5の遺伝子型診断が投与設定において有用である．

また，TACの生物学的利用能は肝臓における初回通過効果に影響を受けることより，小腸粘膜におけるCYP3AあるいはP-gpによる代謝や排泄の影響が大きいと考えられている．ヒトにおいてP-gpは *MDR1* 遺伝子にコードされており，小腸におけるmRNAを定量的に評価すると，個体間で1,000倍以上の差が認められ，さらに，個体内の発現量も大きく変動する．また，TACのC/D比は，同部位におけるMDR1 mRNA量と負の相関関係を示すが，CYP3A4 mRNA量とは相関関係を示さないことも報告されており，生物学的利用能を考慮するうえでP-gpの役割は非常に重要である．

2 TACのTDM

TACのカルシニューリン活性抑制作用には，CyAのような濃度依存的関係が認められないため，TACのTDMにおいてはトラフ濃度が指標となる場合が多い．近年，area under the curve（*AUC*）が慢性拒絶反応の指標として適しているとの報告もあるが，TACのトラフ濃度と *AUC* はある程度の相関性が認められるため，モニタリングの簡便性を考慮すると，現在までのところ，*AUC* モニタリングの有用性を支持する明らかな根拠は存在しない．TACの推奨トラフ濃度は移植される臓器および移植後経過日数により異なるが，通常，血中濃度が20 ng/mLを超えて推移すると，腎機能障害，高カリウム血症，高血糖，神経毒性および感染症などのリスクが上昇し，移植後早期では10 ng/mL以下で推移すると，拒絶反応が認められるリスクが上昇する．

TACは90％以上が赤血球に移行するため，血中濃度の測定には全血が用いられる．わが国では，

アボットジャパン社のIMx® アナライザーを用いた microparticle enzyme immunoassay（MEIA）法を用いて測定される場合が多いが，その他，デイドベーリング社や第一化学薬品の enzyme multiplied immunoassay（EMIT）法を用いて測定される場合もある．CyAの場合と異なり，血中におけるTACの代謝物の存在は微量であるため，測定法による血中濃度の差は認められない．

カルシニューリン阻害薬（CNI）であるTACやCyAの投与設計は，バンコマイシンなどの腎排泄型薬物の投与設計と比較し難易度が高い．なぜなら，CNIは肝代謝型薬物であり，かつ，薬物動態の個体間および個体内変動も大きいからである．TACは肝臓において代謝され，胆汁に排泄されるため，日常行われる生化学検査において，腎排泄型薬物の腎クリアランスの指標となる血清クレアチニン値のような，明確な指標となりうる値が存在しない．アスパラギン酸アミノ基転移酵素（AST），アラニンアミノ基転移酵素（ALT）および総ビリルビン（T-Bil）などの肝機能検査値は，ある程度TACの肝クリアランスの指標となるが，投与量を決定するまでの明確な予測要因とはならない．また，TACを経口投与する場合，点滴静注とは異なり吸収過程の要因を考慮する必要がある．TACの生物学的利用能の指標となる一般的な検査は存在せず，前述したCYP3A5のSNPや小腸粘膜におけるP-gpの発現量を測定するなどの高度な検査技術が必要となる．さらに，小腸からのTACの吸収は患者の状態により変動する場合が多いため，ある時点における吸収率を特定したとしても，その値は個体内で頻繁に変動するため，特に，状態が不安定な移植後早期においては，安定した体内動態パラメーター（PKパラメーター）とはなり得ない．肝移植などのTACの代謝をつかさどる臓器の機能が日々変動する患者では，代謝活性の大きな個体内変動が認められる．これらの要因がTACの投与設計の難易度を高める原因となっている．

TACの投与設計に関しては，投与開始時において非線形最小二乗法により患者のPKパラメーターを算出し，その後はきめ細やかな血中濃度モニタリングにより，日々変動するPKパラメーターを補正しながら，繰り返し投与設計を継続していくことが，最も確実な方法であると考えられる．一方，腎移植患者や肝移植患者を対象として，TACの母集団薬物動態パラメーターが確立されており，患者の状態が安定すると，Bayesian推定法により血中濃度の予測が可能であると報告されている．しかしながら，体内動態の変動が大きい移植後早期においては，Bayesian推定法による血中濃度の予測精度が不十分であるため，体内動態の変動が大きい移植後早期こそ，きめ細やかな血中濃度コントロールが要求されることとなる．この時期におけるTDMこそが，薬剤師の職能を十分に発揮できるチャンスと考えられる．以下に，実際の生体肝移植患者におけるTACのTDMについて示す．

> **症例1-1** 年齢13歳，男性，体重60 kg．生体肝移植が施行され，移植された肝臓は患者の標準肝容量の45％であった［標準肝容量は体表面積と良好な相関関係を示し，706.2 × 体表面積（m^2）＋ 2.4 の式から患者本来の肝容量をほぼ正確に予測することができる］．免疫抑制療法としてTACの点滴持続静注が0.03 mg/kg/日で開始となり，6, 12, 18および24時間後に血中濃度モニタリングを行い，以後，血中濃度が安定するまで12時間ごとに血中濃度のモニタリングを継続した．6, 12, 18および24時間後の血中濃度は，各々，6.0, 9.3, 12.9および14.8 ng/mLであった．

移植直後におけるTACの投与方法は，点滴持続静注から経口投与へと切り換える方法と，初めから経口投与で開始する方法とがあるが，本稿では前者を例にとり説明する．TAC点滴持続静注開始6, 12, 18および24時間後の計4点の血中濃度に基づき，1-コンパートメントモデルで非線形最小

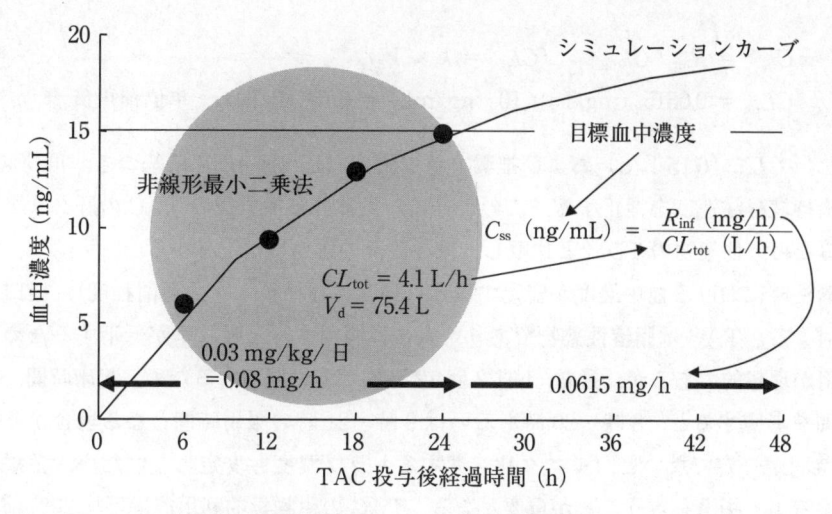

図2.37 TAC点滴持続静注開始時における血中濃度シミュレーションカーブ

二乗法により薬物動態パラメーターを算出した（図2.37）．点滴持続静注時の1-コンパートメントモデル式において，

$$C = (R_{inf}/k \cdot V_d) \times (1 - e^{-k_e \cdot t})$$

C：血中濃度，R_{inf}（mg/h）：点滴速度
k（h^{-1}）：消失速度定数，V_d（L）：分布容積

シミュレーションカーブより4点の血中濃度が最短の距離でプロットされるよう，血中濃度解析ソフトを用いてk_eおよびV_dを算出した．非線形最小二乗法が行える血中濃度解析ソフトはいくつかあるが，世界共通に用いられているソフトとしてはWinNonlin®が汎用され，また，本邦ではExcel®上で起動し，簡便に入手可能なMULTI®の使用頻度が比較的高い．コンピュータによる解析の結果，kは0.054 h^{-1}，V_dは75.4 Lと予測された．生体肝移植直後の血中濃度目標値は15 ng/mL前後に設定するため，現状のR_{inf}［0.03（mg/kg/day）× 60（kg）/ 24（h）= 0.075（mg/h）］のままでは目標値を超えて推移することが予測されたため，定常状態における点滴持続静注時の1-コンパートメントモデル式を用いてR_{inf}を算出し，その後の点滴持続静注速度を決定する．

$$C_{ss} = \frac{R_{inf}}{k \cdot V_d}$$

C_{ss}（ng/mL）：定常状態の血中濃度

R_{inf} = 15（ng/mL）× 0.054（h^{-1}）× 75.4（L）= 0.0615（mg/h）… 単位補正済

生体肝移植では，術後1週間程度で移植された肝臓の容量が標準肝容量まで達する（すなわち，本症例では標準肝容量の45%であった移植肝が100%程度に達する）．肝臓の成長に伴い，TACの肝クリアランスも上昇するため，点滴持続静注速度も早める必要がある．一方，移植肝の成長に伴い吻合した肝動脈や肝静脈にねじれが生じ，その結果，肝血流量が減少し，TACの肝クリアランスが低下する場合もある．いずれの場合においても，点滴持続静注速度を補正する必要があるため，血中濃度モニタリングの結果に基づき点滴持続静注速度を決定する（当院では移植直後は1日2回12時間ごとにモニタリングを行っている）．すなわち，仮に，血中濃度が10 ng/mLに低下したとすると，先と同様の式よりCL_{tot}を再計算することができる．

$$C_{ss} = R_{inf} / CL_{tot} \quad (CL_{tot} = k \times V_d)$$
$$CL_{tot} = 0.0615 \text{ (mg/h)} / 10 \text{ (ng/mL)} = 6.15 \text{ (L/h)} \cdots 単位補正済$$

再計算された CL_{tot}（6.15 L/h）および推奨トラフ濃度（15 ng/mL）に基づき，再び同式より R_{inf} を算出し点滴持続静注速度を補正する．このように，生体肝移植直後の TAC の肝クリアランスは頻繁に変動するため，他薬物の TDM と比較し，投与設計の難易度は上昇する．

点滴持続静注時における血中濃度が安定すると（通常は移植後 1～2 週間程度），経口投与への切り換えを検討する．TAC は脂溶性薬物であり，食後に服用すると吸収率が低下するため，食前あるいは食間服用が理想的であるが，通常，1 日 2 回 12 時間ごとに服用するため，起床時間，食事時間および就寝時間を考慮すると，8 時・20 時あるいは 9 時・21 時の服用時間となる場合が多い．食事の時間と服用時間が一定でないと，モニタリングするトラフ濃度も安定しないため，必ず決められた時間に服用するよう指導を行うことが重要となる．TAC の生物学的利用能は平均 20% 前後であるため，経口投与開始時においては点滴持続静注の 1 日総量を 5 倍にし，その半量を 1 回量として 12 時間毎に投与するが，生物学的利用能は個体間変動が大きいため，投与後の血中濃度に基づき投与設計を再考する必要がある．この個体間変動を予測するためには，患者の CYP3A5 遺伝子型が有用な情報となりうるが，移植された肝臓の機能が安定しないと（通常，移植 2 週後以降），C/D 比は遺伝子型の影響を反映しないと報告されている．当院では，経口投与開始と同時に点滴持続静注を中断し，経口投与開始 2，4 および 10 時間後の血中濃度をモニタリングし，最小二乗法で生物学的利用能を算出し，その後の投与設計を行っている．以下に本症例の TAC 経口投与開始時における TDM について示す．

> **症例 1-2** 点滴持続静注時において，TAC の投与速度は 0.05 mg/h にて，24 時間以内の血中濃度は 14.8，15.3 および 14.9 ng/mL と安定していた（平均 15 ng/mL）．8 時に点滴持続静注を中止し，同時に 1 回 3 mg ［0.05（mg/h）× 24（h）× 5（倍）/ 2（1 日の服用回数）］で経口投与を開始したところ，投与 2，4 および 10 時間後の血中濃度は 20.0，25.6 および 14.8 ng/mL であった．

点滴持続静注終了時の TAC は，$CL_{tot} = 0.05$（mg/h）/ 15（ng/mL）= 3.33 L/h と算出できる．本症例における点滴持続静注時の TAC の Vd は 75.4 L であった．TAC の V_d はヘモグロビン値やアルブミン値が大幅に変動しない限り安定していると予測されるため（移植後早期は肝機能が十分に改善していないため，ヘモグロビンやアルブミンは低値のまま推移していることが多い），V_d を固定値として外挿することにより，$k = 3.33$（L/h）/ 75.4（L）= 0.044 h^{-1}（半減期は 0.693 / 0.044 = 15.75 h）と算出できる．次に，TAC 経口投与開始 2，4 および 10 時間後の計 3 点の血中濃度に基づき，1-コンパートメントモデルで非線形最小二乗法により薬物動態パラメーターを算出した（図 2.38）．すなわち，下記の経口投与時における 1-コンパートメントモデル式に，

$$C = \frac{k_a \cdot F \cdot D}{V_d \times (k_a - k)} (e^{-k \cdot t} - e^{-k_a \cdot t})$$

k_a (h^{-1})：吸収速度定数，F (%)：生物学的利用能，D (mg)：投与量

k および V_d を固定値（0.044 および 75.4）として外挿した後，シミュレーションカーブより 3 点の血中濃度が最短の距離でプロットされるよう，血中濃度解析ソフトを用いて k_a および F を算出した．コンピュータによる解析の結果，k_a は 2.038 h^{-1}，F は 15.5% と予測された．

また，繰り返し経口投与時において安定したトラフ濃度が得られたなら，血中濃度解析ソフトを使わなくても，下記の式にF以外の数値を外挿することによりFを算出することが可能となる．

$$C_{ss\,min} = F \cdot D \cdot e^{-k \cdot \tau} / V_d / (1 - e^{-k \cdot \tau})$$

$C_{ss\,min}$：繰り返し経口投与時におけるトラフ濃度，τ：投与間隔

点滴持続静注時と経口投与時とのTAC血中動態の違いはピーク濃度の有無によるが，前述の通り，TACのカルシニューリン活性抑制作用が濃度依存的でないため，経口投与時における投与設計の指標はトラフ濃度とし，移植後1か月以内は15 ng/mL前後，1～3か月以内は10 ng/mL前後，その後は5～10 ng/mL付近に設定する．したがって，k_aはあまり重要なパラメーターではないかもしれないが，食事などの影響によりk_aが低下すると，最高血中濃度（C_{max}）は低下し，C_{max}到達時間（T_{max}）は延長する．本症例において，1回3 mgの12時間ごとの経口投与で継続するとトラフ濃度は推奨域に到達しないと予測されたため（図2.38実線），解析結果におけるPKパラメーター（k_aおよびF）に基づき，1回4.5 mgへ増量することとした（図2.38波線）．解析後7日間はシミュレーションカーブの通り，1回4.5 mgの12時間ごとの投与において，ほぼ安定した目標値付近のトラフ濃度で推移したが，その後は肝機能の改善に伴いTACのCL_{tot}は改善傾向を示したため，投与量をCL_{tot}に基づき補正しながら増量した．また，本症状では，真菌感染時において，アゾール系抗真菌薬との併用によりFの増加およびCL_{tot}の低下が認められたため（アゾール系抗真菌薬は肝臓におけるCYP3Aおよび小腸におけるCYP3AやP-gpを阻害することが報告されている），投与を一時中断した後，併用期間中は投与量を半分に減らし継続した（図2.39）．血中濃度が変動した時には，TACの吸収および代謝の変動を推測したうえ，必要時にはトラフ濃度以外の血中濃度をモニタリングしながらPKパラメーターを補正し，適正な投与量に調節する必要がある．すなわち，吸収が変動したと思われる場合にはT_{max}付近の血中濃度をモニタリングし，また，代謝活性が変動したと思われる場合には半減期の変動が予想されるため，消失相における2点の血中濃度をモニタリングすることで，PKパラメーターの変動を確認することができる．本症例においては，拒絶反応および副作用症状の発症もなく，術後35日目に退院となった．

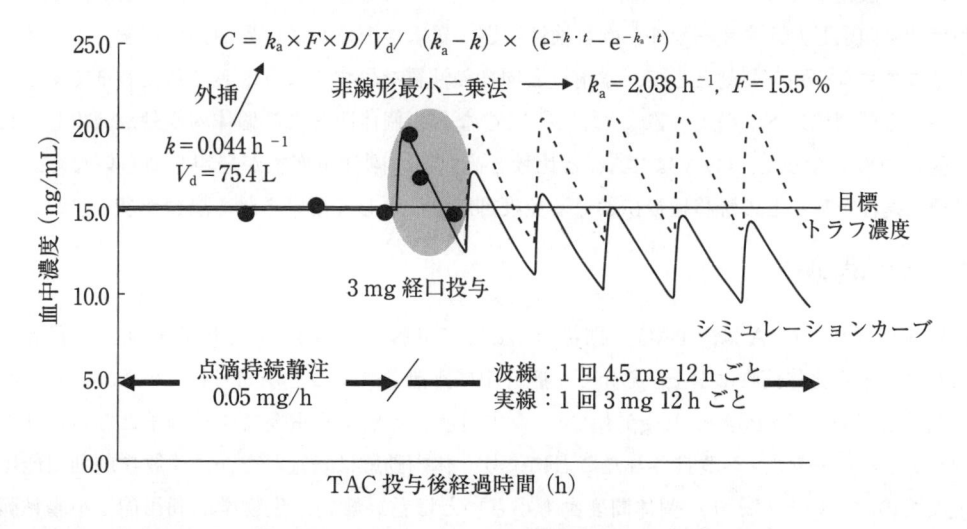

図2.38 TAC点滴持続静注から経口投与への切り換え時における血中濃度シミュレーションカーブ

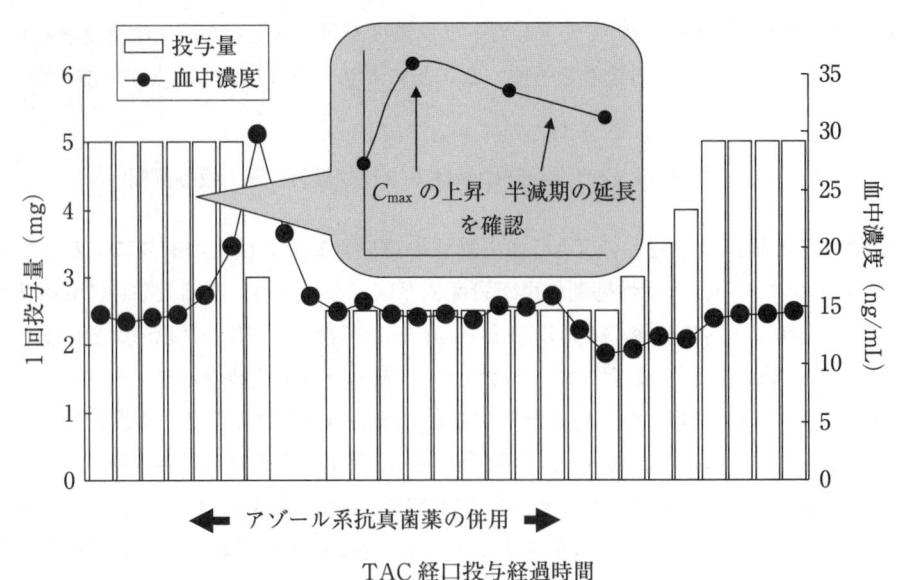

図 2.39　アゾール系抗真菌薬併用時における TAC の投与量とトラフ濃度との関係

2.6.2　シクロスポリン（CyA）

　CyA は 1970 年にノルウェー南部（ハルダンゲル高原）の土壌中から分離された真菌の培養液中から精製・単離され，その後，臨床で使用可能な免疫抑制薬として開発された．CyA の免疫抑制作用機序は，ヘルパー T 細胞においてシクロフィリンと複合体を形成した後，TAC と同様，カルシニューリンの活性化を阻害し，細胞内情報伝達系を抑制して IL-2 などのサイトカインの産生を抑える．従来の CyA 経口製剤（サンディミュン®）は脂溶性製剤であり，胆汁酸に乳化された後，上部消化管から吸収されるため，消化管吸収過程において胆汁酸や食事の影響を受けやすかった．また，個体間および個体内において吸収のバラツキが生じやすく，吸収も不良であったため，十分な血中濃度が得られない患者が存在することも知られていた．これらの問題を克服すべく改良された新しいシクロスポリン経口製剤（ネオーラル®）は，サンディミュン® と比較し安定した薬物動態が得られ，生物学的利用能も向上した．ネオーラル® は親油性溶媒，親水性溶媒および界面活性剤をバランスよく含むマイクロエマルジョン製剤として，水溶性と同様の性質を呈するよう改良された製剤である．この結果，従来の製剤に比べ，C_{max}，T_{max} および AUC などの個体間および個体内変動が減少し，食事の影響も受けづらくなった．CyA は TAC と比較し高血糖の副作用症状が発現しづらいため，移植領域では糖尿病性腎症などの腎移植後における免疫抑制療法として用いられる場合が多い．

1　CyA の体内動態

　生体に投与された CyA は，TAC と同様，主として肝臓に発現する CYP3A によって代謝され，代謝物および未変化体薬物は P-gp を介して胆汁中に排泄されることが知られている．また，小腸粘膜にも発現している CYP3A や P-gp も CyA 血中濃度を支配する重要な生体因子となる．サンディミュン® からネオーラル® へ改良されたことにより，体内動態は安定したが，生物学的利用能は 40% 弱程度までの改善にとどまり，個体間変動も小さいとは言い難い．生物学的利用能は小腸粘膜での CYP3A や P-gp の発現量に影響されると考えられるが，TAC とは異なり，C/D 比は *CYP3A5* 遺伝

子のSNPの影響をほとんど受けないことが報告されている．CyAは吸収された後，60〜70%が血球（主に赤血球）に取り込まれ，残りは血漿リポタンパク質と結合する．その後，大部分が血液以外の肝臓や脂肪組織に分布し，成人における見かけ上の分布容積は4〜8 L/kgと比較的大きい．また，CyAは肝臓においてCYP3Aにより代謝されるが，代謝経路は多数存在し，多くの代謝物の存在は，後述するイムノアッセイ法を用いた血中濃度測定時の交差反応による測定値のバラツキの原因となっている．CyAのクリアランスは成人よりも小児で大きく，高齢者や肝機能低下患者では小さくなる．CyAは肝臓で代謝された後，90%以上が胆汁中に排泄され，未変化体のまま排泄される割合はごくわずか（1%）である．また，TACと同様の機序で多くの薬物と相互作用を起こすため，薬物動態に影響を及ぼす薬物との併用時には，血中濃度レベルの管理に注意を要する．

2 CyAのTDM

CyAは血中濃度治療域が狭いため，血中濃度をモニタリングしながら投与設計を行うことが推奨されている．移植患者において血中濃度が十分に得られない場合には拒絶反応が起こり，逆に過剰になった場合には感染症の併発や中枢毒性，腎毒性，高脂血症および高カリウム血症などの副作用症状を発現するリスクが高まる．したがって，TDMが必要不可欠となるが，各施設においてCyA血中濃度測定法が異なっており，CyA未変化体に非特異的な定量法と特異的な定量法との使用が混在している現状にある．すなわち，前述した代謝物との交差反応性の違いが問題視されている．代謝物は最も高い活性を示すものでもCyAの10〜20%に過ぎず，これらを含めてCyAの血中濃度を評価した場合，血中濃度が適切でも十分な効果が得られない危険性が生じると考えられる．また，施設間でデータをやりとりする場合には，各々の血中濃度測定法を考慮した補正が必要となる．比較的シェアが広いアボットジャパン社のTDx®アナライザーを用いたfluorescence polarization immunoassay（FPIA）法においては，測定者間や施設間での血中濃度測定誤差が最も小さいが，代謝物との交差反応が多く，代謝物と交差反応を示さないHPLC法との差が40%近くに達する場合がある．

CyAはTACと類似した体内動態を示すが，pharmacokinetics（PK）-pharmacodynamics（PD）におけるTACとの最大の違いは，C_{max}が及ぼす薬理活性への影響力である．CyAおよびTACの薬理活性を示すカルシニューリン活性抑制作用は，CyA投与時において血中濃度と明らかな正の相関関係を示したが，TAC投与時においては両者の間にCyA投与時ほどの明確な相関関係が認められなかった．加えて，CyA（ネオーラル®）投与患者において，IL-2を発現しているリンパ球の割合が投与開始前と比較し，C_{max}に近い投与2時間後で有意に低下することも報告されている．

従来，CyAのTDMにおいては，実用性を勘案してトラフ濃度（以下，CyAの血中濃度モニタリングにおいてはC_0と記載）がモニタリングされていたが，C_0を指標にした投与設計の有用性に関しては明確な結論に至らなかった．ネオーラル®への改良後において，体内動態の変動が小さくなったにもかかわらず，やはりC_0を指標にした投与設計が有用であるとの判断には至らなかった．C_0とC_{max}は必ずしも相関しないことがこれらの理由として考えられる．したがって，CyAの血中濃度モニタリングポイントは，C_0モニタリングからC_2（投与間隔における最高血中濃度付近）モニタリングへと変更されるようになった．従来のCyA経口製剤であるサンディミュン®投与時においては，T_{max}の個体間および個体内変動が大きかったため，一定時間における血中濃度をC_{max}とみなし解析することが困難であったが，ネオーラル®へと改良されたことにより，T_{max}が比較的安定したため，投与2時間後の血中濃度をC_{max}とみなし解析することが可能となった．実際，腎移植7日後のC_2が目標値である1500 ng/mLを上回ったグループでは，移植15日後までに急性拒絶反応発現例は認め

られなかったが，1,500 ng/mL を下回ったグループでは 58% に急性拒絶反応が認められている．

さらに，新規肝移植患者 306 例を無作為に 2 群に分け，C_0 モニタリングまたは C_2 モニタリングのいずれかでネオーラル® の投与量調節を実施したところ，12 か月後における肝生検で評価した急性拒絶反応発現率は C_0 モニタリング群と比較し C_2 モニタリング群では 20% 低く，病理組織学的に中等度または高度と判定された症例は C_0 モニタリング群と比較し C_2 モニタリング群では 42% 少ないという成績が報告されている．世界的にも C_2 モニタリングの有用性を支持する臨床研究はいくつか報告されており，目標 C_2 を維持することによって，CyA の有用性を最大限に引き出すことが可能であると考えられるようになった．また，ネオーラル® 投薬後，CyA の血中濃度の個体間および個体内変動が最も大きい時間帯は投与開始 4 時間後までの間であることが明らかになっている．投与開始 4 時間後まで，すなわち，吸収相の体内動態を反映する AUC_{0-4} は，CyA の生物学的利用能を確認することに加え，患者個々の AUC を正確に予測する上で有用であり，免疫抑制効果を評価する上でもきわめて重要な意味をもつと考えられる．したがって，AUC_{0-4} モニタリングは C_2 モニタリングよりもさらに確実な CyA の PK/PD 評価法として考えられるようになってきた．腎移植後における CyA の AUC_{0-4} に関しては，4,400〜5,500 μg・h/mL に設定した場合，術後 1 週目における急性拒絶の重症度および腎機能不全の頻度が低下したと報告されている．しかしながら，患者の採血による負担や医療従事者の手間を考慮すると，AUC_{0-4} モニタリングは臨床に適した TDM 方法とは言い難い．簡便かつ正確に AUC_{0-4} を予測する手段として，limited sampling strategy（LSS）（1.2.3 を参考）による CyA の AUC 予測法が開発された．打田らは，233 例の腎移植患者の血中濃度に基づき AUC_{0-4} を予測するための LSS を報告している（表 2.22）．以下に，本 LSS を用いた実際の腎移植患者における CyA の TDM について示す．

> **症例 2** 年齢 35 歳，男性，体重 60 kg．生体腎移植における免疫抑制療法としてネオーラル® の内服が 10 mg/kg/ 日 12 時間毎投与（1 回 300 mg の 12 時間毎投与）で開始となる．移植後 2 日目に CyA の AUC_{0-4} を確認する目的で，C_0，投与 1，2，3 および 4 時間後（C_1，C_2，C_3 および C_4）の計 5 点の血中濃度をモニタリングしたところ，各々，102，812，1186，712 および 310 ng/mL であった．

表 2.22 に示したように，1 ポイントの血中濃度を用いる場合 C_2 を（$r^2 = 0.879$），2 ポイントの血中濃度を用いる場合 C_1 および C_3 を（$r^2 = 0.968$），3 ポイントの血中濃度を用いる場合 C_0，C_1 および C_2 を（$r^2 = 0.974$）モニタリングすることで，最も良好に AUC_{0-4} を予測できることが明らかになっている（r^2 が高値を示すほど AUC_{0-4} 実測値と予測値との相関が良好であることを示し，精度の高い予測式であることを示す）．一方，従来から指標とされていた C_0 の血中濃度モニタリングは，AUC_{0-4} の予測精度がやや劣るものの（$r^2 = 0.697$），C_2 などのピーク濃度付近の血中濃度とは異なり，採血時間が予定時間から多少ずれても測定値が大きく変動することもなく，また，投与寸前に採血すればよいということは，採血時間厳守のプレッシャーを採血者に与えないなどのメリットもある．このような理由から，現在においても C_0 モニタリングを支持する医師も少なくない．

図 2.40 には，AUC_{0-4} 予測式の精度を確認する目的で行った血中濃度モニタリングの解析結果を示す．5 点の血中濃度に基づき台形法（1.2.3 を参照）を用いて算出した AUC_{0-4} 実測値と，各予測式を用いて算出した AUC_{0-4} 予測値との関係は，予測式における採血ポイントの数が増すにつれ，精度が上昇していることが確認できる．著者らの施設では，以下に示す（　）内の基準に基づき採血ポイントを決定している．表 2.22 に示した予測式の中で，可能な限り迅速に結果が判明すること（投与後 2

表 2.22 各採血ポイントにおける血中濃度を用いた CyA AUC_{0-4} 予測式

採血ポイント	計算式	r^2
3ポイント		
C_0, C_1, C_2	$3.0 \times C_0 + 0.84 \times C_1 + 1.6 \times C_2 + 27.8$	0.974
C_0, C_1, C_3	$1.12 \times C_0 + 1.27 \times C_1 + 2.06 \times C_3 + 142.3$	0.971
C_1, C_2, C_3	$1.04 \times C_1 + 1.01 \times C_2 + 1.42 \times C_3 - 16.4$	0.998
2ポイント		
C_1, C_3	$1.31 \times C_1 + 2.31 \times C_3 + 127.9$	0.968
C_1, C_2	$0.84 \times C_1 + 2.18 \times C_2 - 17.5$	0.943
C_2, C_3	$1.82 \times C_2 + 0.94 \times C_3 + 422.4$	0.903
C_0, C_1	$7.52 \times C_0 + 1.21 \times C_1 + 492.2$	0.845
C_0, C_2	$3.03 \times C_0 + 1.96 \times C_2 + 405.8$	0.909
C_0, C_3	$3.20 \times C_0 + 1.94 \times C_3 + 966.4$	0.807
1ポイント		
C_0	$9.153 \times C_0 + 1261.1$	0.697
C_1	$1.933 \times C_1 + 1139.5$	0.437
C_2	$2.539 \times C_2 + 361.4$	0.879
C_3	$2.693 \times C_3 + 999.5$	0.785

腎移植後期間における AUC_{0-4} 目標値
0〜3週　5000 ng·h/mL
4〜7週　4000 ng·h/mL
8〜11週　3000 ng·h/mL
12週以降　2000 ng·h/mL

(打田和治ら (2001) 今日の移植, 14：187-192, 一部改変)

AUC_{0-4} 実測値：各々の台形面積の総和 (①+②+③+④) = 2916 μg·h/mL

AUC$_{0-4}$ 予測値（表 2.22 より）：
1ポイント：$2.539 \times C_2 + 361.4 = 3373$ μg·h/mL
2ポイント：$1.31 \times C_1 + 2.31 \times C_3 + 127.9 = 2836$ μg·h/mL
3ポイント：$3.0 \times C_0 + 0.84 \times C_1 + 1.6 \times C_2 + 27.8 = 2913$ μg·h/mL

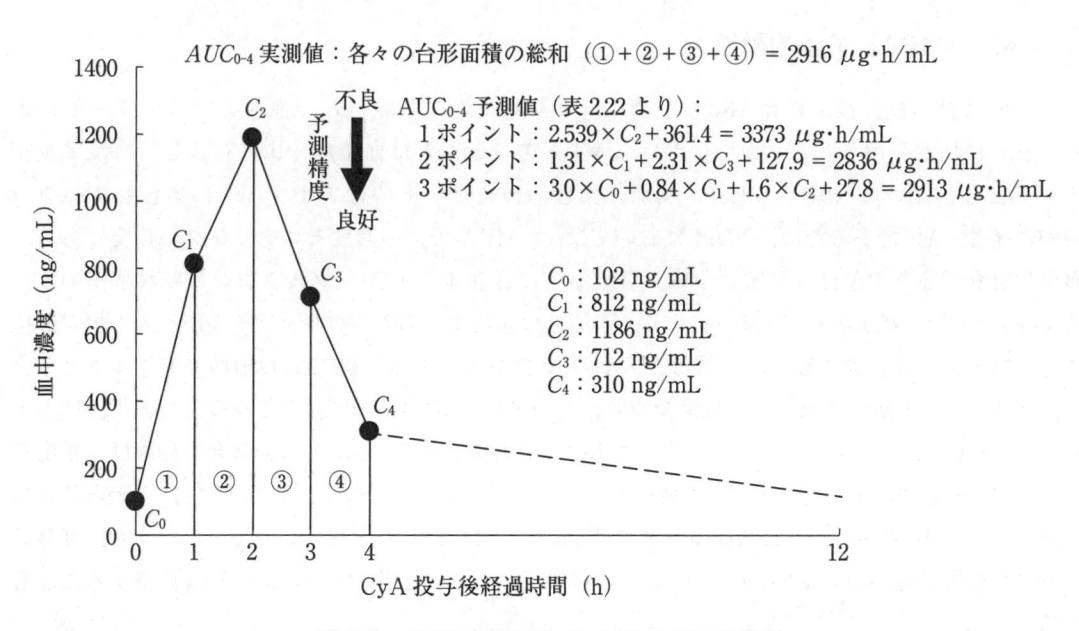

C_0：102 ng/mL
C_1：812 ng/mL
C_2：1186 ng/mL
C_3：712 ng/mL
C_4：310 ng/mL

図 2.40　LSS を用いた CyA の AUC の予測

時間以内），従来から指標とされていた C_0 を含めて解析できること，可能な限り少ない採血ポイント（2点以内）で精度良く（r^2 が 0.9 以上）AUC_{0-4} を予測できること，以上 3 要因を考慮し，C_0 および C_2 の 2 点を用いた予測式で CyA の投与設計を行っている．多くの採血ポイントを用いて AUC_{0-4} を

予測すれば，当然精度の高い予測が可能となるが，継続したモニタリングを考慮すると，3点の採血が限界と思われる．一方，1点の血中濃度のみを用いてAUC_{0-4}を予測しようとすると，r^2の値が低下することから，精度が悪化する危険性が高まると推測できる．したがって，可能ならば最低2点の血中濃度を用いてAUC_{0-4}をモニタリングすることを推奨する．

本症例において台形法から求めたAUC_{0-4}は2,916 μg・h/mLであり，移植後1か月以内の目安とされる推奨値の5,000 μg・h/mL付近に到達していないことが確認されたため，推奨投与量＝現在の投与量×（5,000 / 2916）の計算式により投与量を補正し，現行の1回300 mgの12時間ごと投与から1回500 mgの12時間ごと投与へと増量した．その後の投与設計は，$3.03 \times C_0 + 1.96 \times C_2 + 405.8$（$r^2 = 0.909$）の式を用いて$AUC_{0-4}$をモニタリングしながら行った．腎移植後経過日数や患者の状態（食事摂取量，薬物相互作用，肝機能および下痢などの消化器症状などCyAのPKを変動させる可能性がある要因の変化）を考慮しながら，血中濃度モニタリングを継続し，適宜CyAの投与量を補正した．本症例においては，AUC_{0-4}の推奨値を大きく逸脱することもなく，かつ，拒絶反応や重篤な副作用症状も発症することなく，腎機能も順調に回復し，術後28日目に退院となった．

2.6.3 ミコフェノール酸モフェチル（MMF）

MMFは，ミコフェノール酸（MPA）のプロドラッグとして合成された免疫抑制薬である．本剤は，臓器移植における急性拒絶反応の予防に，CNIと併用して広く使用されている．MPAは，イノシン1リン酸デヒドロゲナーゼの選択的かつ可逆的な阻害剤で，T細胞およびB細胞の増殖を阻止し，Bリンパ球による抗体産生を抑制する．また，グアノシン3リン酸を枯渇させ，白血球の炎症部位への遊走・動員も抑制する．

1 MMF（MPA）の体内動態

MMFは経口投与後，ほぼ100%が消化管より速やかに吸収され，血中のエステラーゼによりMPAに加水分解される．血中におけるMPAのほとんどは血漿成分中に存在し，血漿アルブミンと結合している（97～99%）．実際に薬理活性を示すものはアルブミンに結合していないMPA（f-MPA）であるため，TDMにおいては，f-MPAの血中濃度モニタリングが重要である．血中に存在するMPAは，肝臓，小腸，腎臓などに存在するUDP-グルクロン酸転移酵素 UDP-glucuronosyltransferases（UGT）により，不活性化代謝物質であるミコフェノール酸グルクロン酸抱合体（MPAG）に代謝され，その量はMPAの10倍以上となる．MPAGは血清アルブミンと結合し，胆汁や尿へと排泄される．腎機能障害時においては，MPAGの腎排泄が減少して血中濃度が上昇し，MPAとタンパク結合部位を競合してMPAを遊離させる．MPAの非結合形分画は，重度腎機能障害，肝疾患および低アルブミン血症患者などで増加する．腎機能正常者ではMPAの非結合形分画は1～2.5%であるが，腎機能障害者では7%以上に増加したと報告されている．また，腎移植患者の移植後数週間のf-MPAのAUCは，移植後1～6か月と比較して30～50%低下することもある．

胆汁より排泄されたMPAGは腸管内の微生物のβ-グルクロニダーゼによりMPAへと変化し，再び腸管より吸収される（腸肝循環）．この腸肝循環により，MPAの体内動態において投与2時間後付近と4時間後以降に各々のピークが出現する場合がある．また，抗生物質の使用により腸内細菌叢が変化し，MPAGからMPAへの変換が減少する場合もある．MPAはMPAGのほかに，UGTに

よりミコフェノール酸アシルグルクロン酸抱合体（AcMPAG）へ代謝され，AcMPAG は MPA と同じように薬理活性を示すが，その生成量はごく少量である．さらに，CYP3A によりデスメチルミコフェノール酸（DMPA）へ代謝されることも明らかになっている（図 2.41）．

近年，MMF の体内動態に影響を及ぼす薬物代謝酵素や薬物輸送担体の SNP に関する研究報告が相次いでいる．MMF は肝臓で MPAG および AcMPAG に代謝されるが，前者の MPAG の生成には UGT1A ファミリーの分子種，主に UGT1A9 が関与し，後者の AcMPAG の生成には UGT2B7 が関与する（図 2.41）．これら薬物代謝酵素の遺伝子には SNP が存在し，生体内における MPAG の生成に影響を及ぼすことが報告されている．コーカサス人において，*UGT1A9*-275T/A および *UGT1A9*-2152C/T のアレル変異がそれぞれ 16.8% および 12.6% の発現頻度で起こり，この遺伝子多型が MPA の体内動態に影響を及ぼすとされているが，アジア人でこの多型は観察されない．現在のところ，日本人における MMF の薬物動態の個体間変動を十分に説明できる SNP の存在は確認されていない．MMF の体内動態での薬物輸送担体の関与については，MPAG の胆汁中排泄や尿中排泄において，ABC トランスポーターの多剤耐性関連タンパク質（multidrug resistance protein 2：MRP2）が関与すると報告されている．MRP2 の阻害作用を有する CyA 併用時には，胆汁に MPAG を排泄する MRP2 が抑制され，潜在的に腸肝循環が妨害される．これにより CyA 併用時には MPA の *AUC* が減少する．一方，TAC と MPA の薬物相互作用は観察されず，TAC と MPA はそれぞれ独立した体内動態を示すため，臨床の現場においては，この 2 剤併用が TDM の面から強く望まれている．

2 MPA の TDM

MPA は個体間および個体内において体内動態の変動が大きいため，患者個別の投与設計が必要となる．腎移植後 2 週目において，MMF 1 g を 1 日 2 回投与した際の *AUC* は，患者間で 10 倍以上変動することも報告されている．加えて，MPA の *AUC* あるいはトラフ濃度（以下，MPA の血中濃度モニタリングにおいては C_0 と記載）と急性拒絶反応や有害事象との関連性も報告されている．MMF の投与設計においては特定薬剤治療管理料の算定が認められていないが（平成 20 年 4 月現

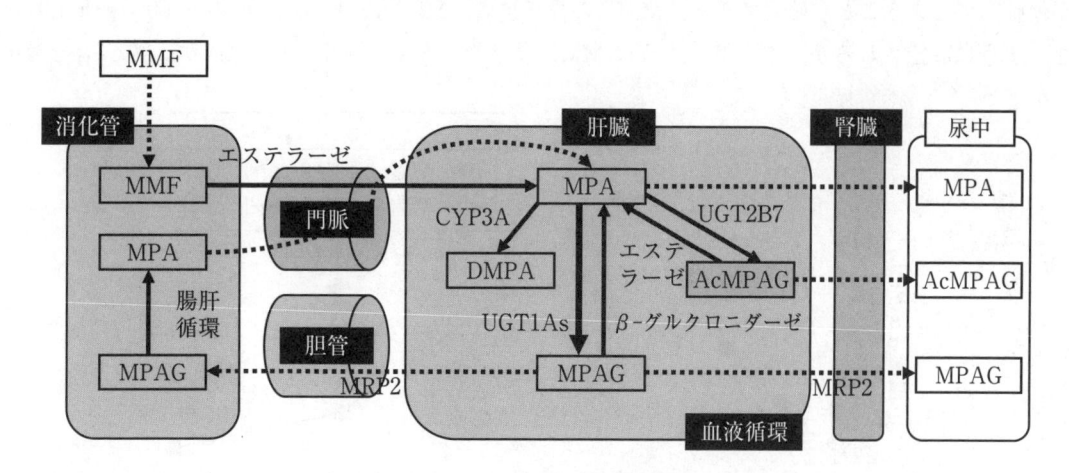

図 2.41　MMF の体内動態

MMF：ミコフェノール酸モフェチル，MPA：ミコフェノール酸，MPAG：ミコフェノール酸グルクロン酸抱合体，AcMPAG：ミコフェノール酸アシルグルクロン酸抱合体，DMPA：デスメチルミコフェノール酸，MRP2：多糖耐性関連タンパク質

在)，多くの研究報告において，TDM に基づく投与設計の有用性が追認されている．MPA の血中濃度は HPLC 法により測定されていたが，最近では，自動分析器に適応した EMIT 法などの測定法も開発されている．

　MPA の体内動態において，腸肝循環によりセカンドピークが認められることがある．セカンドピークは投与 4 〜 12 時間後に認められ，腸肝循環も日々変動することから，MPA のトラフ濃度は患者間で大きくばらつくことがある．したがって，MPA の TDM 時においては，トラフ濃度よりも AUC が指標として用いられる場合が多い．これまでに報告された MPA の PK-PD に関する研究によると，AUC 推奨域は 30 〜 60 µg·h/mL 程度であると考えられている．あくまで目安としてではあるが，MPA の AUC が 30 µg·h/mL 以下で推移すると拒絶反応のリスクが上昇し，60 µg·h/mL 以上で推移すると骨髄抑制や感染症のリスクが上昇すると考えられている．一方，比較的多くの患者に認められる下痢の副作用症状は，MMF が腸肝循環を受ける際，腸管内の β-グルクロニダーゼにより脱抱合された結果生じる MPA が腸管粘膜を障害するため発症すると考えられている．以下に，実際の症例に基づき MPA の TDM について示す．

症例 3　生体腎移植後における免疫抑制療法として，患者 A および患者 B に対し，MMF，TAC およびプレドニゾロンの 3 剤併用療法が行われた．MMF は 1 回 1000 mg，12 時間毎（9 時，21 時）に投与され，定常状態における MPA の AUC_{0-12} を，C_0，投与 1，2，3，4，6，9 および 12 時間後の血中濃度（C_1，C_2，C_3，C_4，C_6，C_9 および C_{12}）に基づき台形法を用いて算出したところ，各々 74.8 および 75.3 µg·h/mL と，ほぼ同等の結果であった（図 2.42）．

　MMF 投与後における MPA の体内動態は，患者 B のようにセカンドピークが認められる場合が少なくない．このように，同等の AUC を示す場合においても，セカンドピークの有無により，患者 A と患者 B の体内動態は大きく異なるため，血中濃度のモニタリングポイントにより，AUC の予測値は大きく異なることが予想される．すなわち，両患者の C_0 〜 C_{12} までの各 1 点における血中濃度の比較では，各々 1.5 〜 3 倍程度の差が生じ，さらに，採血時間によっては両患者の血中濃度の高低が逆転してしまうことが確認できる．MMF の投与量は，MPA の AUC_{0-12} が 30 〜 60 µg·h/mL になるように設定されるが，本症例のように MMF 投与後，多くの血中濃度を用いて AUC_{0-12} を算出

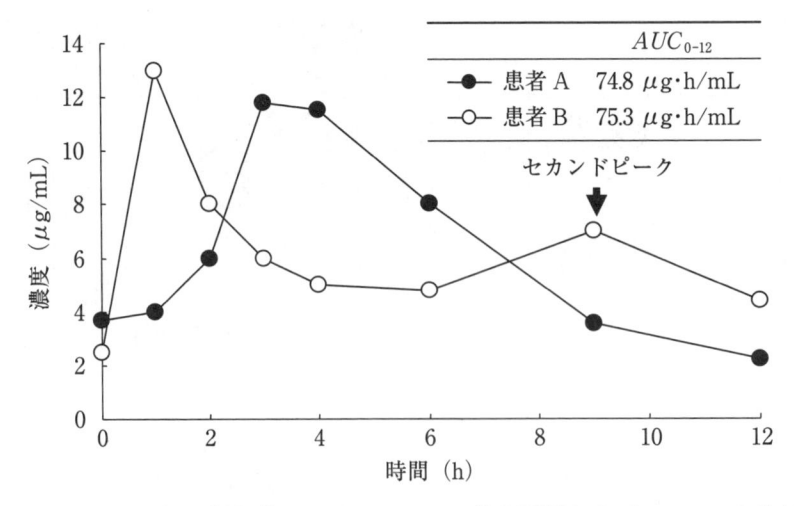

図 2.42　MMF 経口投与後における MPA の体内動態および AUC_{0-12} の比較

する方法は臨床的とはいえない．したがって，CyA 同様，LSS を用いて MPA の AUC_{0-12} を予測する方法が推奨されているが，投与後何時間目の血中濃度を用いて AUC_{0-12} を予測すべきか，現在においても明確な結論に達していない．LSS では，可能な限り短い時間（投与後4時間以内）および少ないサンプル（3点以内）で正確に AUC を予測できることが必須条件となる．わが国では，50名の生体腎移植患者から得られた MPA の体内動態データに基づく LSS 開発研究において，投与後さまざまな採血時間における血中濃度を1～3点使用して予測式の精度が検証されている（表2.23）．精度の高い AUC_{0-12} の予測を行うためには3点の血中濃度が必要となるが，投与4時間後までの血中濃度から AUC_{0-12} を予測した場合（例えば，$0.26 \times C_0 + 2.06 \times C_2 + 3.82 \times C_4 + 20.38$），セカンドピークが認められる患者 B のような場合では，過小評価してしまう可能性が高い（患者 B の場合，実測値：75.3 μg·h/mL → 予測値：56.6 μg·h/mL）．このような場合，セカンドピークの情報を反映した C_9 を含む予測式（例えば，$1.77 \times C_2 + 2.34 \times C_4 + 4.76 \times C_9 + 15.94$）を使用することで精度を向上することができる（患者 B の場合，実測値：75.3 μg·h/mL → 予測値：75.1 μg·h/mL）．しかしながら，投与4時間後以降の血中濃度を用いて AUC_{0-12} を予測する場合，特に外来患者を考慮すると，拘束時間が長すぎる．したがって，外来通院前（入院期間中）にセカンドピークの存在の有無あるいは自施設で採用している LSS から算出される AUC_{0-12} 予測値と実測値との差がどの程度あるか，あらかじめ確認しておくことも必要である．我々の施設では，入院期間中に2～3度 C_0, C_2, C_4 および C_2, C_4, C_9 を用いた LSS で MPA の AUC_{0-12} を算出し，両 LSS による AUC_{0-12} の差がどの程度であるか確認したうえ，最終的には C_0, C_2, C_4 を用いた LSS で投与設計を行っている．すなわち，C_0, C_2, C_4 を用いた LSS から算出される AUC_{0-12} が，C_2, C_4, C_9 を用いた LSS から算出される AUC_{0-12} より低い場合は推奨値下限付近で，逆に同等以上の場合はその値に基づき投与設計を行っている．

　今後，さらなる臨床成績の向上のために MMF 投与量の患者個別化を推進するには，MPA の薬物動態に影響を及ぼす因子（SNP などの影響）を明確にするとともに，他剤との併用を念頭に置いた LSS による同時 AUC 予測法の確立が重要である．MMF と TAC との同時投与では，同一時間における血液サンプル（例えば，C_0, C_2 および C_4）を各々の測定法にて血中濃度を確認することで，両薬剤の AUC を同時に確認できる効率的なモニタリングが可能となる．表2.23における C_0, C_2 および C_4 を用いた LSS（TAC：$7.04 \times C_0 + 1.71 \times C_2 + 3.23 \times C_4 + 15.19$ および MPA：$0.26 \times C_0 + 2.06 \times C_2 + 3.82 \times C_4 + 20.38$）は，両薬物の同時 AUC_{0-12} モニタリングが可能となるよう開発され

表2.23　各採血ポイントにおける血中濃度を用いた MPA AUC_{0-12} 予測式

採血ポイント		計算式	r^2
1ポイント	C_9：	$7.42 \times C_9 + 36.46$	0.628
	C_0：	$4.03 \times C_0 + 50.71$	0.160
2ポイント	C_3, C_9：	$2.51 \times C_3 + 5.95 \cdot C_9 + 22.30$	0.777
	C_0, C_4：	$1.64 \times C_0 + 4.07 \cdot C_4 + 28.41$	0.276
3ポイント	C_2, C_4, C_9：	$1.77 \times C_2 + 2.34 \cdot C_4 + 4.76 \cdot C_9 + 15.94$	0.877
	C_0, C_2, C_4*：	$0.26 \times C_0 + 2.06 \cdot C_2 + 3.82 \cdot C_4 + 20.38$	0.693

AUC_{0-12} (μg·h/mL)，C_n (μg/mL)
各採血ポイント数における上段式：予測精度が最も良好な式
　　　　　　　　　　　　下段式：トラフ濃度を含む予測精度が最も良好な式

*TAC AUC_{0-12} (ng·h/mL)：$7.04 \times C_0 + 1.71 \times C_2 + 3.23 \times C_4 + 15.19$, C_n (ng/mL)
　$r^2 = 0.799$

(Miura M., et al. (2008) *Ther. Drug Monit.*, 30, 52-59 より一部改変)

た予測法である．CNIとの併用療法における両免疫抑制薬の体内動態と効果および副作用との関係を総合的に評価することで，さらに有用なTDMを実施できると考えられる．

参考論文

1) Staatz C.E., Tett S.E. (2004) *Clin.Pharmacokinet.*, **43**, 623-653
2) Masuda S., Goto M., Fukatsu S., Uesugi M., Ogura Y., Oike F., Kiuchi T., Takada Y., Tanaka K., Inui K., (2006) *Clin. Pharmacol. Ther.*, **79**, 90-102
3) Hesselink D.A., van Schaik R.H., van der Heiden I.P., van der Werf M., Gregoor P.J., Lindemans J., Weimar W., van Gelder T. (2003) *Clin.Pharmacol. Ther.*, **74**, 245-254
4) Hashida T., Masuda S., Uemoto S., Saito H., Tanaka K., Inui K. (2001) *Clin.Pharmacol. Ther.*, **69**, 308-316
5) Goto M., Masuda S., Kiuchi T., Ogura Y., Oike F., Okuda M., Tanaka K., Inui K. (2004) *Pharmacogenetics*, **14**, 471-478
6) Uesugi M., Masuda S., Katsura T., Oike F., Takada Y., Inui K. (2006) *Pharmacogenet.Genomics.*, **16**, 119-127
7) Fukudo M., Yano I., Masuda S., Goto M., Uesugi M., Katsura T., Ogura Y., Oike F., Takada Y., Egawa H., Uemoto S, Inui K. (2006) *Clin.Pharmacol Ther.*, **80**, 331-345
8) Fukudo M., Yano I., Fukatsu S., Saito H., Uemoto S., Kiuchi T., Tanaka K., Inui K. (2003) *Clin. Pharmacokinet.*, **42**, 1161-1178
9) Fukudo M., Yano I., Masuda S., Fukatsu S., Katsura T., Ogura Y.Oike F., Takada Y., Tanaka K., Inui K. (2005) *Clin. Pharmacol. Ther.*, **78**, 168-181
10) Christians U., Jacobsen W., Benet L.Z., Lampen A (2002) *Clin.Pharmacokinet.*, **41**, 813-851
11) del Mar Fernández De Gatta M., Santos-Buelga D., Domínguez-Gil A., García M.J. (2002) *Clin. Pharmacokinet.*, **41**, 115-135
12) Belitsky P., Dunn S., Johnston A., Levy G. (2000) *Clin.Pharmacokinet.*, **39**, 117-125
13) Levy G., Thervet E., Lake J., Uchida K. (2002) *Transplantation*, **15**, 12-8
14) Nashan B., Bock A., Bosmans J.L., Budde K., Fijter H., Jaques B., Johnston A., Lück R., Midtvedt K., Pallardó L.M., Ready A., Salamé E., Salizzoni M., Suarez F., Thervet E. (2005) *Transpl. Int.*, **18**, 768-778
15) 打田和治，富永芳博，幅俊人，片山昭男，佐藤哲彦，渡辺出，稲垣浩子，木全司，吉田篤博，武田朝美，福田道雄，戸田晋，上村治，後藤芳充，両角國男，高木弘（2001）今日の移植, **14**, 187-192
16) Ting L.S., Villeneuve E., Ensom M.H., (2006) *Ther.Drug.Monit.*, **28**, 419-430
17) Miura M., Satoh S., Niioka T., Kagaya H., Saito M., Hayakari M., Habuchi T., Suzuki T., (2008) *Ther.Drug. Monit.*, **30**, 52-59
18) 内藤隆文，川上純一（2007）今日の移植, **20**, 496-500
19) Kagaya H., Miura M., Satoh S., Inoue K., Saito M., Inoue T., Habuchi T., Suzuki T (2008) *J.Clin.Pharm. Ther.*, **33**, 193-201
20) van Hest R.M., Hesselink D.A., Vulto A.G., Mathot R.A., van Gelder T. (2006) *Expert Opin.Pharmacother.*, **7**, 361-76,
21) Meier-Kriesche H.U., Shaw L.M., Korecka M., Kaplan B., (2000) *Ther.Drug Monit.*, **22**, 27-30
22) Mudge D.W., Atcheson B.A., Taylor P.J., Pillans P.I., Johnson D.W. (2004) *Ther.Drug Monit.*, **26**, 453-455
23) Atcheson B.A., Taylor P.J., Mudge D.W., Johnson D.W., Hawley C.M., Campbell S.B., Isbel N.M., Pillans P.I., Tett SE. (2005) *Br.J.Clin.Pharmacol.*, **59**, 271-280
24) Kuypers D.R., Claes K., Evenepoel P., Maes B., Vanrenterghem Y. (2004) *Clin.Pharmacol. Ther.*, **75**, 434-447,
25) Weber L.T., Shipkova M., Armstrong V.W., Wagner N., Schütz E., Mehls O., Zimmerhackl L.B., Oellerich M, Tönshoff B. (2002) *J.Am.Soc.Nephrol.*, **13**, 759-768

2.7 メトトレキサート・ロイコボリン（MTX・LV）救援療法の投与設計

2.7.1 薬の概要

　Farber らによりアミノプテリンが小児白血病に対し有効であることが報告され，その後種々のアミノプテリン誘導体が合成された．その中でメトトレキサート（MTX）がよりすぐれていることが明らかになった．その後，MTX と抗葉酸代謝拮抗薬である LV（ロイコボリン，ホリナートカルシウム）を組み合わせた MTX・LV 救援療法が開発され，肉腫，悪性リンパ腫にも有用性が認められた．MTX は腫瘍細胞において，核酸合成等に必須な酵素である dihydrofolate reductase の活性を抑制し，還元型葉酸を枯渇させることで細胞周期の S 期に時間依存性に作用する葉酸代謝拮抗薬である．これに対し，生体細胞内に存在している還元型葉酸である LV は，MTX の作用により枯渇した還元型葉酸を補充する作用を持ち，抑制されていた細胞増殖を正常に戻す効果を持つ．

2.7.2 治療量の幅が広い MTX

　MTX は関節リウマチ（RA）には週間低用量間欠投与法（通常，1 週間単位の投与量を MTX として 6 mg とし，2 mg を 12 時間間隔で 3 回経口投与して残りの 5 日間は休薬し，これを 1 週間ごとに繰り返す）で使用されているが，肉腫では，1 回 100～300 mg/kg を 6 時間で点滴静脈内投与し，これを 1 週ごとに投与する．体重 60 kg の患者を想定すると，RA の 1,000～3,000 倍の MTX をわずか 6 時間で静脈内投与することになる．

表2.24 メトトレキサート主要パラメーター

	治療域	不定
中毒域		
	血漿	1×10^{-7} M より高い濃度が 72 時間を超えて持続 1×10^{-6} M より高い濃度が 48 時間以降もみられる場合には LV の救援投与量の増量が必要
	危険限界値（投与開始から）	24 h 1×10^{-5} M, 48 h 1×10^{-6} M, 72 h 1×10^{-7} M
	CNS	1×10^{-8} M より高い CNS 濃度が持続
F	投与量が 30 mg/m² 未満	100%
	投与量が 30 mg/m² より多い	不定
Vi （初期）		0.2 L/kg
$V\,AUC$		0.7 L/kg
CL_{tot}		[1.6] [Cl$_{cr}$]
$t_{1/2}$		
	α^a	3 h
	β^b	10 h

a：血漿中 MTX 濃度が 5×10^{-7} M よりも高いときには，一般に半減期として 3 時間の値を用いる．
b：血漿中 MTX 濃度が 5×10^{-7} M よりも低いときには，一般に半減期として 10 時間の値を用いる．

2.7.3 薬力学・薬物動態学的特徴を活かした MTX・LV 救援療法

　MTX の消化管からの吸収は一定量以上で吸収過程の飽和を生じることが知られている（表2.24）．また，骨肉腫細胞などでは MTX を能動的に取り込む機構が欠落しているため，MTX・LV 救援療法では大量の MTX を短時間に静脈内投与して血中濃度を高濃度とすることで移行性のとぼしい固形癌へ受動輸送により取り込ませる．腫瘍細胞は頻繁に分裂を繰り返しているため MTX の影響を受けやすく，少量の LV は能動的に取り込むことができない．一方，正常細胞は一過性の高い MTX 濃度に 42 〜 48 時間耐えられると考えられており，その毒性は可逆的である．また，正常細胞は能動的に LV を取り込むことができるため，少量の LV 投与でも細胞回転は正常に戻り救援される．結果として腫瘍細胞が選択的に死滅するというのが MTX・LV 救援療法の考え方であり，腫瘍細胞，正常細胞における MTX と LV の薬力学・薬物動態的特徴を最大限利用することで，低用量の MTX 投与では効果のみられなかった腫瘍に対しても，より高い抗腫瘍効果が得られる治療法として完成された．正常細胞が耐えられる限界時間まで MTX 濃度を 1×10^{-7} M 以上に維持し，それ以降は MTX 濃度を速やかに低下させ，MTX 濃度の低下が不十分な場合には，LV を投与し正常細胞を守る．LV 投与の時期が早すぎたり，量が過剰では抗腫瘍効果を減弱させることになり，また，LV 救援投与が 1 日遅れることで正常細胞は大きな障害を起こすことになる．

　MTX は主に腎から排泄されるが，その pK_a は 5.4 で，尿が酸性に傾くと尿中で析出し腎障害を引き起こす（注射液は NaOH を加えることで pH 8.0 〜 9.0 に調整されている）．したがって，高用量の MTX を投与した場合には，十分な水分負荷を行い，必要に応じて $NaHCO_3$ 注（メイロン®注）を投与することで，常に尿の pH を 7.0 以上に保つ必要がある．また，フロセミド，エタクリン酸，チアジド系利尿薬は尿を酸性化するので使用せず，利尿にはアセタゾラミドを用いる．MTX の代謝物である 7-hydroxy-methotrexate（7-OH-MTX）の水に対する溶解性は，MTX の 1/3 〜 1/5 と低いため，尿細管に 7-OH-MTX が沈着し，急性の腎障害を引き起こす可能性が指摘されている．高濃度の MTX と 7-OH-MTX の排泄のためにも，十分な水分負荷と尿のアルカリ化が必須となる．

2.7.4 単　位

　低用量の MTX を使用する場合には通常，血中濃度の測定は行われない．MTX・LV 救援療法では投与開始から，24 h，48 h，72 h 後の血中濃度が測定され，LV の投与や尿のアルカリ化，輸液実施の指標となる．一般に MTX の血中濃度は μM，M の単位で報告される．MTX・LV 救援療法の MTX 濃度変化は非常に大きいため，正規化した指数表記，5×10^{-2} M のように表現される．MTX の分子量は 454 であり，0.454 mg/L は 1 μM である．

$$1000 \ \mu M = 1 \times 10^{-3} \ M$$
$$100 \ \mu M = 1 \times 10^{-4} \ M$$
$$10 \ \mu M = 1 \times 10^{-5} \ M$$
$$1 \ \mu M = 1 \times 10^{-6} \ M$$
$$0.1 \ \mu M = 1 \times 10^{-7} \ M$$
$$0.01 \ \mu M = 1 \times 10^{-8} \ M$$

2.7.5 症例

7歳，男児　右大腿骨骨肉腫

10月より骨肉腫 Neoadjuvant Chemotherapy 93J 共同プロトコール治療を開始．MTX・LV 救援療法時の MTX 血中濃度時間推移を図 2.43 に示す．1, 2, 4 回目の投与時に MTX の排泄遅延が認められた．初回投与時の肝機能障害はもっとも重篤であった（図 2.44）．1 回目の MTX 投与時には 72 時間後から LV 90 mg/24 h の静脈内投与を 3 日間，2 回目には LV 99 mg/24 h の投与を 1 日行った．4 回目の MTX の排泄は大幅に遅延し（図 2.43, ▲），MTX 投与直後の血清クレアチニンなども高値であったため（図 2.45），48 時間目から LV 45.9 mg/h で持続静脈内投与，96 時間目から LV 60 mg/h で持続，144 時間目から，LV 15 mg 1 日 4 回の静脈内投与を 2 日間行った．排泄遅延時には，正常細胞が MTX による影響を受けているため，翌日の MTX 濃度がどの程度になるかを推定し LV 投与，尿のアルカリ化，輸液の継続を検討し遅滞なく実行することが重要である．

排泄遅延時には MTX 投与後早期に血清クレアチニン，BUN の上昇がみられ，MTX 排泄の重要な時期に一過性の腎機能の低下が起こることが排泄遅延の原因と考えられる．その後，細胞回転の速い正常細胞，すなわち粘膜細胞，骨髄細胞などから障害が発現する．この症例が示すように，同一患者であっても，また，施行前に腎機能などに十分な注意を払っていても，MTX の排泄は時として大きく遅延する．MTX の副作用は 1×10^{-7} M 以上を示す時間に支配されており，治療プロトコール上の LV 投与に加え，48 時間目から適切な LV 投与を行うことで副作用は軽減されることはこの症例の 1, 2 回目の肝機能（図 2.44）と 4 回目の肝機能（図 2.45）などを比較すると，よくわかる．

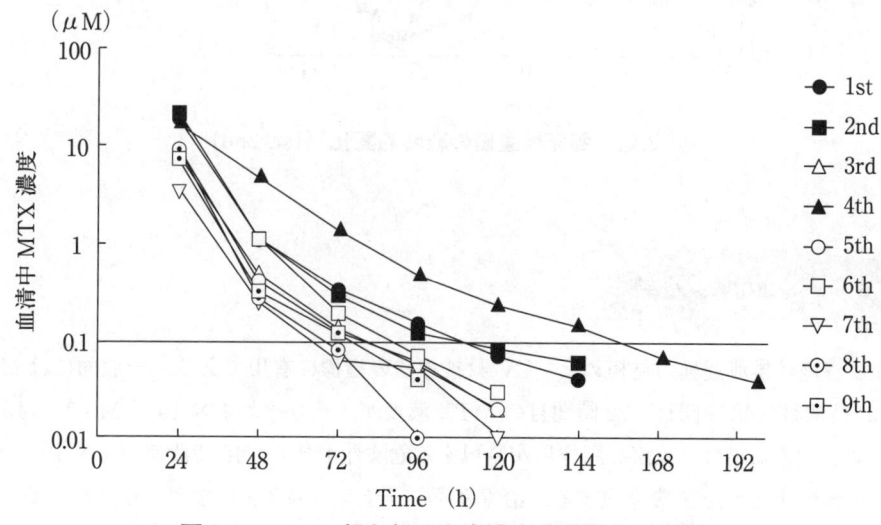

図 2.43　MTX 投与毎の血中濃度時間推移（症例）

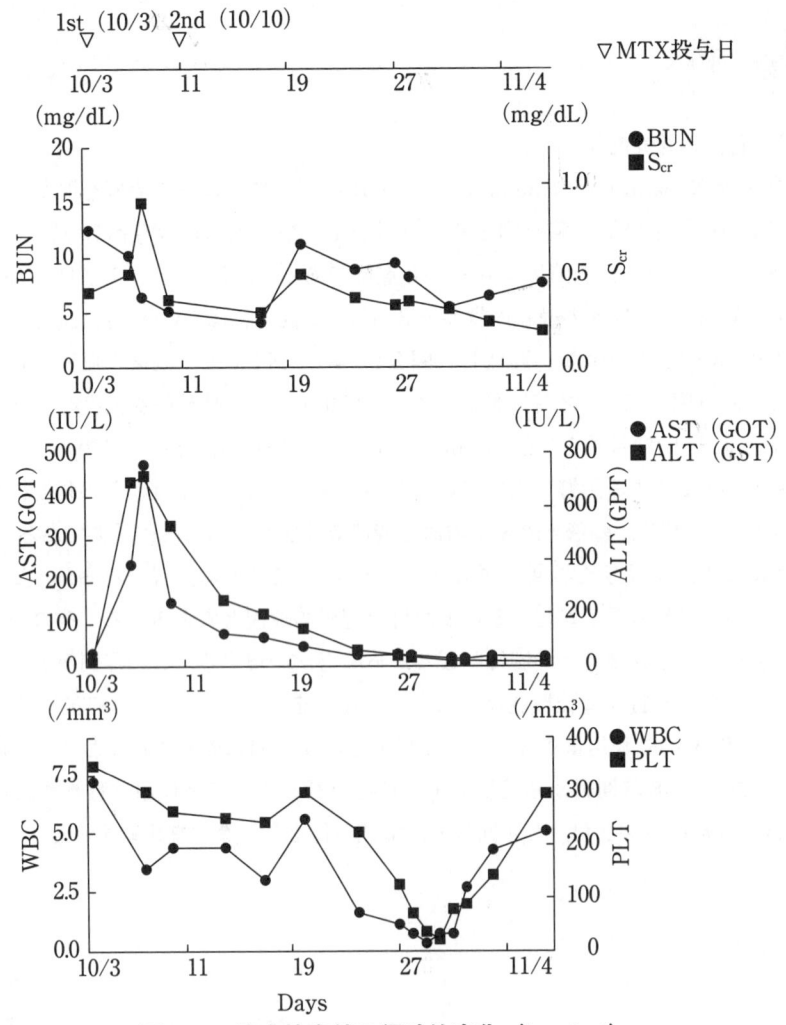

図 2.44　臨床検査値の経時的変化（1st, 2nd）

2.7.6　LV rescue の指標

　MTX 血中濃度は排泄遅延の見極めと，LV 救援療法の指標に有用である．一般的には MTX 投与開始から 24 時間目，48 時間目，72 時間目の MTX 濃度が，それぞれ 1×10^{-5} M，1×10^{-6} M，1×10^{-7} M 以上である場合，重篤な副作用が発現する危険性が高い．48 時間値が 1×10^{-6} M 以上の場合には massive LV rescue を考慮する．治療ガイドライン（図 2.46）などにしたがって LV 投与を速やかに開始し 1×10^{-8} M 以下になるまで観察を続ける必要がある．投与開始から 96 時間まで 1×10^{-7} M 以上の MTX 濃度が持続すると副作用は重篤となるため，48 時間値が 1×10^{-6} M 以下であっても 5×10^{-7} M 以上であれば 72 時間値を測定し，1×10^{-7} M 以下になるまで LV の救援を継続する必要がある．さらに，MTX 濃度が 5×10^{-8} M 以下になるまで尿のアルカリ化と輸液を継続する方が安全である．測定時点から 1×10^{-7} M に達するのに要する時間（$t_{0.1\mu M}$）は，MTX の血中濃度の 48 時間値と 72 時間値から消失速度定数（k）を求め，

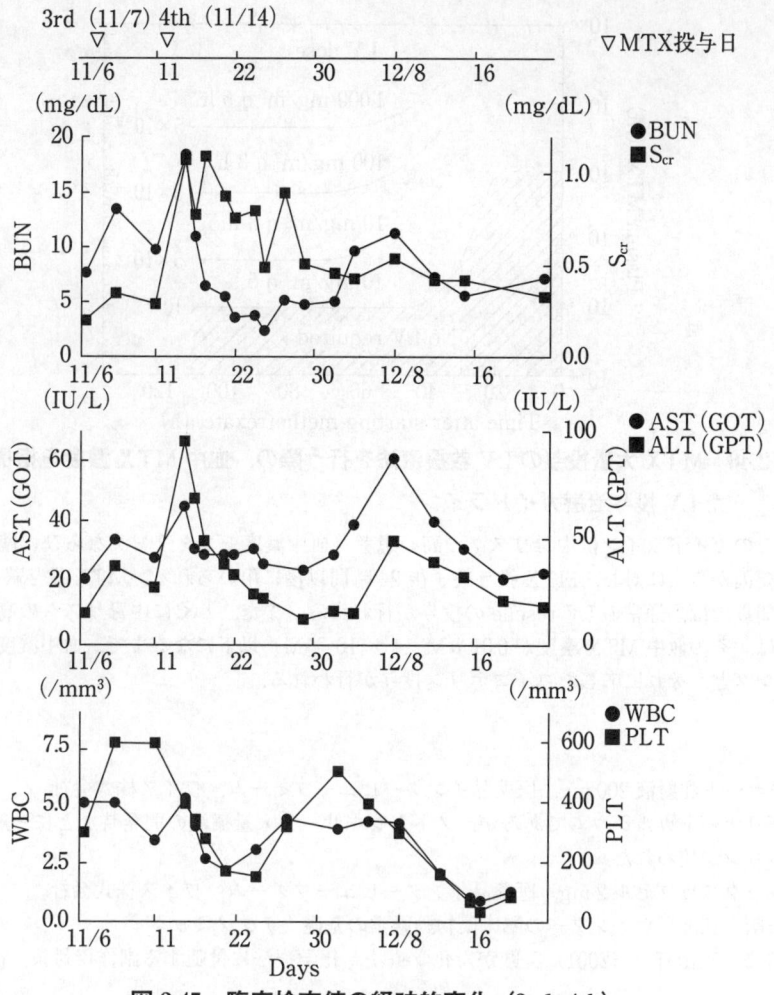

図 2.45　臨床検査値の経時的変化（3rd, 4th）

$$k = \frac{\ln(48\,時間値\,\mu M) - \ln(72\,時間値\,\mu M)}{24\,h}$$

$$t_{0.1\mu M} = \frac{\ln(0.1\,\mu M / 測定値\,\mu M)}{-k}$$

MTX 濃度が 1×10^{-7} M（$0.1\mu M$）に達する時間（$t_{0.1\mu M}$）を推定し，LV 投与の指標とすることが有用である．同様に 5×10^{-8} M 以下になる時間を推定し尿のアルカリ化，輸液の継続の指標とする．MTX 血中濃度の測定は 24 時間ごとに継続し，推定値と比較することで遅延の程度を評価する．MTX の体内動態は 2-コンパートメントモデルあるいは 3-コンパートメントモデルであるといわれているが，排泄遅延例では経時的に排泄速度が遅くなる場合もあり，そのような場合にも投与開始 48 時間以降，72 時間，96 時間のように 24 時間ごとの測定値から翌日の MTX 濃度を推定し的確な LV 投与，尿のアルカリ化，輸液の継続を遅滞なく行うことで致死的な副作用を回避することが可能である．

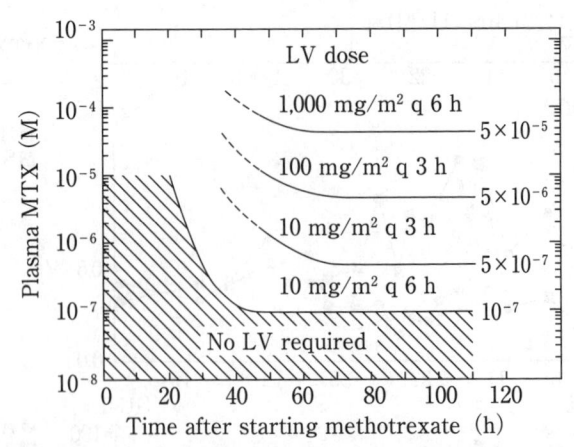

図 2.46 MTX 大量投与の LV 救援療法を行う際の，血中 MTX 濃度を指標としたLV 投与治療ガイドライン

このガイドラインは中毒リスクの高い患者（血中濃度モニタリングならびに臨床リスク要因から）に対し，MTX 投与終了後 24 時間以後に用いられる．MTX 投与終了後 24 時間以内は，通常の LV rescue の投与が行われる．また，とくに中毒リスクの高い患者では，その血中 MTX 濃度が 0.01 μM（1×10^{-8} M）以下になるまで，血中濃度モニタリングと，それに応じたロイコボリン投与が行われる．

参考文献

1) メソトレキサート注射液 200 mg, 医薬品インタービューフォーム, ワイス株式会社
2) 一般名はホリナートカルシウムであるが，メトトレキサート大量療法の開発時などに一般的に市販名であるロイコボリンが使われた.
3) リウマトレックスカプセル 2 mg, 医薬品インタービューフォーム, ワイス株式会社
4) 樋口 駿監訳（2005）ウィンターの臨床薬物動態学の基礎, テクノミック
5) 小川一誠監修, 和田育男（2001）実践がん化学療法, 化学療法に付随する副作用対策, p. 761-772 篠原出版新社
6) 越前宏俊, 辻本豪三, 石崎高志（1986）薬物投与計画マニュアル, TDM による至適治療へのアプローチ, p. 175, 医学書院

2.8 その他 TDM が必要とされる薬物の投与設計

2.8.1 フルコナゾール

はじめに

　移植医療などの免疫抑制薬使用時，高齢者や癌などの疾患による免疫力低下における感染易状態における真菌による感染症が問題となっている．特に深在性真菌症では死に至るケースもあり治療法が難しい．その理由として，深在性真菌症の診断が容易でないこと，また有効な治療薬が限られているためである．したがって，抗真菌薬の適正使用は非常に重要である．抗真菌薬として使用頻度の高い薬物の一つとしてフルコナゾールがある．フルコナゾールはトリアゾール系の抗真菌薬で，真菌細胞膜の構成成分であるエルゴステロール生合成経路上の 14-メチレンジヒドロラノステロールの脱メチル化反応を阻害することで抗真菌作用を示す．フルコナゾールの真菌治療に非常に有用な薬物であるが，十分な効果を得るためにはその適正使用が比較的難しいとされている．そこで薬物動態の特徴を考慮した TDM による投与設計について記載する．

1 体内動態の特徴

　物性としては水溶性が非常に低く，また非常に安定な物質なので体内においても代謝されにくいため，体内からの消失は主に腎からの未変化体での排泄である．しかし腎からの排泄も遅いため消失半減期は長い．フルコナゾールの体内動態の特徴を表 2.25 に示す．またフルコナゾールは水溶性が低いため静注液では濃度は 1 mg/mL である．したがって十分な投与量を静注するためには十分な水分量が必要となる．そこでその欠点を改良した製剤がホスフルコナゾールであり，フルコナゾールの

表 2.25　フルコナゾールの体内動態の特徴

物性	トリアゾール系化合物で分子量 306.27 水に対する溶解度が小さい（脂溶性が高い）． 非常に安定な薬物で，生体内でも代謝を受けにくい．
吸収	吸収率は非常に高く，生物学的利用能はほぼ 100%.
分布	分布容積は比較的小さく 0.7 L/kg である． 組織移行性に組織・臓器特異性がない． タンパク結合率は 12%.
代謝	ほとんど代謝されない． ただし CYP ヘムタンパクに配位するため相互作用がある． 他のアゾール系薬物に比べて親和性は低いが有効濃度域を考えると相互作用に注意（CYP2C9, CYP3A4）
排泄	ほとんど未変化体のまま腎から排泄されるが，その排泄は非常に遅い．$t_{1/2}$ は約 30 hr で，投与間隔は 24 時間ごとで十分．

プロドラッグ製剤である．濃度は 80 mg/mL であり，TDM 時では同じと考えてよい．

1）吸　収

消化管からの吸収率は非常に高く，消化管粘膜内での代謝あるいは初回通過効果も受けないため，生物学的利用能はほぼ 100% である．したがって，注射剤から経口剤に変更時はそのままの投与量でよい．

2）分　布

組織への移行性は速く，組織・臓器特異性はない．また血中濃度と髄液中濃度あるいは胸水中濃度の比較した研究より，血中濃度と組織中濃度はほぼ同程度であると報告されている．分布容積は 0.7 L/kg であり，タンパク結合率は 12% である．したがって，分子量，分布容積，タンパク結合率より考えれば血液透析により容易に除去できる．通常 1 回の透析で血中濃度として 40〜50% 程度低下する．

3）代　謝

一部代謝を受けるが，薬物動態に与える程度の影響はない．ただし，代謝酵素 CYP のヘムタンパクへ配位するため併用薬の代謝阻害作用を有する．フルコナゾールはイトラコナゾール等の他のアゾール系薬物と比べ親和性が低いが，フルコナゾールの有効治療濃度域は高い（約 16〜32 μg/mL）ため，有効治療濃度域では CYP2C9 および CYP3A4 を介する相互作用に特に注意をしなければならない．

4）排　泄

ほとんど腎より未変化体で排泄される腎排泄型薬物である．しかし排泄は非常に遅く，通常 $t_{1/2}$ は約 30 時間である．したがって，定常状態に達する時間は長い．投与間隔は 1 日 1 回で十分であるが，初回投与時では初回負荷を目的として 1 日 2 回投与される．

2 濃度と薬効・副作用

In vitro 試験においてカンジダに対する有効濃度は 16〜32 μg/mL と報告されている．また血中濃度と組織中濃度の比較研究結果から *in vivo* での有効治療濃度域は 16〜32 μg/mL と報告されている．またカンジダ感染症治療において血中濃度をこの有効治療濃度域に維持すれば，フルコナゾールの有効率は非常に高いと報告されている．一方，フルコナゾールは比較的副作用の少ない薬物であるが，血中濃度が 80 μg/mL 以上になればけいれんが発現するという報告がある．したがって，有効治療濃度域として 16〜32 μg/mL 程度に維持し，最高血中濃度 C_{max} が 60 μg/mL 以下に投与量を設定すべきである．

3 相互作用

イミダゾール系薬物やアゾール系薬物は CYP に対する親和性が高いため，相互作用が問題となる．フルコナゾールは CYP に対する親和性は他のアゾール系薬物にくらべて低いが，有効治療濃度域は非常に高い（イトラコナゾールは 1 μg/mL 程度）ため，CYP を介する相互作用に注意しなければならない．特に CYP2C9，CYP3A4 を介する相互作用は注意しなければならない．フルコナゾー

ル投与時に注意しなければならない薬物を表2.26に示す．

4 投与設計のポイント

　腎排泄型薬物であるため，腎機能に応じた投与設計が重要である．したがって，TDM時では患者の腎機能の評価とそれに応じた投与量設定が必要である．特に腎機能低下患者においてはより慎重な投与設計が望まれる．図2.47に腎機能とフルコナゾールクリアランスの関係を示した．腎機能がある程度維持できている患者と比較的腎機能が低下している患者との違いが理解できる．腎機能が低下している場合では少しの腎機能の変動で急激なクリアランスの変動が予想される．したがって，腎機能低下患者ではよりTDMによる投与設計が重要であり，かつより注意深い投与設計とリアルタイムのTDMが求められる．

　一方，真菌症治療では他の感染症と異なり，患者の免疫力低下の問題や診断が難しい．また診断として病巣部位の培養試験結果や臨床検査値としてCRP値だけでなくβ-D-グルカン値，白血球数，あるいは患者のバイタルサインとして熱形などが用いられるが効果の判定が非常に難しい．また治療

表2.26　フルコナゾールと相互作用がある薬物

分子種	併用時注意する薬物
CYP3A4	トリアゾラム*
	シクロスポリン
	タクロリムス水和物
	リトナビル
	ミダゾラム
CYP2C9	ワルファリンカリウム
	フェニトイン
	トルブタミド
	（スルホニル尿素系血糖降下薬）
その他	ジドブジン

* 併用禁忌

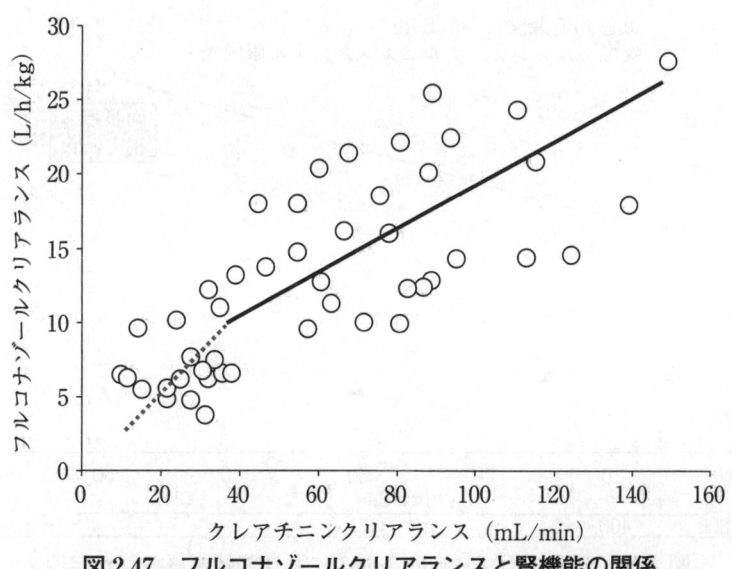

図2.47　フルコナゾールクリアランスと腎機能の関係

期間が長くなる場合が多い．医薬品添付文書ではフルコナゾールの維持投与量は1日1回50〜100 mgと記載されているが，腎機能正常者で十分な治療効果が得られる有効治療濃度域を維持するためには比較的高投与量（10 mg/kg/日）が必要である．

5 症例，投与設計の実際

症例1　TDMによる投与設計の有効例

図2.48にカンジダ・アルビカンスにより眼内炎に陥った症例を示した．患者は年齢65歳女性，体重51.5 kgで，眼科手術後真菌感染により真菌性眼内炎を発症した患者である．真菌性眼内炎治療は非常に困難で多くの症例で失明という不幸な結果に陥る場合がある．本症例においては抗真菌薬フルコナゾールでの治療により真菌性眼内炎が完治した症例である．すなわち本症例の場合，有効域16〜32 μg/mLを維持するべくTDMを実施した．本症例の患者は臨床検査データより腎機能および肝機能は正常であったため，初回から血中濃度を十分維持するため，初日1回400 mg，1日2回，2日目より1日1回400 mg/日の静脈内投与で実施した．投与5日目のトラフ値は25.6 μg/mLであり有効濃度を維持していた．その時点で副作用は認められなかった．真菌性眼内炎治療では十分な効果を得るためには長期間の投与が必要であるため，一定期間ごとにTDMを実施し血中濃度を有効に維持することを考えた．投与14日後，28日後，50日後の血中濃度は経時的に上昇してきたが，有効濃度域を維持し，危険性が考えられる60 μg/mL以下であった．またこの間副作用が認められなかった．一方，投与後経時的に炎症反応のマーカーであるC反応性タンパク質（CRP）が減少し，そして投与50日経過時点で両眼とも視力が回復した．フルコナゾールの効果が非常に顕著に現れた症例であった．その後投与量を減量し約2か月余の投与で難治性といわれる真菌性眼内炎が完治した症例である．またフルコナゾールの効果を十分出すためにはTDMが非常に有用であることが示唆された．

（解説）フルコナゾールの治療効果は必ずしも高くないといわれているが，そのほとんどは効果が現れるための投与量が十分ではないためである．しかも完治するまでには非常に長期の投与を余儀なくされるため，多くの症例で十分な投与期間が維持されていないのが現状である．本症例

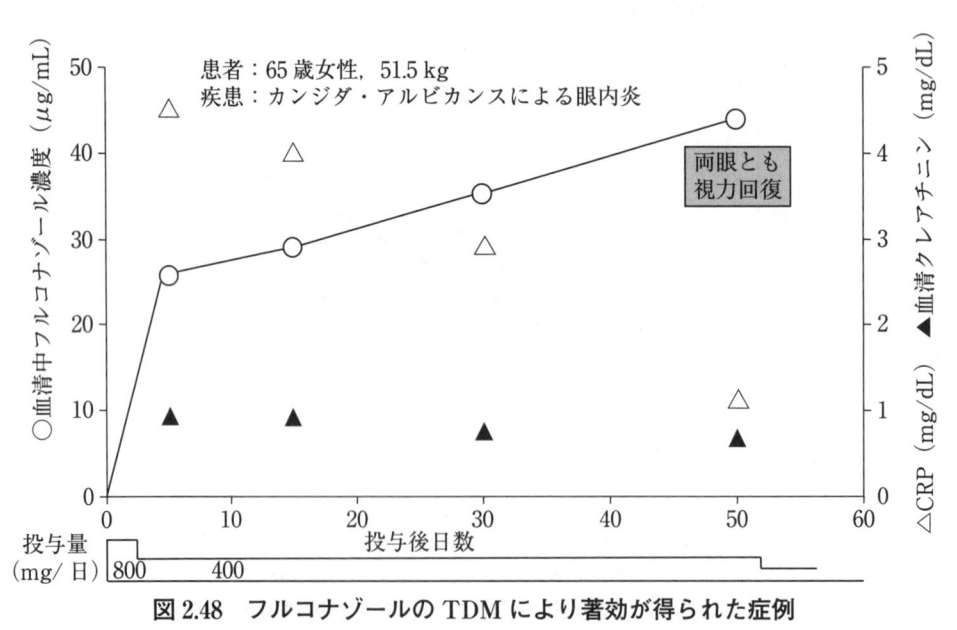

図2.48　フルコナゾールのTDMにより著効が得られた症例

は非常に難治とされている真菌性眼内炎が完治した症例であり，そのためには十分な投与量と投与期間を費やした．また本症例では治療目標が立案されていること，そのための戦略が十分立てられていること，そして医師とTDM実施者の信頼関係も密であったため目標が達成できた症例でもある．多くの感染症治療でTDMの有用性が認識されてきている．現在フルコナゾールの血中濃度の測定は保険診療では認められていないが，真菌感染治療にはTDMが非常に有用であり，今後はより多くの施設で実施されれば，真菌による難治症例の治療もより有効となることが期待される．

症例2　フルコナゾールの相互作用例（図2.49）

年齢62歳男性，体重67 kgで抗血栓薬シロスタゾールのTDMで定期的にフォローしていた患者である．シロスタゾール投与量は1回100 mg，1日2回で不変であるが腎機能の回復と共に血中濃度が低下してきた．シロスタゾールは肝代謝型の薬物で，腎機能に応じた変動は考えられない．そこで，併用薬を検討したところ，本症例は併用薬としてフルコナゾールが1回100 mg，1日1回静脈内注射されていた．フルコナゾールは腎排泄型の薬物であり，CYP2C9およびCYP3A4を阻害することが知られている．したがって，本症例の場合，シロスタゾールとフルコナゾールの相互作用の結果，シロスタゾールの血中濃度が変動したと考えられる．

（解説）本症例ではシロスタゾールだけでなくフルコナゾールの血中濃度値もモニタリングしていたため，詳細な検討ができ，結果的にシロスタゾールとフルコナゾールの相互作用の検証ができた症例でもある．フルコナゾールのCYP3A4に対する阻害定数は文献により異なるが10 μM程度と考えられるため，得られた血中濃度での阻害は可能であり，本症例のシロスタゾールの変動はフルコナゾールの変動によるものである．すなわち腎機能の回復に応じてフルコナゾール

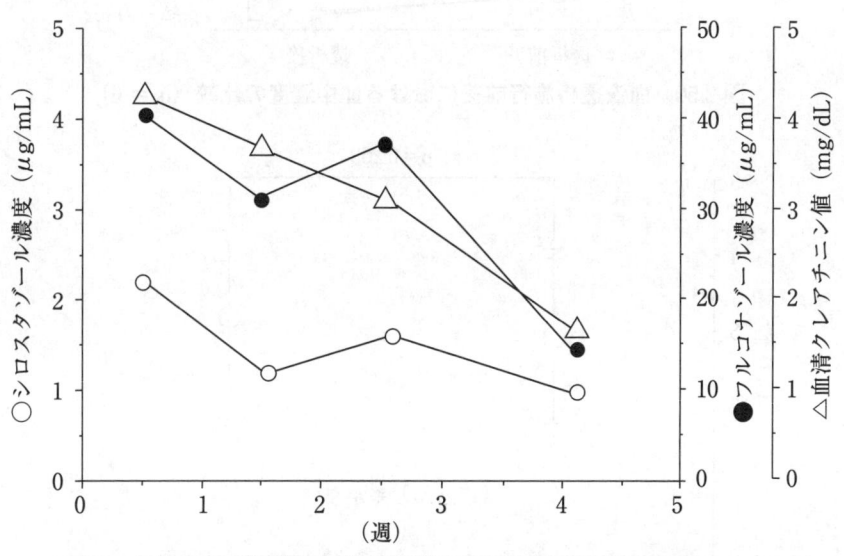

図2.49　腎機能変化と代謝における相互作用の変動

一見腎機能の変化に応じてシロスタゾールの濃度が変化しているようにみえるが，実際は腎機能に応じてフルコナゾール濃度（●）が変化し，それに応じてシロスタゾール濃度（○）が変化している．

の血中濃度が低下し，それに伴いシロスタゾールの代謝に及ぼす影響が小さくなり，その結果としてシロスタゾールの血中濃度が低下したと考えられる．本症例は相互作用の影響度が腎機能により変動した症例であり，臨床で時々このような現象にであう．いわば「風が吹けば桶屋が儲かる」式の相互作用が発現する場合もあり，TDM 実施時は単に測定した薬物だけを考えるのではなく，患者に投与されている薬物全体を考えねばならない．

6 透析患者への投与と除去率

フルコナゾールはタンパク結合率が 12%，分布容積が 0.7 L/kg であるため血液透析により容易に除去できる．図 2.50 に 6 例の透析前後の血中濃度を示したが，透析により平均約 45% 低下していた．また持続的血液ろ過透析法（Continuous hemodiafiltration，CHDF）を実施している患者と腎機能正常者における C/D 値（血中濃度を体重あたりの投与量で除した値）を比較したが（図 2.51）結果は同じであった．したがって，透析患者に対する投与時では透析終了後腎機能正常者と同程度の投与量で投与し，投与回数は毎透析終了後となる．また CHDF 患者では腎機能正常者と同程度の投与量でよい．

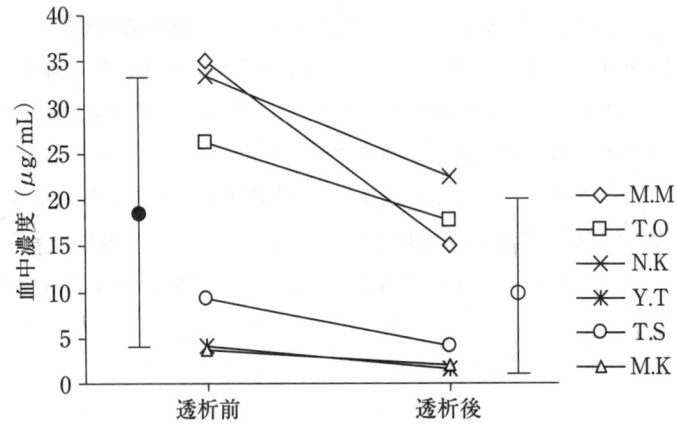

図 2.50　血液透析施行前後における血中濃度の比較（n = 6）

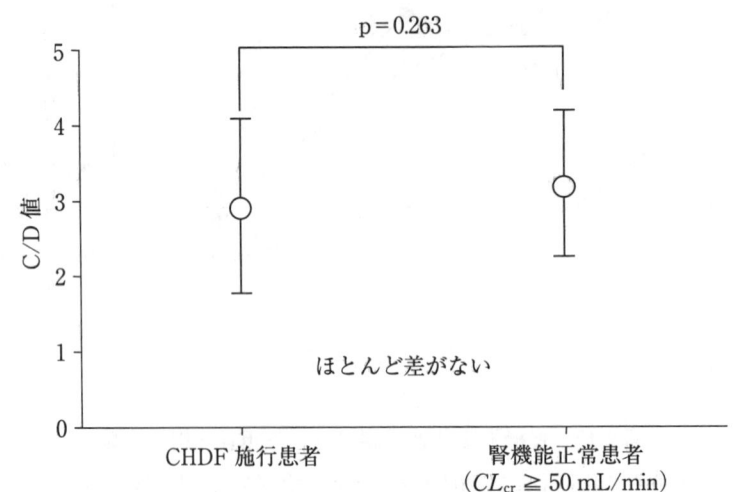

C/D 値：血中トラフ濃度（μg/mL）/ 投与量（mg）/ 体重（kg）
図 2.51　CHDF 施行群と腎機能正常患者の C/D 値の比較

2.8.2 アセトアミノフェン，サリチル酸

1 薬物の概要

　アスピリン（アセチルサリチル酸）は解熱鎮痛消炎薬として繁用されてきたが，ライ症候群（水痘，インフルエンザ等のウイルス性疾患に引き続き，激しい嘔吐，意識障害，痙攣，肝臓や諸臓器の脂肪沈着，ミトコンドリア変形，肝障害等の症状が短期間に発現する高死亡率の病態）との関連性を示す米国の疫学調査報告があるため，15歳未満の水痘，インフルエンザ患者に使用しないこととされている．また，他のNSAIDsのジクロフェナクナトリウム等でもライ症候群を発症したとの報告がある．現在，日本では一般用医薬品（OTC薬）の小児用かぜ薬や解熱鎮痛薬にはアセトアミノフェンが繁用されている．アセトアミノフェンはフェナセチンの主要な活性代謝物であり，アスピリンと同様の鎮痛，解熱作用を有するが，抗炎症作用は弱く，胃腸障害や血小板機能抑制といった作用も少ない．

　一般用医薬品は比較的容易に入手可能であり，小児での誤飲事故や自殺企図等による急性中毒も多い．2004年に日本中毒情報センター（JPIC）に問い合わせがあった急性中毒の一般用医薬品の約11％がアセトアミノフェンであった．また，成分は異なるが商品名が類似した製剤が多く，薬物中毒時には成分と摂取量を推定することが求められる．たとえば，バファリンエル®の成分はアセトアミノフェンであるが，バファリンA®の成分はアスピリンであり，治療するための解毒薬等が異なる．そのため，救急現場では，血液や尿から摂取薬を簡便に判定できるキット等を利用した診断が行われている[1]．また，迅速なTDMを行うことによる診断，治療が求められている．

2 アセトアミノフェン

1）体内動態と中毒の機序

　アセトアミノフェン（パラセタモール）は治療量では，経口投与後速やかにほぼ完全に吸収される．治療量では最高濃度到達時間（t_{max}）は30分～1時間であり，血中半減期は約2時間である．ただし，自殺企図等により大量に服用時には，t_{max}は約4時間後といわれており，服用後4時間以内には消化管からの吸収が続いているため，肝障害等との相関はないとされている．

　治療量では，投与量の1～2％は未変化体として尿中に排泄され，90～95％が肝臓でグルクロン酸抱合（約60％）や硫酸抱合（約35％）等を受け排泄される．残りの5～10％がシトクロムP450（CYP2E1等）により代謝され，毒性のある中間代謝物 N-アセチルパラベンゾキノンイミン（NAPQI：N-acetyl-p-benzoquinonimine）となる．この毒性代謝物は肝臓でグルタチオン抱合等を受けてメルカプツール酸抱合体等として尿中に排泄される（図2.52）．しかし，大量服用時には，グルクロン酸抱合および硫酸抱合の経路が飽和され，シトクロムP450を介する経路をとるため，細胞内のグルタチオンが枯渇し，NAPQIが増加する．このNAPQIは肝細胞内のタンパクや核酸などの高分子と結合し，肝細胞壊死が生じると考えられている．解毒剤 N-アセチルシステインは体内でシステインに代謝され，グルタチオンが生合成され，毒性代謝物の排泄を促す．

2）中毒量と症状

　鎮痛解熱薬として，通常成人では1回300～500 mg，小児では1回10 mg/kg（最大15 mg/kg）

アセトアミノフェンの主要パラメーター

治療濃度域	10～20 μg/mL
生物学的利用能	0.9
分布容積	0.95 L/kg
クリアランス	5 mL/min/kg
血漿タンパク非結合率	0.7～0.75
消失半減期	2.8～3.3 時間（治療量）
最高濃度到達時間	0.5～1 時間（治療量） 4 時間（大量）

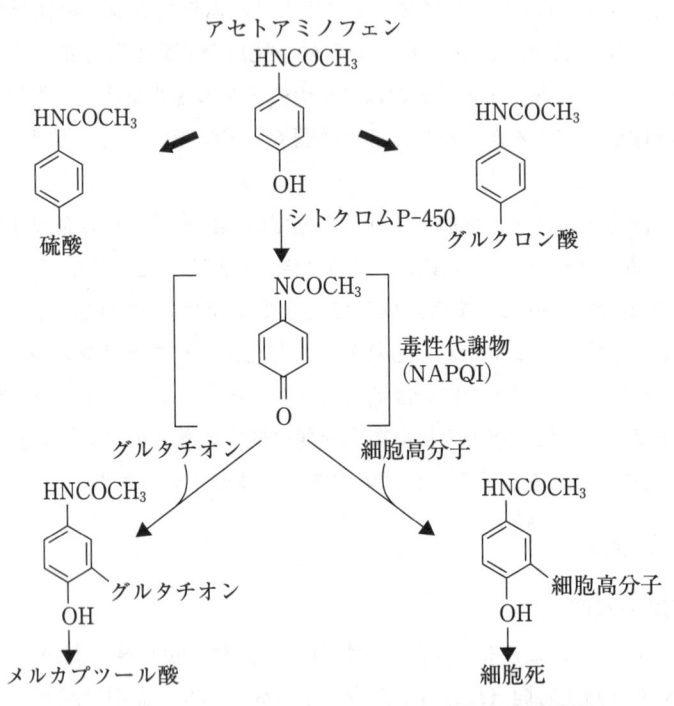

図2.52 アセトアミノフェン代謝経路と毒性機構

が投与されるが，治療量ではTDMの必要はない．しかし，自殺企図等で大量に服用した場合には，数日後に重篤な肝障害をおこす可能性があるので，TDMを行い，解毒剤 N-アセチルシステインの投与等を考慮しなければならない．アセトアミノフェンの成人の中毒量は5～15 g，致死量は13～25 gであり，250 mg/kgでは50%の症例に，350 mg/kg以上では100%の症例に重篤な肝障害を生じると報告されている．また，臨床的には，成人で7.5 g，小児では150 mg/kgが肝毒性発現の目安といわれるが，小児では成人に比べ，硫酸抱合の割合が高く，CYP酵素系の関与が少ないことから，成人よりも肝毒性を発現しにくいと考えられている．

中毒の初期症状としては，悪心，嘔吐，食欲不振，発汗などが認められる．1～3日後に黄疸，肝障害（AST，ALT，ビリルビン値の上昇，プロトロンビン時間の延長など）が発現し，3～5日後には肝壊死の症状を呈し，肝不全や死亡に至ることがある．また，心筋壊死，腎尿細管壊死，代謝性アシドーシス，出血傾向，昏睡などが発現することもある．慢性的なアルコール摂取，フェニトイン，フェノバルビタール，カルバマゼピン，リファンピシン等の服用では，CYP2E1が誘導され，毒性作用が発現しやすい．

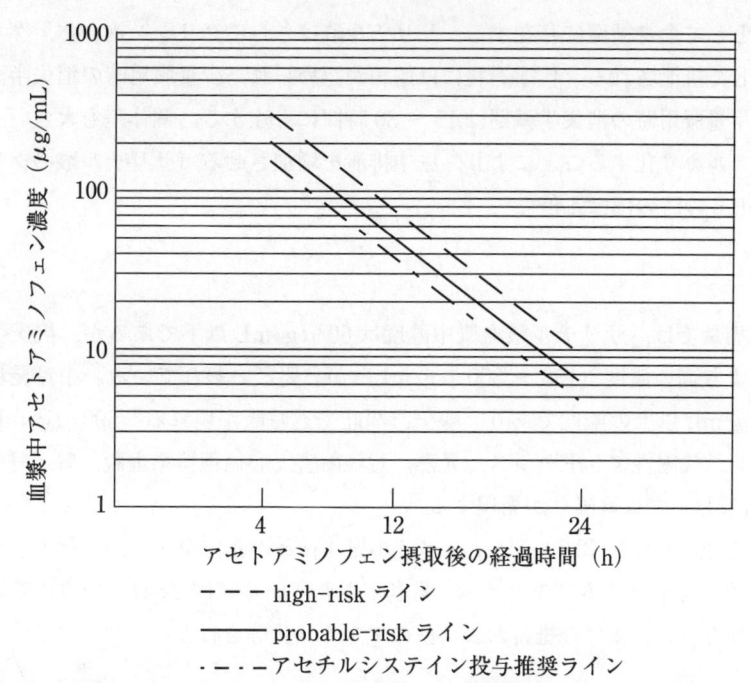

図 2.53 血漿中アセトアミノフェン濃度から肝障害を予測するノモグラム[1]

3）TDM

　解熱鎮痛目的での有効治療濃度は 10 〜 20 μg/mL といわれている．大量服用時には，初期症状は中毒の重症度を反映しない．そこで，初診時にアセトアミノフェンの血中濃度を測定し，経験的に作成された Rumack らのノモグラム（図 2.53）により肝障害の重症化を推定し，解毒薬 N-アセチルシステインの投与を考慮している．ノモグラムでは，probable-risk ライン（服薬 4 時間後値 200 μg/mL の点と 12 時間後 50 μg/mL の点を結んだ直線）の上側では肝障害発現の危険性があり，high-risk ライン（4 時間後 300 μg/mL の点と 12 時間後 75 μg/mL の点を結んだ直線）以上では肝障害発現率が高くなり，重篤度も増加するとしている．さらに，probable-risk ラインの 25％ 下方（4 時間後 150 μg/mL の点を通るライン）をアセチルシステイン投与推奨ラインと呼び，このライン以上では解毒薬の投与が奨められている．また，アルコール飲酒歴患者等では，より低用量，低血中濃度でも肝障害が発症しやすいと考えられている．

　解毒薬 N-アセチルシステインの投与は，血中アセトアミノフェン濃度がアセチルシステイン投与推奨ラインより上である場合，アセトアミノフェンとして 7.5 g または 150 mg/kg 以上の摂取が疑われる場合，注意すべき併用薬を同時に服用している場合，アセトアミノフェンやアルコールの常用者，肝疾患のある患者，絶食状態や低栄養状態が続いている患者において考慮する必要がある．N-アセチルシステインの投与量は，初回 140 mg/kg，2 回目以降 70 mg/kg を 4 時間毎に 17 回，計 18 回投与する．特異的な臭いがあり，ソフトドリンクや水で 5％ になるように希釈して投与する．

3 サリチル酸

1）体内動態

　アスピリンは解熱鎮痛薬として使用されるが，関節リウマチ，血栓・塞栓形成抑制等にも使用される．アスピリンは主に小腸上部から吸収され，消化管粘膜，肝臓，血漿，赤血球等で加水分解され，

主にサリチル酸として全身循環に存在する．サリチル酸はさらにグリシン抱合体，グルクロン酸抱合体，水酸化体として排泄される．代謝過程には飽和が認められ，少量服用時の消失半減期は2～4時間であるが，高用量服用時の消失半減期は15～30時間にも達する．個体差も大きい．サリチル酸中毒時には，尿をアルカリ化することにより，尿中排泄を増加させる（サリチル酸のクリアランスは尿pH 8の時にはpH 6の時のほぼ4倍）．

2）TDM

通常の解熱鎮痛量では，サリチル酸血漿中濃度は60 μg/mL以下であるが，抗炎症作用を目的とする場合には，より高い濃度（150～300 μg/mL）が必要といわれている．中毒発現濃度は成人では一般に300 μg/mL以上の濃度であり，嘔気，嘔吐や過呼吸が現れる．500 μg/mL以上では呼吸性アルカローシス，代謝性アシドーシス，発熱，意識障害，心循環器系虚脱，腎・呼吸機能不全が生じる．200 μg/mL以上では耳鳴りが発現する．

致死量は，成人20～25 g（0.2～0.5 g/kg），小児4 gとの報告があるが，個人差が大きい．血中濃度から中毒の予後を予測するノモグラム[3]も利用されている（図2.54）．中毒の処置としては，胃洗浄，活性炭投与を行い，尿量の維持および尿のアルカリ化等を行う．

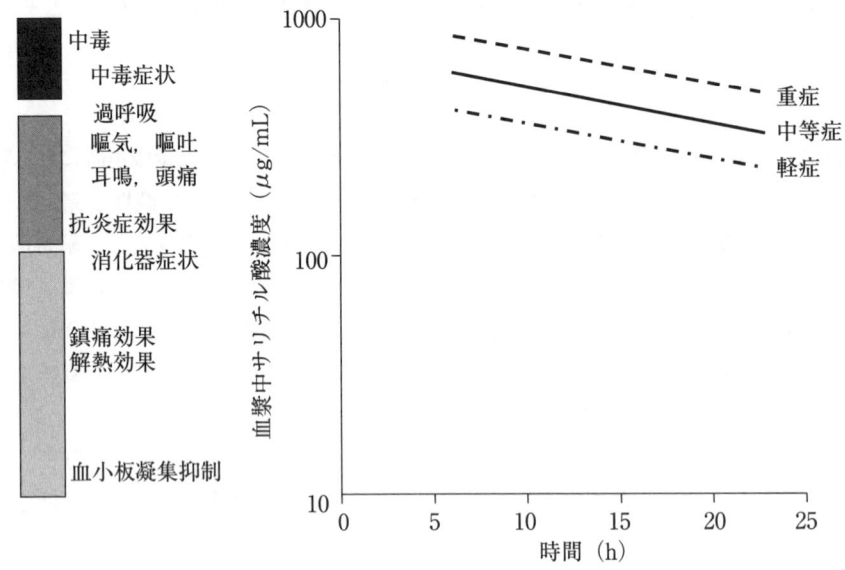

図2.54 血漿中サリチル酸濃度と効果・副作用，予後を予測するノモグラム[2]

症例 23歳，女性，体重50 kg．自殺企図でパブロンS錠180錠服用．家族が発見し，救急外来受診．嘔吐あり．意識清明，肝機能検査値（AST 28 U/L，ALT 22 U/L，T-Bil 0.7 mg/dL等）．胃洗浄等施行．薬物血中濃度測定および解毒薬の投与設計の依頼がなされた．

　始めに，家族が持参した薬瓶よりパブロンS錠であることを確認し，パブロンS錠の成分を調査した．パブロンS錠は，1錠中アセトアミノフェン100 mgを含有しており，推定服用量は18 g（360 mg/kg）と，解毒薬投与基準以上であった．さらに，無水カフェイン等が配合されているため，アセトアミノフェン摂取量が低くても毒性発現の危険性が考えられた．また，嘔吐しており，正確な摂取量が不明であったが，服薬4時間後のアセトアミノフェン血清中濃度を測定したところ，254 μg/mLと，probable-riskライン以上であった．以上より，解毒薬N-アセチルシステインの投与が決定され，初回7 g（140 mg/kg），2回目以降3.5 g（70 mg/kg）が投与された．N-アセチルシステイン内服液は17.6%（176.2 mg/mL）であるため，初回量は内服液40 mLを秤量し，ソフトドリンク100 mLを加え，N-アセチルシステイン濃度として約5%にて投与した．

参考文献

1) 屋敷幹雄監修：中毒治療に役立つ迅速検査法，じほう，2005
2) Smilksten,M.J. *et al.*： A 48-hour intravenous *N*-acetylcysteine treatment protocol. *Ann. Emerg. Med.* **20**, 1058-1063（1991）
3) Done, A.K.： Salicylate intoxication： Significance of measurement of salicylate in blood in cases of acute ingestion. *Pediatrics*, **26**, 800-807（1960）

日本語索引

ア

青汁 147
アカルボース 170
悪性腫瘍 178
アクタリット 105
アザチオプリン 181
アシクロビル 106, 111
アスピリン 222, 295
アセタゾラミド 104, 105
アセチルサリチル酸 77, 295
N-アセチルシステイン 297
N-アセチル転移酵素 138
N-アセチルトランスフェラーゼ 228
N-アセチルパラベンゾキノンイミン 295
アセトアミノフェン 47, 51, 86, 105, 120, 130, 138, 295
　代謝経路と毒性機構 296
　腸肝循環 116
　TDM 297
アセトヘキサミド 113
アセブトロール塩酸塩 76, 135
アゾール系抗真菌薬 120, 169, 170, 173, 174, 175, 179, 273, 274
アタザナビル硫酸塩 162
アテノロール 76
アトルバスタチン 171
アトルバスタチンカルシウム水和物 120
アプニション 255
アプネカット 255
アプリンジン 231
　TDM 237
アマンタジン塩酸塩 103, 106
アミオダロン 174, 175, 233
　体内動態の特徴 234
アミオダロン塩酸塩 77, 148
アミカシン硫酸塩 246
アミトリプチリン 180
アミノグリコシド系抗生物質 54, 61, 64, 246
p-アミノ馬尿酸 103
アミノフィリン 255
アムホテリシン B 120
アルコール性肝炎 126
アルビナ 255

アルファカルシドール 117
アルブミン 55, 84
アルプレノロール塩酸塩 128
アルベカシン 115
アルベカシン硫酸塩 105, 238
アロプリノール 86, 104, 105, 113, 177, 181, 262
アンギオテンシンⅡ受容体拮抗薬 14, 117
　薬物動態パラメーター 15
アンギオテンシン変換酵素阻害薬 117
アンチピリン 126, 128, 134
　クリアランス 59, 126
　生化学的パラメーター 137
　薬物動態パラメーター 126
アンピシリン 77
α-グルコシダーゼ阻害薬 170
α 遮断薬 119
α メチルドパ 119
$α_1$-酸性糖タンパク質 131, 229
$α_1$-酸性糖タンパク質濃度 55
Augsberger の式 49, 50
IA 法 22
ICG クリアランス 129
RIA 法 22
RTC 療法 265

イ

イオパミドール 105
移植 181
イセパマイシン硫酸塩 105
イソニアジド 86, 138, 265
一塩基多型 87, 88, 140
遺伝子多型 87
遺伝的素因 87
　体内動態,薬効の変動 89
イトラコナゾール 161, 169, 170, 173, 179
胃内容排出時間 155
胃内容排出速度 40, 155, 204
胃内 pH 40
イヌリンクリアランス 109
イブプロフェン 59
イマチニブ 178
イミプラミン塩酸塩 113, 159
イミペネム 105
イミペネム・シラスタチンナトリウム 222
イリノテカン 135, 178
　代謝・排泄経路 91
　副作用 89
イリノテカン塩酸塩 162
飲食物 166
　薬物相互作用 168
インスリン 105, 117
インターフェロン α 106
インドシアニングリーン 138
インドメタシン 70, 77, 128
EIA 法 22
ELISA 法 23
E_{max} モデル 195
EMIT 法 22

ウ

うつ病 180

エ

栄養障害 84
栄養不良 82, 85
エストラジオール 70
エストロゲン 73
エタンブトール塩酸塩 105
エチニルエストラジオール 157
エトスクシミド 76
エトレチナート 69, 70
エノキサシン 155, 178, 261, 264
エミット法 22
エラナプリル 173
エリスロマイシン 77, 137, 161, 173, 174, 176, 177, 181
塩化アンモニウム 165
塩酸ベラパミル 77
塩酸ラニチジン 77
エンテカビル水和物 106
エンドポイント 195
ABK 投与設計支援ソフト 248
ACE 阻害薬 173
AUC_{0-4} 予測式 276
FPIA 法 22, 23, 244, 248
H_2 受容体拮抗薬 176
HIV プロテアーゼ阻害薬 179
HMG-CoA 還元酵素阻害薬 170, 171
5-HT$_3$ 受容体拮抗薬 175

LV 救援療法　286
MDRD 法　108
MEIA 法　23
M/P 値　74
MRSA 用抗菌薬　238
　　投与計画の流れ　240
　　母集団薬物動態パラメーター　243
　　PK/PD パラメーター　239
MTX・LV 救援療法　283
NAD 法　186
NIH の分類　78
NPD 法　186
STS 法　186
SU 薬　170

オ

横紋筋融解症　120
オキサゼパム　125
オキシトシン　73
オキシプリノール　104
オセルタミビルリン酸塩　106
オーダーメイド医療　87
オメプラゾール　178
オーラノフィン　105
オランザピン　77
オルメサルタン　14
オルメサルタンメドキソミル　15
　　薬物動態パラメーター　16
オンダンセトロン　175

カ

概日リズム　199
灰白症候群　46, 69
科学的根拠　139
ガスクロマトグラフィー　24
活性代謝物　112
カナマイシン硫酸塩　105
ガバペンチン　105
カフェイン　77, 261
カリウム保持性利尿薬　119, 173
カルシトリオール　117
カルバペネム系抗生物質　180, 250
カルバマゼピン　36, 180, 219, 226
　　血中濃度　221
カルボプラチン　106
加齢
　　腎機能の低下　62

身体組成の変化　53
　　CYP3A4 活性の低下　60
寛解導入リウマチ薬　120
肝クリアランス　8, 79, 128, 129
肝血流速度　57
肝血流量依存型薬物　130, 140
肝硬変　124, 140
肝硬変患者　126
肝固有クリアランス　57, 60, 129, 130
肝細胞障害型　138
ガンシクロビル　106
肝疾患　124
　　薬物治療　139
　　薬物動態　124
肝障害　138
肝初回通過効果　60, 127
間接反応モデル　197, 198
関節リウマチ　177, 283
感染症　178
肝臓
　　構造と機能　123
肝抽出率　128
カンデサルタンシレキセチル　15
　　薬物動態パラメーター　16
肝薬物代謝酵素活性　125

キ

気管支喘息治療薬　201
キサンチンオキシダーゼ　262
喫煙　260
拮抗作用　153
拮抗的　165
キニジン
　　ジゴキシン　208
キニジン硫酸塩　131
キノロン系抗菌薬　261
　　テオフィリンの代謝阻害　263
ギメラシル　106
吸収　26, 40, 152
急性ウイルス性肝炎　124
急性肝炎　124
急性腎障害　98, 120
急性腎不全　97
吸着　154
競合的代謝阻害　161
協力作用　153
協力的　165
虚血性心疾患　172
キレート形成　153
筋肉量　41

Giusti-Hayton 法　64, 106

ク

クアゼパム　77
グアナベンズ酢酸塩　119
クラス Ia 群薬　228
クラス Ib 群薬　230
クラス Ic 群薬　231
クラス III 群薬　233
クラリスロマイシン　103, 120, 161, 173, 174, 175
クリアランス　82
繰り返し急速静脈内投与　31
グリシン抱合　46
クリニカルエンドポイント　195
グリベンクラミド　113, 169
グルクロン酸転移酵素　125, 140
グルクロン酸抱合　46
グルタチオン抱合　46
グルタチオン S-転移酵素　46
クレアチニンクリアランス　62, 64, 107, 109
グレイ症候群　46
グレープフルーツ　120
グレープフルーツジュース　171
クロナゼパム　36, 223, 226
クロニジン塩酸塩　119
クロノテラピー　199
クロバザム　223
クロフィブレート　113
クロミフェンクエン酸塩　70
クロラムフェニコール　46, 69, 86
クロルジアゼポキシド　53, 140
クロルプロパミド　113, 164
クロルプロマジン　56, 140
クロレラ　147, 172
クワシオルコール　83
Clark の式　49
Crawford の式　49

ケ

経口血糖低下薬　170
経口糖尿病治療薬　169
蛍光偏光免疫測定法　23, 244, 248
経皮吸収　41
経皮吸収型製剤　41
劇症肝炎　124
血液生化学検査　84

血管拡張薬　119
結合　154
血漿クリアランス　7
血漿タンパク結合　158
血漿タンパク質　84
血漿中濃度　6
血小板減少症　225
血清クレアチニン値　111
血清シスタチンC値　110
血清中アルブミン濃度　55
血清中濃度　6
血清中濃度-時間曲線下面積　60
血清中α_1-酸性糖タンパク質濃度　55
血中タンパク質濃度　54
血中濃度解析
　注意点　249
血中濃度-時間曲線下面積　6, 7
血中濃度シミュレーションカーブ　242, 243, 248, 271
血中濃度測定　243, 248
血中半減期　7
血流量　41
ケトコナゾール　155
ケトプロフェン　113
検体の取扱い　24
ゲンタマイシン硫酸塩　86, 105, 246
原発性胆汁性肝硬変　124

コ

降圧薬　199
　薬物動態　119
抗がん薬　138, 200
抗菌薬　179
　投与計画　238
高血圧症　169
高脂血症　170
高速液体クロマトグラフィー　24
酵素阻害　161
酵素標識免疫測定法　23
酵素免疫測定法　22
酵素誘導　161
抗てんかん薬　213
　催奇形性　225
　副作用　225
　薬物動態学的相互作用　224
　薬物動態パラメーター　214
抗不整脈薬　174
　体内動態の特徴と有効治療濃度域　227

投与設計　227
高齢者
　肝初回通過効果の変化　60
　クレアチニンクリアランス　63
　血中濃度の変化　57
　生理機能の変化　51
　薬物治療　50
　薬物動態　50
　薬物の吸収　50
　薬物の代謝　58
　薬物の投与修正法　64
　薬物の排泄　60
　薬物の分布　52
抗HIV薬　179
国際ハップマップ計画　87
国際ワルファリンコンソーシアム　95
個体間変動　186
個体内変動　186
骨関節症　120
固定効果　187
コデインリン酸塩　113
コハク酸ソマトリプタン　77
コピー数多型　88
コルヒチン　120
混合誤差モデル　188
混合ホルモン剤　77
1-コンパートメント線形モデル　26, 30,
1-コンパートメントモデル　194
2-コンパートメントモデル　194
コンプライアンス　211
Cockcroft-Gaultの式　62, 64, 247
Cockcroft-Gault法　107, 110

サ

再吸収　99
再吸収機構
　尿細管上皮細胞　101
サイクロセリン　105
最高血中濃度　7
最高血中濃度到達時間　7
最小発育阻止濃度　238
再生不良性貧血　225
サーカディアンリズム　199
サラゾスルファピリジン　77, 139
サリチル酸　86, 102
　体内動態　297
　TDM　298

サリチル酸ナトリウム　56
サリドマイド　69
サルブタモール硫酸塩　105
サロゲートマーカー　195
酸化マグネシウム　179
サンディミュン　274

シ

ジアゼパム　59, 128, 130, 132, 134, 140
　全身クリアランス　54
　半減期　54
　分布容積　53
ジアフェニルスルホン　77
視覚異常　209
時間治療　199
ジギトキシン　130, 135
糸球体基底膜　99
糸球体ろ過　99, 163
糸球体ろ過速度　48
　小児　48
シクロスポリン　76, 77, 120, 171, 181
　体内動態　274
　AUC_{0-4}予測式　277
シクロホスファミド　76
嗜好物
　薬物相互作用　168
ジゴキシン　61, 62, 72, 103, 105, 116, 154, 157, 173, 174, 175
　キニジン　208
　クリアランス　211
　初期投与ノモグラム　207
　相互作用　206
　投与設計　203
　副作用　205
　有効治療濃度域　205
　TDM　207
ジゴキシン様免疫反応疑似物質　208
シサプリド　175
指数誤差モデル　188
シスタチンC　110
ジスチグミン臭化物　105
シスプラチン　106, 120
持続的血液ろ過透析　294
持続点滴静脈内投与　32
ジソピラミド　77, 174, 228
　TDM　238
ジソピラミドリン酸塩　105, 113, 114, 131

疾患別薬物療法　166
シトクロム P450　58, 126, 159
シヌソイド　123
ジピリダモール　131
シプロフロキサシン　261
シプロフロキサシン塩酸塩　77
シベンゾリン　229
　　投与ノモグラム　230
シベンゾリンコハク酸塩　105
脂肪肝　126
シメチジン　77, 103, 176, 261
　　薬物速度論的パラメーター　54
授乳婦
　　薬物療法　76
循環器疾患
　　特徴　142
消化管内 pH　154
消化器疾患　175
消化性潰瘍治療薬　179
硝酸イソソルビド　128
硝酸薬　172
消失速度定数　7, 9
消失半減期　9
脂溶性 β 遮断薬　119
小児薬用量　49
小児
　　薬物治療　49
初回負荷量　133
除脂肪体重　80
徐放性製剤　17
ジルチアゼム　171, 181
シルデナフィル　172
シロスタゾール　293
心機能分類　146
腎機能マーカー　110
腎機能予測式　112
腎クリアランス　7, 8, 79
腎障害患者　120
腎障害
　　危険因子　120
新生児
　　薬物治療　49
腎毒性薬物　120
腎排泄　47, 163
腎排泄機構　99
シンバスタチン　120, 170, 171, 178
心不全　145, 173
腎不全
　　活性代謝物　113
　　タンパク結合率　114
腎不全患者　108

Ca 拮抗薬　119, 169, 171, 181
CEDIA 法　23
CYP 阻害薬　162
CYP 分子種　159
　　代謝薬物　160
CYP 誘導薬　162
$CYP2C9$ 遺伝子多型　92
Sicilian Gambit の分類　227
Sigmoid E_{max} モデル　195

ス

推算 GFR　109
水溶性 β 遮断薬　119
ストレプトマイシン硫酸塩　105
スピロノラクトン　173
スルピリド　105
スルホニル尿素系薬　170
スローピッド　255

セ

制限酵素断片長多型　88
性差　67
制酸薬　177, 179
生体内半減期　58
精度管理　24
制吐薬　175
生物学的利用能　7, 17, 60, 127
絶対誤差モデル　188
セディア法　22
セフィキシム　136
セフェム系抗生物質　250
セフォペラゾン　135, 136
セフトリアキソンナトリウム　77
セフピラミド　135, 136
セルトラリン塩酸塩　77
線形モデル　27
全血中濃度　6
全身クリアランス　6, 7, 57
先天性 QT 延長症候群　143

ソ

相加　165
相乗　165
相対誤差モデル　188
総体重　80
ソタロール　235
ソタロール塩酸塩　77, 105
ゾニサミド　223, 226
ゾピクロン　77

ソリブジン　162

タ

第 I 相解毒　125
第 I 相反応　43, 159
体液中濃度測定法　22
第 III 相解毒　125
胎児への影響　68, 70
代謝　26, 43, 153
代謝酵素活性依存型薬物　130, 140
体重式　80
体重調整　80
胎児
　　薬物動態　71
第 II 相解毒　125
第 II 相反応　46, 159
胎盤移行性　69
タクロリムス　181
　　体内動態　268
　　TDM　269
多剤耐性関連タンパク質　135, 279
炭酸水素ナトリウム　164
炭酸リチウム　76, 104, 105
胆汁うっ滞型　138
胆汁うっ滞型肝炎　124
胆汁排泄　134, 165
タンパク・エネルギー栄養失調　83
タンパク結合　56
タンパク結合率　7, 55, 57, 79, 113, 131

チ

チアジド系　119
チアプリド塩酸塩　105
蓄積係数　29, 30
蓄積率　12
チクロピジン　181
中枢性 α_2 作動薬　119
中毒性皮膚壊死症　225
腸肝循環　116, 157
直接反応モデル　195
治療薬物モニタリング　21, 97
Child 分類　137

テ

テイコプラニン　12, 105, 112,

238
定常状態　11, 27
定常状態血中濃度　11
定常状態到達時間　10
定常状態到達率　29, 30
ディッセ腔　123
テオドリップ　255
テオドール　255
テオフィリン　128, 130, 131, 134, 137, 140, 176, 177, 255
　クリアランス　259
　クリアランスに影響を与える薬物　262
　血中濃度と副作用の関係　254
　代謝経路　257
　代謝を阻害する薬物　261, 265
　体内動態　254
　体内動態の非線形性　258
　投与設計　253, 265
　尿中排泄率　258
　メキシレチン　231, 236
テオロング　255
デキサメタゾン　72
適用上の注意　19
デシプラミン　59
デスラノシド　105
鉄剤　177
テトラサイクリン　70, 77, 154
テトラサイクリン系抗生物質　154, 179
テーラーメイド医療　87, 139
テリスロマイシン　12
テルミサルタン　14, 15
てんかん　180
てんかん発作型　213
点滴静注用バンコマイシン　245
DNA 多型　87
TDM 用体内動態解析ソフトウェア　191
Tdx 試薬　23
TDX ダイナボット　244, 248
TdxFLx アナライザー　23

ト

糖尿病　169
洞様毛細血管　123
ドキソルビシン塩酸塩　135
特定薬剤治療管理料　21, 24, 25
トスフロキサシン　261
ドブタミン　11
トランスフェリン　84

トリアゾラム　59
ドリペネム水和物　222
トルブタミド　58, 128, 130, 133, 140
トログリタゾン　138
トロレアンドマイシン　161

ナ

納豆　147, 172
ナテグリニド　113
ナドロール　77
ナプロキセン　128

ニ

ニトレンジピン　77, 169
ニトログリセリン　128, 172
ニトロプルシドナトリウム　113
ニフェカラント　234
ニフェジピン　140, 169
日本人向け GFR 推算式　109
乳がん耐性タンパク質　135
乳児
　薬物治療　49
　薬物動態　75
ニューキノロン系抗菌薬　64, 154, 178, 179, 250
尿細管再吸収　101, 164
尿細管分泌　48, 99, 102
尿酸合成阻害薬　262
尿中回収率　111
尿中排泄率　111
尿中未変化体排泄率　106
尿中薬物排泄速度　8
妊娠期間
　薬物の影響　68
妊娠時　68

ネ

ネオフィリン　255
ネオーラル　274
ネビラピン　13

ノ

ノルフロキサシン　176, 179, 261

ハ

バイオマーカー　136, 195

排泄　26, 47, 153
排泄機構
　尿細管上皮細胞　102
パーキンソン病治療薬　103
バクロフェン　105
パーソナライズド・メディスン　87
パニペネム・ベタミプロン　180, 222
バラシクロビル塩酸塩　106
パラセタモール　295
バルサルタン　15
　薬物動態パラメーター　16
バルプロ酸　180, 226
　薬物動態　222
バルプロ酸ナトリウム　36, 55, 56, 128, 130, 132, 221
パロキセチン塩酸塩　77
ハロタン　138
バンコマイシン塩酸塩　104, 105, 238

ヒ

ビアペネム　10, 222
皮下組織量　41
非競合的代謝阻害　161
非結合型分率　57
ヒスタミン H_2 受容体拮抗薬　261
ヒステレシスカーブ　198
非ステロイド系抗炎症薬　177
非線形混合効果モデル法　186
非線形最小二乗法　186
ビタミン D
　活性化　117
ビタミン K　147
ビタミン K 依存性カルボキシラーゼ　94
ビタミン K 依存性炭酸固定反応　94
ビタミン K エポキシド還元酵素　92
ビタミン K 含有食品　172
非タンパク結合率　7
ヒト肝ミクロソーム　44
ヒドララジン塩酸塩　119, 139
5-ヒドロキシプロパフェノン　233
皮膚粘膜眼症候群　225
ピペミド酸三水和物　261
肥満についてのガイドライン　78

肥満
   定義 78
   薬物動態 78
   薬物動態パラメーター 79
微粒子固相酵素免疫法 23
ピルシカイニド 231
   クリアランス 232
   初期投与ノモグラム 233
   TDM 237
ピルシカイニド塩酸塩 77, 105
ピルメノール塩酸塩 114
比例誤差モデル 188
P-糖タンパク質 103, 135, 157
P-糖タンパク質輸送系 163
PD モデル 195
PK モデル 193
PK/PD パラメーター 193
   投与設計 199
PK/PD 理論 238

フ

ファーマコキネティクス 185
ファーマコダイナミクス 185
ファモチジン 77, 105, 107
フィブラート系高脂血症治療薬 169, 170
フェニトイン 55, 56, 58, 59, 116, 128, 130, 140, 161, 178, 180, 181, 214, 226, 265
   血中総薬物濃度と非結合形分率 217
   薬物動態パラメーター 215
フェニルブタゾン 132, 158
フェノバルビタール 76, 128, 140, 161, 217, 226
フェノバルビタールナトリウム 102, 130
フェンブフェン 178
負荷投与量 245
複合体形成 153
ブコローム 148
ブシラミン 105
不整脈 174
   種類 143
   薬物クリアランス 144
不整脈疾患 143
ブホルミン塩酸塩 105
フマル酸クレマスチン 77
プラミペキソール 105
プラミペキソール塩酸塩水和物 103

フリップ・フロップ現象 13
プリミドン 77, 217
フルオロウラシル 162
フルオロキノロン系抗菌薬 176
フルコナゾール 105, 148, 161, 175, 180
   クリアランス 291
   血液透析 294
   相互作用 291
   体内動態の特徴 289
   TDM 289
フルシトシン 105
フルボキサミン 180, 265
プレアルブミン 84
ブレオマイシン塩酸塩 106
ブレオマイシン硫酸塩 106
フレカイニド 232
フレロキサシン 77
プロカインアミド 228
プロカインアミド塩酸塩 103, 105, 113, 139
プロゲステロン 73
フロセミド 103
プロドラッグ 17
プロトロンビン時間-国際標準化比 92
プロパフェノン 233
プロプラノロール 56, 58, 61, 133, 265
   クリアランス 129
プロプラノロール塩酸塩 59, 128, 131, 133, 140
プロベネシド 103, 164
ブロモクリプチン 74
プロラクチン 73
分布 26, 41, 152
分布容積 7, 27, 28
Brugada 症候群 143
VCM 投与設計支援ソフト 242
VKORC1 遺伝子多型 94

ヘ

平均血中濃度 27
ベイジアン法 190
ベイズ理論 190
ベザフィブラート 105, 169, 170
ペニシラミン 177
ペニシリン 86
ペニシリン系抗生物質 250
ベプリジル 235
ベポタスチンベシル酸塩 105

ベラパミル 169
ベラパミル塩酸塩 103, 128, 140
ヘリコバクター・ピロリ菌 140
ヘルペスウイルスワクチン 67
ベンズブロマロン 138, 148
ペンタゾシン 128, 134
変動係数 24
変量効果 187
β遮断薬 119
β-ラクタム系抗生物質 64
β₁受容体遮断薬 169
Bayesian 推定法 244, 247, 270
Henderson-Hasselbalch の式 101

ホ

抱合 125
放射性免疫測定法 22
放射性ヨード 77
母集団パラメーター 186
ホスフルコナゾール 105
補正体重 80
母体
   薬物動態 75
母乳
   産生機構 73
母乳移行
   薬物 74
母乳栄養 73
母乳中薬物 76
ポピュレーションファーマコキネティクス 186
Vaughan Williams の分類 227

マ

マイクロサテライト 88
マクロライド系抗生物質 173, 174, 175, 176, 261
マラスムス 83
マラスムス型クワシオルコール 83
マレイン酸フルボキサミン 77
慢性腎臓病 97
   病期分類 98
   要注意薬物 105
慢性閉塞性肺疾患 176

ミ

ミクロゾーム分画 159

ミコナゾール 148, 161
ミコフェノール酸 268, 278
ミコフェノール酸モフェチル
　113, 268, 278
　　体内動態 279
　　AUC_{0-12} 予測式 281
　　TDM 279
ミソプロストール 70
ミゾリビン 105
ミダゾラム 105, 113, 140
未変化体尿中排泄率 7
ミルナシプラン塩酸塩 105
ミルリノン 105

メ

メキシレチン 230
　クリアランス 147
　テオフィリン 236
　TDM による投与設計 235
メキシレチン塩酸塩 144
メチルジゴキシン 105
メチルドパ水和物 138
メチルプレドニゾロン 177
メトクロプラミド 156
メトトレキサート 103, 106, 164,
　177, 178, 283
　　血中濃度時間推移 285
　　主要パラメーター 283
メトトレキサート・ロイコボリン
　救援療法 283
メトプロロール 169
メトプロロール酒石酸塩 77
メトホルミン塩酸塩 105
メロキシカム 120
メロペネム三水和物 222, 250
免疫測定法 22
免疫抑制薬
　投与計画 267

モ

モノ N-デアルキルジソピラミド
　228
モルヒネ 125, 128
モルヒネ塩酸塩 77, 113
モンテカルロシミュレーション
　250

ヤ

薬動学的相互作用 152, 153

薬動学的パラメーター 189
薬物血中濃度シミュレーションソ
　フト 192
薬物消失速度 6
薬物性横紋筋融解症 120
薬物性肝炎 124
薬物性肝障害 138
薬物相互作用
　飲食物 168
　嗜好物 168
　分類 151
薬物速度論
　重要な式 30
薬物代謝酵素 140
　性差 67
薬物タンパク結合 56
薬物治療モニタリング 189
薬物動態 18
薬物動態学 26
薬物動態学的相互作用 152
薬物動態パラメーター 6
薬物トランスポーター 163
薬物輸送担体 125
薬理学的相互作用 152
薬力学 26
薬力学的相互作用 152, 165
　模式図 166
薬効コンパートメントモデル
　197, 198
Young の式 49

ユ

有害反応 161
有機アニオンポリペプチド輸送担
　体 125
有機アニオン輸送系 102, 163
有機アニオン輸送系輸送担体
　125
有機カチオン輸送系 103, 163
有機カチオン輸送系輸送担体
　125
ユニコン 255
ユニコン CR 255
ユニフィル LA 255
UDP-グルクロン酸転移酵素 46,
　278
UGT1A1 遺伝子多型 90, 92

ヨ

幼児

薬物治療 49

ラ

ラクトフェリン 73
ラテックス凝集比濁法 22
ラニチジン 105
ラミブジン 106

リ

リウマチ性関節炎 120
リスペリドン 77, 180
理想体重 80
リゾチーム 73
リドカイン 59, 137, 230
リドカイン塩酸塩 113, 114, 128,
　131, 133, 140
リトナビル 179
利尿薬 119
リネゾリド 8, 238
リバビリン 70, 106
リファンピシン 135, 136, 157,
　161, 169, 174, 175, 176, 177, 179,
　181, 265
硫酸テルブタリン 77
硫酸転移酵素 46
硫酸抱合 46
臨床応用 35
Linear モデル 197

ル

累積尿中排泄率 29
ループ利尿薬 119

レ

レチノール結合タンパク 84
レチノールパルミチン酸エステル
　70
レニン-アンギオテンシン系阻害
　薬 117
レボドパ 74
レボフロキサシン 105
レミフェンタニル塩酸塩 81

ロ

ロサルタン 14
ロサルタンカリウム 15
　薬物動態パラメーター 16

ローディングドーズ　245
ロラゼパム　125, 132
ロラタジン　77
Log-linear モデル　196

ワ

ワルファリン　92, 128, 130, 133, 140, 146, 149, 158, 172, 174, 180
体内動態パラメーター　147
ワルファリンカリウム　70

外国語索引

A

AAG 131
ABK 238, 243
absorption 26, 152
accumulation factor 29
N-acetyl-p-benzoquinonimine 295
N-acetyltransferase 138
ACE-I 117, 119
α_1-acid glycoprotein 131
activities of daily living 195
acute kidney injury 98
acute renal failure 98
additive 165
ADL 195
ADME 26, 153
adverse reaction 161
AG$_S$ 246
AKI 98
AMK 246
antagonism of medicament 153
antagonistic 165
ARB 117, 119
ARF 98
AUC 6, 7
AUC_{po} 60

B

Bayesian method 190
bile salt export pump 140
bioavailability 127
blood flow-limited drug 130
BMI 78
body mass index 78
breast cancer resistance protein 135
BSEP/ABCB11 140

C

capacity-limited drug 130
CBZ 36
charge barrier 99
CHDF 294
chronic kidney disease 97
chronotherapy 119, 265

circadian rhythm 199
CKD 97
CL 6, 7
CL_{cr} 64
$CL_{int,h}$ 60
cloned enzyme donor immunoassay 22
CL_R 7, 8
C_{max} 7
C_{max}/MIC 239
CNP 88
CNV 88
coding SNP 89
concentration in whole blood 6
conjugation 125
continuous hemodiafiltration 294
copy number polymorphism 88
copy number variation 88
CPT-11 89
cSNP 88
CV 24
CyA 274
CYP 58, 126, 159
CYP1A1 160
CYP1A2 44, 160, 253
CYP3A 268, 274
CYP3A4 44, 59, 160, 157, 230, 290
CYP3A7 44
CYP2C9 59, 148, 160, 290
$CYP2C19$ 140
CYP2C19 160
CYP2D6 59, 160
CYP2E1 160, 295
CZP 36

D

digoxin-like immunoreactive substances 208
dihydrofolate reductase 283
distribution 26, 153
DLIS 208
DMARD 120
drug interaction 151

E

EMIT 270
enterohepatic circulation 157
enzyme immunoassay 22
enzyme induction 161
enzyme inhibition 161
enzyme-linked immunosorbent assay 23
enzyme multiplied immunoassay 270
enzyme multiplied immunoassay technique 22
estimated GFR 109
evidence-based medicine 139
e^x 29
excretion 26, 153

F

f 7
F 7
F_h 60
first-pass effect 127
fixed effects 187
fluorescence polarization immunoassay 275
FPIA 275
5-FU 162

G

gas chromatography 24
gastric emptying rate 40, 155, 204
gastric emptying time 155
GC 24
genetic polymorphism 87
genomic SNP 89
GER 40, 155, 204
GET 155
GFR 106
GGCX 94
glomerular filtration rate 106
GM 246
gray syndrome 46
gSNP 89
γ-gultamyl carboxylase 94

H

hepatic clearance 129
high-performance liquid chromatography 24
HPLC 24
50HPPF 233

I

IBW 80
ICG 138
ideal body weight 80
immunoassay 22
INH 138
INR 147
inter-individual variability 186
International HapMap Project 87
International Warfarin Pharmacogenetics Consortium 95
intra-individual variability 186
intrinsic hepatic clearance 129
intronic SNP 89
iSNP 89
IWPC 95

K

k 7
kwashiorkor 83

L

latex agglutination immunoassay 22
LBW 80
lean body weight 80
limited sampling strategy 276
loading dose 133
LSS 276, 281
LV rescue 286
LZD 238

M

marasmus 83
MDR3/ABCB4 140
MEEK 245
MEGX 230
MEIA 269
MEPM 250
metabolism 26, 153
MIC 238
microparticle enzyme immunoassay 23, 269
minimum inhibitory concentration 238
MMF 268, 278
monoethylglycinexylidide 230
morning dip 266
MPA 268, 278
MPC 251
MRP2 99, 279
MRP2/ABCC2 140
MSW 251
MTX 283
MULTI 271
multidrug resistance associated protein 2 99, 135, 140
multidrug resistance protein 2 279
multidrug resistance protein 3 140
mutant prevention concentration 251
mutant selection window 251

N

NAPQI 295
NAT 138, 228
NFAT 268
NMD 228
nonlinear least squared method 186
nonlinear mixed effect model 186
NONMEM 186, 189
NSAIDs 119, 177, 178
nuclear factor of activated T cells 268

O

OAT 102, 125
OATP 125
OCT 102, 125
organic anion transporter 102
organic cation transporter 102

P

PAH 103
PD 26, 185
PEM 83
personalized medicine 87
P-glycoprotein 102, 135
P-gp 102
pharmacodynamic drug interaction 152
pharmacodynamics 26, 185
pharmacokinetic drug interaction 152
pharmacokinetics 26, 185
pharmacokinetics/pharmacodynamics 64, 87
PK 26, 185
PK/PD 87
PK/PD parameters 193
plasma concentration 6
poor metabolizer 159, 232
population parameters 186
population pharmacokinetics 186
PPK 186
prothrombin time-international normalized ratio 92
PT-INR 92

Q

QOL 195
quality of life 195

R

RA 283
radio immunoassay 22
random effects 187
regulatory SNP 88
restriction fragment length polymorphism 88
RFLP 88
rSNP 88

S

serum concentration 6
short tandem repeat 88
silent SNP 89
single nucleoside polymorphism

87, 140
size barrier 99
SNP 87, 88, 140
sSNP 89
steady state 11
Stevens-Johnson syndrome 225
STR 88
sulfotransferase 46
synergism of medicament 153
synergistic 165

T

$t_{1/2}$ 7, 58
TAC 268
TAM 64
TBW 80
TDM 21, 97, 140, 189, 207, 213
TEIC 238, 243

therapeutic drug monitoring 21, 97, 189, 213
time above MIC 64
t_{max} 7
total body weight 80
transporter 125

U

UDP-glucuronosyltransferase 46, 125
UGT 46, 125, 278
UGT1A1 90
UGT1A1 140
uridine diphosphate glucuronosyltransferases 278

V

V 7
variable numbers of tandem repeats 88
VCM 238, 243
V_d 7
vitamin K epoxide reductase complex subunit 1 148
VKOR 92
VKORC1 92, 148
VNTR 88
VPA 36

W

WinNonlin 271
WinNonmix 189

臨床への薬物動態学

定価（本体 4,800円＋税） 編者承認 検印省略

編者	岩川 精吾（いわかわ せいご） 菅原 和信（すがわら かずのぶ） 灘井 雅行（なだい まさゆき） 渡辺 善照（わたなべ よしてる）	平成21年4月10日　初版発行© 平成26年2月25日　3刷発行

発行者　廣川 節男
東京都文京区本郷3丁目27番14号

発行所　株式会社　廣川書店

〒113-0033　東京都文京区本郷3丁目27番14号
〔編集〕電話 03(3815)3656　FAX 03(5684)7030
〔販売〕電話 03(3815)3652　　　03(3815)3650

Hirokawa Publishing Co.
27-14, Hongō-3, Bunkyo-ku, Tokyo